CONFÉRENCES

HISTORIQUES

FAITES PENDANT L'ANNÉE 1865

Les chirurgiens érudits. Antoine
L'école de Halle. Fred. Hoffmann
Lassus
Bichat
Maximilien Stoll
Desault. Chaillac

Sydenham

Jenner
Jean Wier et les sorciers
Cabanis

PARIS

J. B. BAILLIÈRE,

Rue de l'École de Médecine

1865

"

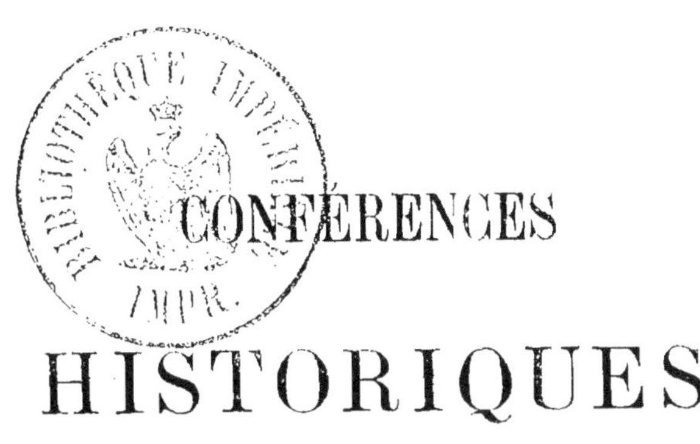

CONFÉRENCES

HISTORIQUES

CONFÉRENCES

HISTORIQUES

FAITES PENDANT L'ANNÉE 1865

MM. VERNEUIL	Les chirurgiens érudits : Antoine-Louis.
LASÈGUE	L'école de Halle: Fréd. Hoffmann et Stahl.
CHAUFFARD	Laennec.
Léon LE FORT	Riolan.
PARROT	Maximilien Stoll.
FOLLIN	Guy de Chauliac.
BÉCLARD	Harvey.
TRÉLAT	Wurtz.
GUBLER	Sylvius et l'iatrochimie.
TARNIER	Levret.
LORAIN	Jenner.
AXENFELD	Jean Wier et les sorciers.
BROCA	Celse.

PARIS

GERMER BAILLIÈRE, LIBRAIRE-ÉDITEUR

Rue de l'École-de-Médecine, 17.

Londres | New-York

Hipp. Baillière, 219, Regent street. | Baillière brothers, 440, Broadway.

MADRID, CH. BAILLY-BAILLIÈRE, PLAZA DEL PRINCIPE ALFONSO, 16.

1866

PRÉFACE DE L'ÉDITEUR

Les conférences que nous publions dans ce volume portent chacune le cachet d'une indépendance complète quant aux doctrines des auteurs et quant à la manière dont chacun d'eux a cru devoir envisager les différentes questions d'histoire de la médecine, dans ces séances du soir un peu extra-universitaires.

Les uns ont eu pour but de populariser les grands faits historiques de la science, et se sont gardés de pénétrer trop avant dans les détails quelquefois trop ardus de l'érudition ; d'autres, au contraire, ont jugé plus digne de l'enceinte où avaient lieu ces séances et du public d'étudiants qui y assistait, d'approfondir jusque dans ses plus petits détails le sujet traité, de descendre jusqu'aux arcanes de la science sans se préoccuper du succès populaire, et ont voulu, étant donnée une question, l'épuiser de manière à ne plus rien laisser dire après eux.

Chacune de ses méthodes a son bon côté ; toutes les deux sont représentées ici avec un égal talent, comme le lecteur pourra l'apprécier.

L'Éditeur.

CONFÉRENCES HISTORIQUES

DE

MÉDECINE ET DE CHIRURGIE

PREMIÈRE CONFÉRENCE

PAR M. VERNEUIL.

Les chirurgiens érudits. — Antoine Louis.

Messieurs,

Les conférences que j'ai l'honneur d'inaugurer s'adressent essentiellement aux élèves. Les maîtres, du moins aujourd'hui, n'auront ici guère à apprendre. L'absence de tout ordre méthodique dans le choix des sujets et la variété du programme indiquent déjà qu'il ne s'agit pas d'un enseignement historique régulier; nous nous proposons surtout de prévenir et de combattre un préjugé qu'on inculque à la jeunesse, et qu'elle adopte volontiers un peu par ignorance et beaucoup par paresse; préjugé qui consiste à traiter avec dédain les études médicales historiques, et, par conséquent, ceux qui en font l'objet de leurs veilles.

Il faut vous démontrer que l'érudition, dont on vous dit du mal, ou du moins peu de bien, est bonne, équitable, morale, attrayante, utile enfin à la pratique même aussi bien qu'à la science pure. Il faut que vous honoriez ceux qui l'ont cultivée jadis, ne fût-ce que par reconnaissance et pour ne point décourager ceux qui la servent dans le présent ou la serviront dans l'avenir.

C'est pour exposer une thèse générale que j'ai choisi pour titre les CHIRURGIENS ÉRUDITS, et pour vous offrir un modèle, j'ai nommé particulièrement ANTOINE LOUIS, l'illustre secrétaire de l'ancienne Académie de chirurgie, en qui se résumèrent toutes les qualités, toutes les aptitudes du vrai savant, et que je ne saurais mieux louer, mieux approuver, mieux signaler à votre esprit qu'en l'appelant le Malgaigne du XVIIIe siècle.

Cherchons ensemble les origines du préjugé que je dénonçais tout à l'heure. Je suppose que l'un de vous, fraîchement débarqué de province et muni de sa première inscription, se trouve au milieu d'une réunion mondaine composée de gens bien portants et suffisamment lettrés; il court risque d'entendre sur la médecine et les médecins les opinions et les jugements les plus singuliers.

Jeune homme, dira l'un des assistants, la médecine est un sacerdoce ! formule solennelle qui, traduite en langage vulgaire, signifie que le médecin est un être à part dans la société, qui, sain ou souffrant, le jour ou la nuit, en décembre ou en août, à Paris ou dans un hameau, pour rien ou pour une rétribution atteignant deux francs en moyenne, se doit corps et âme à son semblable. Un second affirmera avec assurance que la médecine est un tissu de conjectures qui n'a fait nul progrès depuis Hippocrate; aussi n'y croit-il pas; il n'a confiance que dans la chirurgie, où tout est positif, où l'on voit ce que l'on fait, où l'on agit enfin sans retard et sans embarras ! Merci à ce personnage bienveillant de la part des chirurgiens. Un troisième, esprit pratique, considère la médecine comme une profession en tout semblable aux autres, c'est un métier dont on vit. La santé est une denrée qu’on vend et qu’on achète; c’est comparable, en somme, à l’art d’élever les lapins et de s’en faire 3000 livres de rente.

D’autres, plus sensés, qui doivent à l’efficacité de la médecine, qui une mère, qui une sœur, qui un ami, accorderont que c’est un art utile, bienfaisant et consolateur : ce sera le comble de l’apologie.

De la science, dans tout ceci, il n’est nullement question. On allègue d’abord que la bonne nature, qui n’a pas fait ses humanités au collége, guérit seule, à son heure, quand elle est bien disposée, et beaucoup mieux que ses ministres. Tout le monde se mêle de médecine pour soi et ses voisins ; on juge magistralement et l’on tient toujours en réserve le cas très-curieux d’un malade *abandonné de tous les médecins*, et qui a fort bien guéri par l’entremise d’un magnétiseur, d’une somnambule ou d’un médium extra-lucide. Aux siècles passés, les rebouteurs, les sorciers, les exorcistes, faisaient pareils miracles; le nom seul a changé, la crédulité point. Demande-t-on d’un médecin s’il est savant? Non du tout; on s’informe s’il sait guérir et s’il a fait ses preuves : voilà tout.

Il n’est pas surprenant que les gens du monde apprécient de la sorte la médecine. Ils ne sont sensibles qu’à ce qui les touche immédiatement, et pour la plupart ignorent tout à fait les principes qui président à la constitution d’un art quelconque. Pour aller du Havre à New-York, il leur faut un bon capitaine commandant un bon paquebot, ils ne se soucient ni de Papin, ni de Watt, ni de Fulton, ni de l’inventeur inconnu de la boussole, ni des astronomes qui ont appris au marin à lire sa route dans les cieux. Ils viennent à la médecine, quand ils sont malades, comme ils s’approchent du feu, quand il fait froid, pour se chauffer les doigts, sans savoir ce qu’est le combustible et en quoi consiste la combustion. Ils profitent, ils jouissent, ils font bien; ils ne seraient passibles d'aucun reproche, s'ils s'abstenaient de juger à la légère une science qu'ils ne sauraient comprendre.

Après la médecine, les médecins: je m'abstiendrai de vous répéter tout ce qu'en dit le vulgaire, et comment il répartit la couronne de lauriers ou celle d'épines. Tous les qualificatifs sont d'usage, depuis sauveur jusqu'à bourreau; toutes les épithètes, depuis le phénix jusqu'à la monture de Sancho Pança.

A quelques jours de là, notre étudiant prend part à une réunion de médecins, il écoute de ses deux oreilles. Naturellement on n'y maltraite pas les fils d'Esculape en général. En revanche, on y vitupère la gent des clients: ce sont légitimes représailles; les exceptions honorables sont admises, comme de juste. Puis on parle de la médecine au point de vue abstrait. Hélas! il faut bien le reconnaître, les médecins, pour la plupart, sont terriblement gens du monde. On vante, on exalte la pratique, on se proclame avant tout praticien. Puis vient le déluge des grands mots, l'expérience, l'observation, la clinique, la grande voix des faits, le livre éloquent de la nature, etc.; on admet la lecture, on approuve les livres, surtout s'ils sont riches en détails thérapeutiques, et parmi les journaux ceux-là sont bons qui renferment force formules pour traiter l'hydropisie ou la paralysie et faire fondre les engorgements, on va jusqu'à louer les auteurs, et de temps en temps s'échangent les épithètes de savant collègue et d'éminent confrère.

Cependant il ne faut pas trop s'écarter de cette route: les travaux de science pure, la microscopie, l'anatomie fine, la physiologie générale, la recherche patiente des principes immédiats ou des lois physiques applicables à notre machine, trouvent peu d'admirateurs et d'enthousiastes. Sont-ce des vérités? peu importe. A quoi cela sert-il au lit du malade? voilà l'inévitable question.

L'érudition trouve encore bien moins grâce, c'est une superfluité, un hors-d'œuvre indigeste. Les objections pleuvent; cette malencontreuse science bibliographique détourne de la pratique, entrave l'essor du génie, annule l'esprit de découvertes, fait perdre un temps précieux; en un mot, jette une pierre sur les rails du progrès. Et tout cela pour apprendre aux contemporains, qui ne s'en soucient guère, ce que Celse a écrit sur la taille, Hippocrate sur la fièvre, et Rhazès sur la variole. *Vanitas vanitatum*.

Après la satire sur la chose, les quolibets sur ses adeptes. L'érudit plongé dans la méditation stérile du passé ressemble à l'astronome de la Fable : il lit le grec à livre ouvert, mais il ne saurait guérir une colique. Si n'était l'uniformité du costume et du régime à notre époque, il serait couvert d'une couche épaisse de poussière exhalée des vieux tomes, et entre-temps grignoterait volontiers le parchemin. Enfin, les phrases sévères : l'érudit est un être maussade, pédant, envieux, jaloux du présent, qu'il dénigre au profit du passé ; cherchant à ravir à ses contemporains la gloire de leurs découvertes ; plaidant toujours la cause des morts au détriment des vivants; sans complaisance, sans respect et sans patriotisme.

Ces assertions ne sont pas sans réplique. A la vérité, les travaux d'érudition empiètent sur le temps qu'on pourrait consacrer à la pratique; mais en revanche, ceux-là qui voient des malades du matin au soir ne font guère avancer la science. Les érudits, j'en conviens, semblent faire peu de découvertes; mais ne serait-ce pas parce qu'ils s'abstiennent d'annoncer comme nouvelles des choses dix fois inventées déjà. Au lieu de laisser croire que les conceptions sortent de leur cerveau comme Minerve, ils prennent soin de recueillir les traces fugitives éparses dans l'histoire, et montrent avec bonne foi le fil qui les a conduits, sinon à une découverte ou à une invention, au moins à un utile perfectionnement; ils font leur gerbe épi par épi, en glanant, et ne ramassent point celle d'autrui oubliée ou perdue.

Que le génie à l'allure impétueuse, à l'inspiration soudaine, s'arrange mal de la marche prudente et mesurée de la bibliographie, passe encore : l'éclair de la pensée s'éteindrait pendant les heures nécessaires à la recherche laborieuse d'un texte perdu dans l'océan des livres, comme l'inspiration du peintre s'évanouirait s'il lui fallait broyer ses couleurs. Certaines intelligences percent les ténèbres profondes, et pour découvrir la vérité peuvent se passer des procédés logiques : qu'ils en soient dispensés, j'y consens. Mais les génies sont rares; à côté d'idées brillantes, ils enfantent des erreurs longues à déraciner, parce qu'ils dispensent leur imagination du joug et du frein de la lecture, et c'est aux critiques érudits qu'incombe plus tard la lourde tâche de faire le triage et d'arracher l'ivraie.

Dans tous les cas, il ne faut pas que les esprits vulgaires abritent leur paresse derrière de telles exceptions; il ne serait pas difficile d'ailleurs de prouver que le travail patient d'un esprit ordinaire mène tout aussi sûrement aux découvertes utiles et durables, que les convulsions d'un cerveau d'élite. Du reste, je conteste formellement que l'instruction ait jamais diminué le génie.

Il est vrai qu'on peut être un grand savant et un praticien médiocre, et que l'érudition ne donne pas au chirurgien la dextérité manuelle. Mais, à ce compte, on devrait mépriser un Arago, s'il ne savait pas conduire une corvette. Chaque rôle exige une aptitude, et quiconque remplit le sien est digne d'estime, car il sert l'humanité. Il faudrait être franc, et déclarer qu'on ne fait pas d'érudition, parce qu'elle prend beaucoup de temps, ne rapporte guère d'argent, n'ouvre pas les portes des Académies, et ne procure point de places lucratives. On répète souvent l'aphorisme célèbre : *Vita brevis, ars longa;* traduisons librement : La vie est courte, donc il faut jouir vite. L'art est long, donc il ne faut pas trop user ses forces à l'apprendre. Un tel aveu serait plus loyal que cette triste manie de dénigrer ce qu'on ignore et ce qu'on ne veut pas apprendre. Je compare toujours les contempteurs de l'érudition à ceux de nos Français qui, pour se dispenser d'étudier les Allemands, les accusent à tout propos d'être nuageux et rêveurs, pourquoi pas diaphanes? Reproches injustes, accusations puériles, quolibets blessants, seraient sans gravité si, à force de bourdonner à vos oreilles, ils ne laissaient dans vos jeunes esprits une empreinte fâcheuse, et ne vous conduisaient à des conclusions regrettables. Qui aime bien châtie bien; j'aime la jeunesse, dont quelques années à peine me séparent, permettez-moi donc de vous administrer quelques doses de ce dictame un peu amer qu'on nomme la vérité.

Pour la plupart d'entre vous, la médecine est un art, rien qu'un art qui sert à guérir les malades. C'est un métier qu'on exerce aussitôt qu'on est docteur. L'important est donc d'avoir le diplôme; il s'obtient après les examens passés tant bien que mal : la note *passablement satisfait* n'est pas glorieuse, mais en somme on se contente aisément de l'avoir six fois de suite. Il suffit pour cela de disséquer deux heures par jour pendant dix mois environ; d'aller pendant vingt mois tous les matins à l'hôpital, et de suivre attentivement ou non la visite des malades; de lire quelques manuels aussi brefs que possible; de suivre quelques cours, dont les uns, très-renommés, vous fournissent la matière de l'examen triturée, insalivée, chymifiée, presque chylifiée, de sorte qu'il ne reste plus qu'à l'absorber et à la rendre; puis vous assistez de près ou de loin à quelques accouchements; enfin vous montez à la bibliothèque, où, en compilant trois ou quatre thèses

médiocres, vous en confectionnez une cinquième qui
vaut encore moins. Après quoi, vous sortez triomphant
de l'épreuve probatoire; vous êtes docteur, c'est-à-dire
artiste avec patente. Il y a quelques cents ans, si vos
goûts vous avaient portés vers la chirurgie, vous auriez
victorieusement accroché à votre boutique les insignes
d e la barberie : trois beaux bassins de cuivre bien fourbis.

Dans tout ceci, quelle part faites-vous à la science? Aucune. Que vous importe; d'autres, pensez-vous, s'en
chargeront bien, ce n'est pas là votre souci. Quelques-
uns s'en occupent, cependant, un peu plus tard, mais
dans un but qui, j'en ai peur, n'est pas tout à fait désintéressé, puisqu'ils s'en servent comme d'une échelle
pour obtenir des grades ou des honneurs. Combien
d'entre vous la cultiveront-ils en elle-même et pour
elle-même, platoniquement, sans intérêt usuraire, et pour
le seul bien de la république (*res publica*)? Hélas! bien
peu. Tout est sacrifié à l'utile.

Le serment sublime d'Hippocrate vous enjoint d'ho-
norer vos maîtres. Je reconnais que vous n'y manquez
pas. Les dédicaces inscrites sur les premières pages de
votre thèse attestent votre gratitude. Vous devez à vos
professeurs de faculté ou d'hôpital ce que vous savez de
chirurgie, et vous ne le cachez pas. Mais vous oubliez
les maîtres de vos maîtres. Si les leçons que vous en recevez aujourd'hui sont brillantes et substantielles, c'est
qu'elles sont inspirées par Dupuytren, Boyer et d'autres,
et ces derniers où ont-ils puisé? Dans Desault, dans J. L.
Petit, dans l'Académie de chirurgie. Avant cela, Ambroise Paré avait retrouvé la chirurgie, que Gui de Chauliac avait naturalisée en France en exprimant la quin-
tessence des Italiens et des Arabes, et ainsi de suite en
remontant le cours des siècles jusqu'à Hippocrate.

Cette généalogie des grands hommes, vous l'ignorez;
vous avez la vue trop basse pour regarder si loin, et le

brouillard des temps antiques ne vous laisse voir que les derniers venus. Quand vous ouvrez un abcès et que vous prescrivez un collyre, vous croyez de bonne foi n'imiter que vos guides du jour, tandis que vous appliquez le fruit de vingt siècles d'études. Vous ignorez qu'il a fallu cent générations, vingt hommes d'élite peut-être, médi- tant, veillant, mourant à la peine, pour qu'il vous soit donné de remettre *tutò, citò et jucundè*, la tête de l'humé- rus dans la cavité glénoïde.

Vous n'avez pas toujours été ainsi. Au sortir du col- lége, quand vous n'étiez pas encore opprimés par l'en- vie ardente de parvenir et de profiter, vous aviez plus de science. Vous saviez les dates de la prise de Troie, de la bataille de Marathon ou de Pharsale, de la conquête de Rome par les Gaulois nos pères, et du traité de Westpha- lie ; vous connaissiez Romulus et Rémus et tous les Tar- quins, Abraham, Jacob et tous les prophètes ; vous auriez nommé sans broncher tous les Valois et raconté les faits et gestes de Turenne et de Condé. Quand vous quittez nos bancs, vous ne savez pas seulement quel siècle illus- tra le grand Hippocrate ; vous mettriez volontiers Galien avant Celse ; vous feriez vivre Albucasis à la Mecque, en sa qualité d'Arabe ; et si l'on vous parlait d'Aétius, vous croiriez qu'il s'agit du vainqueur d'Attila. Il y a certai- nement ici des Vendéens, des Parisiens et des Francs- Comtois, ils ne sauraient peut-être dire quel pays a vu naître Ambroise Paré, J. L. Petit ou Desault. Vous avez ouï dire qu'Harvey avait découvert la circulation et Pec- quet le canal thoracique ; mais vous ignorez qui le pre- mier a ouvert la trachée, débridé la hernie, ou lié une artère ouverte ; et cependant ces grands bienfaiteurs de l'humanité, songez-y donc, ont sauvé plus d'hommes que n'en ont fait périr un conquérant célèbre ou un grand inquisiteur. La réflexion venue, ne rougirez-vous pas d'une ignorance et d'une ingratitude dont la responsabilité tombe moins sur vous que sur ceux qui l'entretiennent, l'encouragent, ou du moins la tolèrent. N'aurez-vous pas à cœur de connaître les grandes découvertes, les grands hommes, les grandes époques de la médecine, en un mot les titres de noblesse de vos aïeux?

N'allez pas me prendre, messieurs, pour un ennemi de l'art et de la pratique. J'en fais, j'en vis et ne songe point à mépriser cette bonne nourrice; j'ai comme un autre le cœur joyeux si je puis guérir ou consoler un malade. Mais quelle est donc l'origine de cette pratique dont on est si fier? Sont-ce les praticiens qui l'ont fondée? Nullement. Ils ont existé partout et de tout temps, et pour prendre un exemple dans notre beau pays, ils n'ont pas laissé la moindre trace de leur existence avant le xive siècle. Les honorables praticiens contemporains de l'homme fossile ont-ils légué leurs noms à la postérité? Et quel profit tire le genre humain de l'expérience acquise, depuis cent siècles peut-être, par ceux qui soignent les Cafres ou les Papous?

L'art chirurgical n'a été créé, n'a prospéré, n'a progressé que par les savants. Tant qu'ils ne pénètrent pas dans un pays, l'art est dans l'enfance. Arrivent-ils, la lumière se fait; disparaissent-ils, les ténèbres renaissent. Ainsi s'expliquent la fondation, la grandeur et la décadence des écoles, les métamorphoses et les pérégrinations de l'art. Comparée à celle des anciens ou à celle des sauvages, notre chirurgie est à coup sûr aussi belle que bienfaisante; mais si nous cessions de produire des savants et des érudits, d'ici à cent ans nos neveux n'auraient plus que des rebouteurs et des dames blanches à leur chevet. Si nous devons marcher en avant, guérir plus de malades et plus vite, c'est que nous serons guidés par des érudits et des savants.

Si vous m'accordez que les livres sont la représentation la plus fidèle de la science et l'indice le moins équi-

voque de l'existence des savants, je vous démontrerai
sans peine, l'histoire en main, que partout et toujours la
chirurgie a suivi leur destinée. Faisons donc rapidement
ensemble la revue des grands livres, en rappelant le nom
mémorable de leurs auteurs et les contrées qui en ont
les premières ressenti les bienfaits. En procédant de la
sorte, je me trouve dispensé d'abord de vous parler des
temps héroïques et demi-fabuleux, d'Esculape, de Chiron,
de Machaon et de Podalire, de Patrocle, qui donnait de
grands coups de lance et savait les guérir, c'est-à-dire de
la chirurgie d'Homère. Je passerai sous silence de même
la chirurgie de la Bible, sur laquelle on a beaucoup écrit.
J'aimerais mieux m'arrêter sur les précurseurs d'Hippocrate; mais ce que nous en savons se réduit à fort peu
de chose, car la tradition est ici noyée dans la fable. Les
Asclépiades si célèbres n'étaient peut-être que des charlatans sacrés, plus soucieux d'exploiter l'autel que de
fonder la science. On dit que leur expérience et leur
pratique étaient consignées sur des tables votives et bu-
rinées sur les colonnes de leur temple. On dit encore
qu'Hippocrate, fils d'Héraclide, né à Cos 460 avant J. C.,
après avoir beaucoup voyagé et parcouru l'Asie Mineure,
recueillit tous ces documents, et s'enfuit traîtreusement
ensuite, chargé de ces trésors opimes : la chose est possible, et quoique le procédé soit d'une délicatesse douteuse, je plaiderai volontiers les circonstances atténuantes
en faveur de ce pieux sacrilége. C'est une des rares occasions où vous m'entendrez dire que « la fin justifie les
moyens ».

Ce qui est certain, c'est qu'Hippocrate eut des prédécesseurs et qu'il mit largement leur science à profit.
Quand vous aurez lu ses œuvres (et je ne parle que de la
chirurgie), vous serez convaincu qu'un seul homme, à
cette époque, eût été incapable de produire tant de faits,
tant d'observations exactes, tant de remarques lumi-

neuses, et surtout de créer avec ses propres forces une méthode aussi parfaite.

Hippocrate fut donc un observateur, un critique, un praticien, et certainement un érudit du premier ordre. C'est à juste titre qu'on l'a nommé le Père de la médecine.

Une fois écrite, l'œuvre d'Hippocrate, bible de la médecine, lui servira de base inébranlable, la guidera à travers les siècles et ne la laissera plus périr.

Voilà marquée, par un livre immortel, la première étape sur le chemin qui conduit jusqu'à nous. Les résultats sont immenses; constatons-les, puisqu'ils se reproduisent presque sous les mêmes formes aux étapes suivantes. La Grèce et l'Asie Mineure, berceaux de la médecine, en conserveront le sceptre pendant longtemps. Là vont naître les grandes doctrines, les grandes disputes, le dogmatisme, le méthodisme, l'empirisme, l'éclectisme ; là prospéreront les écoles célèbres, Cos, Cnide, Pergame, Smyrne, Rhodes, où l'on viendra chercher la doctrine du grand maître. Le phare lumineux rayonne au loin; la science grecque émigre avec les généraux macédoniens. Ptolémée Soter fonde Alexandrie; il encourage les lettrés et les savants ; il réunit les livres : ceux-ci appellent les travailleurs. Pendant près de dix siècles, sous cette dynastie bienfaisante, la science fleurit, se fortifie et s'épure; de toutes parts on vient puiser dans le trésor inépuisable d'une bibliothèque de sept cent mille parchemins. Une civilisation intelligente et dépourvue de préjugés permet la dissection. Hérophile crée l'anatomie, Érasistrate le continue.

Le temps marchait. Rome grandissait et se polissait. elle n'avait cependant que des praticiens indignes ; quelques médecins grecs s'y rendent et amènent avec eux leur science et leurs livres. Mais ceux-ci étaient en langue grecque, peu lisibles par conséquent pour la plupart des contemporains occupés à guérir les malades. C'est alors que va paraître le second grand livre, d'autant plus précieux pour nous, qu'il renferme et isole en quelques chapitres concis et compactes toute la chirurgie. Est-ce un praticien qui va doter le monde de ce chef-d'œuvre? Point du tout ; c'est un littérateur, un encyclopédiste, un érudit, un critique, car on ne peut refuser aucun de ces titres à Cornelius Celsus, mieux nommé le Cicéron des médecins que l'Hippocrate latin, et qui vivait et écrivait au temps d'Auguste.

Les Romains voyageaient peu pour s'instruire. Nous leur avons pris ce travers. A coup sûr, Celse ne parcourut pas les pays étrangers : il avait donc une grande bibliothèque, et sut la mettre utilement à contribution. Il traduisit, compulsa, compara, résuma, fit en un mot besogne d'érudit; il composa son encyclopédie médico-chirurgicale avec les œuvres des Grecs et de l'école d'Alexandrie, avec celles encore de quelques chirurgiens qui avaient exercé ou exerçaient à Rome. Il cite Hippocrate et ses disciples, Hérophile, Érasistrate, Proxagoras, Archagatus, Ammonius le lithotomiste, Asclépiade de Bithynie, Mégès, et nombre d'autres.

Telle qu'elle est exposée dans les derniers livres et surtout dans le septième, la chirurgie de Celse est bien supérieure à celle d'Hippocrate : connaissances nouvelles, symptomatologie plus claire, médecine opératoire plus hardie et plus sûre. Le progrès est manifeste.

Je laisse à mon savant ami Broca le soin de vous faire mieux connaître l'œuvre de Celse. Mais je dois constater qu'en dépit de sa grande valeur, elle exerça sur l'avenir de la chirurgie beaucoup moins d'influence qu'elle ne le méritait. A Rome même elle ne laissa pas d'empreinte durable. On était au siècle d'Auguste, c'est-à-dire à la veille d'une décadence complète. La grande ville était

pleine de courtisans, d'affranchis et d'esclaves. Il y avait
encore des lettrés, des poëtes, des satiriques amers ou
légers, des écrivains érotiques, mais peu de savants.
Les Romains, d'ailleurs, tenaient la médecine en médiocre estime, et l'abandonnaient à des étrangers, à des
spécialistes de toute sorte, à des charlatans de tout
genre. Celse ne fonda donc point d'école médicale romaine, et il est à remarquer que la ville éternelle resta
presque toujours étrangère aux agitations de la vie
scientifique, qui, dans les siècles ultérieurs, se manifesta
avec tant d'énergie en diverses régions de la Péninsule.
Cependant comme l'éclat de Rome ne faisait encore que
pâlir au commencement de notre ère, une foule de médecins vinrent s'y établir, partis presque tous d'Alexandrie,
de Grèce ou d'Asie Mineure. Le plus illustre d'entre eux,
Claude Galien, de Pergame, fut du nombre ; il vécut
longtemps dans la cité impériale et soigna plusieurs empereurs. Je n'ai point à vous faire connaître ses doctrines
ni à vous indiquer les innombrables livres qu'il a laissés.
Il avait promis, paraît-il, un traité de chirurgie, qui n'a
pas vu le jour ou qui a été détruit. C'est donc çà et là,
dans le chaos des in-folio, qu'il faut, à l'exemple de
Peyrilhe, chercher ce qui est relatif à la pathologie externe. Tout ce que l'on en peut dire, c'est que Galien,
fort érudit du reste, a connu ce qu'avaient fait ses prédécesseurs, mais n'y a pas ajouté grand'chose. Ce que
Celse avait condensé, Galien l'a dispersé et noyé dans
un fatras insupportable de raisonnements, d'hypothèses et de recettes pharmaceutiques. Il eût été préférable, sans contredit, qu'il passât la chirurgie tout à fait
sous silence ou qu'il se contentât de copier Celse et
même Hippocrate, car les écrivains des siècles suivants
ne surent pas même prendre dans ce mélange indigeste
ce qui était bon, vrai, simple, utile. Ils copièrent et
commentèrent le tout, adoptant même avec prédilec-

tion toutes les billevesées de l'humorisme et toute cette
pharmacopée sous le poids desquelles les vraies doctrines et la vraie thérapeutique chirurgicales ne tardèrent
pas à succomber. Ce que Celse avait fait pour la chirurgie, Galien, il lui faut rendre cette justice, le fit pour
l'anatomie et la physiologie. Mais la pratique des dissections, si indispensable à notre art, fut bientôt proscrite
par les préjugés religieux ; et comme l'œuvre de l'auteur
romain était presque oubliée, l'immense compendium du médecin de Pergame resta seul debout, con-
stituant l'alpha et l'oméga de la science et de l'art.

Ce fut un coup fatal. Toute science qui ne progresse
pas rétrograde. La chirurgie de Galien n'était pas supérieure à celle de Celse, donc elle était moins bonne
pour l'avenir ; la pratique devait s'en ressentir.

Nous entrons maintenant dans une longue période,
obscure, confuse, qu'on peut considérer comme l'agonie
lente de la chirurgie grecque. Le centre de la civilisation va bientôt se déplacer. Rome déchoit, Constantinople la remplace. Les lettrés, les savants, fuyant l'approche menaçante des barbares, émigrent vers le Bosphore.
A la vérité, le foyer de la lumière existait toujours :
Alexandrie formait les hommes et les distribuait à la
capitale déchue et à la capitale nouvelle. L'histoire
a conservé le nom d'une série de grands chirurgiens qui
exercèrent, soit à Rome, soit à Constantinople. Nous
savons même qu'ils ont écrit ; mais leurs livres ne sont
point arrivés jusqu'à nous, si ce n'est par lambeaux
assez remarquables pour nous faire regretter leur perte
irréparable. Tels sont, entre autres, Rufus, Soranus,
Héliodore, Philagrius, Léonides, et le plus illustre de
tous, Antyllus, dont nous ignorons jusqu'à la patrie.
L'héritage de ces maîtres serait perdu pour nous, si par
bonheur des savants plus obscurs, que l'on qualifie
assez dédaigneusement de compilateurs, n'avaient réuni

les fragments épars de leurs œuvres. Les derniers chirurgiens grecs, à la vérité, ne brillèrent ni par leur initiative, ni par leur originalité ; c'est avec des ciseaux qu'ils composèrent leurs livres, et cependant nous leur devons respect et reconnaissance. Oribase, Aétius, Paul d'Égine, ne furent que des compilateurs, mais n'oublions pas qu'ils ont sauvé les épaves de la chirurgie antique au milieu du naufrage de la civilisation.

Ceci nous mène jusqu'au vII^e siècle. Le colosse romain était mort par l'âme et par le corps. Arts, lettres, sciences, l'avaient abandonné ; les copistes et les compilateurs ne pouvaient le ressusciter, pas même le galvaniser. La Grèce et l'Asie Mineure étaient éteintes depuis longtemps. A Constantinople, on lisait, on travaillait peut-être encore, mais on n'écrivait guère, ou du moins on ne cultivait point la science médicale. Alexandrie seule était encore debout ; une terrible catastrophe allait l'anéantir à son tour. Les Arabes la prennent en 641 ; ils dispersent les savants et brûlent la bibliothèque, assumant ainsi sur eux la responsabilité d'un forfait impardonnable. L'incendie avait en un instant tari les sources de la science et les épargnes précieuses de dix siècles de gloire.

Cependant tout ne fut pas perdu, quelques livres furent sauvés. Par qui ? On n'en sait rien : par des pillards sans doute. Honneur à eux, qui pendant le tumulte dérobèrent quelques graines avec lesquelles ils ensemencèrent plus tard et de nouveau le champ de la science. Toujours est-il que la lumière passa de la main des Grecs à celle des Arabes ; ce fut pour ces derniers une trouvaille dans le sens littéral du mot, car ils n'avaient possédé jusqu'alors aucunes notions scientifiques. L'écriture arabe n'avait été imaginée que peu d'années avant l'hégire. Mahomet ne savait ni lire ni écrire. N'ayant besoin que de soldats fanatiques, il regardait la science d'un

mauvais œil, comme beaucoup de conquérants ; il décrétait la peine de mort contre quiconque aurait osé se
livrer aux arts libéraux, ce qui n'était point encoura-
geant.

Mais le feu couvait sous la cendre ; voici comment
il parvint à se ranimer. Aaron, médecin d'Alexandrie, avait, quelques années avant le sac de la ville,
rédigé les *Pandectes*, vaste compilation des Grecs et
de Galien surtout, composée d'ailleurs d'extraits et
de fragments, suivant la coutume du temps ; il écrivait en syriaque. Un juif de Bassora, Maserjavaich, traduisit les *Pandectes* en arabe vers 685. Plus tard Honain
fit de même pour Hippocrate, Galien et Paul d'Égine.
Ce que je disais plus haut des compilateurs, je dois le
répéter des traducteurs, ils sauvèrent la science.

Vous vous représentez sans peine l'éblouissement dont
furent saisis les Arabes, race barbare, mais intelligente,
quand ils se trouvèrent face à face avec les merveilleuses productions de l'esprit grec. Pour la première
fois ils avaient des livres ; ils les lurent, les commentèrent, cherchant à les comprendre et à les interpréter,
sans songer à les perfectionner. A la période d'étonnement et d'admiration succède la période d'imitation.
Les Arabes se mirent donc en devoir d'écrire à leur tour ;
Rhazès compose son *Continens*, Avicenne son *Canon*, et
voilà les livres qui désormais vont faire autorité : triste
ressource pour le présent et pour l'avenir, tout cela est
faible, lourd, fastidieux, terriblement prolixe. A peine
d'originalité, on ajoute quelques maladies nouvelles que
les Grecs ne connaissaient point, puis quelques drogues
ou aromates tirés de l'Orient grossissent la matière médicale. Les Arabes avaient pour la chimie un goût particulier, ils sont séduits par la pharmacopée galénique sur
laquelle ils renchérissent encore. La chirurgie tombe au
plus bas. La religion défendait les dissections, par con-

séquent nulle anatomie, puis la pruderie était poussée si loin, qu'il était interdit aux hommes de se mêler d'accouchements, et de porter le regard ou la main sur les organes génitaux de la femme.

Soit timidité, soit ignorance, il n'y a plus de médecine opératoire, mais seulement un déluge d'onguents, d'emplâtres et de collyres administrés par une armée de spécialistes ; telle fut la chirurgie arabe et je ne la calomnie pas puisque j'emprunte cette critique amère au seul qui chercha à réagir contre la décadence, à Albucasis lui-même. Cependant un grand livre allait voir le jour ; je dis grand, à cause de l'époque plus qu'en raison de sa valeur intrinsèque. Toujours est-il que depuis Paul d'Égine c'était le premier traité complet : il fut écrit vers le commencement du XIIᵉ siècle, et marqua le retour de la chirurgie en Europe.

J'ai dit qu'après la conquête de l'Égypte, les Arabes avaient pris goût à la science. Entravée d'abord par les successeurs immédiats du Prophète, cette culture fut favorisée plus tard par les Abbassides, parmi lesquels il faut citer Almansor, Haroun al Reschid, et surtout Al-Mamoun. Bagdad remplaça quelque temps Alexandrie ; c'est là que brillèrent Rhazès et Avicenne. Mais la conquête militaire continuait, les Arabes franchirent la Méditerranée et vinrent s'abattre sur l'Espagne ; après maintes batailles, ils conservèrent la possession tranquille du sud de l'Ibérie, et y transportèrent les douceurs d'une civilisation inconnue jusqu'alors ; des écoles célèbres furent fondées à Séville, à Tolède et surtout à Cordoue, qui posséda bientôt une bibliothèque riche, dit-on, de deux cent quarante mille volumes. Les livres, je l'ai dit, enfantent les savants. Albucasis, né près de Cordoue, étudia dans cette ville et s'y fixa. Rougissant de l'infimité de son art, il s'instruisit et devint auteur ; érudit, compilateur, copiste si l'on veut, Albucasis n'en fut pas moins un écrivain original dont le livre exerça sur la chirurgie l'influence la plus décisive. Il était temps qu'il parût, car la chute de la domination arabe s'approchait et nul ne continua l'œuvre. Ce n'est point l'Espagne qui en profita; toute très-chrétienne qu'elle était, barbare avant l'invasion des Maures, barbare elle resta après les avoir chassés. Mais l'importation européenne était accomplie et d'autres pays allaient bientôt recueillir la lumière.

Une infortune heureuse avait déjà préparé le résultat. Avant l'apparition et la splendeur d'Albucasis, un certain Constantin, natif de Carthage, et pour cela surnommé l'Africain, tout comme Scipion, fut pris vers la moitié du xi⁰ siècle du désir de s'instruire. Il parcourut l'Arabie, la Chaldée, la Perse, l'Inde et l'Égypte ; partout où il trouva des livres, il les copia, puis il revint dans sa patrie. Il était fort savant, donc il fut persécuté et forcé de prendre la fuite ; il se réfugia en Italie, à Salerne. Un aventurier qui y régnait, Robert Guiscard, accueillit le proscrit : c'est son plus beau titre de gloire. La vie de cour convenait mal au savant qui se fit bénédictin pour avoir le repos ; là, dans le silence, il mit en ordre ses copies qui étaient en nombre prodigieux et les traduisit de l'arabe en latin. Salerne eut l'héritage de ce trésor. Riche de livres, elle devint riche de gloire, et c'est de cette époque que date sa célébrité, en admettant, ce qui est contestable, que l'école qui porte ce nom fut fondée avant l'arrivée du voyageur.

Et c'est ainsi que, grâce à un copiste, compilateur et traducteur, la science fit son entrée en Italie.

Quelques lustres plus tard, un homme parti du Nord entreprit et mena à bien pareille aventure. Gérard de Crémone, c'est son nom, avait lu tous les ouvrages latins qu'il avait trouvés dans son pays. Un livre lui manquait qui nous importe peu ; il part pour Tolède, espérant l'y trouver. Il ne savait pas l'arabe, il l'apprend ; une fois plongé dans la bibliothèque, il se met à copier et à traduire les Arabes ; il copie sans relâche, il traduit sans cesse, et après de longues années revient chargé d'un immense butin, parmi lequel la chirurgie d'Albucasis. Il lègue à un couvent ses manuscrits ; l'école de Bologne y fouille à pleines mains.

Voici comment la science changea de langue et de patrie. Les écoles de Salerne et de Bologne ont des livres, ces livres sont en latin, tout l'Occident va bientôt accourir. En effet, Bagdad était trop loin, Constantinople, Cordoue, Séville et Tolède aussi. Les Turcs tourmentaient les chrétiens sur le Bosphore, les chrétiens tourmentaient les Maures en Espagne, il était périlleux d'aller chercher la science écrite d'ailleurs dans un idiome étranger, c'est pourquoi, sans doute, nous étions encore aussi barbares que les Arabes au VIIe siècle.

Le tableau change subitement. Les chirurgiens surgissent : au midi, Roger et Roland ; au nord, Hugues de Lucques, Brunus le grand érudit de son temps, Théodoric, et le plus illustre de tous, Guillaume de Salicet. C'est Albucasis qu'ils suivent le plus. Le nom d'arabistes leur fut donné, parce qu'ils s'inspirèrent surtout de la source où ils avaient puisé ; mais ils connurent les Grecs Hippocrate, Galien et Paul d'Égine. Les écoles italiennes remplissent le XIIIe siècle tout entier, c'est vers la fin que la chirurgie passa les Alpes et pénétra chez nous.

Une pointe fut poussée vers Paris. Lanfranc, chassé de Milan par la guerre civile, y arrive et inaugure un enseignement plein d'éclat ; il était fort érudit et possédait beaucoup de livres, il fut bien accueilli et peu s'en fallut qu'il n'installât la chirurgie dans la cité hospitalière. Depuis longtemps d'ailleurs les proscrits italiens y avaient trouvé refuge. Malheureusement pour eux et pour leur patrie adoptive, ils furent, paraît-il, un sujet de trouble et de scandale, à cause de leurs querelles, aussi l'on raconte qu'au retour d'une croisade J. Pitard proposa à saint Louis, son maître, certaines mesures qui engagèrent les Lombards à quitter Paris. Quoi qu'il en soit, Lanfranc y était seul en 1295, et c'est là qu'il mit au jour sa *Grande chirurgie*. Mais le terrain n'était pas préparé et le passage du chirurgien de Milan ne laissa pas de traces. Il n'eut qu'un continuateur, Henri de Mondeville, et point d'émule : car je ne compte pas comme tel ce fameux Jean Pitard dont l'histoire bénévole a sauvé le nom de l'oubli, on ne sait pas en vérité pourquoi. L'horreur de l'anatomie, la bégueulerie des médecins d'alors, tous clercs et pudiques à la manière des Arabes ; un fameux axiome : *Ecclesia a sanguine abhorret*, à laquelle l'Église donnait plus d'un démenti quand il ne s'agissait pas de guérir les hommes, enfin la jalousie mesquine et la vanité des docteurs, tout conspira pour faire avorter l'essai de Lanfranc.

Ajoutons la pénurie des livres. La Faculté, sans doute, n'en avait guère au commencement du xive sièle, à en juger par l'indigence constatée cent cinquante ans plus tard. A cette époque, la bibliothèque médicale de l'école se composait d'un seul livre et c'était un Rhazès ; on y tenait et pour cause. Le roi Louis XI prit un jour fantaisie de meubler aussi sa bibliothèque : il demanda à emprunter le précieux exemplaire pour le faire copier ; grand émoi des docteurs auxquels le royal personnage n'inspirait qu'une confiance modérée. On négocia et le livre fut prêté, mais contre gage équivalent ; un bourgeois de Paris fit l'affaire, il déposa en garantie des écus d'or et de la vaisselle d'argent. Au bout d'un an, chacun rentra dans son bien, la Faculté reprit son Rhazès et le roi son auguste vaisselle. A l'autre extrémité de la France, Montpellier était beaucoup mieux partagé sous le rapport des livres. Aussi son école était-elle déjà florissante au commencement du XIVᵉ siècle. Comme autrefois à Salerne, on y cultivait surtout la médecine interne, mais pour avoir attendu son tour la chirurgie n'y devait rien perdre. Gui de Chauliac venait de naître, c'est en dire assez.

C'était un clerc fort instruit par la lecture et qui possédait sans doute à lui seul plus de livres de chirurgie que tous les opérateurs de France réunis. Il sut les mettre à profit tout en se livrant à une pratique très-active et dota son école et sa patrie d'un traité complet écrit peut-être en latin tout d'abord, mais presque aussitôt traduit en languedocien et en français. En français, vous entendez bien, c'est-à-dire dans une langue accessible à tous et par conséquent utile, même aux barbiers ignorants et illettrés. Les services rendus par la *Grande chirurgie* furent immenses; par elle commença pour la France une ère de splendeur, c'est donc justice que la postérité ait décerné à Gui de Chauliac le titre de *père de la chirurgie française*. Bientôt mon savant ami Follin vous parlera sur ce sujet, je ne m'y étends pas davantage; mais comme j'examine ici les livres comme agents du progrès, je dois vous informer de ce qu'il advint de la *Grande chirurgie :* elle remplaça d'abord toutes ses aînées et ce fut fort bien fait; elle pénétra partout et vulgarisa la science comme aucune œuvre didactique ne l'avait fait jusqu'alors. Mais la paresse des hommes était grande, on trouva trop volumineux un livre qu'il suffirait aisément de trois mois pour connaître à fond. Quelques marauds s'avisèrent d'en faire des extraits, c'est ce que nous appellerions aujourd'hui des manuels; ils alléguaient, comme on fait encore de nos jours, l'intérêt pratique; ils coupèrent, rognèrent, contractèrent et composèrent une foule de petits bouquins à bon marché, dont le titre était un méchant jeu d'esprit. Ainsi parurent toutes sortes de *Guidons des chirurgiens,* de *Fleurs du guidon*, etc., qui ne valent pas le papier, fort cher à cette époque, qu'on employa pour les transcrire ou, plus tard, les imprimer.

Livres abrégés, science châtrée, pratique estropiée, c'est tout un même terme. L'histoire de la bibliographie l'a démontré de tout temps.

Paris ne profita guère du grand progrès réalisé, on y était trop occupé des grandes querelles intervenues entre l'Université et la Faculté, entre celle-ci et les chirurgiens, entre ces derniers et les barbiers. Nous avons encore cent ans d'ignorance à traverser. Cependant le le XV⁰ siècle avait commencé et marchait; à chaque lustre, pour ainsi dire, il enfantait des découvertes insignes. Jamais le hasard ou les efforts de l'intelligence humaine n'avaient, en si peu de temps, produit tant de prodiges. Les projectiles lancés par la poudre à canon changeaient radicalement la face de la chirurgie d'armée; la vérole sévissait sur l'Occident et créait des observateurs, les livres anciens étant muets sur ce fléau; puis la découverte de l'Amérique; puis la prise de Constantinople, qui refoulait en Europe les Grecs et les Juifs avec leur érudition et leurs livres, avec ces originaux latins et grecs que l'Occident ne connaissait guère que défigurés et obscurcis par les compilateurs, les commentateurs, les copistes, les traducteurs arabes; enfin c'était l'imprimerie, cette force incalculable, ce levier sans pareil qui allait multiplier les livres à l'infini et centupler les ressorts de l'esprit. Ce fut un vertige immense, un éblouissement sans pareil, en tout cas un bouleversement complet de la vieille science, bien nue, bien dénuée en face du génie antique. Pendant longtemps l'époque appartint aux éditeurs, aux imprimeurs, aux traducteurs, hommes dont on ne doit prononcer le nom qu'avec respect.

On imprima tout, le bon et le mauvais, le médiocre

et l'absurde; d'abord la philosophie, puis la médecine, beaucoup moins de chirurgie, elle n'intéressait guère les lettrés, et les clercs s'en souciaient fort peu. Cependant l'enthousiasme ne préserve pas les hommes de la maladie, et les praticiens sont toujours de saison. Les docteurs de Faculté avaient autre chose à faire; les chirurgiens, toujours illettrés, ne pouvaient profiter des richesses nouvelles; ils n'avaient que les guidons que j'ai déjà jugés, et qui ne suffisaient plus; ils se mirent à observer directement et à inventer au profit de la science future. C'est une chose remarquable qu'aux grandes époques d'effervescence cérébrale, le génie éclôt de toute part, sans distinction de rang, de classe ou de métier. C'est comme une génération spontanée, une épidémie d'idées généreuses et utiles.

Avec les faibles ressources d'une instruction rudimentaire, les empiriques, les rebouteurs, les praticiens ambulants, les barbiers, font merveille. Ils entreprennent des opérations hardies, attaquent témérairement tous les maux et retrouvent la vraie chirurgie ignorée des savants en *us*. Il faudrait toute une leçon pour vous peindre ce mouvement et cette époque sans égale, et je ne puis que fixer sur elle votre attention; qu'il me suffise de dire que c'est la seconde moitié du XVIe siècle qui fournit à la France seule : Franco, Thierry de Héry et l'immortel Ambroise Paré.

En attendant qu'une ou plusieurs de nos conférences vous fassent connaître ce grand homme, je ne puis que vous engager vivement à lire l'introduction que notre Malgaigne a placée en tête de la dernière édition des *OEuvres complètes*; je puis dire sans craindre un démenti que jamais pareil morceau d'histoire n'a été écrit dans notre science. Je désire qu'aucun de vous ne me croie sur parole, et qu'il préfère s'en assurer lui-même.

L'enthousiasme que je veux vous inspirer pour l'œuvre

de Paré ne doit pas vous rendre ingrats pour les érudits d'alors, si rares qu'ils aient été dans la partie chirurgicale de la médecine. Citons avec honneur Tagault, le dernier commentateur de Gui de Chauliac et Dalechamps, qui mit en français la chirurgie de Paul d'Égine, en l'annotant à l'aide de tous les chirurgiens de l'antiquité et du moyen âge. Ces travaux ne furent pas sans influence, et l'étude des diverses éditions de Paré prouve que le grand maître n'a pas dédaigné de les mettre à contribution.

Plus heureux que Gui de Chauliac, Ambroise eut des continuateurs : Pigray, Guillemeau et bien d'autres. Il est vraiment l'aïeul de la chirurgie moderne.

Après les prodiges du XVe et du XVIe siècle, l'esprit humain aurait pu se reposer; il n'en fut rien. Le XVIIe nous ménageait d'autres surprises, d'autres émerveillements; une révolution philosophique radicale s'accomplit, réaction en quelque sorte nécessaire contre le principe d'autorité, que les siècles antérieurs avaient trop fortement consolidé. Descartes arrive; il propose nettement de faire table rase du passé, et d'user enfin du cerveau qu'on possède comme les anciens le possédaient, et du raisonnement qui en émane.

L'insuffisance des dogmes du passé était d'ailleurs trop évidente pour interpréter et classer même les découvertes innombrables que chaque jour apportait. La physique s'éclairait de jour en jour; l'anatomie et la physiologie étaient transformées; on avait découvert la circulation, les lymphatiques, je dirais presque le système nerveux. L'astre d'Hippocrate et de Galien pâlissait singulièrement en face de ces lumineuses nouveautés.

De même en chirurgie. Ambroise Paré avait respecté l'autorité des anciens, et s'était incliné devant elle; lui-même il était devenu l'autorité sans partage, présage assuré d'une décadence prochaine. Son anatomie était médiocre, sa physiologie pire encore ; il n'avait nulle notion de l'intervention des forces physiques et chimiques dans notre organisme ; il faisait preuve, en maint endroit, d'une crédulité incroyable à l'égard de faits notoirement absurdes ; sa chirurgie était faible sur tous les points qu'il n'avait pas profondément médités par lui-même. Enfin l'esprit de critique faisait défaut dans son œuvre, par cette excellente raison qu'il n'existait pas dans le sens que nous lui accordons.

Je n'ai pas besoin de vous apprendre que la philosophie cartésienne procédait autrement ; elle avait sapé vigoureusement toutes les infaillibilités du passé. Le canon d'Ambroise Paré fut entraîné dans la débâcle.

Verduc ouvrit le feu contre les anciens. Il était jeune, ardent, parfois amer ; il embrassa chaudement la réforme, déclara ridicule, ou du moins inutile, la science antérieure, et annonça l'avénement de la vraie doctrine : son livre, malgré ses exagérations et ses bévues, est fort intéressant, à coup sûr très-curieux à lire.

Il est le précurseur de J. L. Petit, qui met au service de la chirurgie un génie d'observation remarquable et un bon sens tout à fait hors ligne. C'était un anatomiste accompli, élève favori de Littre, un opérateur rompu à la manœuvre, un esprit clair, net, précis, Parisien plus la persévérance, Français moins l'emportement et la fantaisie. Au reste, travailleur infatigable, praticien consommé, ayant beaucoup vu, beaucoup fait, et passablement lu ; d'ailleurs les livres à ce moment n'étaient pas rares, même écrits en langage vulgaire. C'est avec ces éléments qu'il écrivit une série de mémoires qui, sans ordre apparent, n'en comprend pas moins le cercle presque total de la chirurgie ; réunis, ces travaux formèrent un livre d'une originalité profonde, d'un attrait indicible, qui ne ressemble à aucun de ceux qui l'ont précédé, et dont je ne saurais trop vous recommander la lecture attentive. Je vous assure, d'ailleurs, que vous n'éprouverez jamais une minute d'ennui, et que vous tournerez avidement les pages. Plus d'une fois, le sourire vous viendra sur les lèvres, provoqué, non par le ridicule, mais par la plus charmante naïveté, et l'esprit le plus fin, le plus simple qui se puisse imaginer. Vous ferez bon marché des imperfections inhérentes à l'époque, et vous trouverez plus d'un principe, plus d'une règle de conduite, dont *hic et nunc* vous pourrez vous servir.

J. L. Petit n'était pas érudit : lancé de bonne heure dans la pratique, il n'avait pas eu le loisir d'étudier les anciens ; on le lui reprocha assez durement, et lui-même constata ce défaut à sa cuirasse. A quarante ans, dans l'éclat de sa gloire, il sacrifia ses loisirs pour apprendre le latin. Ce fait n'a pas besoin de commentaire : c'est l'éloge le plus éloquent qu'on puisse faire de l'érudition. Un tel maître, à cet âge, se faisant écolier, quel triomphe pour la science des livres !

Depuis le réveil des sciences, au sortir du sombre moyen âge, le progrès n'a marché que par secousses, par une succession alternante d'action et de réaction. Le commencement du xviiie siècle inaugure deux tendances bien marquées, un retour sérieux vers l'érudition, et la création de cette critique savante et juste qui sert la science, autant en l'épurant qu'en lui apportant de nouvelles richesses.

Le nombre des productions du siècle précédent était énorme : Anatomie normale, pathologique, humaine et comparée ; physiologie ; sciences physiques et chimiques ; médecine, chirurgie, thérapeutique ; livres dogmatiques, traités complets, monographies ; éphémérides, journaux et gazettes ; recueils d'observations originales ou compilées, travaux académiques venant de tous les points de l'Europe, écrits en latin, souvent en langues vulgaires. C'était un océan; c'eût été un chaos, si l'on n'eût tenté d'en faire au moins l'inventaire. Pour cela, il fallait de patients érudits.

La philosophie cartésienne était tombée d'ailleurs dans des erreurs sans nombre; les hommes de bon sens trouvaient avec raison qu'elle avait trop envahi la science médicale, qu'elle y avait introduit trop de physique, trop de chimie, trop de tubes, trop de pores, trop d'atomes crochus, trop d'acides et trop d'alcalis, et par-dessus tout trop d'hypothèses et de raisonnements, pas assez d'observations et de sens commun. La philosophie peut servir de guide dans les sciences naturelles mais non de maître. On se décida à débarrasser encore une fois la médecine, science et art, de ce dangereux patronage et à l'étudier à part. L'école du raisonnement avait créé la critique et proclamé l'indépendance de l'esprit, on tourna contre elle ces armes précieuses.

Puis les chirurgiens, honteux de leur infériorité, voulurent s'affranchir par l'instruction. Ils apprirent le grec et le latin, et presque tous, vers le premier tiers du siècle, préludèrent aux études techniques par de solides humanités. Les docteurs poussèrent quelques clameurs pour soutenir leurs priviléges vermoulus, mais ce fut en vain. D'ailleurs, depuis quelque temps, l'enseignement s'était modifié. Au lieu de lire en chaire quelques fragments d'ouvrages caducs, souvent écrits en latin, les chirurgiens, investis du titre honorable de démonstrateurs royaux, firent des cours véritables, scientifiques et pratiques, tirés de leur propre fonds et de leur expérience individuelle. En 1724, cinq chaires nouvelles furent créées. Les choses en étaient là, lorsque Lapeyronie, qui avait l'oreille du roi et qui la méritait plus que personne par l'élévation de son caractère et la solidité de son instruction, fit décréter solennellement la création de l'Académie royale de chirurgie. 1731 est une date mémorable dans nos annales; efforcez-vous, messieurs, de la graver dans votre esprit.

Je n'énumérerai point les services inappréciables rendus à la science et à l'art par cette compagnie célèbre. Si des panégyristes maladroits l'ont trop louée, gardez-vous de tomber dans l'excès contraire, vous commettriez la plus fâcheuse injustice. Tenez pour certain que le dernier mot n'a pas été dit, mais n'oubliez pas que l'Académie fut la première réunion homogène composée d'égaux poursuivant le même but, et associant leur activité, leurs aptitudes, jusqu'à leurs qualités contraires, pour atteindre la plus haute expression du travail collectif. Au reste, l'Europe savante ne s'y trompa pas, et il serait puéril de supposer que par inadvertance, complaisance ou faiblesse, elle se soit laissé dicter des lois, trente années durant, par un cénacle indigne.

La fin, il est vrai, n'a pas égalé le commencement, et le déclin a été rapide. Mais les motifs de cette dissolution précoce sont connus. Aussi ne doit-on pas s'étonner que la tourmente révolutionnaire, pour employer l'expression consacrée, ait balayé ce grand corps dont l'âme s'était retirée.

Pour en revenir à l'idée générale que j'expose devant vous et pour prouver le cas que l'Académie faisait de la science bibliographique, lisez la préface placée par Quesnay en tête du premier volume des *Mémoires;* lisez encore les monographies non surpassées d'Hévin sur les corps étrangers de l'œsophage, sur l'extirpation des ovaires, sur la gastrotomie; lisez aussi les nombreux travaux d'Antoine Louis, dont quelques-uns pourraient sans déshonneur être signés par les plus scrupuleux de nos maîtres modernes.

En jugeant l'Académie de chirurgie, on n'a pas suffisamment remarqué les services qu'elle a rendus à l'histoire et l'impartialité dont elle a fait preuve vis-à-vis des anciens et des contemporains étrangers. Cette tendance non douteuse a été pour beaucoup, soyez-en sûrs, dans le prestige dont l'opinion publique l'a si longtemps entourée et dans les regrets provoqués par sa chute pourtant si méritée. C'est le propre des grands services rendus et des grands devoirs remplis d'assurer à leurs auteurs une considération qui survit à leurs œuvres.

Les érudits français fils de l'Académie de chirurgie sont nombreux. Sans doute vous connaissez, au moins de nom, Quesnay, Hévin, Dujardin et Peyrilhe, Sabatier, etc., qui sont les principaux. Mais celui qui les dépassa tous sans contredit fut Antoine Louis, l'illustre secrétaire de la Compagnie, celui qui fut son âme, son souffle, son guide, son soutien, autant que peut l'être un seul homme dans une réunion nombreuse d'émules, de rivaux, d'amis et d'adversaires.

Pour me justifier de donner ici la première place à ce grand homme, il faut que je vous dise comment je comprends l'érudition. Elle ne consiste pas, comme vous le pourriez croire, dans la simple connaissance des livres et des éditions, dans la recherche et la compilation des textes anciens, dans la familiarité avec les langues mortes ou vivantes : elle exige tout cela et plus encore. L'érudit doit savoir, mais aussi juger et discerner ; il doit être doublé d'un critique. Pour juger, il faut avoir agi : la contemplation et la méditation des livres, si prolongées qu'elles soient, seraient impuissantes ; puis, quand on a jugé, il faut motiver son verdict, en autres termes démontrer la vérité.

C'est pourquoi je dis que l'érudition consiste à *compiler pour prouver quelque chose*. Elle a pour moyens la *lecture, l'action, le jugement*. Son but est de *chercher la vérité pour la dire*. Tel doit être un érudit modèle, sans compter les qualités d'ordre moral : ténacité, perspicacité, pénétration, désintéressement, patience, courage,

impartialité, oubli des injures, culte exclusif du vrai et
du juste. Ne vous étonnez plus si les vrais érudits sont si
rares.

Antoine Louis réalisa-t-il le type merveilleux que je
viens d'esquisser à grands traits? Non, sans doute; mais
il en approcha beaucoup. Pour juger les grands hommes
et comprendre leurs imperfections, il faut les voir dans
leur milieu, à leur époque, en lutte avec les obstacles
de la vie, avec les jalousies, les haines du moment. Alors
on devient plus indulgent pour les fautes, plus reconnaissant pour les mérites. Si vous songiez à amoindrir
mon héros, lisez d'un bout à l'autre le livre écrit avec
chaleur par M. Frédéric Dubois en même temps que les
travaux scientifiques d'Antoine Louis.

Vous y trouverez l'homme intègre, sans autre ambition que celle de la gloire, esprit critique très-distingué,
sans peur et sans reproche, d'une fermeté indomptable,
un peu chagrin sur ses vieux jours, un peu âpre, un peu
vaniteux, mais juste et véridique; anatomiste, physiologiste, suffisamment praticien, ayant exercé à l'armée, en
ville, dans les hôpitaux civils, possédant une érudition
vaste et de bon aloi; écrivain élégant, sobre, correct,
sachant habiller avec art la vérité trop nue, mais sans
dissimuler ses formes. Vous verrez qu'il a perfectionné
la médecine opératoire, créé pour ainsi dire la chirurgie
légale, et qu'il a fait de l'érudition une méthode nouvelle concourant au progrès sur la même ligne que l'observation et l'expérimentation. Vous remarquerez surtout dans ses premiers écrits le suprême dédain qu'il
affecte pour la somme de bien ou de mal que sa plume
lui vaudra. On décriait sourdement J. L. Petit. Louis,
âgé de vingt-sept ans, fait son éloge dans des termes
chaleureux. La Faculté dénigrait et attaquait les chirurgiens. Il prend aussitôt leur défense et plaide vertement,
pro domo sua. Des charlatans prétendaient administrer le

mercure d'une manière souveraine. Louis saisit la plume, et, dans un mémoire sur le traitement des maladies vénériennes, il réduit à néant ces prétentions intéressées.

L'heure m'avertit : je dois m'arrêter. J'ai mis l'œuvre collective de l'Académie de chirurgie au même rang que les plus grands livres. On en retrouve l'écho fidèle dans l'ouvrage de Boyer que vous avez tous entre les mains. La science française, fière des lauriers du xviiie siècle, eut le tort de croire qu'elle pouvait se reposer. L'art seul fut cultivé par Desault, Dupuytren, Richerand, Lisfranc et d'autres. Ils ont rendu des services incontestables, mais ils ont rompu l'unité. Aussi les Anglais, les Américains, les Italiens, nous égalent en pratique; ils citent avec orgueil Astley Cooper, Scarpa, Valentine Mott. Les Allemands ont ramassé la branche tombée de notre faisceau. Prenez garde, ils vont nous dépasser. A nos rares érudits, Dezeimeris, Des Etangs, Daremberg et Malgaigne, ils opposent une phalange compacte d'hommes laborieux, de bénédictins laïques. *Caveant consules!* Nous sommes quelques-uns qui voulons réagir, je le dis parce que je ne suis pas seul; ces conférences sont l'expression de notre désir, de notre foi, de nos espérances. Que ceux d'entre vous qui voudraient nous aider se présentent, ils seront les bien-venus. Peut-être sur ces bancs sont assis, à cette heure, plusieurs érudits futurs. Mais, à défaut des types parfaits, rappelez-vous qu'il y a de la place pour tout le monde. Que celui-ci traduise, que celui-là compile, que le troisième soit copiste, ou critique, ou commentateur, peu importe; apportez votre vendange et versez-la dans le vaste pressoir: rien ne sera perdu, et les grands hommes ne manqueront pas dans l'avenir pour soutirer l'esprit.

DEUXIÈME CONFÉRENCE

PAR M. LASÈGUE.

L'école de Halle : Fréd. Hoffmann et Stahl.

———

Messieurs,

On raconte, et c'est, je crois, Pétrone qui nous fait ce récit, qu'un affranchi de la décadence avait une telle habileté, qu'il prétendait transcrire l'*Iliade* et l'*Odyssée* en caractères assez menus et sur un papyrus assez fin pour faire tenir les deux poëmes dans la coquille d'une noisette. La tâche que j'entreprends ressemble presque à celle que cet affranchi se vantait d'accomplir. Il s'agit en effet de faire tenir dans une heure de leçon l'exposé des plus grandes doctrines qui ont divisé, qui divisent, et qui probablement diviseront toujours la médecine, et de les montrer se développant l'une en face de l'autre. Ce problème, le hasard l'a résolu, en se jouant, pour ainsi dire, le jour où il a réuni dans la petite ville de Halle le *vitalisme* et le *mécanicisme*.

Un jour, en 1693, il prit fantaisie à Frédéric Iᵉʳ, à cette époque électeur de Brandebourg, et qui devait être le premier roi de Prusse, de rassembler dans cette petite ville, que ne recommandaient ni sa position géographique, ni ses antécédents universitaires, les éléments d'une Faculté qui éclipsât les autres.

r) C'était un prince à grandes idées, dont on raconte qu'il dépensa tant d'argent le jour de son sacre, qu'il épuisa toutes les finances de la monarchie naissante. Toujours est-il qu'en fondant à Halle cette petite école, il eut la main singulièrement heureuse.

Il s'enquiert de tous côtés; il cherche, au gré de son inspiration, des hommes qui puissent créer le mouvement et la vie dans cette université sans passé. Il ne s'adresse ni aux professeurs illustrés par leurs travaux, ni aux maîtres de la science. Il appelle à lui un tout jeune homme qui venait de finir à peine ses études à Iéna, Hoffmann, qui avait alors trente ans. Dès le début de sa carrière, Hoffmann s'était fait remarquer à Iéna par son savoir et son talent : car, avant de se risquer à l'enseignement officiel, il avait commencé par l'enseignement particulier, où l'homme, jeune encore, sans titre, sans autorité, donne à ceux qui viennent l'entendre le meilleur de son savoir et de son zèle.

Par une coïncidence heureuse et fortuite, cette petite école, ainsi née de la volonté d'un prince, sans précédents, sans rien au monde qui justifiât son existence, a compté une série d'hommes illustres qui se sont succédé jusqu'à la première moitié de notre siècle.

C'est d'abord Hoffmann, le doyen. Stahl, qu'il appelle près de lui. Reil, que peu d'entre vous connaissent, même de nom ; l'auteur de la théorie des fièvres, le fondateur du Journal de physiologie et le disciple de Kant ; esprit ingénieux et profond, qui importa dans la médecine les principes de la plus grande doctrine philosophique de notre temps. Kurt Sprengel, l'auteur de l'histoire pragmatique de la médecine, qui, non-seulement n'a pas été remplacée, mais qui certainement n'a pas été égalée depuis. Meckel, l'anatomiste. Puis Krukenberg, dont le nom eût acquis plus de notoriété, s'il eût écrit des livres au lieu de faire des élèves.

La petite école de Halle n'a, pour ainsi dire, qu'une unité géographique; il n'existe entre ces hommes aucun lien de doctrine. Chacun y vit pour son propre compte, libre, indifférent à la tradition, indépendant de ses prédécesseurs. Chacun étudie et enseigne suivant sa pensée. « Vienne qui voudra, entende qui pourra, comprenne, comme dit Stahl, qui saura comprendre. »

Tout professeur est le maître de sa théorie comme de sa pratique; il réserve ses droits à l'originalité, dont il est si jaloux, qu'on dirait qu'il eût eu peur de se compromettre en citant ses devanciers.

Dans ses nombreux écrits, Stahl ne prononce pas le nom d'Hoffmann, et de son vivant Hoffmann ne laisse pas publier son Traité de la différence entre la doctrine médico-organique et la doctrine mécanique, le seul où il discute les opinions de son collègue.

C'est dans cette école de Halle, où la série des médecins éminents se continue sans que la chaîne soit jamais rompue, que j'ai choisi deux hommes : Fr. Hoffmann et Stahl.

Hoffmann était né en 1660. L'enseignement libre qu'il avait commencé à Iéna pouvait tout au plus avoir préparé sa renommée. Professeur ordinaire de médecine théorique et de physiologie, deux enseignements regardés à cette époque comme solidaires l'un de l'autre, il est bientôt promu au décanat.

De sa biographie j'ai peu de choses à vous dire. Hoffmann était ce que nous sommes tous, un bourgeois inconnu, menant une vie modeste et dépourvue d'incidents. Son père était médecin comme lui ; il épousa la fille d'un apothicaire. D'une constitution délicate, il maintient sa santé par l'assiduité du travail et par cette sobriété en toutes choses dont il fit plus tard le premier précepte de la médecine. Nommé doyen, il rédige les statuts de la Faculté, il organise le travail commun; il rassemble les éléments d'une bibliothèque, transportant dans l'administration la qualité souveraine du médecin de se plaire aux détails.

Son premier acte, et il n'est pas sans grandeur, c'est d'appeler un émule, un rival, dont il sait l'ardeur et le mérite, aux succès duquel il a assisté et qui va lui disputer la prééminence dans l'opinion.

Cependant sa renommée grandit par l'enseignement. Le roi de Prusse, gravement malade, le mande à Berlin en 1708. Là il se trouve en lutte avec le médecin ordinaire du prince, Gundelsheimer, un élève de Tournefort, mieux fait que lui aux habitudes de la cour; et le roi guéri, Hoffmann demande comme une faveur de retourner à Halle, heureux de retrouver ses élèves, de reprendre ses études, et disant, comme le médecin Papius, l'ami de Kepler : « *In aulis est splendida miseria.* »

Son existence se partage entre l'école et les eaux minérales, qu'il fréquente assidûment, dont il expérimente les vertus, dont il vante l'efficacité avec une conviction persuasive.

C'est quand il s'est livré pendant trente années de sa vie à ce travail incessant, qui n'épuise pas son zèle, c'est à soixante ans seulement qu'il se sent la maturité suffisante pour écrire un vrai livre. Il commence en 1718 son *Medicina rationalis systematica*, grande œuvre, œuvre durable, riche en conseils cliniques et fructueuse encore à lire de notre temps; car c'est le privilége de la pratique, en médecine, de ne pas vieillir à la façon des systèmes.

Hoffmann consacre ses dernières années à ce traité, qu'il termine octogénaire; puis quand il a fini, n'ayant pas d'autre mission à remplir dans le monde, il s'éteint à l'âge de quatre-vingt-quatre ans.

Doyen de la Faculté de médecine, Hoffmann s'était hâté d'attirer près de lui son ancien camarade Stahl, élève comme lui de Wedel, et qui lui aussi avait débuté

par un modeste enseignement où l'on sentait en germe
cette puissance d'intelligence qui devait plus tard croître
et fructifier. Stahl accepte fièrement, sûr de l'avenir :
« J'avais, dit-il, des élèves à Iéna, j'en saurai bien trouver à Halle. » Stahl quitte la cour de Weimar et vient à
Halle, enseignant au même titre que le doyen la médecine théorique et la physiologie.

Le cours des deux jeunes professeurs se compose d'un
petit nombre de leçons, et leur auditoire se compose
d'un petit nombre d'élèves.

Il a semblé à quelques écrivains que leur mérite ne
suffirait pas à la gloire de ces deux grands hommes, et
qu'il fallait y joindre l'éclat et la popularité d'un grand
enseignement. Schultz, un biographe d'Hoffmann, raconte avec orgueil qu'il y avait alors à Halle six comtes,
dix barons, une foule d'auditeurs de l'ordre équestre
qui remplissaient les maisons, les amphithéâtres et les
temples des muses, et qu'il était sorti de l'école de
Halle plus de héros en médecine que de guerriers tout
armés du cheval de Troie.

Stahl n'a pas plus de biographie que Hoffmann. A voir
les portraits qui ornent le frontispice de leurs ouvrages,
on reconnaît déjà la différence qui sépare ces deux
hommes. Hoffmann a la physionomie ouverte, souriante.
Stahl, au contraire, maigre sous la grande perruque
dont les boucles descendent sur ses épaules, a l'aspect
froid et mécontent d'un individu qui demande peu au
monde extérieur, et ne se met pas en quête de sympathie.

Dans sa vie, rien à noter. Né en 1660, il était fils d'un
modeste employé, secrétaire d'une église presbytérienne.
Il avait puisé près de son père, et dans l'éducation de la famille, des croyances religieuses rigides, absolues, comme
celles qui convenaient à un esprit peu pitoyable aux
convictions des autres, et l'habitude d'une foi passionnée

sous sa froideur, sans concessions et sans compromis. Il appartenait à l'école des plus fervents piétistes, et parmi ceux qui ont écrit sa vie, non pas à la manière des biographes qui louent, mais à la façon des historiens qui critiquent, quelques-uns ont attribué une part de sa célébrité à ce que des piétistes aussi ardents que lui étaient venus se grouper autour de son enseignement. J'ai quelque peine à croire que ces motifs aient attiré à Halle un tel concours d'étudiants en médecine.

Comme son doyen, Stahl vivait de peu, sans grands événements. Comme lui, il avait été appelé à Berlin vers la fin de sa carrière. Bien qu'accueilli avec une faveur marquée, il n'avait pas eu le singulier honneur dont Hoffmann venait d'être gratifié, quand le roi, ayant fait construire un pavillon dans un de ses châteaux de plaisance, fit placer le portrait d'Hoffmann en regard du sien, pour montrer qu'il y avait entre eux deux le lien d'une ineffaçable reconnaissance : noble exemple qui n'a pas, que je sache, trouvé depuis un imitateur.

Après avoir enseigné pendant vingt-quatre années, Stahl se retira à Berlin, où il mourut à l'âge de soixante-quatorze ans.

Historiens ou critiques, il en est peu qui aient connu Stahl au vrai. Hoffmann lui-même lui prête des doctrines dont il eût décliné la responsabilité, et depuis lors on a trouvé plus facile de le combattre que de l'apprendre. Si la vérité dans l'histoire ne s'acquiert qu'au prix d'une étude impartiale et approfondie, je puis me rendre le témoignage que j'ai tout fait pour remplir cette double condition. Familiarisé avec les idées du maître par la longue fréquentation de ses écrits, je n'en dirai ni le bien exagéré qu'ont pensé ses rares partisans, ni le mal qu'ont répété ses adversaires.

Pour bien comprendre la portée d'un système en médecine, il faut le voir à l'œuvre. La science pure, dans

les régions supérieures où elle se maintient, se dégage
de toutes les attaches ; la science qui s'applique est
obligée de faire acception des personnes : ce n'est pas
elle qui commande, c'est nous qui l'assouplissons à nos
goûts, à nos instincts, à nos passions. Si dans une heure
de fantaisie il vous plaisait de dépouiller les héros de
l'histoire de leur armure pour les revêtir de la robe de
médecin, croyez-vous que Fabius Cunctator eût traité
ses malades à la façon d'Annibal. Savoir le caractère du
médecin, c'est prévoir ses tendances médicales, et je ne
sache p   de plus décisive épreuve à imposer à un système que de le voir en action aux mains de celui qui
s'en est fait le promoteur.

Hoffmann a l'expression facile, il est éloquent et di-
sert ; sa latinité est claire et limpide ; il écrit aussi bien,
sinon mieux, que Stoll, sans périphrases, sans néologismes et surtout sans germanismes. Son esprit net ne
se plaît pas aux circonlocutions, sa phrase a la décision
de son intelligence ; tout ce qui dépasse la mesure le
gêne ; il détourne les yeux des grandes visées, qui le
troubleraient, plus habile à tourner qu'à escalader les
obstacles. Son esprit se réduit volontiers aux côtés pratiques qu'il assaisonne de généralités toujours accessi-
bles. En somme, c'est une nature peu philosophique ;
s'il philosophie parfois, c'est presque malgré lui, et
comme s'il se sentait frappé au coude par son collègue,
qui l'avertit qu'il ne suffit pas de prescrire, qu'il faut
encore dogmatiser ; qu'au-dessus de la pratique il y a la
théorie, qui la résume ou qui l'éclaire, et que l'expérience s'acquiert, mais ne s'enseigne pas.

Vous voyez le contraste de ces deux caractères. L'un
allant droit au fait, rendant la science attrayante à force
de la rendre aisée, ne demande à ses auditeurs ni trop
de contention d'esprit ni trop d'efforts de zèle.

L'autre, au contraire, est petit, maigre, exigeant :

philosophe en vertu d'un instinct, ardent à toutes les choses qu'il pense, praticien autant que son collègue, mais quittant la pratique au jour, à l'heure où il lui plaît de la quitter, pour se lancer à corps perdu dans les aventures de la doctrine, dans les hasards de sa libre réflexion.

Parmi les philosophes de la science, il en est qui ont eu la singulière fortune d'entraîner le monde à leur suite. Voyageurs aventureux, ils se plaisent aux terres inconnues, dédaignent les routes frayées, mais les horizons qu'ils découvrent ont je ne sais quelle splendeur qui vous attire. Ils marchent au grand jour, vous associant d'esprit et de cœur à leurs plus hardies entreprises. Ce sont les poëtes de la science; avec eux on est ébloui; on ne discute ni ne disserte, on obéit docilement avant de se demander si l'on est convaincu ; au lieu de contredire ou d'attendre, on s'incline sur leur passage.

Stahl n'est pas des gens si bien doués. Sa pensée souterraine semble fuir la lumière; au lieu de s'élever dans les espaces, il creuse incessamment dans l'ombre, cherchant le filon de la vérité. Sa marche est lente, inquiète; il avance d'un pas, et se recueille. Ce n'est pas encore assez. Stahl sent que l'édifice de la médecine ancienne n'a plus de bases; il entend craquer autour de lui les vieilles doctrines qui s'écroulent ; il travaille, il fouille comme le mineur qui fraye sa voie sous les décombres, et le jour où il entrevoit enfin la lueur de la vérité, il s'écrie : Je n'ai pas sauvé ma théorie, j'ai sauvé la médecine.

Ces natures supérieures ont deux faces. Critiques impitoyables, ils attaquent avec l'âpreté agressive de tous les croyants; la contradiction leur semble moins une injustice qu'une injure; ne pas les suivre, c'est les abandonner lâchement: on dirait qu'aimant mieux l'hostilité que l'indifférence, ils prennent à tâche de se créer des ennemis.

D'autre part, ils ont la foi robuste qui renverse les obstacles, ils s'avancent détruisant tout devant eux et s'imposent. Le passé n'a plus de raison d'être ni d'excuses; ils apportent au monde la vérité tout entière qui les a illuminés, et qu'on a ni vue ni entrevue avant qu'ils l'eussent révélée : c'est leur force qui justifie leur orgueil.

Stahl est ainsi fier de sa mission. C'est un théoricien obstiné, philosophe médical comme je ne sache pas qu'il y en ait eu depuis.

Je viens d'exposer l'homme, venons maintenant à la doctrine.

A l'époque où l'école de Halle se constituait, période de transition, et partant d'indécision et de doute, il régnait encore un certain nombre d'idées emprun-tées à la tradition; mais la foi dans les anciens avait disparu : on les citait, on ne les méditait plus. Il faut cependant remonter plus haut, si l'on veut comprendre le sens de la révolution qui s'accomplit; il faut, si l'on veut pénétrer dans les profondeurs de la doctrine, s'attaquer au problème le plus ardu que soulève la philosophie médicale.

Les anciens avaient supposé dans le monde une sorte de puissance intelligente et suprême, de quelque nom qu'il plaise de l'appeler, qui avait réglé toutes choses et assigné à chacun des êtres de la création sa fonction dans l'ensemble. Le monde avait été ordonné en vue de l'homme. Le soleil s'élevait au-dessus de nos têtes pour nous éclairer et nous réchauffer, les plantes nous devaient leur ombrage; les animaux naissaient pour aider à nos besoins ou suffire à notre nourriture. Tout était conçu suivant un plan tracé d'avance, tout répondait à une destination prévue.

Cette croyance avait sa grandeur, elle ouvrait aux aspirations de la poésie le domaine qu'elle fermait à la science.

Cependant, parmi ces êtres ainsi gouvernés par l'autorité de la nature qui leur avait assigné leur emploi, un certain nombre échappait à la loi. Pourquoi ces pierres étrangement agglomérées? pourquoi ces métaux cachés dans les profondeurs de la terre? pourquoi tant d'éléments inutiles, tant d'empêchements apportés au travail de l'homme qui devait être le maître de la création?

Du jour que l'on se prit à douter, on se demanda si la cause finale suffisait à justifier l'existence de tant de matériaux improductifs, la succession de tant de phénomènes inexplicables. On chercha et l'on admit qu'il fallait reconnaître dans la nature deux puissances : l'une, la nature autocratique et prévoyante, poursuivant son but défini; l'autre, le hasard, le *fatum*, ne reconnaissant pas de destination préétablie, et laissant à l'intelligence le libre champ de l'imprévu.

Il s'agissait dans ce domaine nouveau de poursuivre la recherche des faits qui n'avaient plus de raison d'être; de substituer à la méthode philosophique l'investigation scientifique, qui ne sait que ce qu'elle a vu, qui ne raisonne pas, mais qui observe; qui ne devine pas les lois à priori, mais qui les promulgue quand elle a laborieusement constaté leur existence.

A mesure que la science dégagée de ses entraves assure sa marche, elle empiète sur le terrain des causes finales. Le nombre des êtres soumis au hasard, sans destination fixe, livrés au libre examen et dont on ne sait que ce qu'en apprend la recherche, qui sont parce qu'ils sont et non parce qu'ils doivent être, va croissant. Bientôt on se demande de quel droit on a fait deux parts, et s'il est bien nécessaire d'aller demander aux causes finales l'explication de phénomènes dont la science trouvera le dernier mot.

Cependant, si large que fût la part faite au fatum, il
existe une classe d'êtres qui se soustraient aux peut-être
du hasard. Pour eux, alors même qu'on ne remonte pas
jusqu'au principe supérieur qui les régit, il est impossible de méconnaître qu'ils ont été constitués en vue
d'une fonction. A ces êtres, on donne le nom d'êtres organisés, reconnaissant par cette dénomination, qui a
cette valeur ou qui n'a pas de sens, qu'ils ont reçu une
destination déterminée.

Je m'excuserais de ces généralités, si elles n'étaient
indispensables à l'intelligence de la doctrine.

Il existe dans le monde, il existait pour les anciens,
il existait surtout au regard des médecins philosophes
du xviiie siècle, toute une classe d'êtres qui, sans échapper aux lois physiques et chimiques, s'isole des substances inorganiques et relève d'une cause finale.

Stahl s'empare magistralement de ces idées; il y entre
de plain-pied et va droit au principe. Un esprit de cette
trempe n'abaisse pas les problèmes pour adoucir la pente
qui mène à la solution. Quelles que soient ses erreurs,
quels que soient les excès où le portent ses qualités, il a
la hardiesse qui se complaît au danger. La première
question qu'il pose, et de sa solution va dépendre la
théorie de la médecine, c'est celle-ci : Qu'est-ce qu'un
être organisé ?

L'eau qui coule dans les rivières, le vent qui souffle à
la surface des mers, obéissent aux lois fatales de la nature.
L'eau suit le mouvement que lui imposent les conditions
physiques qui règlent son écoulement; le vent est poussé
suivant des combinaisons qui nous échappent, mais qui
n'ont ni raison d'être, ni destination. Un jour, un homme
vient : il enferme dans un canal cette rivière qui coulait
au gré des lois physiques; il oppose à son cours un ob-

stacle qui la modère; il l'oblige à lui fournir juste la quantité de force qui convient à ses besoins. Au-dessous de la digue, il installe une roue; au-dessus de la roue, un moulin. A la fatalité, il substitue l'organisation; il remplace le hasard par la prévision, l'à posteriori par l'à priori.

Le marin sait bien que le vent souffle impétueux ou timide, mais toujours indomptable; il n'a pas l'orgueil de dominer ses hasards : à son frêle navire il attache un mât, à son mât une voile; à l'arrière, il appose un gouvernail, et, sans qu'il ait songé à créer une force nouvelle, le vent devient un instrument à son usage.

A partir de ce moment, la rivière n'est plus la rivière, le vent n'est plus le vent : tous deux n'appartiennent plus au monde fatal, ils sont des instruments ou, ce qui est synonyme, des organes.

L'organisation commence du moment qu'une intelligence est intervenue, et que, sans commander aux forces sur lesquelles elle n'a pas d'action, elle a mis en plus, et comme un facteur nouveau, la prévoyance.

Or, qu'est-ce, en serrant toujours de plus près le problème, qu'un être organisé? Une machine construite de telle sorte que, d'une part, elle n'a pas d'autres forces que celles qui sont inhérentes à la matière, que ses éléments ne sont pas soustraits aux lois imprescriptibles de la physique et de la chimie, mais qu'elle a sa raison d'être. L'animal a des yeux pour voir, des oreilles pour entendre, des membres pour agir. Je le sais, je le savais à priori avant que l'expérience m'eût instruit des procédés par lesquels s'accomplissent ces fonctions. La science a donné le comment, nous ne l'avions pas attendue pour affirmer le pourquoi.

L'être organisé emprunte au monde extérieur les éléments de son activité; il est soumis à toutes les combinaisons, obligé à tous les échanges; mais il est organisé.

c'est-à-dire qu'à priori il doit se servir, conformément à leur destination, des instruments ou des organes dont il a été doté. A ce titre, il se sépare du reste de la création ; il a sa science à part comme il a ses moyens et son but.

C'est sur cette distinction fondamentale, sur cette conception de l'organe et de l'être organisé, que repose la doctrine de Stahl : *Theoria medico- organica*.

Parmi les êtres organisés, l'homme tient le premier rang ; il représente l'expression la plus haute de l'organisation ; il doit avoir un but à atteindre, une mission à remplir, ou autrement il est la plus impossible des existences, une machine sans destination. La montre que vous portez dans votre gousset perd son nom le jour où elle ne marque plus les heures ; elle rentre dans la condition des métaux qui la composent, et ne reconnaît pas d'autres lois que celles qu'il appartient au physicien de déterminer. Lorsqu'au lieu d'être muette, elle donne l'heure, si soumise qu'elle soit aux influences des agents physiques et chimiques, elle leur échappe par un côté : ce n'est plus le physicien qui la règle, ce n'est plus le chimiste qui en décide ; en tant que montre, elle revient de droit à qui ? à l'horloger.

Stahl, la première fois qu'il introduisit dans la science ce personnage nouveau de l'horloger, n'apporta pas seulement une métaphore, il imposa, sous une forme saisissante et populaire, un principe qu'il va poursuivre dans toutes ses conséquences et qu'il ne délaissera pas avant d'avoir épuisé ses applications.

L'organisme humain, lui aussi, doit être réglé suivant sa fin. Il obéit aux variations obligées de la matière ; mais la matière qui le compose ne rend pas compte de son mode d'existence. A ce mécanisme complexe, multiple, délicat, il faut non plus un observateur qui constate, mais un ouvrier qui, sachant les usages et le pourquoi des organes, les corrige, les incite ou les ralentisse.

Cet homme, l'horloger de la machine humaine, c'est le médecin. Lui seul l'a étudiée au point de vue de sa destination vraie; lui seul a eu intérêt à approfondir le jeu des rouages, à méditer sur l'emploi de ses organes, à apprendre l'utile et l'inutile, le nuisible et l'avantageux.

Et voilà comment, à la suite de ce maître de la pensée, le médecin entre dans la science, non pas comme un accessoire, mais comme une autorité nécessaire. Il emprunte aux savants de même que l'organisme emprunte aux forces de la matière; mais il ne partage ni n'abdique. Lui seul a le droit de dire : Je ne sache personne qui connaisse de l'organisme au même titre que moi; nul autre n'a charge de sa destinée. On interroge le physicien et le chimiste, on ne les consulte pas. Le médecin est là pour son propre compte, son savoir est à lui et son expérience est sans analogues.

Le corps de l'homme ainsi construit, ainsi ordonné, n'est organisé que parce qu'il a une destination, c'est la condition suprême : hors de là il est matière. Eh! messieurs, qui le sait mieux que vous ? Le jour où l'homme est devenu le cadavre étendu sur la table de nos amphithéâtres, quand il a cessé d'appartenir à la vie pour rentrer confondu dans le monde inanimé, vous l'avez vu dépouillé de cet attribut étrange, incompréhensible, qui s'appelle la vie. Lui, qui tout à l'heure avait ses lois propres, ses attractions et ses répulsions, ses fonctions qu'il accomplissait plus ou moins, il va subir la plus triste, la pire des décompositions auxquelles il vous soit commandé d'assister. A peine la vie s'est-elle retirée de lui, à peine a-t-il perdu ses droits à l'organisme, que les nécessités de la matière s'emparent de lui.

La putréfaction commence d'emblée, et elle semble avoir revêtu là un plus triste caractère que celui qu'elle aurait partout ailleurs. Il est impossible d'être le spectateur indifférent de l'immense distance qui sépare l'individu vivant de l'individu mort. Il y a des sentiments que, grâce à Dieu, la science n'a pas le devoir d'annuler.

Du moment où l'homme a été exclu par la mort de la classe des êtres organisés, il est rejeté dans le vaste creuset où doivent se confondre et disparaître toutes les choses de la nature. Mais ces forces auxquelles il paraît succomber, contre lesquelles il a semblé, par une image familière aux médecins, lutter pendant la vie, elles n'avaient ni cessé ni suspendu leur action fatale. Elles gardaient leur autocratie à laquelle il n'est donné à aucun être créé de se soustraire, et cependant le corps se conservait et se maintenait sans être entamé par cette corruption toujours imminente.

Qu'est-ce donc que la vie ?

C'est cette résistance, cette conservation quand même, ce maintien. Si bien que la définition de la vie sort de l'école sous cette formule d'un aspect scolastique : La vie c'est la conservation du corps corruptible qui dure sans que cesse sa corruptibilité. La fatalité de la matière est toujours là, vigilante et active, mais il existe un je ne sais quoi qui l'élude jusqu'au jour où la vie lui cédera la place et où la mort lui rendra son empire.

Voilà donc les deux éléments essentiels de l'organisme définis et constitués. D'un côté, l'agrégat matériel et brut muni des forces inhérentes à la matière, de l'autre, la machine avec ses organes, résistant et remplissant, malgré tout, sa fonction : à savoir la vie.

De notre temps, il s'est trouvé des médecins assez chimistes et des chimistes assez philosophes pour comparer l'organisme vivant à une machine à vapeur. Le combustible introduit et brûlé par la respiration, sans cesse renouvelé dans le foyer qu'il alimente apporte la chaleur et le mouvement. Le moteur est au centre et les organes dociles agissent sous son impulsion. Ah ! s'il avait été donné à Stahl de connaître cette hardie comparaison, avec quelle ardeur il en eût accueilli l'idée! Oui, ce que vous dites est pris de haut, c'est la vérité vraie. L'homme est une machine qui tient sa vie du dehors, qui n'agit qu'à la condition qu'on lui fournisse ses matériaux. Vous avez vu juste, vous avez compris le moteur et sa transmission, vous avez fait à chaque facteur sa part, vous n'avez oublié qu'une chose, une seule : le chauffeur.

En fait, comment cette machine va-t-elle à son but, d'où vient que sa puissance s'arrête, qu'elle s'accroît ou qu'elle se modère en proportion des besoins? Est-ce le charbon qui vient de lui-même se présenter à l'orifice aux heures opportunes?

Stahl ne sait jamais s'arrêter à mi-chemin, il se demande qui est chargé de veiller, de proportionner les forces actives aux effets qu'elles doivent produire. Quel régulateur aussi essentiel que le moteur et le mouvement, intervient pour mettre son intelligence au service du mécanisme, pour inciter ou ralentir la marche de cette machine vivante qui n'a pas sa pareille au monde. Où le chercher, où le trouver? Au-dessus ou à côté des forces qui régissent la matière, il lui en faut une qui régisse l'organisation, qui ne crée rien, qui ne dispose d'aucun agent nouveau, mais qui dirige et qui gouverne. C'est alors, contraint par la logique et comme malgré lui, que cet esprit positif avant tout, adversaire impitoyable des entités de convention, installe dans l'organisme une sorte de pouvoir exécutif, ou, pour garder la comparaison, un chauffeur intelligent qui ne peut être que l'*âme*.

Avec ce dernier terme, sa théorie physiologique est bien près d'être achevée.

L'homme est un organisme; matière, il se conforme aux lois de la matière; organisme, il a une destination qui est de vivre, une intelligence ou une âme qui veille à ce qu'il ne s'écarte pas de son but.

La science de notre temps n'aime pas ces audaces,

elle tient moins à escalader les hautes régions qu'à les gravir d'un pas lent et sûr. La notion de la vie, elle la cherche dans son expression la plus réduite, dans les êtres où elle se manifeste à ses moindres degrés; plus elle a abaissé le niveau de cette inconnue qui la trouble, plus elle se sent à l'aise sur le terrain des phénomènes physico-chimiques, son véritable domaine, où les sentiers lui sont familiers.

Stahl n'a pas de raison pour procéder avec tant de réserve. Les théories mécanico-chimiques de ses contemporains, leurs explications physiologiques empruntent plus à l'imagination qu'à l'expérience et se payent de subtilités enfantines. Hardiesse pour hardiesse, il lui convient mieux d'aller droit à la manifestation la plus complexe de la vie, et il demande la solution du problème à l'homme comme au plus vivant de tous les êtres. C'est là, dans la personnalité intelligente la plus achevée, qu'il puise les éléments de sa démonstration, n'éliminant rien, ne détournant les yeux d'aucune des faces de la question, et ne se tenant pour satisfait que quand il a associé dans une synthèse indivisible les deux éléments dont se compose l'*homo duplex :* la matière organisée et la volonté intelligente.

Des actes qui s'accomplissent en nous, il en est dont nous savons seulement qu'ils s'exécutent, mais il en est d'autres sur lesquels nous nous sentons mieux renseignés.

Qu'un objet extérieur vienne frapper nos sens, il agit par son contact. L'onde sonore a fait vibrer le tympan, l'ébranlement s'est transmis au cerveau, et le phénomène s'impose à nous. Si le bruit est léger, si celui qui le perçoit est distrait, ou qu'il lui plaise d'être indifférent, tout disparaît avec la sensation. Que ce bruit léger éveille son inquiétude, l'impression n'a pas varié, mais l'homme s'émeut; il met en jeu toutes ses ressources; il

va, vient; il appelle à son aide ses organes et n'a ni repos ni trêve, jusqu'à ce qu'il ait apaisé son anxiété curieuse. Comment rendre l'impression responsable à la
fois, et au même titre, et d'une perception passive et
d'une activité si mouvante. Comment, se demande Stahl,
excuser cette inexplicable contradiction, si l'on n'accorde à l'homme un pouvoir intelligent qui conçoit, une
volonté qui exécute, une autocratie qui gouverne ses
actions. Comment admettre que dans l'homme tout est
fatal, et qu'organisés ou non, les êtres se ressemblent de
tout point, sauf la stabilité et la multiplicité des combinaisons?

A l'acte obligé, il oppose l'action volontaire, l'arbi-
traire, pour prendre son langage, à la fatalité, et avec
une infatigable persévérance, il en poursuit l'analyse. Il
montre le mouvement s'exécutant au gré de celui qui
l'a voulu, suspendant à son caprice les lois de la pesan-
teur, il faut voir l'individu, imprimant à ses muscles
juste la force qu'il faut pour lancer la fronde ou pour
soulever un fétu, et cela sans avoir rien appris, ni de la
structure de ses membres, ni des lois de la physique, ni
des moteurs qu'il met en œuvre.

Puis quand Stahl a ainsi glorifié la volonté, exalté l'intelligence, il a peur, il recule devant les entraînements
de sa pensée. Cette âme, complément de l'organisme,
ne va-t-elle pas absorber l'organisme tout entier, et
commander à la matière au lieu de profiter de ses puissances?

Si Stahl eût commis cette faute, qu'on ne se lasse pas
de lui reprocher, il eût peut-être mieux servi sa gloire.
Philosophe, il aurait été classé au rang des maîtres dont
les écrits se commentent, et dont les doctrines se racontent de générations en générations. Mais, si philosophe
qu'il soit, il est, avant tout, un penseur qui médicine,
aimant la médecine par-dessus toutes choses, et ne

croyant à la valeur des idées que quand elles sont utiles
au médecin. C'est par l'histoire de la fièvre tierce, dit-il,
que j'ai été conduit à comprendre la vie de l'homme, et
et c'est par la science de la vie que je veux arriver à comprendre la fièvre tierce. Aussi son âme perd peu à peu
le meilleur de son idéalité ; attachée à la substance cor-
porelle par un lien indissoluble, elle lui emprunte plus
encore qu'elle ne lui donne, elle n'est que la servante
maîtresse qui a plus d'occasions d'obéir que de commander. Ce n'est pas lui qui, au moment de franchir le seuil
et de contempler enfin la vie dans son essence immaté-
rielle, sent faiblir son courage et défaillir sa foi, ce n'est
pas lui qui eût donné à son système organicien le nom
perfide d'animisme.

Il a composé sa machine vivante, instruments, but,
direction. mais il manque un dernier élément pour la
compléter. La machine est construite ; la chaudière
bout, la vapeur est engendrée, les organes sont prêts à
fonctionner ; que va-t-il se produire de plus ? Le mouvement. C'est le mouvement qui maintient, qui conserve
la vie, et qui enchaîne les lois physiques ; c'est par
l'étude des mouvements que le passage se fait, dans son
esprit, de la physiologie à la médecine.

Le mouvement, terme générique usité par tous les
physiologistes du XVIIe siècle, et emprunté par eux aux
physiciens, leurs contemporains, a son expression la plus
directe et la plus saisissante dans la circulation ; le cœur
bat incessamment et renvoie le sang qu'il a reçu ; la chaleur, la constitution chimique du sang sont sous la dépendance de cette mobilité nécessaire à la vie. Que le
sang s'arrête, et à l'instant, il a perdu ses propriétés ; ses
combinaisons cessent, sa consistance change, ses affinités sont autres. Mais à ce mouvement, l'âme dirigeante
n'a rien à voir. Le cœur bat sans nous, malgré nous ; il
est de tous les organes celui qui se prête le moins à l'ar-

bitraire. C'est là, du premier mot, une pierre d'achoppement.

Stahl était non-seulement un esprit profond, mais, comme tant d'autres philosophes, c'était aussi un homme habile. Il s'étonne que la plus importante de toutes les fonctions, la circulation, échappe ainsi au gouvernement de la volonté. Alors laissant de côté toutes les hypothèses à priori, il pénètre au vif de la médecine proprement dite et à la place d'une théorie pleine de conjectures, il établit un fait définitif qui, une fois entré dans la médecine, n'en sortira plus et qui projette une vive lumière sur la physiologie pathologique.

En dehors de la grande circulation qui s'accomplit avec le cœur pour centre et les vaisseaux pour agents secondaires, il existe une circulation d'un autre ordre dont le pouls ne donne ni le rhythme ni la mesure, qui n'a ni uniformité ni rigueur monotone. C'est sur ce terrain mal exploré que Stahl appelle la recherche, il y revient sans cesse et sous les formules les plus diverses, à propos de la doctrine, à l'occasion des cas particuliers. Les images, dont il n'abuse guère, ne lui coûtent pas pour fixer les esprits. Tantôt il compare cette circulation au flux et au reflux de la mer : « *de æstu maris microcomici* » ; tantôt il insiste sur la tonicité : « *motus tonico-vitalis* » ; tantôt sur la nature des mouvements et sur leurs effets ou sur les changements qu'ils produisent dans la crase du sang.

Entre les artères et les veines est interposé tout un ensemble d'appareils, système capillaire des modernes, tissu spongieux plus ou moins réceptif où viennent aboutir les dernières ramifications, d'où partent les premiers ramuscules des grands vaisseaux. Là est en réalité l'officine où le fluide sanguin s'élabore. La grande circulation s'y épuise quand le tissu capillaire se dilate et fournit un déversoir, elle s'y ravive quand il se contracte

pour résister à la pression. Il n'est pas un réceptacle
passif, mais une substance vivante, libre de ses mouvements, contractile, recevant ou refusant le sang que
les vaisseaux lui empruntent ou lui apportent. Le flux et
le **reflux** du sang dans le tissu intermédiaire est soumis
à des variations dont la circulation centrale subit de
loin le contre-coup, mais qu'elle ne régit pas.

C'est là, dans le mouvement tonique, qu'il faut chercher les premières manifestations par lesquelles s'essaye la maladie, c'est là qu'il faut s'adresser pour la
combattre à son début avant que de simple fluxion elle
soit devenue la lésion définie. Le médecin a pour
devoir non-seulement d'en constater l'existence, mais
d'en déterminer les lois, car rien dans le corps humain
ne se fait à l'aventure; vous pouvez détacher les parties
du tout pour les commodités de l'étude mais à la condition que vous aurez hâte de les faire rentrer dans l'ensemble.

La meilleure gloire de Stahl, ou tout au moins la
plus indiscutable, est d'avoir essayé la théorie de ces
congestions partielles, de leur mode de production, de
leur influence sur le mouvement du sang et, comme on
disait alors, sur son épaisissement et sa déliquescence,
de leurs conséquences diverses, suivant la structure et
la fonction des organes : hémorrhagies, sécrétions aug-
mentées ou diminuées, tension fluxionnaire des parties,
altérations et dégénérescences.

Lui-même a raconté comment il avait été conduit à
ces données qui résument sa médecine. Il rapporte
qu'étant enfant il avait vu un de ses parents, goutteux et
demi-perclus, guérir à la suite d'un accident dont on
lui cachait la nature. Plus tard il apprit que les congestions des reins, que les flux goutteux des jointures avaient
été remplacés par un flux hémorrhoïdal. Et alors, avec
cette ardeur inquiète et chercheuse dont je vous ai marqué

les grands traits, il poursuit, il creuse, il travaille, et ce fait est la clef qui lui ouvre la porte de la théorie générale.

Les maladies aiguës débutent par des fluxions évidentes, mais les maladies chroniques ne trouvent-elles pas leur explication dans d'autres modes du *motus tonico vitalis?*

Stahl a tracé magistralement le tableau des maladies chroniques qui relèvent, non pas de la grande mais de la petite circulation. Un individu a d'abord une congestion rénale, le sang afflue dans le tissu capillaire, la sécrétion est modifiée, altérée. C'est la gravelle qui commence la scène que viendra peut-être plus tard terminer un calcul. La gravelle a ses fluctuations; mais bientôt le malade souffre de digestions difficiles, de flatuosités qui l'oppressent, de malaise abdominal, d'inquiétudes, de spasmes, d'angoisses, le système de la veine porte est troublé dans son mouvement tonique, c'est la gravelle hépatique ou l'hypochondrie. Un jour il se plaint d'une douleur inconnue dans le gros orteil, de chaleur de tension congestive, la goutte a fait son apparition. Puis les hémorrhoïdes, les diarrhées sans inflammation, l'asthme et le reste. Dans cette série où la fluxion sanguine a changé de nom chaque fois qu'elle changeait de siége, la grande circulation n'intervient pas, elle garde sa solennelle régularité, redoublant seulement de vitesse ou ralentissant sa marche selon le mouvement que lui imprime cette *vis à tergo.*

J'ai esquissé à grands traits cette doctrine, qui n'a pas ses racines dans la philosophie mais dans l'observation médicale ; j'ai essayé de vous faire voir sur quels principes elle repose, quelles conséquences pathologiques elle entraîne. Je ne me dissimule ni les imperfections ni les insuffisances d'un exposé rapide que je ne suis pas maître de compléter.

Le grand côté du système comme de tous les systèmes vitalistes, c'est d'avoir rehaussé la dignité de l'homme et d'avoir exalté la mission du médecin. Il y a, dans ce respect de la vie, une grandeur de sentiment qui vous pénètre, une aspiration élevée hors de laquelle il n'y a ni médecine ni médecin. La vie, pour nous, c'est l'œuvre capitale, l'arche sainte. Quand le malade vous mande près de lui, qu'il vous invoque comme la Providence, il vous dit, de son geste ou de la parole : Je vous ai appelé pour me soulager ou me guérir. Considérez-moi, l'homme malade, l'homme vivant, comme le plus pressant de vos problèmes, comme la première de vos inquiétudes, comme le plus noble de vos soucis.

Pour le physicien ou le chimiste, tout est bien, ou plutôt rien n'est bon ou mauvais; l'utile et le nuisible sont des mots exclus de leur vocabulaire. Que leur fait que l'acide carbonique se combine ou non avec les bases, que leur importe que les astres roulent de la façon qu'il leur plaît. Ils constatent à posteriori les phénomènes qui s'accomplissent; ils les enregistrent et les classent; ils ont raison, c'est leur droit, c'est leur mandat.

Pour nous, du jour où la médecine s'est affirmée, elle n'a justifié son existence qu'en posant parmi les choses de son savoir deux éléments essentiels, qui troubleraient la sérénité des autres sciences. L'un s'appelle le bien-être, la santé, la joie de l'individu et de la maison ; l'autre, la maladie, le mécontentement, la tristesse ou la terreur : le bien opposé au mal. Dès le moment où nous touchons le pouls du malade, nous pensons : il est mauvais que cet homme souffre, et nous lui donnons des remèdes ou des paroles consolantes. Arbitres du médicament, nous nous séparons encore du physicien qui, assujetti aux lois fatales de la matière, n'a mission, ni de les éluder, ni de les combattre.

Du point de vue du vitalisme, l'homme se présente

à nous comme une unité indissoluble. Sa personnalit
n'est pas une convention, mais la condition première de
l'existence, rompre l'individualité, c'est nier le principe
même de la vie. Plus la pensée s'arrête sur l'ensemble
harmonieux de l'être vivant, moins on consent à y voir
une agrégation fortuite d'organes indépendants; pour
assurer l'autocratie du principe vital, il faut que toutes
les parties reconnaissent son autorité et soient solidaires.

Ainsi prise de haut, la médecine, science de l'homme
un et indivisible, ne se résigne pas à faire des maladies
autant de produits parasitaires, végétant isolément sur
le point où le hasard a déposé leurs germes, bons à classer comme les plantes, sans tenir compte du sol où
ils prennent racine. La médecine est la médecine, et
non pas la nosologie.

Enfin, pour qui veut entendre le vitalisme organique à la façon de Stahl, l'organe, instrument d'une
fonction, doit la remplir; s'il l'accomplit, tout est
bien; s'il y manque, il a mal agi. La notion de
l'utile et du nuisible n'est pas une concession faite aux
caprices du malade; elle s'impose au médecin comme
elle commande à l'ingénieur; constater le fait sans tenir
compte du but; noter les mouvements; analyser les
rouages sans se demander s'ils conviennent à leur destination, c'est oublier la vie, méconnaître l'idée fondamentale de l'organicisme, et nier du même coup la mécanique et la médecine.

J'ai dit les beaux côtés. Tournons la médaille.

Si le vitalisme donne à la vie une solennité qu'elle n'a
pas dans les autres doctrines, c'est qu'il prend son type
dans la sphère la plus élevée où il nous soit permis d'atteindre. L'homme physique est construit sur le modèle
de l'homme moral; au-dessus des organes qui se meu-
vent, et de la matière qui s'agite, trône un principe supérieur qui les mène. Qu'on l'appelle l'âme ou la nature

prévoyante, il a les attributs de l'intelligence et du sens moral. Les lois qu'il promulgue peuvent se codifier, mais elles sont antérieures à tous les codes, absolues, imprescriptibles. Absorbé dans la contemplation, le vitaliste dédaigne le monde extérieur; il est toujours plus près de la foi que du doute qui est le commencement de la science; sa doctrine a les dogmes d'une Église et les intolérances d'une religion.

Laissez-moi vous résumer sous une forme mystique l'antagonisme des deux écoles opposées : [le vitalisme et le matérialisme, pour prendre ce terme en dehors de toute mauvaise acception. Le vitalisme, c'est Marie assise aux pieds du Seigneur, absorbée, étrangère au reste du monde; le matérialisme, c'est Marthe, qui reste dans la vie réelle, et pourvoit aux soins de la maison.

Plus la vie est une œuvre achevée, plus le principe qui préside à ses destinées a de prévoyante sagesse, plus il faut qu'on sente les effets de sa puissance bienfaisante. L'optimisme est l'aboutissant obligé du système. La maladie ne se comprend pas; elle n'a pas plus d'excuse que le vice; on la tolère, mais il semble qu'elle ne se soit glissée dans l'économie que par fraude, dans un moment où la vigilance du principe vital sommeillait. Chaque fois qu'il constate une lésion ou un désordre, le vitaliste serait tenté de penser ce que disait le peuple sous les régimes absolus, à toutes les exactions des agents subalternes : Ah ! si le roi le savait.

A force d'être assuré qu'il tient en main toute la vérité, le vitalisme jette à peine un regard de dédain sur les modestes événements qui se passent dans les régions infimes de l'organisme. Comment voulez-vous qu'un homme qui démontre complaisamment avec quelle habileté nous faisons mouvoir des muscles, dont nous ne savons ni la forme, ni la structure, ni la fonction, s'applique à pénétrer dans les secrets intimes de l'anatomie.

Stahl, avec sa verve critique, n'a pour les anatomistes que des mots insultants. Lui qui fut avec Becher, le chimiste le plus illustre de son époque, à ce point que le grand honneur de la théorie de Lavoisier fut tout d'abord d'avoir détrôné la doctrine stahlienne du phlogistique, il raille aussi impitoyablement la chimie, science agréable, mais qui n'a rien à faire avec la médecine : *Nego ad medicinam facere.*

A force de nier le monde extérieur et de le traiter sinon en ennemi, du moins en étranger, le vitalisme, qu'il sorte de l'École de Montpellier ou de la petite Université de Halle, exclut peu à peu de la science nos meilleurs moyens de connaître. Immuable dans sa foi, il repousse le progrès, qui le condamne à son tour et passe outre à ses objections. De part et d'autre est-ce justice? Je ne juge pas le fait, je l'expose.

J'aurais voulu vous montrer face à face, en présence dans les deux chaires parallèles, les deux doctrines rivales, celle de Stahl et de Frédéric Hoffmann. Le temps ne me l'a pas permis. Hoffmann, du reste, est d'un plus facile accès, et vous pourrez l'étudier aisément dans ses ouvrages. C'est l'homme de notre temps. Empruntant à Stahl l'idée fondamentale qu'il convient d'écarter de la médecine, tout ce qui lui est étranger, la première chose qu'il en écarte c'est l'âme. Les lois qui président à la matière n'ont pas d'exceptions dans le corps humain ; les actions volontaires, les passions et les mouvements de l'âme nuisent plus qu'elles ne servent, et troublent les actions du corps. La circulation, qui pour lui aussi résume la physiologie, est réglée par les lois de l'hydraulique. Il marche dans cette voie sans détourner les yeux, sans être découragé par les absurdes fantaisies des physiciens et des chimistes contemporains; sa foi n'est pas dans le présent, mais dans l'avenir.

Je m'arrête. Il m'a paru qu'en retraçant devant vous,

à grands traits, l'esprit plutôt que la lettre de la doctrine
de Stahl, en rendant justice à un homme qui n'a trouvé
justice nulle part, je remplissais presque un devoir
pieux. Je sais ses erreurs, ses fautes et ses dangereux entraînements; mais quelle grandeur, quelle aspiration
vers le vrai, quel zèle !

Stahl s'est plaint amèrement qu'on le dédaignât parce
qu'au lieu de redescendre la science, il posait des problèmes inaccessibles à la plupart des médecins de son
temps. Il a dit de lui-même qu'il était : *Vox rauca in deserto.* Votre affluence et votre attention sympathique sont
déjà une réparation pour sa mémoire. Si la voix rauque
est restée, on ne pourra plus dire qu'elle prêche dans le
désert.

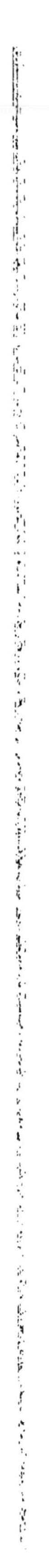

TROISIÈME CONFÉRENCE

PAR M. CHAUFFARD.

Laennec.

Messieurs,

Il est des gloires que les passions surexcitées élèvent, et qui, nées dans le tumulte, ont besoin du tumulte pour se soutenir ; le calme et la froide réflexion leur sont contraires ; elles déclinent dès que les esprits s'apaisent et redeviennent maîtres d'eux-mêmes. Ceux qui en reçoivent les échos directs et prochains peuvent croire à la durée de ces renommées bruyantes ; ceux qui, loin de céder à un entraînement irréfléchi, savent mesurer le peu de part que la vérité a pris à ces mouvements violents de l'opinion, ceux-là savent que le terme de ces gloires est marqué, et ils pourraient prédire le moment où elles iront s'éteindre dans un inévitable oubli.

En regard de ces gloires qui passent, il est des gloires qui durent ; qui loin de diminuer par la durée, grandissent avec le temps, et sont destinées à subjuguer l'avenir plus encore qu'elles n'ont dominé dans le présent. Ce sont les gloires que les œuvres fondent, que les services réels assurent, que la poursuite et la découverte de grandes ou utiles vérités inscrivent pour toujours dans la mémoire des hommes ou dans les annales de la science.

Les générations médicales qui inaugurèrent ce siècle ont assisté à ce double spectacle. En ces temps agités où l'antique médecine se réveilla tout à coup pour marcher à l'unisson du mouvement qui emportait les hommes et les choses de la société moderne, les médecins virent paraître et s'élever deux grandes figures qui souvent se dressèrent l'une contre l'autre, et dont l'histoire est forcée de raconter la longue opposition, les luttes répétées et mémorables : vous savez déjà que je parle de Broussais et de Laennec. Qui niera que la gloire de Broussais n'ait souffert de profondes atteintes? On aurait beau en rappeler les bruyants retentissements, on ne saurait la faire revivre en échos prolongés et durables. Son système physiologique et pathologique s'est, par degrés, affaissé; les affirmations qu'il produisait avec le plus d'assurance, et le crédit qu'elles ont obtenu, n'inspirent plus qu'une sorte d'étonnement; bien des croyances qu'il pensait vaincues pour toujours, ont reconquis leur empire; on croit encore aux diathèses sans redouter les terribles accusations dont il foudroyait ceux qui osaient parler de ces affections générales de l'économie vivante. Il ne reste guère de lui que le souvenir du polémiste hardi, de l'agitateur des institutions scientifiques de la médecine.

Laennec ne devait pas payer à la mort ce tribut d'oubli et de silence. Fondé sur des travaux impérissables, sur le plus vaste ensemble de découvertes qui se soient opérées dans la médecine moderne, l'éclat de son nom ne pouvait que grandir, à mesure que pâlissaient les erreurs plus ou moins brillantes contre lesquelles il combattit résolûment. Le calme qui s'est fait sur les orages de son temps, l'impulsion féconde qu'il a imprimée à l'observation médicale ont de plus en plus

fait valoir l'étendue de son génie, la portée de ses jugements, la valeur supérieure de son œuvre. C'est ce génie
et c'est cette œuvre dont je désirerai retracer les traits
essentiels. Admirateur fervent et réfléchi de ce grand
médecin, je voudrais le montrer, non pas seulement
créateur ingénieux de l'auscultation de la poitrine,
mais interrogateur ardent et scrutateur profond de
toutes les manifestations de la maladie ; s'attaquant en
maître capable de les comprendre et de les résoudre à
tous les problèmes que déroule l'homme malade ; entrant, en un mot, dans toutes les voies de la science
pour y saisir partout des vérités cachées ou y éclairer de
nouvelles clartés les vérités proclamées avant lui. Vous
le verrez, messieurs, je ne grandis pas à l'avance et de
parti pris Laennec : une neuve et admirable sémiologie n'est pas son unique titre de gloire ; Laennec aime
et comprend la médecine tout entière ; il a su soutenir
et fortifier les découvertes qu'il amassait, dans un
monde inexploré de signes, par les vues les plus pénétrantes sur l'être même qui supporte ces signes, par
l'étude des lésions de structure que la maladie développe
et laisse dans la trame organique, par l'intelligence des
causes affectives dont les symptômes et les lésions sont la
traduction extérieure et vivante. Pour voir Laennec tout
entier, pour saisir les aspects frappants de sa méditative
et ardente figure, il faut successivement interroger en lui
l'anatomo-pathologiste laborieux et précis ; l'explorateur
ingénieux des symptômes ; le pathologiste habile à rapprocher les symptômes et les signes des états morbides
qui les émettent ; et enfin le médecin qui, s'élevant au-
dessus des lésions qu'il constate et des signes qu'il perçoit,
aborde résolûment les questions générales de la science,
et sait donner aux principes, aux conceptions doctrinales, à la tradition, la part majeure qui leur revient
dans l'institution scientifique de la médecine et dans la

direction de la pratique. C'est à ces divers points de vue, messieurs, que j'essayerai d'esquisser ce que fut et ce que voulut Laennec.

Si l'on veut mesurer l'impulsion nouvelle que Laennec sut imprimer à l'anatomie pathologique et les progrès qu'il lui fit accomplir, il faut se reporter au grand ouvrage de Morgagni, *De sedibus et causis morborum per anatomen indagatis*, publié en 1768. C'était le plus considérable monument élevé à l'anatomie pathologique au moment où Laennec parut ; il résumait l'ensemble des connaissances acquises sur cette partie de la science ; on admirait le caractère de précision et l'instructive variété de ses descriptions anatomo-pathologiques, et on le regardait comme un modèle difficile à dépasser. Quelle distance cependant du vieux professeur de Padoue au jeune médecin français ! Quelle clarté et quelle méthode inconnues Laennec apporte dans cette immense collection de faits que Morgagni ne sait envisager ni dans leur ensemble ni dans leurs rapports, qu'il ne voit et ne décrit que dans le particulier, en passant de régions en régions, d'organes en organes ! Laennec ne craint pas d'ériger en science à part l'anatomie pathologique ; le premier il la systématise et en fait un tout, un ensemble harmonique, un enchaînement régulier.

« L'anatomie pathologique, dit Laennec, est une science à part ; elle doit trouver en elle-même une méthode qui lui soit propre, et une classification fondée par la nature des objets dont elle s'occupe, c'est-à-dire sur celle des lésions considérées indépendamment des symptômes qui les accompagnent et des lieux où elles existent. » (Article ANATOMIE PATHOLOGIQUE, *Dictionnaire des sciences médicales*.)

Pour cette science à part, Laennec chercha une clas-

sification méthodique et complète, condition d'existence
de la science : il crut l'avoir trouvée et l'exposa dans
l'article auquel nous avons emprunté les lignes précédentes. Cette classification, il l'avait préalablement enseignée dans des cours consacrés à l'anatomie pathologique, cours qui le disputaient à ceux que professait en
même temps Dupuytren sur cette matière aussi importante pour le chirurgien que pour le médecin. Ces deux
illustres rivaux, qui devaient jeter un tel éclat dans les
voies différentes qu'ils allaient suivre, enseignaient dans
leurs cours respectifs la même classification, et ils s'en
disputèrent publiquement la priorité, ainsi que celle de
la connaissance de diverses lésions anatomo-pathologiques, que les premiers ils prétendaient avoir décrites.
Cette classification est restée longtemps jeune ; longtemps on en a retenu la grande idée des *tissus accidentels*, et la division de ces tissus en deux sections : dans
la première, Laennec rangeait les *tissus accidentels qui
ont des analogues parmi les tissus naturels de l'économie ;*
dans la deuxième *ceux qui n'en ont point et qui n'existent
jamais que par suite d'un état morbifique.* Laennec traça
les caractères généraux de ces tissus ; il puisa ces caractères à la fois dans la texture propre de ces tissus, et
dans leur influence sur l'économie vivante. Ces divisions et ces vues réalisèrent un grand progrès dans
la constitution scientifique de l'anatomie pathologique ; ils conduisaient l'observation bien plus loin que
les études sans lien commun poursuivies par Morgagni.
L'histologie a paru les consacrer pendant la période de
ses premières affirmations ; les cellules dites spécifiques
du cancer et du tubercule semblaient fournir l'élément
propre des tissus sans analogue. Mais les progrès
récents de l'histologie pathologique effacent, dans leur
sens absolu, ces divisions démenties par la physiologie
générale, celle qui préside à l'état de santé comme à

celui de maladie. Il n'est pas de tissu morbide et d'élément cellulaire qui n'aient un analogue et comme une paternité directe dans les tissus et dans les éléments réguliers de l'économie ; la génération spontanée, ou sans ascendants analogues, n'existe dans l'organisme sous aucune forme, normale ou anormale, visible ou cachée.

Je vous disais, messieurs, que Laennec avait repris l'œuvre de Morgagni en la transformant et en grandissant la portée scientifique. En m'exprimant ainsi, j'avais surtout en vue l'éclat des travaux accomplis et des services rendus par ces deux illustres médecins. Je ne voudrais pas que vous en concluiez que, entre les deux, l'anatomie pathologique délaissée n'eût pas rencontré de savants capables de comprendre les richesses qu'elle nous tenait en réserve. Loin de là ; et si Laennec a pu la pousser si loin, il le doit sans doute, pour une bonne part, à Corvisart dont il était l'élève, à Bayle dont il fut l'ami et presque le collaborateur.

Corvisart était en son temps l'un des médecins qui attachait le plus d'importance à la détermination des lésions locales ; et, par conséquent, il mettait au premier rang des études nécessaires l'anatomie pathologique qui montre ces lésions, en permet l'analyse directe, et rend possible leur attache aux symptômes perçus durant la vie. Laennec exprime fréquemment la reconnaissance qu'il garde à un tel maître. Il est plus expressif encore dans son admiration pour Bayle; il avait trouvé dans ce dernier un homme aussi ardent que lui-même au travail, aussi dévoué au culte de l'anatomie pathologique. « Depuis l'année 1801, dit Laennec, jusqu'à celle de sa mort, c'est-à-dire pendant environ quatorze ans, Bayle a passé bien peu de jours sans faire des ouvertures de cadavres, et souvent plusieurs dans le même jour. Il recueillait des notes exactes sur toutes, ainsi que sur les maladies auxquelles ces sujets avaient succombé. »

Je vous citerai peut-être dans son entier l'émouvant portrait que l'auteur du *Traité de l'auscultation* nous a laissé de Bayle, de celui que Broussais appelle dérisoirement le *patriarche des anatomo-pathologistes modernes ;* je me borne à vous dire en ce moment que les *Recherches sur la phthisie pulmonaire* publiées en 1810 furent le fruit de si opiniâtres travaux. L'évolution des tubercules est décrite dans cet ouvrage, suivant le jugement de Laennec, *d'une manière beaucoup plus exacte et plus complète qu'on ne l'avait fait jusqu'alors.* Broussais cependant attaqua ce livre avec violence dans son premier *Examen des doctrines,* déclarant qu'il n'y avait rencontré qu'un *ennuyeux empirique et le fatalisme le plus désespérant ;* il ajouta plus tard qu'il en était encore à *comprendre comment cet ouvrage avait ·pu valoir à son auteur une réputation.* Mais toute réputation qui ne venait pas de lui ou qui ne s'inclinait pas devant lui, ne trouva-t-elle pas toujours Broussais pour ennemi résolu ?

Les *Recherches sur la phthisie* de Bayle furent le vrai point de départ de celles que Laennec entreprit sur l'anatomo-pathologie du tubercule, lesquelles, dit-il, *l'ont mis à portée de rectifier ou d'étendre quelques-unes des observations faites par Bayle.* Quel admirable travail, messieurs, et quel modèle que celui que Laennec a intitulé *Histoire anatomique du tubercule !* Avec quelle fidélité il suit l'évolution tuberculeuse, depuis la première apparition du produit accidentel jusqu'à son développement complet, jusqu'aux désorganisations ultimes par lesquelles se traduit sa présence au sein du parenchyme pulmonaire ! Comme il sait découvrir et caractériser les formes diverses sous lesquelles on le rencontre dans les organes, comme il sait en distinguer les variétés, sans commettre la faute de Bayle qui, de certaines variétés, avait fait une espèce particulière de produit accidentel complétement différent du produit tuberculeux ! Et ce n'est pas seulement le tubercule présent dans l'organe que Laennec suit ainsi pas à pas dans sa marche ; il en poursuit les traces et les effets organiques, alors qu'il a été éliminé, après le ramollissement de sa masse. C'est ainsi qu'il découvre et raconte le mode organique de guérison de la phthisie : il établit anatomiquement la réalité de la cicatrisation des excavations tuberculeuses ; il montre des guérisons incomplètes ou inachevées, qu'il décrit sous le nom de cicatrices fistuleuses ou demi-cartilagineuses des poumons ; il montre ensuite des cicatrices complètes, celluleuses ou fibro-cartilagineuses ; en un mot, après le tableau des dégradations organiques si souvent irrémédiables que déterminent les tubercules, il trace, d'une main non moins assurée, les rares restaurations de ces dégradations, et montre aux anatomo-pathologistes eux-mêmes que la phthisie n'est pas absolument incurable.

Nul, avant Laennec, n'avait encore enrichi la science de descriptions aussi étendues et aussi exactes. On eût dit que ce grand maître lisait à découvert dans les profondeurs cachées des organes, et qu'il y surprenait librement les opérations secrètes de la nature. Cette perfection inconnue dans les descriptions, cette précision dans l'étude des lésions, irritaient Broussais, qui ne les acceptait qu'à regret, et les niait quand l'évidence ne le soumettait pas. Il reprochait à Laennec de *trancher du devin*, et d'affirmer avec une *étonnante intrépidité* les transformations successives que subissent les produits accidentels ; « il semble, dit-il, qu'il ait été dans l'intérieur du corps de ses malades, au moment où cette matière a paru d'abord sous l'état cru, qu'il l'a vu croître, envahir les tissus, etc. » Laennec consentit à répondre à ces futiles imputations, dans la préface de la 2ᵉ édition

du *Traité de l'auscultation* : « M. Broussais croit-il que le
naturaliste qui a trouvé sur le même buisson la larve, la
nymphe, et le papillon dans leurs divers degrés de développement, ait besoin pour décrire les métamorphoses
de cet insecte, de s'enfermer dans l'œuf ou dans la
chrysalide ? Pense-t-il que Hunter, Meckel, Tilleman et
Pander soient rentrés dans le sein de leur mère pour
étudier le développement du fœtus ? » Ces reproches,
Broussais les reproduisait plus amers encore, lorsque
Laennec passait des descriptions anatomo-pathologiques
aux descriptions des symptômes et surtout des signes
physiques des maladies ; quelle est aujourd'hui la
valeur de ces accusations ? Ne deviennent-elles pas un
témoignage de plus de la grandeur des progrès dus à
celui qu'elles prétendaient condamner ?

Je ne saurais, messieurs, vous donner même un faible
aperçu de tous les travaux d'anatomie pathologique
accomplis par Laennec, tant sont nombreux ces travaux,
tant fut infatigable et féconde l'activité de celui qui les
produisait ! Cependant je ne puis résister au désir de
vous signaler l'histoire anatomique de la pleurésie,
digne en tout point de l'auteur qui venait d'écrire l'histoire anatomique de la phthisie pulmonaire. L'état de
la plèvre, les épanchements pleurétiques divers, le développement et l'organisation subséquente des fausses
membranes, le refoulement du poumon et l'état du
poumon refoulé, les perforations de la plèvre dans le
cours de la pleurésie, les pleurésies hémorrhagiques,
chroniques, symptomatiques, circonscrites ou partielles,
latentes, et enfin l'étude du rétrécissement de la poitrine à la suite de certaines pleurésies, tout cela est
aussi admirablement observé que décrit, et forme une
de ces œuvres magistrales où la vérité se traduit en une
langue digne d'elle, tant cette langue est pure, dégagée de tout effort, parfaite dans sa simplicité.

Dans ces travaux multipliés, si quelques rares assertions ont dû être rectifiées, comme celles, par exemple,
relatives à la mélanose que Laennec rangeait parmi les
produits accidentels sans analogues, à côté du tubercule
et du cancer, il faut reconnaître que presque tout est
demeuré comme l'expression durable des faits, et les
observations ultérieures, en développant les résultats
acquis, n'ont fait que les confirmer. Le temps a donné
raison à Laennec contre la plupart des contradicteurs
qu'il rencontra, et en particulier contre Broussais, qui,
non-seulement attaqua par des raisons dont vous jugerez bientôt la portée générale et scientifique les recherches anatomo-pathologiques que poursuivait Laennec,
mais encore prétendit réfuter directement et dans leur
exactitude matérielle quelques-unes de ces recherches.
Nous en prendrons pour exemple ce qui a trait à la
pneumonie chronique et aux abcès du poumon.

« Connaît-on, disait Laennec, des péripneumonies
chroniques? Cette question ne pourra paraître étrange
qu'aux médecins qui ne se sont nullement occupés d'a-
natomie pathologique, ou qui ne s'en sont occupés que
d'une manière très-légère... Si quelques médecins en
parlent en ce moment à Paris, ils entendent par là, avec
les écoles les plus étrangères à l'anatomie pathologique,
la phthisie pulmonaire considérée comme terminaison
de la péripneumonie. Cette opinion est encore celle de
de M. Broussais, qui semble même la croire nouvelle.
Nous verrons plus tard le peu de solidité des fondements
sur lesquels elle est assise. »

Ces peu solides fondements étaient des erreurs de
diagnostic et de pathogénie que Chomel résumait en
ces termes : « On ne peut douter que dans un grand
nombre de cas, Broussais et les auteurs qui ont écrit sur
ce sujet, n'aient pris pour des pneumonies chroniques,
pendant la vie, des pleurésies chroniques, et après la

mort des affections tuberculeuses des poumons, et quelquefois même des inflammations aiguës de ces viscères. »
Laennec avait établi ces distinctions capitales ; Broussais répondit par des confusions dans les choses et des invectives dans le langage. « La pneumonie chronique, dit-il, n'est rien moins que rare, et l'on doit s'étonner d'avoir entendu Laennec attribuer constamment à des tubercules les phthisies qui succèdent à de grandes hémoptysies..., nouvelle preuve du faux esprit de notre auteur ; il ne s'est point aperçu que ses hépatisations grises et jaunes rentrent souvent, et fort souvent, dans les pneumonies chroniques... Après avoir lu tout cela sans distraction, on tombe des nues en se rappelant que les pneumonies chroniques ont été déclarées rares par Laennec, et l'on éprouve un sentiment de pitié à l'aspect des efforts inutiles qu'il fait pour séparer une foule de choses qui sont liées par une frappante identité de nature ; en un mot, dans l'espoir de faire de quelques nuances d'une même affection des entités essentiellement différentes et de son invention. » Ces quelques lignes, messieurs, ne contiennent-elles pas toutes les confusions signalées par Laennec, et après lui par Chomel ? Ces phthisies, qui succèdent à de grandes hémoptysies, sont bien liées à l'existence des tubercules, et non à la pneumonie chronique ; et ces hépatisations grises et jaunes ne se rapportent qu'à des pneumonies aiguës données à tort pour chroniques. Vous savez, du reste, comment la question est aujourd'hui jugée, et à quel point la rareté de la pneumonie chronique est consacrée. Vous pouvez décider de quel côté était le faux esprit, et si les distinctions établies par Laennec méritaient cette pitié sous laquelle Broussais prétendait les écraser.

Les abcès du poumon fournirent l'occasion d'une lutte analogue entre la médecine systématique et inventée, et la science d'observations rigoureuses et d'études patientes que Laënnec cultivait. « Nonobstant, disait celui-ci, l'opinion des auteurs et les idées communément répandues parmi les médecins praticiens sur les abcès du poumon, que l'on désigne aussi sous le nom de vomiques, il n'y a pas de lésion organique plus rare qu'une véritable collection de pus dans le tissu pulmonaire. La vomique d'Hippocrate, ou celle des praticiens, est, comme nous le verrons, l'effet du ramollissement d'une masse considérable de matière tuberculeuse. Sur plusieurs centaines d'ouvertures de péripneumoniques faites dans un espace de plus de vingt ans, il ne m'est pas arrivé plus de cinq ou six fois de rencontrer des collections de pus dans un poumon enflammé. » Broussais, au contraire, déclarait communs les abcès du poumon, et il apportait en témoignage les assertions de deux docteurs anglais, qui soutenaient que ces abcès se rencontraient chez la moitié des péripneumoniques. «Forcé, disait Broussais, par l'impulsion irrésistible de l'orgueil, à soutenir avec acharnement toutes les propositions qu'il avait émises, Laennec entasse souvent subtilités sur subtilités, sophismes sur sophismes, dans l'espoir de faire croire qu'il n'a point été réfuté. Tel est son cas relativement aux abcès du poumon. » Vous devinez, messieurs, ce que vaut la réfutation de Broussais, et vous savez si c'est l'impulsion irrésistible de l'orgueil, ou la puissance des faits qui avait déterminé Laennec à soutenir son opinion. Qui ne connaît la rareté des abcès à la suite de la pneumonie? « Pendant plus de vingt-cinq ans, dit Chomel, nous n'avons rencontré que trois fois des collections de pus placées dans le parenchyme pulmonaire lui-même qui ne fussent pas évidemment dues aux pressions exercées sur le poumon, et qui eussent le caractère des abcès francs. »

Broussais, messieurs, attaqua de plus haut les travaux

d'anatomie pathologique auxquels Laennec se livrait
avec tant d'ardeur et de succès. C'est une justice à rendre
à ce violent polémiste, qu'il abandonnait bientôt les
querelles de détail et les arguties sur les faits particuliers ; elles ne lui allaient pas : il avait le goût des jugements synthétiques et absolus, et il était vraiment grand
et redoutable dans ses attaques par la hauteur à laquelle
il tentait de frapper. Il saisit sans peine le point faible
des études exclusives d'anatomie pathologique ; il s'ef-
força de prouver qu'elles étaient sans portée au point de
vue médical ; qu'isolées, elles étaient impuissantes à
fournir au médecin une notion réelle de la nature et du
traitement des maladies. « Que sont, dit-il, les altérations considérées en elles-mêmes et indépendantes des
organes et de leurs propriétés? Ce sont des faits de pure
curiosité et qui ne sont d'aucune utilité pour celui qui
les étudie. Que m'importe de savoir si le volume, la
forme, la texture de nos parties sont susceptibles d'altérations, si l'on ne m'apprend en même temps ce qu'il
faut faire pour me préserver de ces lésions ou bien pour
m'en guérir si j'en suis affecté?... Ceux mêmes qui ont
prétendu faire de la connaissance des lésions organiques
une science particulière ne peuvent se dispenser, en
entrant dans leurs sous-divisions, de parler de la cause...
Mais aussitôt que la nécessité de mentionner la cause,
pour distinguer les lésions les unes d'avec les autres, a
été admise, l'histoire de cette lésion se lie à celle de la
cause... On sent donc la nécessité de ne plus séparer
l'histoire de l'inflammation de celle des lésions dont elle
peut être la cause, et bientôt on s'aperçoit que toutes
ces lésions font partie de la connaissance de cet état
pathologique. »

Telle est l'objection, messieurs. Je ne sais, je ne veux
pas savoir si elle a pu s'appliquer avec justesse aux travaux de quelques médecins adonnés à l'anatomie patho-

logique; en tout cas, elle ne saurait toucher aux travaux de Laennec, inspirés de l'esprit opposé. Laennec, il est vrai, professa l'anatomie pathologique, et il enseigna que celle-ci devait être étudiée à part, comme science indépendante; il chercha pour cet enseignement une classification naturelle des lésions, afin de les décrire dans l'ordre de leurs affinités; mais, en enseignant l'anatomie pathologique, Laennec ne prétendait pas enseigner la médecine. L'anatomiste prétend-il enseigner la physiologie? Que serait cependant la physiologie sans l'enseignement de l'anatomie? L'étude des lésions n'est pas moins indispensable pour le pathologiste. La lésion, c'est un symptôme plus profondément gravé dans la matière organique, et par conséquent plus résistant, plus durable, et souvent dominant dans l'ensemble des manifestations morbides. C'est un point de ralliement assuré pour les symptômes fugaces, mobiles et changeants, qui se rattachent aux seuls troubles fonctionnels; la maladie, l'affection essentielle du système vivant n'ont pas d'expression plus accusée et plus importante à bien saisir. Là se borne le rôle de la lésion. L'anatomie pathologique occupe une large place dans l'histoire des maladies; mais elle ne supprime ni ne subordonne cette histoire; elle n'est pas la médecine tout entière; la raison d'être des maladies, et par suite le fondement même de la médecine, sont en dehors d'elle. Nul ne sentit mieux ces vérités que Laennec : il semblait pressentir les erreurs doctrinales auxquelles pouvait conduire le culte exclusif de l'anatomie pathologique; il les condamnait par avance. Écoutez, messieurs, cette admirable page du *Traité de l'auscultation* :

« Je suis loin de nier l'utilité de l'étude des espèces anatomiques des maladies. Je ne me suis guère occupé d'autre chose, et cet ouvrage même y est tout entier consacré. Je crois que cette étude est la seule base des

connaissances positives en médecine, et qu'on ne doit
jamais la perdre de vue dans les recherches étiologiques,
sous peine de poursuivre des chimères et de se créer
des fantômes pour les combattre. Il n'est pas donné à
tous les hommes de s'élever comme Sydenham à ce degré de tact médical d'où l'on peut négliger avec quelque
sécurité les détails du diagnostic et se diriger dans la
pratique de l'art à l'aide des seules indications. Je pense
même que cet illustre praticien eût été plus étonnant
encore s'il eût pu diriger sur les altérations des organes
le talent d'observation qu'il a montré dans l'étude des
symptômes et dans l'emploi des moyens de guérir. Mais
je crois aussi qu'il est également dangereux d'apporter à
l'étude des affections locales une attention tellement exclusive qu'elle fasse perdre de vue la différence des
causes dont elles peuvent dépendre, ou, si l'on veut, de
leur génie connu ou caché. L'inconvénient nécessaire
d'une manière de voir aussi courte est de faire prendre
souvent l'effet pour la cause, et de faire tomber dans la
faute plus grave encore de considérer comme identiques
et de traiter par les mêmes moyens les maladies dans
lesquelles les seules altérations visibles sont des lésions
semblables sous le rapport anatomique. Cette erreur,
qui paraît être celle de quelques praticiens de notre
temps, me semble tout à fait inconcevable. Elle peut
être la suite d'une application médiocre et superficielle
à l'étude de l'anatomie pathologique. Mais je regarde
comme impossible qu'un homme doué d'un esprit sage,
qui s'occuperait d'une manière suivie, et sans préven-
tions systématiques, de recherches de ce genre, pût
persister longtemps dans une pareille illusion. »

Bayle, que Broussais enveloppe avec Laennec dans
ses rudes attaques, professe les mêmes idées. La question que nous agitons offre, au point de vue historique
et doctrinal, un si pressant intérêt, que je ne résiste pas

au désir de vous citer une page de Bayle qui ne pâlira pas après celle que je viens d'emprunter à Laennec. Il est bon de voir quelles sages doctrines inspiraient les fondateurs de l'anatomie pathologique moderne :

« En conseillant l'application de l'anatomie pathologique à l'étude des maladies, nous sommes loin d'approuver les égarements d'un zèle indiscret et irréfléchi. A la vérité, pour donner une histoire exacte des diverses affections organiques, pour établir les caractères spécifiques des maladies que ces ordres comprennent, pour reconaître celles qui sont de la même nature, sous toutes les formes qu'elles peuvent prendre, il faut surtout s'éclairer des lumières de l'anatomie pathologique; mais cette manière d'étudier les maladies organiques n'exclut pas une étude approfondie de leurs symptômes, de leur marche et de leur traitement; son utilité se borne à fournir un nouveau moyen de rapprocher celles de ces maladies qui sont d'une même nature, et de les distinguer de celles qui, malgré la ressemblance de leurs symptômes, sont cependant d'une nature tout à fait différente, et appartiennent à un autre ordre de maladies. On se ferait une idée bien fausse de l'anatomie pathologique, si l'on imaginait qu'elle peut fournir quelque éclaircissement sur l'essence des maladies organiques, sur leur cause prochaine, sur le mécanisme de leur formation. L'anatomie pathologique, comme nous l'avons déjà dit, ne fait connaître que des lésions organiques.

» C'est en vain qu'on se flatterait de découvrir par des recherches faites après la mort, l'origine des maladies organiques. Les ouvertures de cadavres nous laissent à cet égard dans l'obscurité la plus profonde. Elles ne nous éclairent pas davantage sur la cause immédiate de la mort. Comme bien des gens se persuadent que les ouvertures de cadavres deviennent surtout utiles en faisant connaître la cause immédiate de la mort, il sera néces-

saire d'entrer dans quelques détails à ce sujet ». Et Bayle
continue sa belle démonstration et prouve que c'est dans
la vie même et dans ses troubles propres qu'il faut aller
chercher la cause immédiate de la mort, « excepté, dit-il,
dans quelques cas rares, tels que celui de la rupture d'un
sac anévrysmal, celui d'un épanchement de sang très-con-
sidérable dans le cerveau, etc. » (Bayle, article ANATOMIE
PATHOLOGIQUE, 2ᵉ partie.— *Dictionnaire des sciences médicales ;* la 1ʳᵉ partie de l'article est de Laennec).

Pourquoi de si excellents préceptes ont-ils été parfois
méconnus? Si Broussais eût averti les médecins du danger qu'il y avait à les oublier, nous n'aurions qu'à applau-
dir à ses paroles ; mais accuser de cet oubli ceux-là
qui jettent le cri d'alarme, n'est-ce pas un étrange égarement de polémique? Laennec soupçonné de supprimer
la médecine au profit de l'anatomie pathologique, et de
séparer l'étude des lésions de l'étude des maladies!
Était-il besoin pour répondre d'invoquer des déclarations explicites, et ne suffisait-il pas de dire que Laennec était l'auteur du *Traité de l'auscultation médiate?* Quel
livre a su mieux rattacher les lésions et leur développement progressif à la marche de la maladie, et, dépassant
la lésion produite, atteindre plus sûrement à la cause
productrice?

Mais cette déviation de l'anatomie pathologique, ré-
prouvée par Laennec, et qui consiste à faire de la lésion,
non l'effet de la maladie, mais sa cause réelle, qui donc
la produisit comme le dogme nouveau de la médecine,
qui, sinon Broussais lui-même? Quelques lignes, messieurs, vont vous en faire juge : « Les premiers médecins
qui ont cultivé l'anatomie pathologique, dit Broussais,
n'ont eu pour but que de compléter l'histoire des maladies en cherchant leurs effets dans les organes, après la
mort; recherche bien importante que n'avait pu faire
l'antiquité. Bientôt les découvertes qu'ils font dans l'in-

térieur des cadavres leur inspirent de nouvelles idées.
D'effets qu'elles étaient d'abord à leurs yeux, les lésions
organiques tendent à devenir causes des maladies; mais
ce renversement d'idées est extrêmement difficile, car il
exige la destruction des entités morbides consacrées par
l'autorité de tous les siècles... Il faut beaucoup de temps
pour que ces changements s'effectuent. Les entités pathologiques sont bien puissantes, on fait tout son possible pour les concilier avec les découvertes de l'anatomie
pathologique, et l'on ne se doute pas encore de l'impos-
sibilité de cette conciliation. » (*Examen des doctrines,*
ch. XXIV, dernière édition.) Et c'est l'homme qui déclarait la lésion cause de la maladie, c'est-à-dire la maladie réelle et entière, qui accuse les anatomo-pathologistes de se livrer à des études de pure curiosité, et de
cultiver une science indûment séparée de la médecine?
Quelle contradiction ! Il est vrai que pour lui, lésion et inflammation se supposent et se valent ; toute lésion est le
produit d'un agent irritant lésant un organe ; la maladie
est toute là, et la science toute dans cette notion. Nous
verrons bientôt celui qui émet ces théories accuser d'ontologie ceux qui, comme Laennec, ne reconnaissent pas à
l'agent irritant ce rôle d'une chimérique omnipotence,
et qui demandent en quoi cette irritation toujours présente et agissante, frappant directement ou par sympathie tous les organes, revêtant les formes les plus diverses, engendrant les effets et les produits les plus
dissemblables, ne serait pas une entité, aussi bien et
plus encore que les affections primordiales et essentielles
du système vivant.

Il est un autre reproche contre lequel Laennec eut à
se défendre, et que Broussais dirigea en particulier contre
l'histoire anatomique et pathologique des produits accidentels sans analogues. *Toute cette histoire,* dit Broussais,
rentre dans les principes du fatalisme. La marche du tu-

bercule et du cancer, telle que la retrace Laennec, n'est-
elle pas, en effet, fatale? Que peut la médecine contre
ces êtres qui s'établissent au sein de l'organisme, et qui
naissent, croissent et se désorganisent suivant des lois
nécessaires? Combien la doctrine de l'irritation est plus
consolante que ces désespérantes conceptions! Le tubercule et le cancer se sont qu'un produit de l'irritation
des organes; rien, en conséquence, de plus aisé que de
les prévenir et de les arrêter ; il n'y a pour cela qu'à prévenir ou à éteindre l'irritation des organes. Le médecin
physiologiste peut toujours, s'il intervient à temps, empêcher l'éclosion de la phthisie tuberculeuse et du cancer : appliquer des sangsues sur les organes souffrants,
ou disposés à souffrir ; deviner l'inflammation à ses premiers et faibles signes ; employer les révulsifs si les antiphlogistiques locaux et généraux n'ont pas suffi ; prescrire un régime sévère d'où soient rigoureusement
bannis la longue liste des excitants, se garder même
des plus inoffensifs, car la muqueuse de l'estomac s'ir-
rite sous les moindres influences, et la gastrite la plus
légère ou cachée n'en est pas moins capable de déterminer par sympathie l'irritation des viscères les plus variés,
et de provoquer ainsi tubercules et cancer; tout le secret est là. Le médecin qui connaît la puissance de ces
armes et sait les employer, n'a plus à redouter, comme
les praticiens empiriques et les savants fatalistes ou ontologistes (car fatalisme et ontologisme sont tout un ou
se supposent), n'a, dis-je, plus à redouter les ravages qui
sévissent ailleurs. Il devient plus fort que les terribles
fléaux de la phthisie et du cancer; il pourrait à la rigueur, en délivrer l'humanité ; et Broussais s'en vantait;
il affirmait que par une méthode antiphlogistique très-
active, *il rendait dans ses salles la phthisie très-rare,
quelle que fût la disposition constitutionnelle des individus
à devenir victimes de cette cruelle maladie.* N'est-ce pas là

une médecine triomphante, et les horizons qu'elle ouvre ne sont-ils pas préférables à ces sombres tableaux que les anatomo-pathologistes semblent se complaire à tracer, et dont Laennec le *fataliste* et le *sophiste* (épithètes de prédilection que lui accorde Broussais) a encombré sans profit la science?

La réponse de l'auteur du *Traité de l'auscultation* à ces imputations est aussi simple et brève que celles-ci sont déclamatoires et incessamment reproduites : « Je pense, il est vrai, disait-il, qu'il y a beaucoup de maladies que nous ne savons ni prévenir, ni guérir, au moins d'une manière certaine et incontestable. Il ne s'agit pas, ce me semble, de savoir si cela est triste ; il s'agit de savoir si cela est vrai. » Ces quelques lignes ne suffisaient-elles pas à mettre la réalité des choses au lieu et place de l'u-topie que prêchait Broussais? Mais la réponse de Laennec n'est pas toute là ; elle est encore dans sa belle discussion sur l'étiologie du tubercule. Cette étiologie, Laennec ne la sonde pas, sans doute, dans toutes ses profondeurs ; les vraies origines lui demeurent souvent voilées, ou du moins il n'en distingue pas toujours les caractères pratiques et variés. La phthisie tuberculeuse lui paraît trop simple et trop une ; les temps n'étaient pas encore venus de résoudre certains problèmes patho-géniques ; à peine, aujourd'hui, commençons-nous à les entrevoir nettement. Mais s'il est des vérités que l'avenir réservait, il en était de pressantes au temps de Laennec, et celles-là, il les aborde et les tranche avec sa droiture d'observateur et de savant. *Les tubercules sont-ils le produit de l'inflammation ?* Telle est la question qu'il pose à l'en-contre des doctrines de l'école physiologique.

Cette question, Laennec la résout avec une abondance de lumières qui force les convictions. Il démontre que l'inflammation ne saurait jouer le rôle de cause propre et productrice du tubercule ; il ne lui accorde que le rôle de cause occasionnelle. L'inflammation peut provoquer la genèse du tubercule; mais elle ne l'effectue pas; la vie offre d'autres perversions, d'autres déviations du type normal que l'inflammation. « On conçoit, dit Laennec, et l'on peut même dire que l'on voit dans beaucoup de cas une perversion de diverses actions organiques et de la nutrition, par exemple, qui n'est accompagnée d'aucun surcroît d'action; et n'est-il pas plus conforme à la raison d'attribuer la formation des tubercules, des cancers et des autres productions accidentelles à une simple perversion d'action, que de les attribuer à une irritation qu'on ne peut plus définir dès qu'on veut lui faire produire de pareils effets? »

Le jugement de Laennec sur ce point capital de pathogénie fut accepté bientôt, et souvent par ceux-là mêmes que les opinions de Broussais avaient un instant entraînés. Un des plus illustres survivants des temps de lutte qui nous occupent, et l'un de ceux qui comprirent les premiers la portée des découvertes que l'on devait à Laennec, un éditeur enfin du *Traité de l'auscultation*, M. le professeur Andral, se rendit à ces démonstrations, et eut l'honnête courage de revenir des théories qu'il avait d'abord embrassées. « Plus j'ai observé et étudié, dit M. Andral, toutes les circonstances de la formation et du développement des tubercules, et plus je suis arrivé à adopter les opinions de Laennec sur la part que l'inflammation peut prendre à leur naissance. Tout en établissant, dans la première édition de ma *Clinique médicale*, l'existence nécessaire d'une prédisposition sans laquelle je n'admettais pas que les tubercules pussent se former, j'avais cependant pensé qu'un certain degré d'hypérémie active devait les précéder. J'ai modifié cette dernière manière de voir dans la dernière édition de ma *Clinique*, ainsi que dans mes cours et dans mon *Anatomie pathologique ;* et aujourd'hui je reste convaincu qu'il n'y a aucun lien nécessaire entre la production de la matière tuberculeuse et l'existence d'une irritation antécédente, qui amènerait à sa suite une congestion, puis un tubercule. » (*Traité de l'auscultation*, par M. Andral, t. II, p. 92.) L'éminent professeur poursuit dans une note étendue le plein développement de ces idées, et il renforce des plus fortes preuves celles émises par Laennec.

Cette étiologie de la genèse du tubercule conduit-elle, comme Broussais l'en accuse, à mépriser l'action des causes irritantes, même de celles qui agissent spécialement sur les organes pulmonaires? « L'école de Laennec, dit Broussais, refuse de reconnaître l'irritation pour une cause de tubercules; il est clair que cela la conduit à permettre aux causes irritantes d'agir sur les organes où peuvent se développer les tubercules. Ainsi, pour être conséquents, ces médecins ne doivent prendre aucune précaution contre le froid qui fait agir le poumon aux dépens de la peau et de l'appareil urinaire ; contre l'exercice de la voix, de la parole, du chant, des instruments à vent ; contre le régime stimulant, les marches précipitées, etc. » Accusation aussi peu fondée que les autres. Laennec n'admettait-il pas l'inflammation comme cause occasionnelle du développement des tubercules? Ne consacrait-il pas, par cela seul, l'influence funeste des agents capables de produire l'irritation ou l'inflammation des organes respiratoires? Mais les distinctions étiologiques qu'il émettait le mettaient en garde contre les illusions d'une prophylaxie étroite ou vaine ; il savait que l'exercice de la parole, du chant, que le régime stimulant et les marches précipitées, ne rendent phthisiques que ceux qui portent en eux une prédisposition fatale, et la diathèse prête à éclater. Il savait, par contre, qu'une prophylaxie efficace doit remonter plus haut, et avoir surtout en vue une modification générale,

profonde et persistante de la vie propre de l'individu.

Je vous ai entretenus un peu longuement peut-être,
messieurs, des travaux anatomo-pathologiques de Laennec ; j'ai tenu à vous en montrer l'esprit et les tendances ; j'ai reporté cette œuvre au milieu des contradictions qu'elle avait soulevées, afin de vous la mieux
faire apprécier, afin de vous initier aux discussions de
cette période agitée de notre histoire et de vous montrer le vrai caractère des figures qui la dominent. J'avais
encore une raison, et plus pressante que toutes celles-
là, d'insister sur cette partie de l'œuvre de Laennec :
c'est qu'à mon sens elle donne la clef des autres conquêtes dues à ce grand médecin. Si en sémiologie et en
pathologie proprement dite, Laennec a ouvert de si lumineuses voies, c'est qu'il s'appuyait sur les plus profondes
connaissances d'anatomo-pathologie ; diminuez-le de ce
dernier côté, vous l'amoindrissez de l'autre, vous frap-
pez d'impuissance ses efforts, vous les étouffez dans leur
germe.

Que vous dirai-je, messieurs, des étonnants progrès que
la sémiologie doit à Laennec ! Qu'ajouterai-je au chœur
unanime des médecins sur ce sujet ! Toutes les formules
d'admiration ont été épuisées, et les plus expressives sont
les plus justes. Ouvrez un livre qui doit se trouver dans
presque toutes vos mains, le *Traité pratique d'auscultation :*
« Quelle impulsion nouvelle, disent MM. Barth et Roger,
reçut la sémiotique lorsque fut inventée l'auscultation !
Que de progrès dans la connaissance des maladies, et
par suite dans leur traitement ! Quels services rendus à
la plus utile des sciences par cette précieuse découverte
que l'art médical a accueillie avec reconnaissance, et qui
fera placer son auteur au-dessus d'Avenbrugger et à côté
d'Hippocrate ! » La distance d'Avenbrugger à Hippocrate

est peut-être trop grande pour que la place de Laennec y soit bien marquée. A côté d'Hippocrate. soit, avec tous les grands législateurs de l'art parmi lesquels Laennec compte désormais; au-dessus d'Avenbrugger, est-ce assez dire? Sans comparer entre elles l'auscultation et la percussion, sans montrer à quel point la première est plus fine, plus pénétrante, traduit des états organopathiques plus variés et plus obscurs, on ne peut oublier qu'Avenbrugger n'a vraiment laissé qu'une ébauche de la percussion. Cette ébauche, d'autres maîtres l'ont finie, mais le médecin de Vienne ne semble pas avoir pressenti quelles ressources il léguait à nos efforts de diagnostic.

Combien Laennec a dépassé ce modèle! Il n'a pas seulement jeté des germes sur un sol inconnu, laissant à ses successeurs le soin de recueillir la moisson semée, après lui avoir laissé produire tous ses fruits; non, Laennec lui-même, en quelques années avait récolté tous les fruits, et il avait donné à l'auscultation les merveilleux développements que vous lui connaissez. Écoutez encore sur ce point les paroles si autorisées de MM. Barth et Roger : « Ce qu'il faut admirer, disent-ils, autant que la découverte elle-même, c'est la perfection à laquelle son auteur l'a portée; ce sont les ressources que Laennec a su en tirer, moissonnant à pleines mains dans ce nouveau champ d'observation, et laissant à peine de quoi glaner à ses successeurs. Ce qu'on ne saurait contester, c'est la révolution qu'il a opérée dans le diagnostic des maladies de poitrine; c'est l'impulsion qu'il a donnée à la science à l'aide de ce puissant levier. Malgré les travaux accumulés des observateurs de tous les âges, malgré les efforts d'Avenbrugger, le diagnostic des affections thoraciques, si communes qu'elles enlèvent plus d'un tiers des générations humaines, restait rempli d'incertitude et d'obscurité, et voilà qu'une éclatante lumière remplace ces ténèbres, et que Laennec, son livre à la main, répond par un cri de triomphe à l'exclamation douloureuse de Ba- glivi : *O quantum difficile est curare morbos pulmonum! O quantum difficilius eosdem cognoscere !* »

On peut sans crainte d'exagérer, messieurs, appeler nationale la gloire que la découverte de l'auscultation a valu à la médecine française. Il faut le reconnaître, de- puis longtemps les hautes figures, celles à qui il est donné d'imprimer les fortes impulsions, ne nous appartenaient pas. Harvey, Haller, Morgagni, avaient fait surgir sur une autre terre que la nôtre la circulation du sang, la physiologie expérimentale, l'anatomie pathologique. Les initiatives hardies et fécondes nous semblaient refusées; l'auscultation sortant parfaite des mains de Laennec, nous valut une éclatante revanche. Elle a rendu la mé- decine du monde notre tributaire de tous les jours, de tous les instants pour ainsi dire; création immortelle, elle sera de tous les temps, et n'en viendra jamais à des- cendre honorablement dans le pur domaine historique comme un progrès utile au moment où il parut, mais que d'autres progrès ont effacé, pour n'en plus laisser que le souvenir aux érudits du passé. Non, l'auscultation ne pourrait disparaître qu'avec la science elle-même, et avec la civilisation que la science guide et éclaire.

Il est ordinaire, messieurs, qu'un créateur se com- plaise dans son œuvre, et que le spectacle de sa création efface pour lui tous les autres spectacles. Il fut loin d'en être ainsi pour Laennec. Vous avez entrevu l'étendue et l'éclat de ses travaux d'anatomie pathologique; je vous montrerai bientôt qu'il sut non moins bien observer la nature vivante, et porter, dans l'analyse des faits mor- bides et dans le discernement de leur vrai caractère, le même génie pénétrant, la même fermeté de jugement. Néanmoins, Laennec ne se refuse pas de montrer tout ce que l'art du diagnostic peut faire à l'aide des procédés qu'il nous apporte, et des signes dont il nous apprend la valeur ; il aime parfois à mettre en relief les obscurités et les erreurs qui enveloppent la connaissance de certains états organiques, et la certitude avec laquelle l'auscultation révèle ces mêmes états. C'est ainsi que dans sa magnifique étude du pneumothorax il fait valoir les difficultés insurmontables dont était entouré le diagnostic de cet état local ; et combien au contraire, le signe qu'il a découvert, et qui depuis lui s'appelle le tintement métallique, donne de facilité et d'assurance à ce diagnostic. Il montre que la percussion entre les mains d'Avenbrugger et de Corvisart n'avait jamais fait reconnaître un pneumothorax ; il rappelle, en outre, fait plus décisif pour lui, que l'homme le plus habile de son temps dans l'art du diagnostic, Bayle, n'a pu porter le diagnostic de la maladie dans aucun des cinq cas de pneumothorax dont les *Recherches sur la phthisie* contiennent l'histoire.

Mais avec quels ménagements Laennec expose les erreurs de diagnostic qu'il surprend chez son condisciple et ami ! Il semble ne mentionner ces erreurs que pour en tirer l'occasion de tracer un de ces portraits touchants et convaincus, qui n'honorent pas moins celui qui les écrit que celui dont ils font revivre la mémoire. Permettez-moi de vous le citer, messieurs, c'est le portrait d'un véritable homme de bien que l'amour de la science consuma avant l'âge : « Bayle était cependant un des praticiens qui ont jamais porté le plus loin l'exactitude du diagnostic. Peu d'hommes ont réuni à un aussi haut degré les qualités qui font un bon médecin et un habile observateur. Son coup d'œil scrutateur et pénétrant pouvait le faire reconnaître pour tel au premier abord ; et pour peu qu'on le pratiquât, on trouvait en lui un esprit aussi sage qu'étendu, et une instruction vaste, acquise par des lectures bien choisies, et par des travaux pratiques dont la longueur et l'assiduité paraissent au-dessus des forces humaines. Doué d'une grande force d'attention et d'une patience que rien ne pouvait rebuter ou fatiguer, l'application semblait chez lui une chose toute naturelle, et aucun de ses amis ou des compagnons de ses travaux ne s'est jamais aperçu que la lassitude, le découragement ou la négligence lui aient rien fait omettre de ce qu'il convenait de faire..... Le seul sentiment du devoir lui suffisait pour s'occuper avec autant de soin des malades qui ne lui promettaient rien sous le rapport de l'instruction, que de ceux dont l'état était plus propre à piquer la curiosité d'un observateur de profession tel que lui : et ordinairement, c'est en examinant avec attention les cas qui paraissent les plus simples que l'on en rencontre beaucoup d'extraordinaires. Cependant, dans ceux dont il s'agit il n'a pas reconnu la maladie ; et dans deux cas même il ne paraît pas avoir fait attention au pneumothorax (il s'agit ici du pneumothorax révélé à l'autopsie), quoique ses descriptions indiquent suffisamment que cette affection existait. »

Muni des deux puissants leviers que donnent au médecin l'étude des lésions et celle des signes des maladies, Laennec porta ses investigations sur les états morbides eux-mêmes. Ce qu'il savait n'était pour lui que moyen d'apprendre et de porter plus avant son regard et ses méditations de clinicien. Ici encore, messieurs, nous allons retrouver la même force d'observation ; et la science des états morbides, celle surtout des états symptomatiques doit à Laennec des progrès non moins saillants que ceux qu'il avait réalisés en anatomo-pathologie et en sémiotique.

Laennec, avec son génie libre et impatient des vaines formules, se dégage tout d'abord des liens d'une scolastique impuissante : il ne fait nul usage de ces divisions

chères aux nomenclateurs, que l'on applique indistinctement aux maladies les plus diverses et qui étouffent en
elles la vie, les caractères propres de l'affection, les allures spontanées de la maladie ; il ignore absolument le
nominalisme nosologique auquel se complaisent tant de
savants, et dont Pinel était alors le représentant déco-
loré. Non, Laennec va droit aux réalités, il puise ses
distinctions dans l'observation directe de l'organisme
malade ; n'obéissant à aucune idée systématique, il ne
cherche pas à atteindre aux causes prochaines, et il n'é-
difie pas ses conceptions nosologiques sur le mécanisme
et l'action de ces causes ; il constate et il décrit. S'il ex-
celle dans l'étude des maladies accompagnées de lésions
de structure, il ne repousse pas celles qui offrent des
altérations humorales, ni celles qui reconnaissent pour
principe les altérations de ce qui imprime le mouvement
(τὰ ορμοντὰ), suivant l'expression hippocratique qu'il aime
à employer. C'est ainsi qu'il procède à l'étude des maladies de la poitrine.

Dès le début, Laennec montre combien il est supérieur
aux étroites idées de localisation morbide que l'anatomie
pathologique mal comprise inculque parfois. Lui, le
chef avoué des anatomo-pathologistes d'alors, ne va pas
évoquer la bronchite comme type des maladies de la
muqueuse des bronches ; il ne forge pas non plus un
nom nouveau, à son usage ; il reprend une ancienne expression, celle de catarrhe, pour se dégager de l'idée
systématique d'inflammation, sachant bien que souvent
le catarrhe est d'une autre origine, et traduit d'autres
affections de l'économie vivante. C'est une magnifique
histoire, messieurs, que celle du catarrhe tracée par
Laennec ; elle forme l'un des plus beaux chapitres du
beau livre de l'auscultation médiate. Quel juste sentiment de la nature dans la division des diverses espèces
de catarrhe ; avec quelle sagacité et quelle expérience

clinique chaque espèce est nettement caractérisée ;
comme les indications qui répondent à chacune sont
magistralement discernées ! Que d'observations neuves
et profondes ! Je ne puis les rappeler toutes ; elles sont
en grand nombre tombées dans le domaine commun ;
elles sont si bien acquises et paraissent si naturelles, que
nous oublions volontiers celui à qui nous les devons. Tel
est, par exemple, le fait de la bronchite considérée
comme symptôme des fièvres continues. Ce fait clinique
si intéressant et souvent si important à connaître, c'est
Laennec qui nous l'a révélé. Écoutez ce court alinéa
de l'article consacré aux catarrhes symptomatiques :
« Un des résultats les plus intéressants que m'ait
donné l'auscultation, est l'existence constante d'un catarrhe pulmonaire latent ou manifeste pendant toute la durée des fièvres continues. Au début, et le plus souvent pendant tout le cours de la maladie, le catarrhe est latent, sans
toux et sans expectoration, et ne peut être reconnu qu'à
l'aide du stéthoscope. Il se démasque quelquefois aux ap-
proches des crises. Les crises par les crachats, observées
par les anciens praticiens et que j'ai eu souvent occasion
de voir moi-même, ne sont pas autre chose. »
Que de remarques encore plus pénétrantes, plus avan-
cées, si je puis m'exprimer ainsi, dans l'intimité de la
nature et de la réaction morbide ; écoutez celle-ci : « J'ai
souvent admiré, dit Laennec dans ce même article, dans
des fièvres qui se terminaient par une crise parfaite,
qu'au moment même où un dépôt briqueté paraissait dans
les urines, tous les signes, même stéthoscopiques, d'un
catarrhe très-intense et très-étendu se dissipaient à la
fois avec le coma, le météorisme, la fréquence du pouls,
la chaleur et l'enduit terreux de la peau. » Il en est
certainement ainsi dans la crise du typhus contagieux.
Le catarrhe qu'amènent les diathèses goutteuse et her-
pétique ne lui avait pas échappé : « Les goutteux, dit-il,

sont très-sujets aux catarrhes pulmonaires, surtout lorsque la goutte a cessé d'être régulière. Le catarrhe prend ordinairement chez eux la forme de catarrhe muqueux chronique ou de phlegmorrhagie, et devient quelquefois suffocant. » Je m'arrête, ce chapitre de la pathologie de la poitrine est d'une incomparable richesse, et l'étudier à fond nous mènerait trop loin. « Laennec, dit M. Pidoux dans l'introduction du *Traité de thérapeutique*, Laennec renfermant son observation dans une cavité splanchnique, eut la puissance d'en faire sortir toute une nosologie. Le médecin qui sait le lire, y trouve les fièvres, les phlegmasies, les hémorrhagies, les névroses, les lésions organiques et la plupart des diathèses. Toutes viennent là manifester leurs principaux effets, et s'exposer, si nous pouvons ainsi dire, à la rigueur du diagnostic moderne. L'histoire des catarrhes, cette belle réparation faite à la sagacité clinique des anciens, représente à elle seule, comme dans un petit *spécimen*, tout le cadre nosologique. »

L'histoire de la dilatation chronique des bronches appartient presque entière à Laennec; il peut réclamer aussi celle de l'emphysème pulmonaire, celle de l'œdème du poumon, de l'apoplexie pulmonaire, de la gangrène du poumon; à tous ces états, il n'assigne pas seulement les caractères symptomatiques qui leur appartiennent, il définit encore avec une précision rarement en défaut leurs caractères nosologiques, et les conditions étiologiques dont ils dépendent.

Laennec ne s'applique pas exclusivement à tracer les formes *régulières* et *manifestes* des maladies; il est non moins habile à décéler leurs formes *irrégulières* et *latentes*. Ces dernières formes l'occupent souvent; il aime à y porter son habileté pratique et à y appliquer les ressources nouvelles dont il a enrichi l'art du diagnostic. Il décrit les catarrhes latents, les péripneumonies la-

tentes, les pleurésies latentes, la phthisie latente. Son
infatigable antagoniste le poursuit sur ce sujet, et, pour
railler plus sûrement, il défigure cette belle et simple
notion de maladie latente au point de la travestir en la
plus ridicule idée. « Suivant Laennec, dit Broussais, la
phthisie latente longtemps prise pour une autre maladie,
se démasque quelques semaines ou seulement quelques
jours avant la mort. Entendrons-nous encore longtemps
ce jargon figuré, si peu fait pour une science telle que la
nôtre? Qu'est-ce en effet qu'un être malicieux qui se
cache d'abord, et n'ôte son masque que lorsqu'il est sûr
de son coup? Malheur aux praticiens qui prendraient à
la lettre un tel langage ! » Est-il besoin de vous dire que
cette supposition d'un être malicieux appartient tout entière à Broussais, et que Laennec n'a jamais commis une
expression qui pût la motiver?

Les états morbides avec lésion ne sont pas, les seuls
sur lesquels Laennec fixe son attention. Si l'asthme, par
exemple, est souvent symptomatique, et si, mieux que
personne, Laennec sait le rattacher comme symptôme
aux états organiques qui le provoquent, il sait aussi que
l'asthme peut exister sans aucune lésion concomitante,
ou que celle-ci peut être l'effet de l'asthme et non sa
cause ; il réfute l'opinion des anatomo-pathologistes qui
nient formellement la possibilité de l'existence d'un
asthme spasmodique ; et il invoque pour démontrer celui-ci l'anatomie, la physiologie, l'observation clinique.
Il réforme pareillement l'opinion de ceux qui avaient
cru trouver dans l'ossification des artères coronaires du
cœur la raison anatomique de l'angine de poitrine, et
prouve que celle-ci se montre non-seulement sans cette
lésion, mais encore sans nulle lésion soit du cœur, soit
des artères ; et il conclut à la nature nerveuse de cette
affection. Il recherche ensuite le siége probable de cette
névralgie, et, d'après l'analyse des faits, il émet l'opinion

que le siége de cette maladie peut varier, et celle-ci occuper le plexus cervical superficiel, se prolonger dans les nerfs nés du plexus brachial, ou encore frapper le nerf pneumogastrique. Laennec ouvrait ainsi les voies à la saisissante étude des névralgies qui, depuis lui, a reçu de si nombreux et beaux développements.

J'énumère tous ces faits, messieurs, pour vous bien faire sentir quelle souplesse et quelle largeur Laennec portait dans son observation. Jamais rien d'exclusif dans ses opinions; ce qu'il avait vu d'un côté ne l'empêchait pas de regarder et de voir du côté opposé; ou mieux les oppositions que les esprits étroits imaginent n'existaient pas pour lui, elles disparaissaient en entrant dans l'ample sein de la science, soumises qu'elles y étaient à une unité supérieure. Intelligence ouverte à toutes les vérités médicales, Laennec ne repoussait rien, ni de ce que le progrès du jour amenait, ni de ce que les saines traditions et l'observation des grands maîtres consacraient. Il en donna la preuve au sujet de deux questions capitales qui forment, à bien dire, la doctrine des maladies aiguës, comme l'étude des diathèses livre la doctrine des maladies chroniques. Ces questions, trop souvent défigurées, sont l'influence des constitutions médicales et l'essentialité des fièvres.

Laennec avait porté toute son attention de clinicien sur les constitutions médicales annuelles; il a même publié la relation de deux constitutions médicales observées par lui à Paris : l'une, de 1807, a été écrite en collaboration avec Leroux, Bayle, Fizeau; la constitution de l'année 1813 est son œuvre exclusive. Laennec ne croyait pas seulement aux constitutions annuelles des maladies régnantes; il proclamait encore l'existence de constitutions plus générales et plus persistantes, de celles que l'école de Vienne, et Stoll en particulier, appelaient stationnaires; il signale, à ce sujet, le changement survenu

en 1804 dans la constitution stationnaire des maladies.
Je vais laisser le maître s'exprimer lui-même sur ces
points culminants de l'observation médicale : « Pendant
la longue constitution bilieuse, dit Laennec, qui a régné
à la fin du siècle dernier, presque tous les médecins
étaient devenus humoristes : De Haën combattait la bile
et la saburre par la diète et les délayants à haute dose ;
Stoll par des émétiques répétés ; et, dans le même temps,
Finke employait avec succès ce dernier moyen dans la
péripneumonie, la pleurésie et les autres affections inflammatoires. Mais ces habiles praticiens savaient modifier leurs méthodes suivant les indications ; et si la constitution régnante eût changé brusquement, ils auraient
aussi su reconnaître que les maladies avaient changé de
nature, quoiqu'elles n'eussent pas changé de nom. Un
grand nombre de leurs disciples, au contraire, ont con-
tinué de faire un emploi abusif des purgatifs et des vomitifs jusque dans ces dernières années, et malgré le
caractère éminemment inflammatoire qu'ont pris, depuis 1804, les maladies régnantes.

» Il est des esprits qui, lors même qu'ils ne manquent
ni d'étendue ni de pénétration, semblent destinés, en
quelque sorte, à se mouvoir dans une seule ligne, et à
qui il est impossible de voir le même objet de plus d'un
point de vue. Brown, frappé sans doute d'une épidémie
qui régnait sous une influence adynamique, s'écrie : «Qui
a jamais vu un péripneumonique cracher du sang ? »
et il prescrit les toniques et les excitants dans les
maladies inflammatoires. Plus souvent encore, et dans
des temps divers, on a vu des praticiens du nombre
de ceux qu'un plaisant qualifiait du titre de *lanio-
doctores*, continuer, sous une constitution asthénique,
le fréquent usage de la saignée, qui leur avait réussi
sous une constitution inflammatoire. Aucune méthode n'est blâmable absolument et en elle-même ; il est

certain que l'alcool est quelquefois un excellent antiphlogistique, et que les saignées générales ou locales sont souvent fort utiles dans les fièvres dites putrides; mais combien peu d'esprits sont capables de s'élever au sage tâtonnement de Sydenham, et d'abandonner leurs théories au moment où change le génie propre des constitutions médicales ! Sans doute, il serait plus commode de pouvoir s'en tenir avec sécurité à une seule méthode ; l'art ne serait plus long, et l'expérience aurait enfin donné un démenti à cette sagesse antique dont le mépris est un caractère commun à tous les hérésiarques de la médecine. » Cette page toute hippocratique ne respire-t-elle pas la science la plus libre, un art excellent, une expérience consommée des hommes et des choses?

La question des fièvres, plus grave et plus haute encore, passionnait singulièrement, au temps de Laennec, le monde médical. Ces maladies sont-elles générales et essentielles, c'est-à-dire sont-elles des entités morbides distinctes et traduisant une affection primitivement générale du système vivant? La science, par le concours jusqu'alors unanime des médecins, avait répondu affirmativement, et la classe des fièvres était inscrite en tête de toutes les nosologies. Broussais vint, et contre tout le passé de la médecine, contre même tout le présent, il nia résolûment l'existence nosologique des fièvres, et affirma que celles-ci étaient de simples affections symptomatiques d'une inflammation locale primitive. Cette inflammation, ajoutait-il, est celle de la muqueuse de l'estomac et de l'intestin; aux fièvres il substitua la gastrite et la gastro-entérite. Par quels efforts étonnants de polémique Broussais en vint-il à entraîner, à subjuguer une grande partie des générations qui l'écoutaient? je n'ai pas à vous le raconter ici; je veux seulement vous dire qu'en face de Broussais, et nonobstant les entraînements irréfléchis de l'opinion, Laennec maintint énergi

quement le grand dogme de l'essentialité des fièvres ; et
vous savez, messieurs, par tous les enseignements que
vous recevez, si la science en a définitivement consacré
la vérité.

Vous devinez si Broussais dut pardonner à Laennec
une opposition qu'il considérait volontiers comme une
injure personnelle. La croyance aux fièvres, voilà peut-
être la vraie et l'unique origine des accusations dont il
poursuivit les travaux de l'auteur du *Traité de l'auscultation*. D'autant plus que tout se tient ; qui croit aux fièvres
et refuse de les regarder comme effets d'une inflammation locale croira aux diathèses scrofuleuse, tuberculeuse,
cancéreuse, goutteuse, et refusera de regarder le tubercule, le cancer, les typhus comme produits de l'inflammation. Tout cela indignait Broussais ; et cette logique de
notre illustre auteur, il cherchait à la présenter comme
une absurde contradiction. Écoutez, en effet : « Laennec
est un homme opiniâtre, dominé par un petit nombre
d'idées fixes, et n'épargnant pas les sophismes pour les faire
prévaloir ; ce qui le conduit souvent aux contradictions.
Exemples : il soutient la doctrine humorale des anciens
sur l'essentialité des fièvres, en témoignant pour eux la
plus grande vénération, et fait toutes sortes d'efforts pour
ridiculiser l'opinion des modernes, qui pensent que les
inflammations peuvent produire les tubercules, les squir-
rhes, les cancers, etc. ; et le principal motif de sa dérision
est que cette opinion n'est que la reproduction des théories surannées des classiques, qui prétendaient que l'indu-
ration blanche était une des terminaisons de l'inflammation. »

Ailleurs, les sarcasmes de Broussais revêtent une autre
forme et si inattendue qu'on pense rêver en lisant : « Les
fièvres, dit Broussais, que notre auteur (c'est toujours
Laennec) affecte de nommer essentielles, parce qu'il est
l'amant du vague et de l'insubstantiel.... » Il ajoute plus

bas qu'il est des genres de cerveaux qui ne reculent pas devant cette absurdité, et il appelle ensuite tout cela le jargon des spiritualistes ou ontologistes, ce qui est tout un suivant lui; ailleurs, il dit que depuis la première jusqu'à la dernière page de son ouvrage, Laennec tombe à chaque instant dans les contradictions et les absurdités; qu'il n'a à son service que les sophismes et les subtilités pour dissimuler la faiblesse de ses raisonnements; etc., etc.

Vous voyez, messieurs, où la passion peut conduire et quel langage, à un moment donné, s'est parlé dans notre science. Laennec amant du vague et de l'insubstantiel, lui l'anatomo-pathologiste consommé, le savant qui avoue ne s'être guère occupé durant sa vie que des espèces anatomiques des maladies, l'observateur accompli à qui nous devons l'auscultation !

Broussais avait un mot, messieurs, par lequel il résumait toutes ses accusations contre la pathologie de Laennec, et contre ceux qui comme lui ne cédaient pas aux exigences systématiques de la médecine dite physiologique : ce mot, ce blâme suprême, c'était l'ontologie. Laennec était donc un partisan de l'ontologie médicale, ou suivant une synonymie familière à Broussais, de l'obscurantisme scientifique et des préjugés rétrogrades. Ce reproche d'ontologie, Broussais ne le limitait pas aux conceptions de Laennec touchant le tubercule, le cancer, la mélanose; conceptions que ce reproche pouvait atteindre avec quelque apparence de raison, car Laennec avait poussé trop loin l'idée des productions accidentelles sans analogue; il accordait à ces produits une sorte d'indépendance et d'animation qui ne leur appartient pas, et qui est contraire aux principes d'une saine physiologie, comme à ceux d'une saine nosologie. Non, aux yeux de Broussais, tout était ontologie rétrograde dans les travaux pathologiques de Laennec; la phthisie et le

cancer, ontologie; les fièvres, ontologie; le catarrhe et
ses diverses espèces, ontologie; les maladies elles-mêmes
que Laennec déclarait symptomatiques, l'œdème du
poumon, l'apoplexie pulmonaire, la gangrène du poumon, ontologie; l'asthme, les palpitations nerveuses,
l'angine de poitrine, ontologie encore et toujours.

Pour répondre à ces accusations, Laennec n'aurait eu
qu'à rappeler les déclarations par lesquelles il commençait la deuxième partie du *Traité de l'auscultation*, celle
qui est consacrée aux maladies du poumon : « Je ne
chercherai point sur les pas de Linné, de Sauvages, de
Cullen et de Pinel, à diviser les maladies en genres et en
espèces, à la manière des naturalistes : la nature de la
science que nous cultivons ne permet pas, ce semble,
d'espérer la résolution d'un semblable problème. Les
espèces zoologique et botanique sont des êtres, et les
maladies ne sont que des modifications dans la texture
des organes de l'économie animale, dans la composition
de ses liquides ou dans l'ordre de ses fonctions. »

Mais qu'aurait importé à Broussais le sens et la portée
des principes énoncés en ces lignes? Il n'y avait qu'un
moyen à ses yeux d'éviter les accusations d'ontologisme ;
c'était d'engloutir dans une seule modalité morbide toutes
les modalités distinctes de la nosologie; c'était de supprimer toutes les espèces diverses pour ne reconnaître
qu'une seule et même affection vitale, l'irritation et sa
suivante fidèle l'inflammation ; une seule et même maladie, la gastrite ou la gastro-entérite. Au demeurant, si
Broussais résumait toutes ses accusations en une, Laennec résumait toutes ses réponses en celle-ci : «Que répondre, en somme, à de semblables arguments? Le seul
fait qui me paraît en résulter évidemment est celui-ci :
C'est que M. Broussais et moi cultivons des sciences
tout à fait différentes, sinon dans leur but définitif, au

moins dans leur objet immédiat. » Cruelle mais juste réponse !

Vous pensez peut-être, messieurs, qu'entraîné par ses travaux de détail, absorbé par ses propres conquêtes, Laennec avait dû négliger les questions de doctrine et les travaux de l'antiquité médicale. Tout au présent, et enorgueilli des richesses que chaque jour lui livrait, pouvait-il ne pas dédaigner un passé ignorant, et des vues générales qui ne se traduisaient en aucun fait palpable, en aucun signe visible des maladies? S'il en eût été ainsi, une ombre regrettable obscurcirait une vie scientifique que nous avons vu jusqu'ici se développer en pleine lumière.

Plus j'étudie les hommes et les choses de notre science, plus je médite sur les conditions propres et les fondements essentiels de la médecine, et plus s'affermit en moi la conviction que rien de vraiment grand ne saurait s'élever, parmi nous, en dehors de l'action féconde des notions de doctrine. Or, messieurs, je vous ai montré assez de grandeur en Laennec, pour que vous puissiez préjuger si les forces que les études doctrinales donnent à l'esprit et à l'observation ont pu lui manquer. Vous n'avez plus même à le préjuger ; vous n'avez qu'à vous rappeler et ses opinions et ses paroles sur les questions médicales que nous avons successivement abordées. Le rôle qu'il assigne à l'anatomie pathologique, les idées nosologiques qui le dirigent, ne sont-ils pas l'application directe et formelle des pures doctrines, que, de siècle en siècle, les maîtres de l'art se sont transmises comme le flambeau vivant et l'inspiration nécessaire de toute vérité médicale ?

Mais Laennec, messieurs, n'en est pas réduit à ces témoignages indirects, dont on pourrait peut-être suspecter la valeur. Dès son entrée dans la carrière, il affirme

ses sentiments de doctrine, et loin de les démentir depuis,
il a été en les accentuant toujours davantage. La thèse
de Laennec en est une preuve éclatante. Ce jeune lauréat,
qui deux ans auparavant remportait les grands prix de
médecine et de chirurgie à l'école de Paris, qui dès lors
enseignait dans des cours particuliers l'anatomie pathologique, soutenait en 1804 une thèse inaugurale intitulée :
Propositions sur la doctrine d'Hippocrate. Ce travail n'est
pas une compilation banale, une redite de lieux communs
scolastiques sur les œuvres du Père de la médecine ; non,
certes ; le trivial n'allait pas à cet esprit indépendant qui
voulut toujours voir et juger par lui-même ; cette thèse
est déjà une œuvre originale et sortie d'une connaissance
approfondie du génie et de la doctrine hippocratiques.
L'idée mère en est d'une saisissante vérité, et neuve au
temps où Laennec écrivait ; quelques courtes citations
vont vous permettre d'en juger.

« Toute la doctrine médicale d'Hippocrate, dit Laennec, me paraît consister dans l'idée systématique suivante : *parmi les symptômes que présente une maladie, il en
est qui lui sont propres et qui la caractérisent ; il en est
d'autres qui peuvent se rencontrer dans toutes les maladies....*
Les symptômes du premier ordre constituent ce que l'on
pourrait nommer le *propre* de la maladie. Ils servent à la
distinguer de toutes les autres : ce sont les véritables
signes diagnostiques des pathologistes; ils indiquent l'espèce
et le siége de la maladie. Les symptômes du second ordre
sont *communs* à toutes les maladies, et ne peuvent par
conséquent servir à former leurs caractères distinctifs ;
ils indiquent seulement un trouble plus ou moins grand
dans l'économie animale ; ils se manifestent toutes les
fois que ce trouble existe, quelle qu'en soit la cause.....
Ces *symptômes communs* des maladies indiquent leurs
divers degrés de violence ; ils servent à porter le *pronostic*
non-seulement sur l'événement de la maladie, mais même

sur tous les *incidents* qui peuvent arriver pendant son cours ; ils comprennent la plus grande partie des signes pronostics des pathologistes. »

Telle est l'idée, messieurs, que Laennec développe dans sa remarquable thèse ; idée si vraie qu'elle devait surgir, quarante ans plus tard, sous la plume savante de celui qui n'a pas seulement édité et traduit les livres hippocratiques, mais qui a tracé la plus large et la plus pénétrante interprétation des dogmes fondamentaux de la médecine d'Hippocrate ; je parle de M. Littré. Dans un exposé général de la doctrine d'Hippocrate, l'illustre traducteur, en effet, cherchant le dogme fondamental et la raison même de la science grecque, aboutit à une conclusion identique avec celle qu'émettait le candidat au doctorat de 1804. Ce rapprochement offre un tel intérêt que je vous demande la permission de vous le soumettre en empruntant à l'exposé de M. Littré quelques courts mais instructifs passages : « Maintenant quelle est l'idée dernière de cette doctrine (la prognose hippocratique) ? C'est que la maladie, indépendamment de l'organe qu'elle affecte et de la forme qu'elle revêt, est quelque chose qui a sa marche, son développement, sa terminaison. Dans ce système, ce que les maladies ont de commun est plus important à considérer que ce qu'elles ont de particulier ; et ce sont ces portions communes qu'il faut étudier et qui constituent le fondement de la prognose. On peut encore l'exposer autrement : la prognose est, si je puis m'exprimer ainsi, le diagnostic de l'état général, diagnostic dans lequel le médecin ne tient qu'un compte très-secondaire de l'organe malade, ou, pour me servir du langage d'Hippocrate, du nom de la maladie. Dans la prognose, ce que nous appelons diagnostic et ce que nous appelons pronostic se trouvent confondus et réunis ; et cette réunion provient de ce que le médecin de l'école de Cos, attaché surtout à reconnaître l'état général du malade, diagnostique, il est vrai, une certaine condition actuelle, mais prévoit en même temps, d'après les règles de son art, une certaine marche du mal, et même en apprécie, dans le passé, quelques circonstances.... De sorte que l'école de Cos, maîtresse de l'idée de l'unité, ou, en d'autres termes, du développement de la maladie, et peu instruite sur les particularités, c'est-à-dire sur le siége, sur la condition anatomique, sur l'étendue de chaque affection, se tourna tout entière vers la recherche de la communauté des maladies ; c'est le résultat de cette étude qu'Hippocrate a consigné dans le beau livre qui est intitulé le *Pronostic.* »

N'est-ce pas là, messieurs, sous une forme peut-être plus philosophique et plus ferme, le tableau même que traçait Laennec ; et n'admirerez-vous pas, avec moi, qu'au sortir de ces temps orageux où l'érudition était si rare, au milieu de l'entraînement de nouveautés qui enivraient les esprits, un homme, qui cessait à peine d'être un élève, ait assez pénétré le sens caché des doctrines hippocratiques, pour que les jugements qu'il émet arrivent à être confirmés de point en point par celui qui représente, parmi nous, la plus riche érudition médicale, je pourrais dire, la plus riche érudition scientifique ?

Ce culte des doctrines hippocratiques avait fortement pénétré l'âme de Laennec, et s'y confondait avec l'amour même de la vérité qui fut sa passion dominante. Aussi était-il sur la brèche toutes les fois que ces chères doctrines lui semblaient compromises, ou recevaient quelque atteinte publique. C'est ainsi que dans le journal de médecine de Corvisart, Leroux et Boyer, Laennec écrivit plusieurs articles où il relevait les erreurs et les préjugés « des hommes trop épris, suivant lui, de certaines opinions nouvelles, et qui s'attachaient à jeter une sorte de ridicule sur le respect qu'ont toujours professé les vrais médecins pour la doctrine hippocratique. » Lui, l'homme de progrès et que le souffle de la médecine moderne va pousser à la tête du mouvement scientifique, il ne craint pas de proclamer, non la pérennité d'une médecine arriérée, servilement enchaînée aux préceptes souvent bizarres ou incohérents, à l'observation incomplète, je dirai presque à l'ignorance hippocratique, mais bien la pérennité de la doctrine hippocratique, c'est-à-dire la certitude des notions générales et essentielles, à l'aide desquelles la science grecque a pu se constituer malgré l'état d'enfance de l'analyse organique, et hors desquelles nulle science médicale ne saurait atteindre aux vérités dernières. Laennec sait que, sous cette doctrine, peuvent s'accomplir toutes les réformes, tous les progrès, la régénération de la science et de l'art. Écoutez, messieurs, la belle déclaration que je vais vous lire, et croyez à sa valeur, comme vous croyez à l'autorité du grand médecin qui l'a écrite :

« Hippocrate, dit Laennec, a pour lui des préjugés plus fondés que ceux de l'antiquité et de l'habitude. Les praticiens les plus remarquables par un goût sévère pour la médecine d'observation, les plus beaux génies qui aient illustré la médecine, se sont distingués par leur solide attachement à sa doctrine, par leur empressement à la faire revivre, lorsque l'esprit de système avait envahi les écoles. Dans cette foule innombrable de zélés défenseurs d'Hippocrate, on remarquera les Baillon, les Fernel, les Baglivi, les Houlier, les Dehaen, les Stoll, le grand Boerhaave et Sydenham, le premier, sans contredit, des praticiens modernes.

» Que l'on examine, au contraire, quels sont les hommes qui, dans tous les temps, ont attaqué la médecine hippocratique, non dans quelques points de peu de conséquence, mais dans son essence et dans son ensemble. Rome ancienne nous offrira Asclépiade, les siècles modernes, Paracelse et Van Helmont, et les brownistes, de nos jours, nous présenteront leur maître. Ces hommes, si différents par leurs principes, et réunis en ce seul point, que l'on peut les regarder comme les hérésiarques de la médecine, ont entre eux trois caractères communs : une ignorance presque absolue de ce qui avait été fait avant eux ; une sorte de manie enthousiaste qui leur faisait mépriser les leçons trop lentes de l'expérience, et fonder la médecine sur des bases créées par leur imagination ; un égal éloignement pour la doctrine et les écrits d'Hippocrate.....

» Ces vains systèmes se sont écroulés ; ceux qui leur ont succédé disparaîtront également ; et le majestueux édifice de la doctrine hippocratique peut encore être offert sans crainte après vingt-cinq siècles à l'examen le plus sévère, et à l'admiration des médecins observateurs. »

Opposera-t-on à cet attachement profond pour les doctrines hippocratiques le dédain que Laennec montre souvent pour les théories, et les regrets qu'il exprime qu'on ne puisse les bannir entièrement du champ de la science ? Il n'y a pas, croyez-le, opposition formelle entre ces deux sentiments ; au contraire, ils s'accordent et se complètent l'un l'autre. Quoique Laennec ne songe pas à exprimer formellement cet accord, il en a certainement conscience. Il sait instinctivement quelle distance sépare les théories et les systèmes qui traversent la science et l'encombrent de leurs débris, et cette doctrine qui n'est ni théorie, ni système, mais affirmation même des bases fondamentales et de l'existence propre de la médecine ; cette doctrine, il la proclame éternellement destinée à reparaître et à subsister en face des idées systématiques, quelque vêtement que celles-ci revêtent, qu'elles aient ou non la faveur du jour, les entraînements de l'opinion, l'appui même des grands noms ou celui des grandes positions officielles.

Le temps me manque, messieurs, pour vous parler

dignement de Laennec comme thérapeutiste. Tant de vraie science, tant de sûreté et de sagacité d'observation, tant d'indépendance de jugement ne pouvaient ne pas se refléter dans le praticien, dans l'homme de l'art habile à saisir et à remplir les indications de la nature souffrante. Laennec avait presque à retrouver la thérapeutique ; sa connaissance approfondie du passé lui en facilitait la tâche ; ce secours ne lui était pas inutile, car les inspirations du temps n'étaient guère propres à développer ni l'amour, ni le sentiment juste de l'art. Pinel enseignait qu'il vaut mieux se proposer de bien déterminer la place d'une maladie dans le cadre nosologique que d'en chercher le remède ; Broussais supprimait la thérapeutique en n'en conservant qu'une, celle des méthodes antiphlogistiques poussées jusqu'aux extrêmes rigueurs. Laennec, en établissant qu'il était d'autres maladies inflammatoires ; en reconnaissant, d'un côté, l'existence des constitutions médicales et celle des formes stationnaires des maladies ; et, d'un autre côté, en retrouvant dans l'étude des maladies de poitrine l'impression originelle et active des affections diathésiques, ramena, dans les maladies aiguës, comme dans les maladies chroniques, l'intervention légitime de la thérapeutique. Il montra, en outre, que la méthode antiphlogistique ne se réduisait pas à une seule formule, et il étendit le champ de l'action médicale par ses études assidues de la médication contro-stimulante. L'influence exercée par Laennec dans la direction de l'art, a été jugée de haut et mis en toute valeur dans un livre que chacun de vous a probablement lu et médité, et qui a beaucoup fait pour la restauration des études thérapeutiques. Aussi je m'arrête pour vous citer les propres paroles du traité de MM. Trousseau et Pidoux :

« Enfin Laennec, disent-ils, se servant de la matière médicale comme d'une pierre de touche et d'une contre-épreuve pour juger la spécialité de chacune des affections morbides et des diathèses, restaure les médicaments du même coup que les maladies ; et c'est une chose merveilleuse dans l'histoire de notre science, de voir les uns et les autres assis par lui plus solidement que jamais sur la base anatomique où, quelques années avant, Broussais avait inscrit leur ruine. Où est l'anatomopathologiste capable d'une telle force d'observation ? Nous le répétons : la gloire de Laennec est d'avoir rétabli la nosologie et la matière médicale par l'anatomie pathologique, qui est un des côtés de la science des maladies. C'est par cette porte que Laennec est rentré dans la médecine, tandis que c'est par elle qu'en sont sortis ceux qu'on appelle ses successeurs et ses émules. Il y a entre eux et lui la différence du naturaliste vulgaire au médecin éminent. »

De pareilles doctrines pouvaient-elles conduire à l'empirique, comme on en a accusé Laennec ? En restaurant les diathèses, et en y soumettant les espèces anatomiques qui en relèvent, Laennec en conclut-il que l'art ne doit jamais avoir en vue que la recherche des spécifiques ? Cette conclusion serait-elle implicitement dans ses doctrines ? Quelle est donc la diathèse qu'un spécifique guérit ou pourrait guérir ? La manière dont Laennec comprend les diathèses et leur origine pathogénique n'est-elle pas contradictoire avec l'idée de spécifique ? A-t-il jamais enseigné qu'il y eût des médicaments qui luttent directement contre la cause matérielle de la maladie ; a-t-il jamais assigné aux maladies une pareille cause ?

Après vous avoir montré le médecin, messieurs, il me resterait à vous parler de l'homme, de l'écrivain, du lettré.

D'une nature méditative et un peu triste, d'une organisation délicate, d'une santé souvent éprouvée, Laennec semblait craindre le bruit et l'éclat, loin de les rechercher. Il n'entraînait, ni ne flattait la foule, et ne connais-

sait pas l'art de la passionner. Nommé en 1823 professeur
de clinique à cette faculté, il sembla choisi pour couvrir
de sa renommée et excuser, en quelque sorte, une ordon-
nance de dissolution de la faculté de médecine de Paris,
qui fut comme une insulte à l'indépendance scientifique
et à l'autorité légitime d'un des corps savants les plus
glorieux de ce pays. On ne dit pas que les élèves de ce
temps s'empressassent en grand nombre pour écouter
son enseignement trop austère peut-être. D'ailleurs, il
professa peu d'années. La mort vint bientôt mettre fin à
sa vie épuisée par un incessant travail. Le style de ses
œuvres est sévère, dégagé de tout faux brillant, mais clair
et savant dans sa simplicité ; vrai style de maître, il est
fortement empreint de ce charme qui naît du juste rapport du langage avec le sujet même que ce langage doit
traduire. Laennec était le plus lettré des médecins de
son temps ; helléniste consommé, cet admirateur d'Hippocrate pouvait le lire dans sa belle et forte langue.

J'ajouterai, Messieurs, comme dernier trait à l'esquisse
de cette grande figure, que tant de travaux, tant de connaissances acquises, tant de découvertes réalisées furent
le fruit, non d'une longue et pleine vie, mais d'une vie
courte et souvent traversée par la souffrance. René-
Théophile-Hyacinthe Laennec, né à Quimper, en 1781,
mourut le 13 août 1826, à Ouarneney : il avait quarante-
cinq ans.

C'est presque l'âge, messieurs, où le médecin arrive
à bien comprendre l'étendue de sa science, les difficultés
de l'art ; il les comprend parce qu'il ne s'en dissimule
plus aucune. Mais à cet âge avoir accompli de tels travaux, qu'ils semblent séparer par des abîmes le passé de
la science du présent qu'ils lui font, de l'avenir qu'ils lui
préparent ; c'est un fait, messieurs, qui ne saurait exciter
trop d'étonnement. Dans les arts, les conceptions du génie
sont presque spontanées, et celui qui est marqué par la

destinée n'a, pour ainsi dire, nul besoin d'apprendre et de savoir ; il crée et ses créations immortelles susciteront des transports d'admiration d'âge en âge renaissants. Raphaël et Mozart peuvent mourir à trente-sept ans ; leurs œuvres d'enfant ne sont-elles pas déjà presque divines ? Mais dans les sciences, les grandes choses ne s'accomplissent que lentement, surtout dans les sciences d'observation ; ici le temps est un élément nécessaire ; il faut longuement observer la nature pour surprendre quelques-uns de ses secrets. Cela est vrai dans la science de l'homme malade, plus encore que dans tout autre ; et l'aphorisme qui oppose la brièveté de la vie à la longueur de l'art, aux illusions de l'expérience, aux difficultés du jugement exprime les sévères mais fatales conditions qui nous sont imposées. Laennec sembla échapper à ces dernières et dures nécessités ; sa vie finit avant le terme ; mais l'art, l'expérience, le jugement ne connurent pas de maître qui les ait poussés plus loin.

QUATRIÈME CONFÉRENCE

PAR M. LÉON LE FORT.

Riolan.

Messieurs,

Lorsqu'on peut choisir dans le passé de la science l'homme dont on veut étudier et retracer l'histoire, on est généralement guidé dans son choix par le désir de faire mieux connaître ceux que de grandes découvertes ont à jamais illustrés, ou ceux qui, par de nombreux et d'importants travaux, ont laissé dans l'histoire de la science la trace lumineuse de leur génie.

Tels ne sont pas cependant les motifs qui m'ont guidé lorsque j'ai choisi pour en faire le sujet de cette conférence, la personnalité de Riolan.

Loin de s'illustrer par de grandes découvertes, Riolan fut l'adversaire passionné de Pecquet et de Harvey ; il combattit toute sa vie pour défendre les prérogatives de l'ancienne faculté, et il pourrait nous servir à représenter ce type malheureusement immortel de l'homme qui regarde toute innovation comme un danger, tout progrès comme une utopie, toute critique comme un attentat ; mais qui regarde aussi comme des droits sacrés les priviléges dont il profite.

Nous n'avons pas à prononcer ici des panégyriques ou des éloges académiques; nous devons chercher à vous faire connaître, en les jugeant avec impartialité, ceux dont les noms sont restés célèbres dans nos annales. Riolan, que ses contemporains surnommèrent « le prince des anatomistes, » tient une grande place dans l'histoire de son siècle; il prit une large part aux luttes que se livrèrent à son époque les diverses corporations, qui à Paris se disputaient l'exercice de la profession médicale dont la faculté réclamait le monopole, et j'ai cru utile de chercher à vous montrer ce qu'était, au commencement du XVIIe siècle, la Faculté de médecine de Paris, en vous retraçant brièvement l'histoire de Riolan, un de ses plus ardents, mais aussi son plus illustre défenseur.

Il existe deux Riolan : le père et le fils, ayant tous deux le même prénom, et ce détail a bien son importance, car, en les confondant en une seule et même personne, plusieurs auteurs ont rapporté à Riolan fils ce qui appartient à Riolan père.

Riolan père (Jean Riolan premier du nom), était né à Amiens en 1538. Il était venu à Paris faire ses études de médecine, et y acquit une grande situation, car il fut élu doyen en 1586. Il mourut en 1605. Très-érudit, parlant avec facilité la plupart des langues de l'Europe, il écrivit des commentaires sur Fernel, et ses œuvres, publiées en 1610 par son fils, sous le titre de : *Opera omnia*, se composent de divers traités sur l'anatomie, la médecine, la philosophie médicale, la thérapeutique, la chirurgie.

Riolan père eut encore avec son fils d'autres points de contact que l'érudition. Quoiqu'il fut, dit Gui Patin, « d'un caractère affable », il aima beaucoup les querelles, il combattit vivement les prétentions des chirurgiens à l'indépendance professionnelle ; mais le titre des ouvrages qu'il publia contre eux en 1577 n'est pas empreint d'un grand cachet d'affabilité, car l'un est intitulé : *Ad impudentiam quorumdam chirurgorum qui medicis aquari et chirurgiam publice profiteri votunt;* et l'autre : *Comparatio medici cum chirurgico. Ad castigandam quorumdam chirurgicorum audaciam, qui non possunt tacere, nec bene loqui.*

Il intervint aussi dans les querelles contre les Paracelsistes et fut chargé par la faculté du rapport contre Quercetan, Libanius et Paulmier auxquels s'était joint Harvet (d'Orléans). Ce rapport, intitulé « *anti-Harvet,* » fut tellement du goût de la faculté, qu'elle fit cadeau à Riolan d'une salière d'argent, pleine de sel, et sur laquelle était gravé : *Facultas saluberrima hoc me munere donavit.*

Jean Riolan, deuxième du nom, était né à Paris en 1577. Il fit ses études à Paris, dirigé par son père et par un de ses oncles, Simon Piètre, aussi deuxième du nom, professeur et doyen de la faculté. «C'était, dit Riolan dans la préface de son *Enchiridium,* un des plus excellents et célèbres médecins de ce siècle, lequel, m'enseignant cet art d'une affection paternelle, m'a rendu librement et avec usure les mêmes grâces qu'il avait reçues de feu mon père, son précepteur pendant deux ans.» La faculté, comme vous le voyez, formait alors une petite république fort aristocratique, et les places s'y conservaient volontiers dans les mêmes familles, comme cela s'est vu parfois au Muséum du Jardin des plantes, dans le siècle qui a suivi le siècle dernier.

C'est par un acte de protection et de faveur que Riolan inaugura sa carrière.

Il existait à cette époque, à la faculté, un archidiacre des écoles, sorte de prosecteur chargé de réunir les cadavres, de faire les dissections, et de répéter aux élèves les démonstrations qu'avait faites au cours le professeur d'anatomie. La faculté de médecine avait donné aux étudiants le droit de nommer parmi eux, au suffrage universel, l'étudiant qui paraissait remplir le mieux les conditions voulues pour être prosecteur. Il était spécifié toutefois que si un bachelier (je vous dirai tout à l'heure ce qu'il faut entendre par ce mot) se présentait, il devait être élu de préférence à un simple étudiant.

En 1601, Riolan, qui était bachelier, se présenta aux suffrages de ses camarades. Il est probable que son caractère peu aimable ne lui avait guère attiré de sympathies, car il ne fut pas choisi. Mais, grâce à l'influence de son père et de son oncle, la faculté de médecine cassa l'élection, et Riolan obtint à la faveur la place que l'élection lui avait refusée. Il avait alors vingt-quatre ans.

En 1604, lors de sa nomination au doctorat, il obtint encore une nouvelle faveur; mais celle-là ne faisait tort qu'au budget de la faculté; car elle consista seulement en une exemption des droits qui se montaient alors à 180 livres.

En 1607, Riolan publia son premier livre intitulé : « *Scholæ anatomicæ,* » qui fut comme le commencement de son grand ouvrage : l'*Anthropophagie*.

En 1614, il fit paraître son traité d'ostéologie, intitulé : *Osteologia ex veterum et recentiorum præceptis descripta.*

Déjà à cette époque Riolan faisait des cours d'anatomie et il désirait avoir un amphithéâtre digne de lui et de ses auditeurs.

La faculté n'en avait pas, et celui qu'elle avait fait élever en 1614 avait duré ce que peut durer un amphithéâtre bâti en quinze jours. Longtemps même la faculté n'avait pas eu de toit pour abriter les cours et les réunions des professeurs.

En 1300, c'est jusqu'à cette époque que remontent les documents authentiques sur l'école de Paris, la faculté avait son siége aux environs de l'Hôtel-Dieu, dans une

petite rue qui existe encore et qui, située à côté du bâtiment actuellement destiné aux femmes malades, sur la
rive gauche de la Seine, s'appelle la rue du Fouare.
Non-seulement il n'y avait pas d'amphithéâtre, mais il
n'existait pas même de hangars pour abriter les élèves qui
s'asseyaient sur de la paille pendant l'hiver, et sur l'herbe
pendant l'été. A l'heure des cours, qui se faisaient en
plein air, on fermait la rue aux deux bouts, pour empêcher le passage des voitures et être un peu tranquilles.
La faculté de médecine occupait le clos Mauvoisin, la
faculté des décrets avait en partage le clos Bruneau ;
celle de théologie était un peu plus loin, là où est la
Sorbonne.

A cette époque, quand une réunion générale était
nécessaire, on la tenait dans les églises ; et tous ceux qui
composaient la faculté, c'est-à-dire tous les docteurs en
médecine de Paris, se réunissaient autour du bénitier
de Notre-Dame, à Sainte-Geneviève-la-Petite, à Saint-
Éloi et à Saint-Julien-le-Pauvre, petite église qui sert
aujourd'hui de chapelle à l'Hôtel-Dieu. Il est vrai qu'il
n'y avait à Paris, en l'an 1300, que trente-et-un docteurs
en médecine, pouvaient aussi, mieux que les deux mille
qui y existent aujourd'hui, et sans autorisation préalable
de monsieur le lieutenant de police, se réunir autour du
bénitier de Notre-Dame.

Les cours avaient lieu de grand matin ; à cinq heures,
au premier coup de la première messe des Carmes,
commençaient ceux des bacheliers, à six heures commençaient ceux des maîtres.

En 1477, la libéralité de Jacques Desparts, médecin de
Charles VII, de Robert Poitevin et de quelques autres,
un emprunt fait par la faculté sur ses revenus annuels
permirent de commencer, rue de la Bûcherie, un bâtiment capable d'abriter maîtres et élèves. La faculté était
pauvre, ce qui est souvent un mal ; mais elle était indé-

pendante de l'État, ce qui est toujours un grand bien, qu'on méconnaît de plus en plus dans notre beau pays de France.

Or, en l'an de grâce 1608, si la faculté avait enfin un amphithéâtre pour les cours, elle n'en avait pas pour les dissections; on voulut remplacer l'éphémère construction de 1604, et on se mit en quête d'un emplacement. Un seul parut convenable : c'était une maison située à l'angle de la rue de la Bûcherie et de la rue de l'Hôtel-Colbert; elle était occupée par un nommé Évan qui en était propriétaire.

Le 20 juin 1608, des lettres patentes de Henri IV forcèrent Évan à céder sa maison à la faculté, pour le prix de six mille livres. Évan avait la faiblesse, dont on veut absolument nous guérir, de croire au culte des souvenirs, il avait l'inqualifiable ridicule de vouloir vivre là où il avait passé sa jeunesse, où ses enfants étaient nés et où sa mère était morte; il ne trouvait pas que quelques écus d'or pussent remplacer tout cela, et il éprouvait plus de joie à contempler les murs enfumés de sa vieille maison, que l'effigie de son souverain, frappée sur des disques d'or, à un nombre plus ou moins considérable d'exemplaires; avec moins de succès que devait en avoir plus tard le meunier de Sans-Souci, il crut avoir le droit de garder sa maison, fit opposition et en appela au Parlement qui lui donna tort par cette considération stipulée dans l'arrêt d'enregistrement qu'il y avait nécessité publique.

Rappelez-vous, messieurs, cette date du 20 juin 1608, elle est, suivant toute apparence, celle de l'invention en France de l'expropriation pour cause d'utilité publique et sa première application à Paris, qui devait en voir bien d'autres.

Comme on croyait, à cette époque, qu'un anatomiste pouvait savoir mieux que d'autres comment construire

un amphithéâtre de dissection, et un médecin ce que
doit être un hôpital, du Laurens, les commissaires de la
faculté, et cinq architectes allèrent visiter l'emplacement
et furent chargés d'arrêter les plans de la construction.

La commission fit comme presque toutes les com-
missions : en 1617, on n'avait encore rien décidé.

La faculté devait avoir pourtant les fonds nécessaires ;
car Charles IX lui avait accordé de faire payer pour
les droits d'examen à la licence soixante écus, chiffre
considérable pour l'époque, à la condition que le produit serait affecté à l'érection d'un amphithéâtre.

Riolan, qui l'eût occupé en qualité de professeur
d'anatomie, tenait à sa construction ; entraîné par l'ardeur de la jeunesse, et peut-être par l'intérêt personnel,
il fit à cette occasion acte d'indépendance. Aidé d'un
de ses collègues, M. Charles, plus tard doyen, il fit par
deux fois et par huissier sommation à la faculté d'avoir
à construire l'amphithéâtre. La faculté fut fort embar-
rassée ; elle avait bien reçu l'argent, mais elle l'avait
employé à d'autres usages. Elle députa à Riolan son
doyen Levignon, celui-ci lui dévoila l'embarras financier
de ses collègues, et Riolan se tut.

Mais les réclamations, soyez-en convaincus, servent
toujours à quelque chose ; en 1619, on commença les
constructions.

Si, remontant de la rue Saint-Jacques jusqu'à la place
Maubert, vous suivez la rue de la Bûcherie, vous trouverez à droite, immédiatement près de l'Hôtel-Dieu, la
rue du Fouare, où se faisaient, en 1300, les cours de la
faculté, et, après celle-là, une autre petite rue, la rue
de l'Hôtel-Colbert. A l'angle de la rue de la Bûcherie et
de la rue de l'Hôtel-Colbert, vous verrez, indiquée par
un volumineux numéro 13, une maison mystérieuse
dont les persiennes peintes en vert sont hermétique-
ment fermées jour et nuit ; cette maison est très-hospi-

talière, mais il est inutile que vous y entriez. Tournez le coin de la rue de l'Hôtel-Colbert, de ce côté la maison se présente avec sa forme réelle, c'est une sorte de rotonde surmontée d'un toit en forme de dôme, percé de quatre fenêtres ; au rez-de-chaussée est un café composé d'une seule pièce circulaire ; montez l'étroit escalier de pierre qui est à gauche de l'entrée, et personne ne vous en empêchera, — car le portier habite le second étage, — et vous verrez encore sur le mur de la rotonde divisée là en plusieurs petits logements, le coq, insigne d'Esculape ; vous êtes dans l'ancien amphithéâtre de la faculté. C'est dans cet amphithéâtre que Riolan commença ses cours, en 1622. La première leçon fut troublée par une irruption de gens armés qui blessèrent quelques-uns des auditeurs, et qui, prenant le cadavre destiné aux démonstrations, le traînèrent par les rues de Paris. Ce spectacle, comme bien vous pensez, fit sensation, le parlement s'en émut, et condamna les chirurgiens qui étaient les instigateurs de cette équipée. Riolan continua ses cours jusqu'en 1654 ; une ophthalmie persistante l'engagea à donner sa démission ; il avait alors soixante-quatorze ans. Il eut pour successeur son ami Guy-Patin. Quelques années auparavant, en 1641, il avait été opéré de la taille ; mais, comme on avait laissé quelques fragments de calcul, on fut obligé de recommencer l'opération l'année suivante. Riolan mourut, en 1657, de rétention d'urine, à l'âge de soixante-dix-sept ans.

Quel était l'état de l'anatomie à l'époque de Riolan ?

L'anatomie ne peut progresser que par les dissections, et le respect superstitieux dont les mahométans et les catholiques avaient entouré le cadavre empêchèrent pendant longtemps tout progrès dans cette partie de la science. Ce ne fut qu'au milieu du xvie siècle que les études anatomiques, procédant, comme cela doit être,

par l'examen direct du cadavre, commencèrent en
Italie : Beranger de Carpi en 1518, et Nicolas Massa en
1536, fondèrent la réputation des écoles de Bologne et
de Venise. Paris devait suivre bientôt l'exemple de
l'Italie. En 1536, Charles Étienne, frère de Robert et de
François Étienne, qui avaient importé en France l'art
de l'imprimerie, publia son grand ouvrage d'anatomie, très-remarquable par l'exactitude des magnifiques
planches destinées à la démonstration de l'ostéologie,
et en même temps un des plus beaux spécimens de
la typographie et de la gravure au milieu du XVIᵉ siècle.

En 1536, Gonthier (d'Andernach) était venu à Paris
comme médecin de François Iᵉʳ et s'y livra à l'étude de
la dissection en même temps que Sylvius, auquel nous
devons une bonne nomenclature des muscles. Gonthier
et Sylvius méritent d'être rappelés à vos souvenirs, non-
seulement à cause de leurs travaux, mais encore parce
qu'ils furent les maîtres de Vésale.

Vésale ne fut pas, tant s'en faut, le premier qui disséqua un cadavre humain. Gonthier et Sylvius en avaient
disséqué, même à Paris ; aussi, Vésale eut-il tort de dire,
avec un certain laisser-aller, que Sylvius n'avait jamais
disséqué, et que, pour Gonthier, il ne l'avait jamais vu
disséquer qu'à table.

Vésale avait opéré en anatomie une véritable révolution en repoussant l'autorité de Galien et en lui substi-
tuant la seule autorité légitime, celle qui est basée sur
l'examen des faits. Ces idées ne régnaient guère alors, et
Sylvius, le maître de Vésale, fut tellement outré de lui
voir attaquer Galien, qu'il se fâcha tout à fait avec lui,
après que Vésale eut refusé de rétracter les critiques
qu'il avait osé adresser à un ouvrage de Galien.

C'était en cet état que se trouvait l'anatomie quand
Riolan ouvrit un amphithéâtre de dissection. Si, dans
les choses d'organisation, Riolan fut tout à fait un par-

tisan de l'autorité, il le fut moins cependant en anatomie, parce qu'il ne voulait pas retomber dans les erreurs commises par ses devanciers.

Il faut bien que vous sachiez, en effet, qu'on ne disséquait guère alors. Les docteurs régents de la faculté de médecine, — et Riolan se targuait beaucoup de ce titre, — se seraient crus déshonorés s'ils avaient touché à un cadavre, tout art manuel leur étant interdit. C'était le prosecteur (ou archidiacre) qui devait tenir le scalpel; souvent même on le confiait à un chirurgien. Quant au docteur, il eût dérogé en souillant ses manchettes, et la célèbre leçon d'anatomie de Rembrandt peut vous montrer la singulière manière dont le professeur faisait son cours. Mais, comme la faculté voulait avoir le monopole de l'anatomie et se rattacher les chirurgiens et les barbiers, elle leur fit des cours d'abord en latin et plus tard en français.

Riolan disséqua lui-même, non-seulement parce qu'il comprenait qu'on ne pouvait faire de découvertes en anatomie, ni même l'enseigner aux autres, qu'en disséquant soi-même; mais il avait encore cette arrière-pensée d'enlever aux chirurgiens la part de supériorité que leur donnait sur les médecins une connaissance plus approfondie de la structure du corps humain.

Ces idées sont clairement exposées dans la préface de son *Enchiridium*, et je vous demande la permission de vous en lire quelques phrases.

« Je ne suis pas du nombre de ceux-là qui souhaitent
» et ont besoin d'un dissecteur plus habile qu'ils ne
» sont pour rechercher dans le corps humain les pensées
» anatomiques conçues par la subtilité de l'esprit.....
» J'ai ponctuellement et véritablement exposé les muscles
» de tout le corps, et déclaré la méthode de les disséquer
» et de connaître leur situation naturelle. De plus, j'ai
» ajouté une ostéologie nouvelle, inouïe, inconnue, mais

» très-nécessaire à l'art..... Ces parties de l'anatomie
» sont tellement nécessaires à un médecin qui veut tenir
» son rang, conserver sa dignité et montrer son savoir
» dans les consultations et conseils des chirurgiens, que
» s'il les ignore, il faut qu'il acquiesce à leurs opinions
» et jugements; car, de tous les remèdes de chirurgie,
» de pharmacie et de la diète, que les chirurgiens ont
» proposés par un long discours, ils ne laissent aux
» médecins que la seule faculté de prescrire de leur
» propre main la purgation et la saignée. De sorte que
» les chirurgiens seront dorénavant avec nous, si on les
» laisse faire, les consulteurs des choses de la médecine,
» les qualificateurs des maladies, et les directeurs des
» cures.

» Je rougis de honte de rapporter et de voir le mépris
» qu'ils font des médecins, étant remplis d'ignorance,
» de ce qu'ils savent l'anatomie, de laquelle ils se vantent
» d'être les vrais possesseurs et professeurs. »

Sauvin, qui en 1652 publia, avec l'assentiment de
Riolan, une traduction française de l'*Enchiridium*, est
plus explicite encore : « Joint, dit-il, que les chirurgiens
» ayant gagné cet avantage d'être appelés en consulta-
» tion avec les médecins, font les premiers l'ouverture
» de la consulte, et, selon qu'ils qualifient le mal et
» ordonnent les remèdes, tant internes qu'externes, les
» médecins suivent leur avis, lesquels n'ont que la di-
» rection et description des remèdes que les chirurgiens
» ont proposés aussi hardiment que s'ils étaient méde-
» cins ; *de sorte qu'il semble aux assistants qu'ils ne diffèrent*
» *des médecins qu'en ce que ceux-ci allèguent quelques mots*
» *grecs et latins d'Hippocrate et Galien pour se faire valoir.*
» *Mais les chirurgiens parlent bon français, hardiment et*
» *méthodiquement de la maladie, suivant la connaissance*
» *qu'ils ont des parties du corps humain par l'exercice fré-*
» *quent de l'anatomie. A quoi les médecins ne s'étudient*

» pas volontiers, laissant l'anatomie aux chirurgiens. Ce
» qui fait qu'ils seront plus estimés que les médecins
» avec leur grec et leur latin, si l'on ne prend le soin
» d'instruire les jeunes médecins en l'anatomie, comme
» font les chirurgiens avec leurs aspirants. »

Cette répugnance des docteurs en médecine pour la pratique de l'anatomie devait être bien grande pour que Riolan, dans son *Anthropographie*, même dans l'édition française parue en 1628, alors qu'il était professeur d'anatomie, crut devoir se justifier de tenir lui-même le scalpel.

« Qu'on dise maintenant, tant qu'on voudra, que
» j'exerce une publique escorcherie, que je faicts le
» chirurgien et que je faicts tort à ma profession, dont
» les docteurs ne doivent apprendre l'anatomie que dans
» les livres, et ne sont tenus de l'enseigner que dans les
» harangues publiques. Quoi ! peut-on bien dire que je
» fais une publique boucherie des corps, pour ce que je
» les dissèque de mes propres mains, qui est une action
» indigne d'un médecin, au dire de mes censeurs, et qui
» n'appartient qu'au chirurgien.

» J'avoue bien qu'il y a en ceci plus de profit pour
» mes spectateurs que d'honneur pour moi. Comment
» peut-on jamais devenir bon anatomiste sans s'y exercer
» de l'œil et de la main..... » (*Anthropographie*, livre VI, page 1007.)

Avec les idées qui régnaient alors, avec des professeurs d'anatomie ne disséquant pas eux-mêmes, la défaveur qui s'attachait à la pratique de toute œuvre manuelle, la rareté des cadavres, comment les élèves pouvaient-ils apprendre l'anatomie ? Presque toutes les démonstrations se faisaient sur des planches gravées.

Il existait, du reste, à cette époque de magnifiques atlas d'anatomie, et ceux de Vésale, d'Étienne, d'Albinus, sont aussi remarquables sous le rapport de l'exactitude que sous celui de la gravure. Le frontispice de l'ouvrage de Vésale, en nous faisant assister à une leçon d'anatomie, nous montre qu'on pratiquait aussi des dissections sur le chien, la chèvre, le singe, etc. Quant aux planches anatomiques de cet atlas, si elles ne sont pas du Titien, comme quelques auteurs l'ont assuré, elles sont de Calcari, son élève. Elles avaient été, à l'époque de Riolan et du temps même de Vésale, copiées par beaucoup d'auteurs de livres ou de manuels d'anatomie, après toutefois avoir été réduites à des dimensions plus petites, exemple de piraterie littéraire suivi souvent plus tard et qui l'est encore quelquefois aujourd'hui.

Riolan ne veut pas de planches dans ses ouvrages ; on n'en trouve aucune dans son *Anthropographie*, et dans le premier chapitre, qui est consacré à montrer aux élèves comment ils doivent apprendre l'anatomie, et aux maîtres comment ils doivent l'enseigner, il se prononce énergiquement contre l'usage des figures d'anatomie, surtout de celles qui sont destinées à représenter les vaisseaux et les nerfs.

Ce qui fait l'incontestable mérite des ouvrages de Riolan, c'est que les descriptions faites presque toujours sur nature et d'après les dissections de l'auteur lui-même, sont d'une exactitude qui manque souvent dans les livres d'anatomie publiés à cette époque.

Les publications de Riolan sont nombreuses, et je vous citerai seulement les principales, en les examinant rapidement.

Le traité d'ostéologie, ou *Discours sur les os,* publié en 1614, est un commentaire du livre *Des os* de Galien. Après avoir fait la description de l'ostéologie humaine, Riolan cherche à démontrer par l'examen comparatif des os de l'homme et de ceux du singe que Galien a écrit son livre d'après l'examen des squelettes humains.

Le traité du développement du fœtus, reproduit dans l'*Anthropographie*, dont il forme le sixième livre (édition en français), est des plus remarquables ; Riolan a vu et il décrit les fentes branchiales ; il démontre qu'à une certaine époque de la vie fœtale, les testicules sont renfermés dans l'abdomen avant de descendre dans le canal inguinal et de paraître à l'extérieur.

Mais on y trouve une erreur historique qui paraît s'être propagée jusqu'à nos jours. Riolan attribue à Botal la découverte de l'orifice qui fait communiquer l'une avec l'autre les deux oreillettes du cœur chez le fœtus ; or, non-seulement Botal n'a pas découvert cet orifice, mais il a cru qu'il restait ouvert pendant la plus grande partie de la vie, tandis que Galien, qui le connaissait déjà, avait bien vu qu'il se fermait à la naissance.

En 1618, Riolan publia son *Anthropographie*. C'est là son plus grand titre de gloire, car ce livre renferme l'histoire anatomique de tout le corps humain, et si l'on n'y trouve pas dés découvertes importantes, on y trouve, comme je vous le disais tout à l'heure, une exactitude inconnue jusqu'alors. Ce livre était le développement de ses *Scholæ anatomicæ*, publiées en 1608 ; il eut quatre éditions, la seconde en 1625, la quatrième en 1649. Pierre Constant, en 1628, avait publié, avec l'agrément de Riolan, une traduction française de cet ouvrage.

Après avoir fait l'éloge philosophique de l'homme, il fait celui de l'anatomie, dont il énumère rapidement l'histoire depuis Homère, Aristote et Galien jusqu'à son époque. Il montre l'utilité des dissections, celle des vivisections, et va jusqu'à se demander si l'on peut disséquer des hommes vivants ; il résoud heureusement cette question par la négative, après avoir répété cette calomnie qui accusait Michel-Ange d'avoir fait mettre un homme en croix pour étudier et peindre, d'après nature, le Christ au Calvaire.

Il étudie l'hygiène des amphithéâtres de dissection et trace les règles qui doivent présider à leur construction et à leur aménagement intérieur.

Dans son *Anatomie pneumatique*, il montre la manière d'insuffler les artères et les veines pour étudier leurs anastomoses, et il ne lui a manqué pour inventer l'art des injections que l'idée de se servir, pour remplir le système vasculaire, d'une matière solidifiable.

Sur beaucoup de points, Riolan a mis en lumière de nouveaux faits; il décrit pour la première fois, d'une manière exacte, l'épiploon et le mésentère, les appendices adipeux du côlon, la valvule de l'azygos, les canaux séminifères dont il avait, disait-il, dévidé plusieurs aunes sur un sujet atteint d'abcès.

C'est par son *Bouquet anatomique* que le nom de Riolan est connu de beaucoup d'entre vous, bouquet qui se composait de sept fleurs correspondant aux muscles et ligaments styliens découverts par Riolan, et qu'il aurait même, ajoutent les fantaisistes, offert à sa fiancée le jour de son mariage. Il est vrai que sur le portrait de Riolan, que possède la faculté, figure sinon un bouquet de fleurs, du moins une tige de jacinthe; et j'ai entendu plusieurs fois discuter la question de savoir si telle fleur représentait tel muscle et telle autre tel ligament; mais il est, je crois, une explication moins romanesque. Riolan était à la fois professeur d'anatomie et de botanique, et si le peintre a mis entre les mains de son modèle la pince et le scalpel, emblèmes de l'anatomie, il a mis à côté de lui une fleur, emblème du botaniste, ou mieux du professeur de botanique.

Je ne connais de Riolan aucune publication ayant trait à la botanique, sauf sa demande au roi pour l'établissement à Paris d'un jardin des plantes, comme celui que possédait déjà Montpellier. Nulle part Riolan ne parle de son bouquet et de sa soi-disant découverte, et il avait raison. Les muscles stylo-pharyngiens, styloglosses, stylo-hyoïdiens étaient décrits avant lui par Étienne et Vésale, et le ligament stylo-maxillaire qu'il a décrit le premier, et dont il aurait pu réclamer l'invention, n'existe malheureusement pas.

Un grave défaut dans un homme de science rendit stériles toutes les qualités que possédait Riolan : partisan absolu du principe d'autorité, il devait croire à une erreur de sa part chaque fois qu'il constatait quelque fait en contradiction avec les idées et les préceptes professés avant lui ; et cela l'empêcha de faire des découvertes ; en revanche, il devait rechercher l'érudition, et Riolan fut, en effet, extrêmement érudit ; ses livres sont émaillés de citations, car il sembla ne vouloir rien avancer, même les choses les plus futiles, sans s'appuyer sur une citation.

Dans son discours sur les ongles, il cherche gravement à montrer que les ongles sont utiles pour se gratter ; or, ses auditeurs en savaient sur ce point autant sans doute que le professeur ; mais Riolan n'ose émettre une pareille proposition qu'en se mettant à l'abri derrière l'autorité de Platon, et il leur dit : les ongles sont utiles pour se gratter, car..... « Platon nous rapporte » que Socrate, étant déchaîné, se réjouit du grand » plaisir de se gratter la tête avant de boire la potion » de ciguë..... »

Parfois il choisit ses autorités d'une manière assez singulière. Les mamelles, dit-il, sont comme ornement aussi utiles à la femme que la barbe à l'homme ; l'homme doit avoir aussi des mamelles, car il ne doit être en rien inférieur à la femme ; elles peuvent être divisées, suivant leur forme et leur volume, en *mammæ*, *mammillæ*

et *ubera*, comme le dit saint Augustin dans le livre :
De civitate Dei.

La valeur scientifique des hommes n'est pas ce qui
leur donne de l'autorité aux yeux de Riolan. « Para-
» celse et Amatus Lusitanus ont, dit-il, rapporté l'his-
» toire d'un petit homme formé dans une fiole de verre
» dans laquelle il y avait de la semence de l'homme
» mêlée à du sang menstruel d'une femme ; la fiole était
» était entourée de fumier de cheval. Mais ces deux
» hommes *sont trop peu considérables* pour ajouter foi à
» ce qu'ils disent, *car l'un étant juif* et l'autre *athée,* nous
» pouvons les mettre au rang des imposteurs, et n'ajouter
» aucune foi à leurs paroles.» (*Enchiridium,* page 273.)
Qu'eût fait Riolan, si cette fable ridicule eût été rapportée par saint Augustin?

Très-licencieux dans certains chapitres de son livre,
Riolan semble avoir voulu s'appliquer à lui-même et
par avance le bénéfice de ce vers de Boileau :

« Le latin dans les mots brave l'honnêteté »,

et l'on peut dire qu'entraîné par sa verve, il oublia trop
souvent que le lecteur français veut être toujours respecté, — même lorsqu'il lit du latin.

Son caractère envieux et peu sociable lui fit parfois
oublier que l'écrivain se respecte en respectant ses adversaires ; on regrette de trouver dans ses ouvrages de
polémique des invectives indignes de lui, et elles sont
rendues plus coupables encore par la précaution que
prend Riolan de garder l'anonyme et d'abriter sa personnalité sous le masque, transparent du reste, d'un
vieux docteur de la Faculté de Paris.

Pourrait-on croire qu'il s'agit du doyen de la faculté
de Montpellier dans ces lignes que j'emprunte à un livre
dont je vous parlerai tout à l'heure :
« Voilà les rêveries d'un homme insensé qui mérite

» plutôt d'être étrillé en chien courtaud, tourne-broche
» d'une cuisine, que d'être admonesté de sa folie, d'au-
» tant qu'il n'a pas la raison de comprendre la répartie
» qu'on lui pourrait faire. »

Mais s'il s'agit du pouvoir, c'est autre chose, et telle adresse de Riolan au roi Louis XIII pour lui demander la formation à Paris d'un jardin botanique rend indulgent *par comparaison* pour d'autres adresses plus modernes : « Sire, vous estes en terre le vray pourtraict de
» la divinité, le chef-d'œuvre de Dieu, le soleil de la
» France, la première personne du monde, que Dieu a
» honoré de toutes les beautés et perfections du corps,
» embelli et rehaussé par-dessus les autres roys, de
» toutes les vertus d'une âme divine et royale par la
» grande piété, prudence admirable et justice incom-
» parable qui éclatent en Votre sacrée Majesté, au
» printemps de son adolescence, pour inspirer les
» mêmes vertus dans les cœurs de Vos sujets. Pour ce
» respect, Sire, j'ai pris la hardiesse de présenter à
» Votre Majesté la recherche curieuse que j'ai faite
» depuis seize ans sur tout le corps humain, basty et
» moulé sur le prototype du corps des roys, premiers
» enfants de Dieu, pour en dresser un nouvel homme
» qui n'est de soy qu'une masse de terre, sans vie et
» sans mouvement, s'il n'est animé des influences favo-
» rables du soleil de Votre Majesté, etc., etc. »

Avouez, messieurs, que si on dit encore parfois aujourd'hui la même chose, on garnit mieux l'encensoir.

Certes, cette adresse de Riolan respire l'humilité ; mais la modestie n'était pas un défaut qu'on puisse lui reprocher souvent. Lorsqu'il s'agit de ses émules, qui pour lui ne sont que des rivaux, son orgueil impitoyable reparaît ; il ne respecte même pas les plus grandes et les plus légitimes réputations, et attaque tous les anatomistes de son temps. Si vous vous en rapportez à l'étude

historique qui sert de premier chapitre et comme d'introduction à l'*Anthropographie*, vous verrez que pour
Riolan :

Vésale a fait rédiger son ouvrage par quelque latiniste
de l'époque ; *Fuchsius* n'est que le singe de Vésale ; et
Colombus, dont le livre ne vaut rien, a pris à Vésale
tout ce que son livre a de bon ; Piccolomini a traité
l'anatomie en philosophe ; Ambroise Paré n'a pas écrit
un mot de son anatomie, et l'a achetée à beaux deniers comptants ; quant à Spigel et à Bauhin, ce sont
d'indignes copistes dont il est la victime, car tous
deux l'ont volé de tout ce qu'il prétendait avoir
découvert. Du Laurens enfin, qui l'a fait nommer
professeur, n'échappe pas à la critique injuste que
dicte un cœur jaloux, et Riolan, croyant aussi, sans
doute, que l'ingratitude est l'indépendance du cœur,
juge de cette façon cavalière le livre de son bienfaiteur :
« Car, bonnement, trouve-t-on un chapitre dans son
» livre où il n'ait été trompé. »

Des motifs plus avouables semblent l'avoir guidé dans
son antagonisme si passionné contre Harvez et Pecquet ;
au début, du moins, car il est à craindre que l'amour-
propre si excessif de Riolan ne l'ait empêché plus tard
de reconnaître l'immense révolution accomplie de la
science par la découverte de la circulation.

Il n'est que trop fréquent, aujourd'hui encore, de voir
de nos savants français critiquer, sans les connaître, les
travaux publiés à l'étranger ; il arrive même à un très-
grand nombre de mettre en suspicion la véracité
d'hommes qui ont droit au respect de tous, *quoiqu'ils*
soient nés au-delà du Rhin, de l'Atlantique ou de la
Manche. Médecin de Henri IV et de Louis XIII, Riolan
fut pendant dix ans médecin de la reine-mère, Marie de
Médicis, qu'il suivit dans son exil et qu'il accompagna
en Angleterre. Là il avait été témoin des expériences de

Harvey, et s'il ne nie pas absolument la circulation pulmonaire, il soutient « que le mouvement du cœur et du
» sang chez l'homme est différent de celui des animaux,
» leurs usages étant même dissemblables. »

Quant à ce qui regarde la circulation du sang chez l'homme, Riolan reste dans les idées anciennes. Le sang se porte au cœur par le tronc de la veine cave, et étant reçu ou plutôt attiré dans la cavité droite du cœur, il passe au travers du *septum medium, dans la cavité gauche, où en un moment il se change* en sang artériel beaucoup plus chaud et plus spirituel que le veineux; car il est subtilisé et épuré dans les ventricules du cœur, comme l'or mêlé se raffine dans le dernier fourneau de la coupelle.

Voici ce qu'écrivait Riolan en 1661, dix ans après la publication des travaux de Harvey.

S'agit-il de la découverte par Pecquet du réservoir lymphatique aboutissant des vaisseaux chylifères de l'intestin, Riolan indique hardiment, on pourrait même employer un adverbe moins euphémique, cette raison magistrale que les solennels et aphoristiques personnages opposent encore si souvent au progrès, sous quelque forme qu'il se présente : *Il faut améliorer, mais non détruire,* — même une erreur. En faisant en anatomie une des découvertes les plus importantes, Pecquet avait presque fait, suivant Riolan, une chose abominable, car il faisait changer toute la thérapeutique si l'on acceptait son opinion.

« *Pecquet* a commencé à bouleverser la structure du
» corps humain par sa doctrine nouvelle et inouïe qui
» renverse entièrement la médecine ancienne et mo-
» derne. Car si le foie, suivant son opinion, n'est plus
» l'organe qui produit le sang dans nos corps, il s'en-
» suivra que les maladies que nous attribuons au foie
» dépendront seulement de ces veines lactées nouvelle-

» ment découvertes, ou du cœur même, ou des pou-
» mons. Et par conséquent, pour ces maladies susdites
» il ne faudra plus avoir égard au foie et lui adresser
» des remèdes. C'est pourquoi il faudra dorénavant
» trouver et forger une nouvelle méthode de guérir.
» Il faudra dire qu'Hippocrate s'est trompé bien lour-
» dement, qu'Aristote se sera trompé et qu'il fallut qu'il
» fût bien ignorant quand il dit que la nature avait
» placé proche du foie les réceptacles des excréments ;
» qu'Arétée était démonté d'esprit, que tous les méde-
» cins et les anatomistes ont eu bien peu de juge-
» ment..... » (*Enchiridium*, p. 689.)

Peu s'en faut que Riolan n'invoque l'intervention du gouvernement contre un pareil révolutionnaire. Laissez-moi encore vous lire ces quelques lignes qui vous montre-ront comment on entendait alors le principe d'autorité.

« Les temps, disait Tacite (et nous pouvons *encore* le
» dire avec lui), sont rarement assez heureux pour per
» mettre à un chacun d'avoir les sentiments tels que bon
» lui semble et de dire hardiment ce qui lui vient dans
» la pensée ; mais nous pouvons dire aujourd'hui que
» notre siècle est trop rempli de ce bonheur, puisqu'il
» est permis à chacun, sans que les lois y pourvoient,
» de mettre au jour toutes les nouvelles opinions énon-
» cées et pernicieuses que son caprice lui fournit.
» Aussi voyons-nous que l'ancienne et véritable méde-
» cine se corrompt et se pervertit entièrement, tant par
» l'introduction de nouveaux monstres d'opinions
» chimériques, que par l'exhibition de mille sortes
» de médicaments venimeux inventés pour tous les
» hommes impunément. Un chacun invente à présent
» et fait la médecine comme il le veut et l'entend ;
» maintenant ce n'est plus la médecine qui guérit les
» malades ; mais tout ce qui semble avoir guéri est
» médecine. »

Si Riolan invoquait pour la défense des idées scientifiques nouvelles le principe d'autorité et même l'intervention officielle, il devait l'invoquer bien plus encore dans ces questions de privilége et de monopole qui passionnaient à cette époque et mettaient aux prises la faculté de médecine et celle de Montpellier, les médecins et les chirurgiens, les chirurgiens et les barbiers. Ici encore nous allons retrouver Riolan avec ses qualités, mais surtout avec ses défauts exagérés par la passion; mais je dois auparavant vous donner une idée de ce qu'était, au commencement du XVIIe siècle, la faculté de médecine de Paris.

La faculté de médecine n'était pas, comme aujourd'hui, un corps enseignant, c'était un corps professionnel, une corporation ayant à Paris le monopole de la profession médicale; l'unité de doctrines était aussi complète que possible, et c'est de là qu'est restée dans l'esprit et dans la langue du public cette expression : « La faculté a dit ceci, la faculté a dit cela. »

Paris compte aujourd'hui dans son enceinte environ deux mille docteurs en médecine. A l'époque de Riolan, il y en avait cent vingt à peu près; vous vous rappelez qu'en 1300 la faculté, ou si vous l'aimez mieux, Paris n'en comptait que trente et un.

La faculté se recrutait parmi les élèves reçus à l'Université et y ayant passé leurs examens de lettres, comme nous passons aujourd'hui le baccalauréat. L'organisation qui existait à cette époque en France existe encore aujourd'hui dans d'autres pays, pour les docteurs en médecine, en Allemagne et en Angleterre, par exemple.

Lorsque l'étudiant avait passé ses examens de maître ès arts, il pouvait commencer ses études à la faculté de médecine; il fallait, de plus, qu'il eût vingt-cinq ans. Après avoir suivi les cours pendant environ quatre années, il était admis aux examens du baccalauréat en médecine, titre que vous trouvez encore, par exemple, en Angleterre, dans les universités d'Oxford et de Cambridge. Le futur bachelier en médecine devait passer des examens qui duraient toute une semaine et qui n'avaient lieu qu'une fois par an, au mois de mars. Il était interrogé par des examinateurs nommés par la faculté, et, de plus, par tous les docteurs présents à l'examen. Les examinateurs et les assistants votaient ensuite, et le recevaient dans la corporation où il était regardé comme apprenti médecin. Mais tout n'était pas fini pour lui ; il avait encore, en quelque sorte, à mériter son titre de bachelier, et deux années se passaient à présenter et à défendre des thèses qui étaient de deux sortes : les thèses *quodlibétaires* dont le sujet était laissé au choix du candidat, et les thèses *cardinales*.

L'argumentation des thèses *quodlibétaires* durait de six heures du matin jusqu'à midi. De six heures jusqu'à huit, les bacheliers présents argumentaient le candidat ; de huit à onze, c'était le tour de neuf docteurs désignés par la faculté ; enfin, de onze heures à midi, tous les assistants pouvaient prendre part à la lutte.

Venait ensuite la thèse qu'on appelait la thèse cardinale et qui serait mieux nommée la thèse du Cardinal, à cause des avantages très-grands que le cardinal d'Estoutteville accorda, en 1452, aux médecins de la faculté de Paris.

La faculté de médecine, comme toute l'Université, était, à l'origine, un corps ecclésiastique, et relevait directement du pape. Les médecins qui la composaient ne pouvaient pas se marier. Le cardinal d'Estoutteville supprima pour tous les bacheliers et les licenciés le célibat obligatoire, mais le maintint pour les docteurs régents. Henri IV, du reste, supprima définitivement cette condition antimatrimoniale.

La reconnaissance engagea la faculté à donner aux

thèses de bacheliers le titre du cardinal leur bienfaiteur. Ces thèses du Cardinal étaient presque aussi longues dans leurs argumentations que les thèses quodlibétaires, un peu moins toutefois, elles ne commençaient qu'à six heures du matin.

Le sujet en était quelquefois des plus extraordinaires. Si je n'avais sous les yeux ces thèses de l'ancienne faculté, je n'oserais vous en dire le titre que je puis vous lire. Celle-ci est intitulée : « Testamen inaugurale me-
» dicum circa usus Veneris saluberrimum. »

Et cette autre : « Potus ille, qui *Punch* dictus est, pro-
» desse potest hominibus sed admodum nocere præser-
» tim feminis ; at potus ille qui *Bischoff* dictus est homi-
» nibus et feminis prodest. »

Vous comprenez très-bien que quand on avait discuté de cette façon et pendant si longtemps, il fallait bien se refaire un peu. Aussi le candidat avait l'habitude d'offrir à dîner à tous ceux qui étaient présents, habitude qui s'est conservée encore dans quelques universités d'Allemagne, seulement on remplace le dîner par de la bière à discrétion. Hazon, par son histoire de la Faculté de médecine, nous a conservé tous ces souvenirs d'un autre âge :

« Il ne se passait aucun acte public des écoles, aucun
» examen, aucune thèse, aucune réception, aucune red-
» dition de comptes, qu'ils ne fussent suivis d'un dîner.
» Plusieurs licenciés riches, qui obtinrent le premier
» rang à l'examen, régalèrent splendidement toute la
» faculté.

» Les licenciés invitaient à dîner le chancelier de
» Notre-Dame et tous les chanoines, le jour de la béné-
» diction apostolique, et les chanoines accompagnaient
» toute la cérémonie.

» Mais la faculté supprima au dernier siècle ce repas
» onéreux ; ce qui occasionna quelques contestations et

» quelques procédures; car anciennement un repas d'u-
» sage donné par une compagnie était une espèce de dette.
» *Depuis la suppression de ce repas, les chanoines de leur côté*
» *cessèrent d'assister à la cérémonie.* » (Hazon, p. 20.)

Après deux années passées dans ces exercices, le bachelier devenait candidat à la licence. Il allait en cette qualité rendre visite à tous les docteurs de Paris (n'oubliez pas qu'ils n'étaient alors que cent vingt), et chacun dans la solitude de son cabinet interrogeait le candidat.

La faculté s'assemblait ensuite et votait au scrutin secret l'*admissibilité* à la licence.

Le candidat admissible allait alors, accompagné des appariteurs portant leurs masses, faire visite au chancelier de l'Université, lequel devait être chanoine de Notre-Dame. Le chancelier fixait le jour de la séance dans laquelle la licence devait être accordée. Au jour dit, on se réunissait à l'archevêché et l'on allait en corps et processionnellement à Notre-Dame. Là, après avoir entendu la sainte messe à l'autel des Martyrs, les candidats recevaient la bénédiction apostolique et avec elle le droit de pratiquer la médecine *urbi et orbi*.

La licence était donc une investiture ecclésiastique donnant droit à la pratique; le doctorat conféré par la faculté seule, plaçait le candidat au premier rang de la corporation.

Six semaines au moins après la licence, les docteurs se réunissaient à la faculté et votaient à huis clos l'admissibilité au doctorat. Le président, qui devait être un docteur de l'ordre des anciens, prononçait un discours dont le texte était ordinairement l'éloge de la faculté, sans oublier l'éloge du récipiendaire; il proposait ensuite une question de controverse, qu'il discutait avec le candidat, et il ne restait plus dès lors qu'à procéder à la cérémonie.

Celle-ci n'avait lieu que plusieurs jours après, le néophyte se rendait toujours processionnellement, accompagné des appariteurs et de deux bacheliers, chez ses futurs collègues et les personnages marquants de la bonne ville de Paris, les invitant gracieusement à la séance solennelle. La séance avait lieu avec grand appareil, le candidat était le personnage principal d'une cérémonie dont Molière, en la ridiculisant, nous a conservé le tableau; il prêtait serment d'observer les statuts et de défendre la faculté contre tous ses ennemis. Le président prenait alors un bonnet carré et, le tenant avec deux doigts de la main droite, l'agitait en faisant le signe de la croix au-dessus du candidat, et le lui mettait sur la tête en l'enfonçant d'un léger coup : Paris avait dès lors un docteur de plus. C'était une réminiscence de l'accolade qu'on donnait jadis aux chevaliers en les frappant sur les épaules du plat de l'épée. Ce souvenir symbolique était resté plus vif encore à Montpellier, mais il s'appliquait aux bacheliers et non aux docteurs; et lorsque le nouveau bachelier descendant de la chaire où il avait été argumenté, traversait les rangs pressés de ses camarades, c'était à coups de poings que ceux-ci lui donnaient l'accolade amicale et confraternelle. L'amitié dans le Midi était plus vive dans ses manifestations.

Les différences entre les deux facultés étaient bien autrement sensibles sur d'autres points. La faculté de Paris était un corps enseignant et une corporation prétendant à la pratique exclusive, au monopole de la médecine à Paris; la faculté de Montpellier n'était plus, depuis le milieu du xvie siècle, qu'un corps enseignant composé de six professeurs et de deux agrégés. Mais la faculté de Montpellier conférait aussi le titre de docteur, et comme celle de Paris elle avait la prétention, où se croyait le privilége, de leur donner aussi droit de pratique *urbi et orbi*. Un jour devait venir où les deux monopoles devaient se heurter et se trouver aux prises,

Renaudot, docteur de Montpellier, venu à Paris en 1612 pour y exercer la médecine, fit éclater une querelle inévitable, à laquelle Riolan prit une part très-active.

Un mot, messieurs, sur Renaudot, qui fut à bien des titres un des personnages les plus curieux de cette époque.

Né à Loudun, en 1584, Renaudot vint jeune encore à Paris, étudia quelque temps sous la direction, nous pourrions dire dans la boutique, d'un chirurgien barbier, et après avoir gagné quelque argent, il retourna à Montpellier où il se fit recevoir docteur en 1606.

En 1612, il revint à Paris dans l'intention de s'y établir et d'y pratiquer la médecine. Fort intelligent et arrivé à Paris sans presque de ressources, il comprit que s'il ne voulait pas être victime des tracasseries de la faculté, il lui fallait, à défaut du titre de docteur de Paris, se mettre à l'abri derrière un titre respectable. Dans ses nombreux voyages, Renaudot avait rencontre le père Joseph, l'éminence grise, cette âme damnée de Richelieu, et il usa de cette utile et toute-puissante protection pour obtenir le titre de médecin de Louis XIII; titre purement honorifique, car suivant toute apparence Renaudot ne fut jamais appelé auprès de son royal client.

Il s'installa rue de la Calandre, et y fonda, sous l'enseigne du *Coq d'or*, un bureau d'adresses où chacun pouvait avoir celles des personnages marquants et même non marquants de la capitale; c'était notre almanach des 50 000 adresses, c'est encore le bureau d'adresses qui fonctionne actuellement à Saint-Pétersbourg. Bientôt au bureau d'adresses s'ajouta un bureau de placement où l'on pouvait venir se fournir de domestiques de toute sorte.

Plus tard Renaudot fonda, ou plutôt importa d'Italie à Paris un mont-de-piété où il prêtait à trois pour cent sur toute espèce de choses, et sa maison du *Coq d'or* ne tarda pas à s'emplir de hardes de toute espèce. Ce ne fut pas sa seule invention. Il était chimiste, et en cette qualité il avait fondé, toujours dans la maison de la rue de la Calandre, un laboratoire de chimie où les élèves de la faculté venaient suivre ses cours et s'exercer aux manipulations.

Mais une autre invention, bien plus importante de Renaudot, c'est l'invention de la presse périodique. Il fonda un journal qu'il appelait tout simplement la *Gazette*, journal dont la *Gazette de France*, aujourd'hui à sa 285ᵉ année, prétend être la continuation.

Ce journal n'était d'abord qu'un manuscrit; Renaudot bientôt installa des presses chez lui et le fit paraître une fois par semaine, avec non pas un *premier Paris*, mais un *dernier Paris*, car les nouvelles de Paris venaient les dernières, la priorité étant donnée aux nouvelles venant des points les plus éloignés. Le journal avait comme de raison une quatrième page, car Renaudot ne pouvait manquer d'inventer la réclame, et la dernière page de son journal contenait une liste des médicaments qu'on pouvait trouver chez lui, et les louanges de l'antimoine qui, à cette époque, était proscrit par la faculté comme un poison dangereux.

Tout cela suscita à Renaudot de nombreux ennemis, *invidia medicorum pessima*, et il n'eût pas résisté s'il n'eût été soutenu par Richelieu, qui fut peut-être le seul ministre partisan et protecteur de la presse périodique, et même par Louis XIII qui écrivit, dit-on, quelquefois des articles dans le journal de Renaudot.

Ce n'était pas tout encore, Renaudot avait inventé les consultations gratuites qu'il donna d'abord tous les samedis, puis tous les jours de la semaine et toujours dans sa maison à l'enseigne du *Coq d'or*.

Il y avait donc là dans cette maison de la rue de la Calandre un mont-de-piété, un journal, un bureau des adresses, un laboratoire de chimie et une consultation gratuite.

Renaudot, ne pouvant suffire seul à tout cela, avait appelé de Montpellier et de quelques autres petites facultés de France plusieurs médecins qui, en 1640, étaient au nombre de quinze.

Ceci était une grave atteinte portée aux prérogatives de la faculté de médecine de Paris.

Elle intenta donc un procès à Renaudot, celui-ci devait le gagner et le gagna, car il avait la protection du cardinal. Mais, à la mort de ce dernier les choses changèrent de face, on attaqua Renaudot devant le Châtelet sous l'inculpation d'exercice illégal de la médecine ; chose inouïe, messieurs, à cette époque,

« Suivant que l'on était puissant ou misérable,
» Les jugements de cour vous rendaient blanc ou noir. »

Renaudot privé de son protecteur fut condamné, mais il interjeta appel, l'appel à cette époque se portait devant le parlement. La faculté de Paris, qui se portait partie plaignante, comparut devant le parlement ; mais la faculté de Montpellier, qui avait dans le nombre des inculpés plusieurs de ses docteurs et entre autres Renaudot, crut devoir intervenir officiellement, se portant partie dans la défense. Pour la première fois, la faculté de médecine de Paris et celle de Montpellier se trouvèrent face à face, toutes deux réclamant le même privilége pour la pratique de la médecine : la faculté de Paris soutenant que son privilége empêchait qui que ce soit de pratiquer la médecine à Paris, si ce n'est les docteurs de la faculté ; et la faculté de Montpellier disant : « J'ai le droit comme vous de pratiquer la médecine *urbi*, c'est-à-dire à Montpellier, et *orbi*, c'est-à-dire partout, à Paris comme ailleurs.

Comme je vous le disais, les choses étaient changées

depuis la mort de Richelieu, on s'aperçut de bien des peccadilles qu'on n'avait pas osé voir, et Renaudot fut condamné le 1ᵉʳ mars 1644. Montpellier succombait devant le monopole de la faculté de Paris.

Le calme ne dura que peu de temps; en octobre 1644, Courtaud, doyen de Montpellier, prononça l'éloge de cette faculté. Cet éloge, publié l'année suivante, excita la colère de Riolan. En 1651, il y répondit par un livre intitulé : « *Recherches curieuses sur les écoles, par un ancien docteur de la Faculté de médecine de Paris.* » Mais personne ne pouvait se tromper sur la personnalité de l'auteur, à Montpellier surtout. Ce livre eut une réponse en 1653, intitulée : « *Seconde apologie de l'Université de médecine de Montpellier.* »

Riolan avait dans une de ses attaques joué sur le nom de Courtaud, le doyen de la faculté, en l'appelant « courtaud, chien de tourne-broche. » La faculté de Montpellier répondit sur le même ton.

« Voyez, dit l'auteur de la réponse faite à Riolan,
» voyez quel homme ce peut être, lequel ayant vieilli
» dans l'anatomie et ouvert tant de centaines et milliers
» d'hommes, n'a jamais eu l'adresse de trouver la circu-
» lation du sang. Jugez quel homme c'est, puisque dans
» un si grand âge et si long exercice il n'a pu rencon-
» trer les veines lactées, mais il a fallu qu'il les ait ap-
» prises d'un homme plus expert et plus clairvoyant que
» lui en son métier, à savoir Asellius. Moins encore a-t-il
» eu de l'adresse pour découvrir le transport du chyle
» dans le cœur par les veines jugulaires; mais il a fallu
» qu'un petit poisson, ce bel esprit architectonique de
» M. Jean Pecquet, de Dieppe, docteur de l'Université
» de Montpellier, ait montré le chemin à cette pesante
» baleine. En somme, il ne lui sort jamais de la bouche
» le nom d'aucun homme de vertu, mort ou vivant, qu'il
» ne lui donne un coup de dent au passage. M'étant

» quelquefois entretenu avec lui, je n'ai reconnu qu'un
» gros cœur, sourcilleux, médisant, plein de fiel, rempli
» d'estime de soi et du mépris des autres. » (*Seconde apologie de l'Université de médecine de Montpellier*, p. 5.)

Ce portrait peu flatteur est singulièrement injuste,
Riolan eut, cela est vrai, le grand défaut d'être envieux
et jaloux, cela l'empêcha d'être juste, et l'injustice souvent retombe sur celui qui s'en rend coupable. Mais s'il
fut l'adversaire de Pecquet et de Harvey, il rendit au
moins, comme je vous le disais en commençant, un très-
grand service à l'anatomie, ce fut d'apporter dans ses
descriptions une exactitude qui était, on peut le dire,
à peu près inconnue avant lui.

C'est surtout la myologie qui a dû à Riolan de recevoir la précision qui lui manquait. Sylvius avait commencé à donner à beaucoup de muscles des dénominations, Riolan continua son œuvre.

En regardant la vie sociale de Riolan, on n'a guère, il
est vrai, que des reproches à lui adresser ; car il fut
presque toujours le défenseur des vieilles choses, et surtout des priviléges de la faculté de médecine de Paris,
mais nous aussi, messieurs, soyons justes. Nous ne pou-
vions pas demander à Riolan qui vivait au XVIIe siècle, de
se laisser guider par des idées qui ne devaient se produire qu'au XVIIIe siècle. On comprend qu'à une époque
où il y avait tant de corporations, où tout le monde était
embrigadé, où chacun avait son privilége, on comprend
que Riolan ait pu défendre ceux de la faculté de Paris
et réclamé pour elle le monopole exclusif de l'enseignement et de la pratique ; mais pour nous les temps sont
changés, et ce que nous devons demander, ce n'est plus
le monopole mais la liberté de l'enseignement, aussi bien
pour les élèves que pour les professeurs, et, quoique
dans cette enceinte, quoique faisant partie de cette faculté, je le dis hautement, parce que c'est pour moi

une conviction profonde, puisée dans l'étude de l'organisation et des progrès de l'enseignement médical dans
les grands États de l'Europe, il n'y a dans le domaine
de la science qu'une seule manière de progresser, c'est
dans l'application de ces deux principes : « La libre
concurrence et à chacun selon ses œuvres. »

CINQUIÈME CONFÉRENCE

M. PARROT, PROFESSEUR.

Maximilien Stoll.

Messieurs,

C'est d'un illustre professeur de clinique que je viens vous entretenir; aussi m'a-t-il semblé qu'avant de vous raconter sa vie et de vous parler de ses œuvres, je devais, avec vous, jeter un coup d'œil rapide sur ce qu'était la clinique au moment où il vint l'enseigner à Vienne. De la sorte, la personnalité de Maximilien Stoll vous apparaîtra plus accentuée, plus grande, et vous comprendrez mieux combien cet homme, trop oublié de nos jours, est digne du souvenir que nous lui consacrons dans cette soirée.

Avant d'entrer en matière, définissons bien les termes dont nous allons nous servir à chaque instant; disons que la clinique et l'enseignement clinique sont deux choses différentes; et que, si on les confond souvent, c'est par un manque de rigueur dans le langage.

Tout médecin qui pratique est, par ce fait même, clinicien, et l'examen qu'il fait de ses malades est de la clinique.

Il y a là une source inépuisable d'instruction, que l'intelligence et le travail savent féconder, et à laquelle nous sommes redevables d'œuvres immortelles. Mais cette étude, que le médecin fait pour son propre compte, à huis clos, qui est sa propriété, dont il semble jaloux, n'en disposant qu'à son heure et suivant son caprice, qu'il ne rend publique qu'après lui avoir fait subir une métamorphose, dont aura toujours à bénéficier sa réputation, cette étude a quelque chose de personnel et, si je puis ainsi dire, d'égoïste.

Voyez combien tout est différent dans l'œuvre du professeur de clinique : non-seulement il observe au lit du malade, mais il y enseigne ; s'il y prend quelque chose, il ne le garde pas ; généreusement il s'en dépouille pour le distribuer, séance tenante, à ceux qui l'entourent. C'est pour eux qu'il travaille et non pour lui. Laissant de côté tout ce qui pourrait n'avoir qu'un intérêt personnel, il ne s'occupe que de ce qu'il sait être bon à les instruire. Pour lui, plus de choix, plus de préférence pour ces sujets que l'on aime à méditer. Les arrangements du cabinet, la maturité, la perfection qui en résultent, lui sont interdits ; il doit être prêt à tout, subir tous les cas que lui impose le hasard, voir vite et juste, se décider promptement ; c'est une improvisation perpétuelle.

Le professeur de clinique est un homme public, il ne s'appartient plus, il a aliéné sa liberté au profit de ceux qui font cercle autour de lui, qui l'écoutent avec bienveillance, mais qui exigent de sa part, dans la plus difficile des pratiques, une sorte d'infaillibilité.

Comprenez-vous maintenant ce rôle ? voyez-vous tout ce qu'il a de péril et combien peu de gloire ? Eh bien ! ce rôle difficile, Stoll l'a rempli avec un éclat qui, s'il a été atteint, n'a certes pas été dépassé. Mais recherchons quelle a été l'origine des écoles cliniques.

Vous allez les voir naître dans la grande famille des

Asclépiades, subir de stériles métamorphoses pendant une longue série de siècles, et ne prendre une forme déterminée, ne se constituer d'une manière définitive et efficace que vers la fin du XVIIᵉ.

Chez les nations les plus anciennement civilisées, chez celles qui peuplaient Babylone et l'Égypte, la Lusitanie et l'Écosse, il était un antique usage, qui consistait à exposer les malades sur des lits, devant les maisons. Les passants, et chez quelques peuples, la loi l'exigeait, devaient les interroger, les examiner et leur conseiller les moyens qu'ils croyaient les plus efficaces à leur guérison.

Bientôt, cette pratique que Pitton de Tournefort retrouva en Grèce, lorsqu'il y fut envoyé, en 1700, par Louis XIV, ne tarda pas à se restreindre; de la rue, du carrefour, elle passa dans les temples, et devint ainsi le monopole des prêtres, qui mêlant son exercice aux pratiques religieuses, la couvrirent d'un voile mystérieux, dans le but de la rendre inaccessible au vulgaire. C'est ainsi que les ministres du culte d'Esculape devinrent les dispensateurs des bienfaits de notre art.

Esculape, qui fut la souche de la famille des Asclépiades, vivait probablement onze cent et quelques années avant Jésus-Christ. Il rendit de si grands services à ses contemporains, il fit tant et de si merveilleuses cures, qu'après sa mort, et peut-être même de son vivant, on lui éleva des autels, on lui consacra des temples qui devinrent de véritables asiles pour l'homme souffrant. Pendant la nuit, les prêtres visitaient et soignaient les malades qui, après leur guérison, laissaient au dieu de la médecine un souvenir de leur reconnaissance. C'était une tablette sur laquelle ils inscrivaient l'histoire de leur maladie et la médication mise en usage. Quelquefois, ils y joignaient la représentation des parties affectées et les instruments à l'aide desquels on les avait opérés.

Ces ex-voto suspendus aux colonnes du temple, constituèrent, au bout d'un certain temps, un recueil considérable de faits cliniques, qui paraissent avoir été la base de l'œuvre hippocratique. Confiés à la garde des Asclépiades, ils contribuèrent puissamment à faire de l'observation le mode traditionnel de l'enseignement médical dans leur famille. Les pères, lorsqu'ils se rendaient auprès des malades, y conduisaient leurs enfants, dès que ceux-ci étaient en âge de comprendre les leçons les plus élémentaires de la pratique. C'est ce que fit Héraclide, pour son fils le grand Hippocrate, qui dominé toute sa vie par le souvenir de ces premières leçons, fut un prôneur ardent des études cliniques.

« Les grands raisonneurs, dit-il, sont ceux qui se trompent le plus ; il faut voir, toucher, écouter, la bonne leçon est celle qui procède de l'œuvre. »

L'exemple et les conseils d'Hippocrate furent bientôt oubliés ; après lui, on voit l'enseignement traditionnel des descendants d'Esculape tomber dans un discrédit général, et l'on n'en trouve aucune trace dans les écoles qui, après celle de Cos, jetèrent le plus d'éclat. C'est ainsi que deux célèbres professeurs de celle d'Alexandrie, Hérophile, l'inventeur du pressoir anatomique que vous connaissez tous, et Érasistrate, celui-là même qui, en tâtant le pouls d'Antiochus, en présence de Stratonice, découvrit que la fièvre dont ce prince était atteint, reconnaissait pour cause unique l'amour sans espoir qu'il avait conçu pour cette belle reine ; c'est ainsi qu'Érasistrate et Hérophile, croyant que l'anatomie devait suffire à l'instruction médicale, négligèrent absolument d'enseigner la pratique aux nombreux élèves qui fréquentaient leurs cours. A Rome, il en était à peu près de même. Asclépiade, le fondateur de l'école dogmatique, et Thémison, le chef des *Méthodistes*, se vantaient, grâce aux réformes introduites par eux dans la science, de faire des médecins en six mois. Je sais bien qu'à la même époque, quelques praticiens très-recherchés avaient l'habitude fastueuse de se faire accompagner chez leurs clients par de nombreux élèves, qui examinaient les malheureux patients, leur infligeant ainsi un supplice mille fois plus cruel que la maladie. Mais l'instruction pratique n'avait rien à gagner à ces importunités fort peu goûtées, comme vous le pensez bien, de ceux qui en étaient l'objet. Le poëte satirique Martial fut probablement du nombre des mécontents ; voici en quels termes il nous le fait savoir :

> « Languebam, sed tu comitatus protinus ad me
> Venisti centum Symmache discipulis,
> Centum me tetigere manus, aquilone Gelatæ.
> Non habui febrem, Symmache, nunc habeo. »

Le trait est mordant, mais justement décoché. Cent mains glacées qui vous tourmentent, alors que vous soupirez après le repos, et cela, au cœur de l'hiver. Il y a vraiment de quoi donner la fièvre, si ce n'est plus ! Martial a donc bien fait de châtier, comme il savait le faire, la dangereuse vanité de Symmaque.

Galien ne fut pas plus utile à l'enseignement pratique que tous les médecins dont nous venons de parler. Ce n'était pas, en effet, dans la pratique privée qu'on pouvait démontrer la clinique. Ce mode restreint d'instruction suffisait rigoureusement à un ou deux élèves comme ceux qui accompagnaient les médecins Asclépiades, mais des réunions de malades, des infirmeries, des hôpitaux, étaient indispensables à l'établissement et au développement des écoles cliniques ; aussi faut-il que vous sachiez quels furent les promoteurs de ces admirables institutions.

D'après le témoignage de saint Jérôme, c'est à la charité des chrétiens que l'on doit les premiers hôpitaux. Au IVe siècle, vers 380, une dame romaine du nom de Fabiola, qui était chrétienne, eut la généreuse idée de transformer sa propre maison en une infirmerie, où elle recueillit un certain nombre de malades.

Un peu plus tard, un hôpital fut construit dans le voisinage de l'École de médecine que l'empereur Aurélien avait fondée en 262, à Visapour, en Perse, et dont il avait confié la direction à des médecins grecs, de la secte des Nestoriens, qui y firent revivre la tradition des Asclépiades. Quoiqu'il n'existe pas de renseignements précis sur la manière dont la médecine était enseignée dans cette école, il est bien probable que l'instruction clinique y jouait un rôle important, car c'est là que se formèrent des hommes restés à jamais célèbres : Rhazès, Ali-Abbas, Avicenne, Mesüe, etc. Ce dernier, appelé à Bagdad par le kalife Al-Manzor, et chargé d'y organiser l'enseignement de la médecine, ne manqua pas d'élever près de l'école un hôpital, comme cela existait à Visapour. Au VIIIe siècle, Antioche et Harran jouissaient d'institutions analogues. De l'Asie, les Arabes portèrent dans l'Espagne, qu'ils avaient conquise, leurs usages et ce goût prononcé pour l'étude, qui en fit pendant longtemps les dépositaires de l'héritage que nous avaient légué les anciens, et l'un des premiers actes de leur influence civilisatrice, fut l'établissement d'écoles de médecine et d'hôpitaux, dans les villes les plus importantes de la péninsule, parmi lesquelles nous citerons Tolède, Séville et Cordoue. Ce n'est que beaucoup plus tard que l'on voit apparaître, pour la première fois, un enseignement clinique d'origine européenne ; c'est celui qui fut inauguré à Padoue en 1578. Marc Oddo, et Albert Bottoni y professèrent, avec beaucoup d'éclat, dans l'hôpital Saint-François ; malheureusement l'institution dont ils avaient eu l'initiative ne leur survécut pas, et la chaire clinique de Padoue ne se releva que vers 1637.

Comme vous le voyez, l'enseignement de la pratique médicale était bien peu répandu en Europe au XVIe siècle, et il était indispensable d'entreprendre de long voyages pour assister aux leçons que l'on entendait seulement que dans quelques cités privilégiées. Aussi des médecins, à l'exemple du célèbre Thomas Bartholin, ne dédaignèrent-ils pas d'écrire de véritables guides destinés à faciliter ces voyages et à aplanir aux jeunes gens les difficultés qu'ils avaient eux-mêmes rencontrées.

En France on voyageait peu, et un doyen de la faculté de Paris, bien connu par les lettres si caustiques qu'il a écrites, un peu sur la médecine, et beaucoup contre l'administration du cardinal Mazarin, Guy-Patin, homme d'un esprit éminemment français, critiquait fort cette importation étrangère, qu'il qualifiait dédaigneusement de *pérégrinomanie*. Il y a plus de trois siècles de cela, et, il faut bien l'avouer, nous sommes, à peu de chose près, aussi entêtés de l'amour du sol natal que l'étaient nos confrères du temps de Louis XIII. Nous ne savons pas sortir de notre France, où nous voyons affluer les étrangers. Nos voisins agissent-ils de la sorte, parce qu'ils manquent chez eux d'éléments d'instruction? Gardez-vous bien de le croire; et si, oubliant que sur mainte matière, ils pourraient être nos maîtres, ils viennent, pour un temps, se constituer nos élèves, c'est afin de rapporter à leurs concitoyens les fruits propres à notre climat scientifique. Ce sont là de nobles exemples qu'il faut avoir le courage de suivre. Les sarcasmes de Guy-Patin sont surannés et faciles à braver. Apprenez donc à parler la langue des peuples qui nous entourent, et, en échange de ce que nous leur donnons si libéralement, allez apprendre à leur école ce qui n'est pas enseigné dans les nôtres; je vous garantis une abondante moisson.

Nous sommes arrivés à la moitié du XVIe siècle,

et le besoin de l'instruction pratique se fait universellement sentir. En 1564, Memmius, s'adressant aux magistrats d'Utrecht, les engage fortement à établir une école et des examens cliniques. Cette demande ne fut pas exaucée, et Guillaume Straten professa le premier la clinique dans cette ville, en 1648. A peu près à la même époque, Otto Heurnius introduisit une excellente coutume dans l'hôpital de Leyde, où il enseignait la médecine au lit du malade. Il y appelait les élèves à tour de rôle, et les interrogeait sur les caractères de l'affection, sur sa marche et sur la médication qu'il était convenable de mettre en usage, se réservant d'exposer après eux, le résultat de ses observations personnelles. Mais, comme cette méthode ne fut pas du goût des élèves, il fut obligé de l'abandonner et se contenta de disserter lui-même, sur les malades qu'il avait à traiter.

Ces étudiants de Leyde ressemblaient quelque peu à ceux devant lesquels j'ai l'honneur de parler aujourd'hui. Ne vous fâchez pas de la comparaison ; les Hollandais nous valent bien ; d'ailleurs elle me conduit à vous donner un conseil amical, et dont l'utilité ne saurait vous échapper. Les élèves qui s'empressent autour d'un lit aiment bien à entendre parler le professeur; ils assistent volontiers et patiemment à l'examen qu'il fait du malade; mais, en général, il leur est pénible de devenir partie active dans ce travail, et si on leur propose de procéder eux-mêmes à l'examen du patient, ils prennent une attitude modeste, et balbutient timidement et à voix basse quelques questions, qui ont pour résultat à peu près constant, soit une erreur de diagnostic, soit une déclaration d'incompétence.

Non, messieurs ! vous ne devez pas imiter la nonchalance des auditeurs d'Heurnius ; ayez plus de confiance en vos propres forces, n'oubliez pas à la porte de l'hôpital tout ce que vous avez appris ailleurs ; et lorsque vous trouverez des chefs de service qui voudront bien consacrer leur temps à vous instruire, ne leur faites pas défaut ; n'hésitez pas, à mettre, comme on dit, la main à la pâte. Ce n'est qu'après avoir fait dans les hôpitaux un stage long et actif, sous le patronage de vos maîtres, que vous serez dignes de veiller à la santé de vos semblables.

L'école de Leyde tomba avec Heurnius, et ne fut restaurée qu'en 1658, par François de le Boë Sylvius qui en a été considéré, à tort, comme le fondateur. Il y professa devant une assistance nombreuse, mais cet enseignement clinique ne devait acquérir toute sa stabilité qu'en 1714, lorsqu'il fut confié à Hermann Boerhaave. Son éclat fut alors sans égal et son influence universellement féconde. Les élèves affluaient à Leyde de toutes les parties de l'Europe, et pleins de l'enthousiasme que leur avait inspiré l'illustre maître, ils s'empressaient, de retour dans leur patrie, d'y enseigner à son exemple.

Aussi voyons-nous des écoles cliniques surgir de tous côtés, comme autant de bourgeonnements de celle de Leyde. Signalons celle d'Édimbourg (1720), où professèrent successivement Home, Duncan, Cullen ; celle de Rome (1715), que le pape voulut installer avec ce cérémonial dont le pompeux étalage est si fort dans les goûts de la cour pontificale. Il y eut quinze cardinaux et plus de cinquante prélats ; Lancisi, et l'on ne pouvait faire un choix plus heureux, fut le premier professeur de cette chaire qu'il suffirait à illustrer. Citons enfin celle de Vienne, qui désormais va nous occuper d'une manière exclusive.

L'élève chéri de Boerhaave, Gérard Van-Swieten, jouissait alors d'une réputation immense et justement acquise ; il fut appelé, en 1746, en Autriche, par l'impératrice Marie-Thérèse ; nommé son premier médecin, président perpétuel de la faculté de médecine de l'Université de Vienne, et directeur général des affaires médicales dans tout l'empire. Il n'usa de ces hautes dignités et des pouvoirs considérables qu'elles lui conféraient que dans l'intérêt des études ; s'empressa de fonder une chaire de clinique, à l'instar de celle de Leyde, et y nomma professeur un disciple de Boerhaave, Antoine de Haen (1753).

Cet homme remarquable, qui a laissé de très-bons écrits sur un grand nombre de sujets médicaux, et notamment sur le tétanos, les hémorrhoïdes, la colique des peintres, les jours critiques, etc., fut le maître de Stoll qui lui succéda dans son enseignement.

Maximilien Stoll naquit le 12 octobre 1752, en Souabe, dans le petit village d'Erzinguen, qui appartenait alors au prince de Schwarzenberg. Son père, chirurgien d'un certain mérite, le confia au curé de la paroisse qui était son parent, puis le reprit à l'âge de neuf ans, et, comme cela se pratiquait dans la famille des Asclépiades, il commença à le conduire chez ses malades. L'enfant éprouvait une vive répugnance pour la pratique chirurgicale, et, plus d'une fois, il demanda à retourner chez son premier précepteur ; ce fut d'abord inutilement ; mais, après dix-huit mois de ce pénible noviciat, il parvint à fléchir la volonté paternelle, voici à quelle occasion : un pauvre bûcheron, qui, en émondant un arbre, s'était amputé la main gauche, fit appeler le père de Stoll, qui se rendit auprès de lui avec son fils. La vue du sang et de la plaie, l'appareil employé pour le pansement, inspirèrent à celui-ci un profond dégoût. De retour à la maison, il déclara si énergiquement que la chirurgie lui était décidément antipathique, que son père, renonçant à ses premiers projets, le laissa retourner chez le curé. Celui-ci, pendant quatre ans, lui enseigna, suivant l'usage de cette époque, les premiers éléments de la langue latine. Ses progrès rapides, et une aptitude

spéciale pour l'étude des lettres déterminèrent son père
à le faire entrer au collége de Rotweil, dirigé par les
jésuites.

Après avoir subi un examen, il fut admis dans la cinquième classe dite d'humanités. Bien vite on se mit à
cajoler, à circonvenir le nouveau venu, et, à grand ren-
fort de ruses et de promesses, on le décida à entrer dans
l'ordre. Ni le procédé, ni le résultat, n'étaient chose nouvelle dans les annales de la société, mais ils attristèrent
profondément le père de Stoll, qui l'avait confié aux
jésuites, non pour qu'ils en fissent un des leurs, mais
pour qu'il se préparât, par une instruction littéraire
solide, à l'étude de la médecine. Au bout de trois ans
de noviciat on déclara qu'il était apte à professer, et on
l'envoya à Hale, dans le Tyrol, pour qu'il y enseignât les
humanités aux élèves de la première et de la seconde
classe; mais comme il s'avisa d'imaginer des méthodes nouvelles, qui s'écartaient de la règle instituée par les pères,
pour enseigner les langues anciennes de Rome et de
la Grèce, il encourut le blâme et la haine de ses supérieurs, ennemis déclarés de toute réforme, et, pour le
punir, on l'envoya d'abord à Ingolstad, puis à Eichstadt.

Vicq d'Azyr nous raconte qu'un jésuite des amis de
Stoll, sentant sa mort approcher, le fit venir et lui révéla,
sur la constitution de la société dont ils étaient membres,
des dispositions secrètes. Cette qualification de secrètes
est un euphémisme dont je ne veux pas être le complice ;
j'en laisse toute la responsabilité à la politesse de Vicq
d'Azyr, et ne me sentant, pour ma part, disposé à aucune indulgence envers ces hommes, dont Pascal dit
« qu'il faut remplir leur face d'ignominie », je dirai : des
dispositions honteuses et coupables. Vous allez voir
que là-dessus Stoll avait le même sentiment.

Jeune, uniquement occupé de ses élèves et de son enseignement, il était plein d'illusions sur l'ordre auquel il

appartenait. Jusque-là, il n'en avait vu que les tendances littéraires, qui, l'ayant séduit, avaient déterminé son enrôlement. Vivant à la lumière du plein jour, il ignorait la restriction mentale, aussi bien que la vie et les menées de l'ombre ; aussi, lorsque passant la tête par la porte que le mourant venait de lui entr'ouvrir, il aperçut, dans ce monde de ténèbres, à la lueur d'un sinistre brasier, le cénacle des fils de Loyola, distillant ses poisons, ourdissant la trame de ses calomnies, lançant ses brandons incendiaires, il la détourna indignée, et rompant le pacte, il rentra dans la vie commune.

Vous le voyez, peu s'en est fallu que Stoll, comme tant d'autres, n'ait été absorbé au profit du jésuitisme, qui, semblable au dieu de la Fable, a maintes fois dévoré ses propres enfants, lorsqu'il trouvait dans leur honnêteté ou leur génie un obstacle à la marche qu'il s'est tracée. Ce qui nous a donné Stoll, à nous médecins, c'est la sincérité et peut-être le repentir d'un ami mourant, venant éclairer tout à coup son âme généreuse et droite sur la malice et l'astuce de ceux dont il aurait été fatalement le complice.

Quel avenir était réservé à Stoll, s'il eût persisté dans la voie où il venait de débuter ? Nous n'avons pas à le rechercher ici. Si nous le devons aux lettres, les lettres nous doivent un homme de génie, qui commença par être médecin. En effet, à peu près à cette époque, en 1759, encore en Allemagne, mais dans le Wurtemberg, à Marbach, un enfant naissait, dont le père, chirurgien barbier, comme celui de Stoll, confia aussi sa première instruction à un ministre du culte ; puis il fut placé dans un gymnase, où il était depuis quelque temps, lorsqu'il fut désigné par le duc régnant pour entrer dans son académie de Charles, véritable école polytechnique, où l'on enseignait tous les arts et toutes les sciences. On le classa parmi ceux qui devaient apprendre la médecine, et à l'âge de vingt et un

ans, il entrait dans un régiment en qualité de chirurgien,
aux appointements de dix-huit florins par mois, ce qui
fait à peu près quarante-cinq francs de notre monnaie.
Mais un ardent amour de la liberté et un entraînement irrésistible vers la poésie, lui avaient fait prendre
en aversion les études réglementaires, la discipline et
jusqu'au protectorat du prince. Aussi un jour, renonçant courageusement à la position qu'il s'était acquise,
bravant la colère de son souverain, jetant le froc médical
aux orties, il s'échappa de Wurtemberg, et se rendit à
Manheim où l'on représentait son chef-d'œuvre : *les
Brigands*. A partir de ce jour, Frédéric Schiller oublia
qu'il avait été médecin, pour être le plus grand poëte de
l'Allemagne.

Je vous l'ai dit, messieurs, si la médecine avait contracté une dette envers les lettres, en leur prenant Stoll,
elle s'acquitta généreusement le jour qu'elle leur donna
Schiller.

Stoll avait vingt-cinq ans lorsqu'il sortit de chez les
jésuites. Après un séjour de quelques mois dans sa famille,
il se rendit à Strasbourg, où il commença l'étude de la médecine. Il quitta cette école au bout d'un an, pour aller à
Vienne, suivre les leçons que le célèbre de Haen faisait
au lit des malades. Il y fit de brillantes études, et, en
1772, il reçut, avec le titre de docteur, les honneurs
médicaux les plus élevés. On se hâta d'utiliser ses talents
et il fut commissionné pour aller en Hongrie, où régnaient
des maladies épidémiques. Plein de courage et de dévouement, il se mit à étudier les affections populaires,
sur lesquelles il nous a laissé de si admirables observations; mais bientôt, désespérant de trouver un principe
certain dans la médecine, il voulut l'abandonner pour
embrasser une profession moins conjecturale et plus
pratique. C'en était fait de lui, et nous compterions aujourd'hui une illustration médicale de moins, sans Thomas

Sydenham. — La lecture assidue des chapitres que ce grand observateur a consacrés à l'étude des fièvres rendit le calme à l'esprit tourmenté de Stoll qui, retrempant son courage dans la méditation de ces écrits, se remit à l'œuvre avec une ardeur qui ne se démentit plus. Mais, attaqué deux fois d'une fièvre automnale très-grave, atteint à diverses reprises d'accès intermittents, affaibli par la médication énergique à laquelle il se soumettait, il quitta malgré lui, comme il nous l'apprend, un pays qu'il aimait, et il revint à Vienne pour ranimer dans le commerce de ses amis, un esprit que le travail et une longue maladie avaient fatigué, et profiter de leurs conseils pour le rétablissement de sa santé.

Il se maria, et comme de Haen venait de tomber malade, il fut chargé de le suppléer. Puis, à la mort de ce dernier, qui arriva quelques mois après (13 mai 1776), le baron de Stoerk nomma Stoll professeur titulaire de clinique médicale à l'Institut de Vienne.

Il était au comble de ses vœux ; par malheur ses forces physiques devaient bientôt plier sous la lourde tâche qui lui incombait ; il ne s'était pas remis des graves atteintes qu'il avait subies en Hongrie, et dans l'automne de cette même année, accablé par un travail excessif et ingrat, sous le coup de chagrins domestiques qu'il cherchait à dissimuler, il fut pris d'accidents gastriques assez graves, qui, combattus avec peu de suite, le laissèrent dans un état valétudinaire jusqu'au mois de décembre. Le 21, étant à bout de forces, en proie à une fièvre ardente, il fut obligé de prendre le lit ; bientôt survinrent du délire, de l'insomnie, de la diarrhée ; le ventre se ballonna, la langue devint fuligineuse, tous accidents qui nous autorisent à considérer comme une fièvre typhoïde cette maladie. Un de ses élèves, dont par reconnaissance il nous a conservé le nom, Antoine Cœnen, lui donna des soins avec un dévouement digne des plus grands éloges, mais qui, au point de vue du traitement, se ressentaient un peu de son inexpérience et probablement aussi du trouble qu'il devait éprouver d'avoir entre ses mains la vie de son maître. Quoi qu'il en soit, Stoll guérit. Au début de sa convalescence, alors qu'il avait recouvré l'usage de ses sens et de son intelligence, les conceptions de son délire revenaient à son esprit et lui imposaient un travail commencé pendant qu'il était sous leur empire, ce qui le faisait regarder par les assistants comme un aliéné. D'autres troubles marquèrent chez lui cette période intermédiaire entre la maladie et la santé ; c'est ainsi que les objets qui étaient perpendiculaires à l'horizon lui paraissaient inclinés et penchés, comme s'ils avaient été prêts à tomber sur lui. Ceux dont la situation était parallèle à l'horizon semblaient aller en s'élevant, en sorte qu'en marchant sur un plancher bien uni, il croyait être sur un lieu qui allait en montant. Mais peu à peu tous ces troubles s'évanouirent ; il recouvra ses forces physiques, et la première des déesses, comme il le dit, la santé (Ὑγίεια πρεοβιςα μαχαρων) ayant enfin jeté sur lui un regard favorable, il put reprendre son service d'hôpital le 1ᵉʳ mars 1777.

La grande réputation médicale de Stoll lui attira de nombreux et illustres clients, parmi lesquels son biographe cite le célèbre ministre Kaunitz, les généraux Hadik et Loudon, le prince Czatorinsky et le poëte Blumauer. Ce dernier était atteint depuis longtemps d'une hydropisie dont Stoll parvint à le guérir. Le malade, plein de gratitude, lui adressa une pièce de vers, également flatteuse pour le poëte et pour le médecin qui y est célébré.

Stoll fut un promoteur ardent de l'inoculation variolique. Chaque année, pendant l'été, il louait un jardin dans l'un des faubourgs de la ville ou dans un village voisin, et c'est là qu'il pratiquait cette opération, au grand avantage de ses malades, car il y fut constamment heureux.

Peu de temps avant sa mort, il éclata à Vienne une épidémie à laquelle il ne put échapper, et, à cette occasion, il reçut la visite de l'empereur Joseph II, qui voulut témoigner à l'illustre professeur tout le prix qu'il attachait à la conservation de sa santé. Stoll se rétablit assez vite ; mais quelques mois après, le 22 mai 1788, comme il rentrait chez lui, pendant la nuit, après une marche rapide, il fut pris subitement d'une fièvre aiguë, puis d'accidents cérébraux, et le lendemain 23 il succombait, âgé de quarante-six ans.

Telle fut la vie si noble et si bien remplie de Stoll. Qu'a-t-il fait pour la médecine, quel héritage nous a-t-il légué ?

Clinicien profond, professeur admirable, son enseignement jeta un tel éclat, qu'à son rayonnement on vit éclore de toutes parts des écoles cliniques. Vous faire l'histoire de chacune d'elles, nous entraînerait trop loin de notre sujet ; sachez seulement qu'à la mort de Stoll la France ne possédait encore aucun enseignement officiel analogue à celui de Vienne. Toutefois, une chaire de médecine pratique avait été réunie, en 1786, à la place de médecin de l'Hôtel-Dieu de Caen, à Paris, Desault enseignait la chirurgie à l'Hôtel-Dieu, et un jeune médecin de la Charité, Desbois de Rochefort, faisait au lit des malades des leçons publiques, lorsque, le 14 frimaire an III, fut promulguée la loi qui instituait trois chaires de clinique dans les Facultés de Paris, de Montpellier et de Strasbourg : une de médecine interne, une de médecine externe, une, enfin, pour les cas rares et les essais de nouvelles méthodes thérapeutiques. Le premier professeur de clinique interne fut l'illustre Corvisart, l'élève et l'ami de Desbois de Rochefort, auquel il avait succédé dans son enseignement de la Charité. Aujourd'hui il y a à Paris huit chaires de clinique, sans compter l'enseignement officieux largement institué dans tous nos hôpitaux. Certes, je prise hautement la science que l'on acquiert par la lecture et la méditation de bons ouvrages, qu'ils soient anciens ou modernes ; mais si, par impossible, il vous fallait opter entre cette instruction purement théorique et celle qui résulte de l'observation des malades, je n'hésiterais pas à vous dire : déchirez, brûlez tous vos livres, mais allez chaque jour à l'hôpital ; allez-y dès le début de vos études, allez-y encore le jour où vous serez reçus docteurs. Les faits que vous y aurez bien observés resteront toujours présents à votre mémoire, et jalonneront utilement la voie médicale que vous aurez à parcourir.

Au temps de Stoll, l'institut clinique de Vienne avait une organisation très-simple, et qui pourrait encore servir de modèle. Il n'y avait que douze lits, également répartis entre les hommes et les femmes. A chaque lit demeurait attaché un registre sur lequel on consignait l'histoire des malades et la médication employée ; on y ajoutait le journal de la convalescence, et si l'issue avait été fatale, la description de l'état des organes après la mort. — Les élèves les plus instruits avaient le soin de ces registres, faisaient les autopsies et notaient l'état de l'atmosphère. Enfin, chaque jour, au sortir de la salle, le professeur exposait à ses auditeurs les particularités sur lesquelles la présence des malades ne lui avait pas permis d'insister pendant la visite.

Dans ces entretiens cliniques, et je signale ce point à votre attention, Stoll laissait volontiers de côté les cas rares, extraordinaires ; il aimait à diriger son attention sur les maladies *populaires*, c'est-à-dire sur celles qui se montrent le plus généralement. — « Comme par le passé, dit-il dans la préface de la troisième partie de sa *Méde-*

cine pratique, mes lecteurs ne doivent pas s'attendre à trouver dans ce recueil des choses inouïes et que personne n'a encore vues dans aucun temps et dans aucun lieu, je ne me sens pas propre à ce but. » — « Sans doute, dit-il ailleurs, ceux-là sont dignes d'éloges qui cherchent à faire des découvertes, mais ceux-là aussi ne perdent pas leur temps qui examinent, restreignent, développent, rectifient les idées de ceux qui les ont précédés. Les premiers découvrent des régions jusqu'alors inconnues, les autres font valoir l'héritage qu'ils ont reçu de leurs pères, avec moins de gloire il est vrai, mais avec autant d'avantage.

» Si je parviens à faire comme ces derniers, j'aurai recueilli un prix digne de ma patience et de mon travail. »

Quel enseignement ! Que de largeur et de vérité dans ces préceptes ! Ils seront de tous les temps, et peut-être y aurait-il quelque opportunité, pour la génération médicale de notre époque, à les mettre en pratique. — Stoll excellait à examiner les malades, et il nous a laissé là-dessus un chapitre dont je vous recommande la lecture, vous le trouverez dans le quatrième volume du *Ratio medendi*. N'ayant pas le loisir de l'analyser, j'en extrais un conseil d'une application journalière. — « Le médecin, dit-il, ne devra pas interrompre la narration du malade, jusqu'à ce qu'il l'ait achevée ; car, par des questions continuelles, on lui fait perdre le fil de ses idées, en sorte qu'il oublie une infinité de détails qui eussent été d'une grande utilité pour se former une opinion sur le mal. »

Toutes les observations que le médecin de Vienne a faites dans sa pratique privée ou nosocomiale, il a pris soin de les consigner dans des écrits qui ont été publiés de son vivant ou après sa mort. Parmi les premiers, je vous citerai surtout les trois premiers volumes du *Ratio medendi ;* les *Œuvres posthumes de de Haën ;* les *Constitu-*

tions médicales et les maladies observées à Leyde par Van-Swieten ; les *Aphorismes sur la connaissance et la curation des fièvres.* — Après la mort de Stoll, Joseph Eyerel édita quatre nouveaux volumes du *Ratio medendi ;* des *Lettres sur les devoirs qu'ont les mères d'allaiter leurs enfants ;* des *Leçons sur diverses maladies chroniques ;* un mémoire *sur le meilleur mode d'installation d'un hôpital public ;* enfin plusieurs dissertations soutenues à Vienne par les élèves qui fréquentaient l'institut clinique.

Dans les aphorismes sur les fièvres, l'auteur s'est proposé de compléter ce que Boerhaave avait écrit sur le même sujet, et de présenter, sous une forme concise, sa doctrine pyrétologique.

Le *Ratio medendi,* ou médecine pratique, comme on l'appelle en français, est sans contredit l'œuvre capitale de Stoll ; c'est là que nous le trouvons tout entier. Le style en est facile et attrayant, le plan des plus simples. Au commencement des volumes, on trouve consigné l'état atmosphérique de chaque mois, avec l'énumération des maladies régnantes ; puis viennent des chapitres où abondent les observations particulières. Chacune d'elles est un petit tableau de la maladie à laquelle elle se rapporte ; tout y est, depuis les premiers indices du mal jusqu'aux détails de la thérapeutique mise en usage. Les histoires des malades qui ont succombé forment en général des catégories distinctes, et l'on y trouve d'amples détails sur l'examen nécroscopique. C'est quelquefois dans les cours de ces histoires cliniques, mais plus souvent à leur suite, que l'on trouve des remarques ou des chapitres entiers de pathologie, résumant en les rapprochant, les groupes d'observations. C'est là aussi qu'on trouve d'admirables études sur ces états que Stoll appelait, à peu près indifféremment, *maladies épidémiques, fièvre épidémiques, épidémies permanentes,* et qu'il subordonnait *à la constitution médicale régnante.*

La constitution médicale est une influence de l'atmosphère, inconnue dans son essence, qui agit sur les maladies sporadiques de la zone où elle domine, de telle sorte, qu'elle modifie leur physionomie originelle et leur imprime un cachet commun. Elle représente, par rapport à ces maladies, quelque chose d'analogue à ce que le ton est en musique. Dans certains cas, la constitution médicale, par le seul fait de son existence, détermine l'éclosion d'états morbides, qui constituent la plus haute expression de sa puissance pathogénique. L'élément constitutionnel, dit Stoll, est un levain qui, suivant le terrain où il tombe, fait germer telle ou telle maladie, et pour guérir celle-ci, il faut le détruire. Il peut être bilieux, inflammatoire, rhumatismal, catarrhal, etc.

De toutes les constitutions épidémiques observées par Stoll, c'est la bilieuse dont il s'est le plus occupé, c'est elle qui a dominé à Vienne, surtout pendant les premières années de son enseignement. Ce sont les maladies bilieuses qui ont le plus captivé son génie d'observateur et de thérapeutiste, c'est par elles qu'il a acquis son immense réputation ; elles méritent donc de nous arrêter quelques instants.

Presque toutes les maladies dites bilieuses par les anciens, a écrit tout récemment M. Monneret, sont des affections avec ictère. Il n'en est rien. Les anciens appelaient *bile* une matière dure et d'un blanc jaunâtre qui recouvrait le sang tiré de la veine, et *bilieuses* les maladies qui en provenaient. A la fin du XVIIIe siècle, un grand pas avait été fait ; les médecins connaissaient la signification inflammatoire de la couenne, et ils donnaient le nom de bile à un appareil de crudités, presque toujours d'un goût amer, ayant pris naissance dans l'estomac et dans la première portion de l'intestin. Quoique ces matières saburrales, dit Stoll, empruntent très-souvent leur

couleur et leur amertume à la véritable bile, il est rare
qu'elles en proviennent. Elles affectent non-seulement les
parties qui en sont le siége, mais encore celles qui sont
éloignées de ces dernières ; résultat qui peut être expliqué par la sympathie qui les relie à l'estomac, ou par la
résorption des particules de saburre qui irritent ces différents organes et les rendent malades. C'est ainsi qu'en
se portant sur le cerveau elles engendrent la céphal-
algie, le délire ou le coma, et qu'elles font naître dans
le poumon la péripneumonie ou la pleurésie bilieuses.

On trouve à chaque instant, dans les œuvres de Stoll,
ces deux dernières dénominations, prises l'une pour
l'autre. C'est qu'en effet il confondait les deux maladies
qu'elles représentent. Pouvait-il en être autrement avant
Laennec ? Mais ce qu'il faut bien que vous sachiez, c'est
la signification véritable que le professeur de Vienne
attachait aux termes de péripneumonie et de pleurésie
bilieuses. Et si j'insiste, c'est que, sur ce point, la plupart
des auteurs qui ont rapporté et commenté ses idées
semblent ne l'avoir pas compris. On l'accuse d'avoir été
dans une confusion perpétuelle. Certes, je ne veux pas
vous donner à entendre que Stoll n'a jamais fait d'erreur
de diagnostic, mais ce que je puis vous affirmer, c'est
que, loin d'avoir été confus, il s'est efforcé en maint
endroit, pour éviter l'équivoque, de bien définir les termes
dont il se servait. — Vous allez en juger.

« Cette espèce de pleurésie ou de péripneumonie, dit-
il, se montre d'ordinaire après une disposition catarrhale,
remontant déjà à un certain nombre de jours, et est caractérisée par les phénomènes suivants : perte de l'ap-
pétit, amertume de la bouche, frissons répétés et beaucoup moins intenses que dans les véritables inflammations
des poumons ; douleur vive dans la région du sternum
ou dans un des côtés, occupant quelquefois tout le
thorax, mais n'augmentant, en général, ni par la respi-

ration, ni par la toux ; crachats blancs, tenaces, gluants ; oppression de poitrine, tension des hypochondres ; douleur épigastrique avec sentiment de plénitude et de gonflement à l'estomac ; éructations amères, nausées, et, dans quelques cas, vomissements bilieux ; langue blanche et pâteuse, selles très-rares ou bien, au contraire, fréquentes, liquides et bilieuses. La fréquence du pouls variait suivant les individus. » A ces traits, il est impossible de méconnaître l'embarras gastrique avec ou sans fièvre ; compliqué ou non de catarrhe pulmonaire. Les phénomènes thoraciques qui ont valu à l'état morbide décrit par Stoll la qualification qu'il lui donne, sont suffisamment expliqués par cette complication ; quant à la douleur de côté, il est aisé de s'en rendre compte, tantôt par un rhumatisme des muscles pariétaires, tantôt par l'existence d'une névralgie intercostale symptomatique de la souffrance gastrique.

Stoll connaissait trop bien les difficultés incessantes que l'on rencontre au lit du malade, pour n'avoir pas donné tous ses soins à les aplanir. « Un point qui quelquefois tient longtemps et fortement le médecin en suspens, dit-il, c'est de savoir si une pleurésie est *bilieuse*, ou *inflammatoire*, ou *mixte*. Car la manière d'être de ces maladies, n'est pas toujours telle, qu'elles n'aient pas beaucoup de choses communes entre elles, et que l'une ne prenne pas très-souvent l'apparence de l'autre. » Suit un diagnostic différentiel, des mieux faits, mettant en relief les phénomènes qui séparent la pleurésie *inflammatoire* de la pleurésie *bilieuse*.

Ainsi, pour résumer les opinions nettement exprimées par le professeur de Vienne, sur ce point de pathologie, il admettait trois espèces de péripneumonie ou de pleurésie : 1° l'*inflammatoire*, telle que nous la connaissons aujourd'hui ; 2° la *bilieuse*, qu'il appelle une *fausse inflammation*, qui de la première n'a que le masque, et que dans le langage actuel, nous appellerons, suivant les cas, *embarras gastrique, fièvre gastrique, catarrhe bronchique avec état saburral des premières voies;* 3° enfin, la *mixte* (*ex utraque composita*). Cette dernière est véritablement la *pneumonie bilieuse,* c'est-à-dire une pneumonie avec prédominance gastrique.

Vous voyez que Stoll a été très-explicite et que, pour le comprendre, pour ne pas lui reprocher une confusion qui ne fut jamais dans son esprit, il suffit de substituer aux termes dont il s'est servi, les descriptions qu'il nous a laissées des maladies que désignent ces termes; chose facile et qu'il faudra toujours faire lorsqu'on voudra se pénétrer de la pensée d'un auteur.

Comme son maître et son prédécesseur de Haen, Stoll fit une étude approfondie de l'intoxication saturnine. Il n'ignorait aucun des accidents qu'elle peut produire, depuis la colique la plus bénigne, l'arthralgie la moins tenace, jusqu'à la cachexie la plus profonde et aux accidents encéphalopathiques les plus foudroyants. Il insistait d'une façon toute spéciale sur la *dureté* que présente le pouls des saturnins; il compare la sensation que l'on a en explorant leur artère, à celle que donnerait un fil de fer tendu. « Ce symptôme, dit-il, est le plus opiniâtre, et celui de tous qui ferme ordinairement la marche. Je ne regardais point le caractère de la maladie comme détruit, tant que le pouls conservait ces qualités. » Souvent, et surtout sous l'influence des chaleurs de l'été, le vice épidémique bilieux attaquant les saturnins, à la colique de plomb· venait se joindre une autre maladie, c'est-à dire un état bilieux de tout le corps. Enfin, chose bien remarquable, il semble que Stoll, devançant d'un siècle une découverte de la physiologie moderne, ait connu la lésion rénale que produit le plomb. Voici ce qu'il a écrit là-dessus : « J'ai vu aussi la colique des peintres produire une mort lente par hydropisie. Le système générateur des urines surtout ressent l'action du plomb, se convulse, se resserre, et n'opère plus suffisamment la sécrétion et l'excrétion des urines. Alors la matière des urines, retenue, amassée, portée vers des cavités qui ne lui sont point destinées, produit l'hydropisie. Je l'ai beaucoup soulagée chez un malade, par le moyen de l'opium uni à la scille ; mais je ne l'ai point guérie. »

Parmi les autres affections sur lesquelles il nous a laissé des aperçus dignes de nos méditations, il faut citer la fièvre des femmes en couches, qui bien souvent était provoquée par la constitution épidémique bilieuse ; la rougeole avec fièvre bilieuse ou pituito-bilieuse, et la dysenterie, qu'il considère comme un rhumatisme de l'intestin. Elle peut revêtir plusieurs formes. Dans la première, la plus bénigne, le mal, véritable coryza ventral, reconnaît pour cause habituelle un refroidissement. —Dans la seconde, au rhume de l'intestin se joint un état saburral de l'estomac. —Il appelle la troisième variété, *fièvre bilieuse dysentérique*, et la quatrième, *dysenterie inflammatoire*.

Stoll est un des auteurs qui ont le mieux étudié la toux gastrique ; il a fait voir qu'un vice bilieux du tube digestif en est la cause la plus fréquente, mais en réagissant contre ceux qui veulent voir nécessairement dans la toux, le résultat d'une affection des voies respiratoires, il a singulièrement exagéré et la fréquence et le rôle pathogénique de ce symptôme en tant que phénomène gastrique. Il dit l'avoir vu, par sa durée, provoquer la phthisie chez certains individus. Cela n'est pas admissible. Il est beaucoup plus probable que la toux a été le premier signe de l'évolution tuberculeuse, dont le diagnostic est si difficile pendant une période que la découverte de l'auscultation a singulièrement abrégée. C'est encore parmi les toux gastriques, qu'il rangeait celle qu'on observe tardivement chez les malades atteints de fièvre putride ou maligne. Or, on sait aujourd'hui que le poumon est souvent engagé dans ces affections, et qu'il n'est pas nécessaire de faire intervenir l'estomac pour expliquer la toux qu'on y observe.

Dans cette énumération des maladies dont l'étude plaisait surtout au clinicien de Vienne, et dont il nous a laissé de nombreux exemples dans son *Ratio medendi*, vous voyez intervenir, d'une manière constante, l'élément bilieux à titre de complication. C'est à démontrer sa fréquence et son rôle capital, qu'il s'efforce, et il en fait comme un trait d'union, qui relie entre elles des affections d'ailleurs très-disparates. Aussi pourrait-on dire que Stoll a étudié les maladies au point de vue bilieux, ou, pour parler un langage plus actuel, au point de vue de leurs complications gastriques. En cela, il eut l'immense mérite de comprendre son époque, de la résumer, de la personnifier ; mais il ne fut pas un inventeur. Par l'éclat de son enseignement et le succès de sa pratique, il communiqua une vie nouvelle et consacra en quelque sorte, la doctrine des constitutions bilieuses ; mais s'il fut le propagateur éloquent de ces idées, si, en Allemagne surtout, il les vulgarisa, et les rendit pour un temps classiques, par la puissance de son autorité, il n'en fut pas le père : elles germaient depuis longtemps lorsqu'il fut chargé d'un enseignement officiel.

Alors, en effet, la doctrine sur les complications des maladies épidémiques, régnait généralement, et de ces complications celle qui revient le plus habituellement, on pourrait dire d'une manière constante, c'est la *bilieuse*.

Jean de Koker établit déjà dans la première moitié du XVIIIᵉ siècle, que la bile provoque la plupart des maladies aiguës et chroniques, et Jean-Baptiste Bianchi confirme par sa célèbre histoire du foie, l'opinion de Koker qui se propageait rapidement. Un des plus ardents défenseurs de cette manière de voir, fut Paul Valcharenghi, médecin à Crémone d'abord, puis à Pavie et à Milan. Dans ses observations sur les maladies qui régnèrent dans la première de ces villes, de 1733 à 1740, il s'occupe surtout des *péripneumonies bilieuses* et *muqueuses*. Les mêmes tendances sont très-manifestes dans sa *Pyrétologie*, où il divise les fièvres en *gastriques* et en *veineuses*.

Jean Huxam ne voit non plus partout que complications *biliaires*, *muqueuses* et *rhumatismales*. En 1755, Tissot décrit, en la qualifiant de bilieuse, la fièvre de Lausanne. En 1761, Casimir Medicus donne la description d'une épidémie bilieuse remarquable. Guillaume Grant considère les constitutions bilieuse et atrabilaire, comme régnant toujours dans certaines saisons de l'année; et l'opinion sur la généralité des complications bilieuses se propage tellement en Allemagne, par le crédit de Philippe-Georges Schrœder, que toutes les fois qu'on voyait la langue chargée au déclin d'une fièvre rémittente, on avait recours aux délayants et aux purgatifs.

Tel fut le milieu dans lequel apparut Stoll. Il accepta les idées courantes; cela était naturel et n'a rien qui fasse du successeur de de Haen un homme à part; mais ce qui le met au-dessus de ses précurseurs et de ses contemporains, ce qui doit nous le faire admirer, c'est l'interprétation thérapeutique qu'il donna de ces idées sur les complications bilieuses; c'est l'application si rationnelle et si pratique qu'il en a faite au traitement des maladies. Stoll thérapeutiste : tel est le point de vue sous lequel nous devons maintenant l'envisager.

Il ne veut pas que l'on ait recours aux remèdes pour une incommodité légère, parce que le repos seul, une manière de vivre et une diète convenables la feront disparaître. Il conseille d'en user de même dans les maladies imaginaires. Si l'on consent à administrer des médicaments contre une affection incurable, ils ne doivent pas être énergiques. Il ne faut pas changer les remèdes ni les augmenter sans nécessité. Il veut qu'on préfère les communs aux précieux, qu'ils soient appropriés à l'âge, à l'idiosyncrasie, au goût. Il blâme ces médecins qui, oubliant les exemples d'Hippocrate, s'efforcent mal à propos de rassembler, dans une même formule, différentes substances opposées chacune à l'un des symptômes de la maladie. « Ma matière médicale, dit-il, est fort succincte, non par pénurie, mais de dessein prémédité. Que ceux-là se servent de prescriptions apprêtées, qui sont forcés de flatter le palais des femmes ou de donner des médicaments dont le haut prix fait tout le mérite. »

Stoll voulait que le traitement fût adapté à la cause morbifique et non à ses effets si variés, à ses formes, à ses modifications accidentelles. Le type d'une fièvre, sa période, lui importaient peu; ce qu'il cherchait à reconnaître, c'était sa cause, et tous ses efforts étaient dirigés contre elle.

Il avait sur les antiphlogistiques des idées que je ne saurais trop signaler à votre attention.

« Je pense, dit-il, qu'il n'existe aucun remède qui doive porter ce nom, si ce n'est sous un rapport quelconque avec une cause morbifique bien déterminée. En effet, est-ce qu'une saignée ne rafraîchira pas singulièrement un malade qui aura une fièvre inflammatoire très-brûlante, que l'orgasme du sang, la constriction et l'irritation de la fibre auront occasionnée, tandis qu'un vomitif l'aurait enflammé davantage? Est-ce qu'au contraire la saignée, surtout si elle est copieuse et qu'on la répète, ne donnera pas une nouvelle activité à la fièvre qui est entretenue par une bile âcre dans l'estomac, et dans ce cas le véritable réfrigérant ne sera-t-il pas un vomitif qui chassera le foyer bilieux qui alimentait la fièvre? »

Les médicaments qu'il employait le plus habituellement, étaient l'émétique, l'ipécacuanha, les sels neutres, à titre de purgatifs ; le quinquina, l'arnica, qu'il appelait le quinquina du pauvre, et sur lequel il nous a laissé des remarques pleines d'intérêt, l'opium, enfin, qu'il administra si heureusement dans la colique saturnine et les autres accidents plombiques.

Il usait largement des vésicatoires volants, qu'il supposait agir non-seulement comme topiques, mais par la résorption et l'influence consécutive sur l'économie, du principe actif des cantharides. De tous ces remèdes, celui qui, sans contredit, domine dans sa thérapeutique, c'est le tartre stibié, qu'il administre dans tous les cas où il constate l'intervention de l'élément bilieux ; il le considère comme l'évacuant par excellence, et ne craint pas, chez un même malade, de le prescrire itérativement. Il se plaît à nous montrer les cures rapides et inattendues qu'il obtint par cette méthode, dans des cas inutilement attaqués par d'autres moyens, la saignée par exemple.

Lorsqu'il avait reconnu son utilité, rien ne l'arrêtait : ni les règles, ni la présence d'une fièvre éruptive, telle que la rougeole ou la variole, ni toute autre contre-indication apparente. « Je me rappelle avec plaisir, dit-il, un jeune Turc, qui depuis s'est fait chrétien. Il eut, au mois de juillet 1775, une fièvre bilieuse et un crachement de sang considérable. Comme je prescrivais un vomitif, et que j'insistais sur ce qu'il fallait le donner dans le moment même où l'effusion du sang de la poitrine avait lieu, ceux qui m'environnaient crurent que je déraisonnais, et ils attendaient l'événement avec une secrète et vive impatience, persuadés que le malade rendrait l'âme avec son sang et de la bile. Qu'arriva-t-il ? Il vomit beaucoup de bile huileuse, mais il ne parut pas un filet de sang, et la fièvre disparut. »

Non content de faire bénéficier ses semblables du bonheur avec lequel il administrait l'émétique, Stoll ne dédaignait pas de traiter les animaux. Pendant les étés de

1776 et 1777, les chiens furent sujets à une toux catarrhale avec coryza et vomissements de matières putrescentes ; ils maigrissaient rapidement et finissaient par mourir. Il en guérit un en lui faisant prendre une solution de tartre stibié, qui détermina l'évacuation de matières très-fétides ; mais quelques semaines après, cet animal, très-gourmand, s'étant gorgé de nouveau d'une grande quantité de viande, la même maladie lui revint, et, comme au lieu de le faire vomir on lui fit avaler, d'après les conseils des commères, de l'huile d'amandes douces et de la graisse de chien, il périt dans les convulsions.

Dans les quatre dernières années du professorat de Stoll, la constitution médicale avait changé à Vienne ; elle était devenue inflammatoire ; dès lors, il conseilla l'emploi de la saignée et des antiphlogistiques, avec non moins d'ardeur, qu'on l'avait vu auparavant recommander la méthode évacuante ; et, après avoir si justement montré l'abus qu'à l'exemple de Botal on avait fait des évacuations sanguines, il les prescrit dans les cas où l'on soupçonnerait à peine la plus légère inflammation. Toutefois, cette erreur du grand clinicien, fut de courte durée ; elle fut peu remarquée, et par suite, n'exerça aucune influence sur la pratique médicale de ses contemporains.

Ce qui ressort des considérations précédentes, messieurs, c'est que pour Stoll l'estomac était le grand centre, le grand foyer de l'étiologie et le levier le plus puissant du thérapeutiste. Un coup d'œil jeté sur l'histoire de la médecine, nous fait voir que cette idée, et pourquoi ne le dirais-je pas ? que cette vérité, émise avant le médecin de Vienne, a été développée après lui. Il est vrai que pour la reconnaître, il est nécessaire de percer l'obscurité dont elle s'entoure parfois, de faire la part du caractère de ceux qui l'ont mise en avant, du langage et des doctrines de l'époque ; mais quand on a fait tomber ces enveloppes, elle apparaît, toujours reconnaissable à des caractères qui affirment son identité.

Dans cette courte revue, ne remontons pas au delà du XVIe siècle et ne rappelons que les noms les plus connus. Il en est un auquel vous n'avez peut-être pas songé, et que vous ne dédaignerez pas, j'en suis sûr, quand je vous l'aurai signalé : c'est celui de l'auteur de *Pantagruel*, qui a semé son immortel ouvrage d'aperçus physiologiques et médicaux d'une incontestable vérité. Comme vous le savez tous, il était docteur de la Faculté de Montpellier, où il enseigna pendant quelque temps la médecine. De plus, il fit sur les œuvres d'Hippocrate des études très-appréciées de ses contemporains, et il laissa une bonne traduction latine de ses *Aphorismes*. Eh bien ! François Rabelais, lorsqu'il fait descendre son héros dans l'île de messire Gaster, premier maistre ès arts de ce monde, insiste sur les révérences qu'il faut faire à ce despote et sur l'honneur qu'on doit lui porter ; « car il est impérieux, rigoureux, rond, dur, difficile, inflectible ; il ne oyt point..... Il ne parle que par signes, mais à ces signes tout le monde obeyst, et plus soubdain qu'aux édits des presteurs et mandements des roys.... En quelcques compaignies qu'il soit, tousjours va devant ; y feussent roys, empereurs, voire certes le pape, et au concile de Basle le premier alla. »

Signalons encore Paracelse et Van Helmont.

Paracelse, qui, dans son langage figuré, appelait l'épilepsie le tremblement de terre du Microcosme, plaçait dans l'estomac la demeure de l'archée, démon qui a une tête et des mains, qui métamorphose le pain en sang, et qui n'est autre chose que l'esprit de la vie, le corps sydérique de l'homme. Cette archée opère tous les changements en vertu de sa propre puissance, et seule elle guérit les maladies ; aussi l'action des moyens que le médecin emploie, doit-elle se concentrer sur l'estomac et le maître qui y règne.

Van Helmont, ce médecin chimiste et mystique, qui, dans un jour d'hallucination, en l'an de grâce 1633, aperçut sa propre âme sous la figure d'un cristal resplendissant; Van Helmont, qui avait aussi son archée, grande directrice de toutes les fonctions du corps, plaçait originairement son siége dans l'estomac, où elle commande la digestion par l'intermédiaire du pylore, en vertu d'un blas particulier, et d'où elle provoque toutes les maladies, lorsqu'elle est dans un état de colère ou de frayeur, en envoyant vers les organes des ferments acides, qui les font entrer en souffrance. De là, pour guérir une affection quelconque, la nécessité préalable de s'adresser à l'archée et de faire tomber sa colère.

A côté de ces deux chefs d'école, et quoique après un intervalle de deux siècles, plaçons Broussais, qui, en proclamant la domination universelle de la gastrite et l'excellence de la médication antiphlogistique, sacrifia, probablement sans s'en douter, au même dieu que Paracelse et Van Helmont.

Enfin, tout récemment, un illustre maître, que je me plais à rapprocher de Stoll, rajeunissant cette idée féconde de l'influence gastrique, en a fait la pierre angulaire de son édifice médical; car pour M. Beau, c'est dans la dyspepsie qu'il faut chercher la cause de la plupart des maladies, et c'est à la combattre et à la vaincre que doivent tendre tous les efforts du clinicien. Dégagées de quelques détails inutiles, réduites à leur plus simple expression, toutes ces formules de physiologie pathologique nous donnent un résultat identique, à savoir :

La prééminence de l'estomac, au double point de vue de la pathogénie et de la thérapeutique.

Prééminence qui se présenta dans la pratique du clinicien de Vienne sous la forme de l'embarras gastrique, et qu'il exploita si habilement et si efficacement à l'aide de la médication vomitive.

Puisse, messieurs, l'essai, hélas ! trop imparfait que je viens de vous présenter sur la vie et les œuvres de Stoll, vous inspirer la vénération dont je me sens pénétré pour cette grande et noble figure ! Puisse-t-il vous faire aimer ses écrits ! Lisez-les, méditez-les, avec l'esprit simple et droit qui les lui a dictés. La ruche est assez vaste, assez pleine, pour que chacun de vous prenne sa part du miel qu'il y a entassé.

Quelques-uns s'attendaient peut-être à une conclusion nettement formulée sur la doctrine du célèbre clinicien, et je les entends me dire avec un ton de reproche : « Allez-vous donc nous quitter sans nous faire connaître l'école à laquelle appartenait Stoll ? » De par cette bile qu'il voyait partout, c'est un *humoriste*, et nous n'eussions pas attendu votre consentement pour le proclamer, si, sur beaucoup de points d'importance touchant la doctrine des fièvres, il ne se fût rapproché des *vitalistes ;* d'un autre côté, le *solidisme* le réclame, car il aurait dit : que l'accroissement de l'irritabilité du cœur et des artères est la cause de la fièvre; enfin, et comme pour mettre le comble à notre embarras, des gens qui ont toute notre confiance, affirment que c'est un *empirique*, ou qu'il n'y en eut jamais. A ces curieux, je ferai cette simple réponse : Maximilien Stoll fut un grand médecin, qui n'eut aucun souci de tous ces systèmes, et je vous engage à l'imiter.

SIXIÈME CONFÉRENCE

M. FOLLIN, PROFESSEUR.

Guy de Chauliac.

Messieurs,

J'ai choisi pour sujet de cette conférence un chirurgien du XIVe siècle, à qui revient l'honneur d'être le premier écrivain classique de la chirurgie française, et dont le livre, plus ou moins modifié, a eu ce rare privilége, abrogé je crois depuis lors, de rester pen dant près de quatre siècles dans l'enseignement de nos écoles.

Guy de Chauliac écrivait en 1363 l'ouvrage qui est son principal titre de gloire, et au milieu du XVIIIe siècle, Laurent Verduc publiait encore, à l'usage des jeunes aspirants en chirurgie, un abrégé de ce livre remarquable.

Ces *guidons* (car c'est ainsi que par un mauvais jeu de mots on appelait alors ces abrégés-là) furent dans les mains des étudiants jusqu'à la fin du XVIIIe siècle, et il a presque fallu la révolution française pour faire disparaître, avec beaucoup d'autres autorités du moyen âge, l'autorité déjà bien affaiblie de maître Guy de Chauliac.

Nous avons peu de renseignements sur la vie du grand chirurgien dont je dois vous parler aujourd'hui. Cela tient sans doute au faible développement de la culture littéraire à cette époque. La *Légende dorée* inscrivait bien la vie de quelques saints obscurs, mais qui aurait songé à écrire celle d'un pauvre chirurgien? Tout ce que nous connaissons de lui, c'est par lui que nous l'avons appris; toutefois, en lisant avec attention sa *Grande chirurgie*, nous savons à peu près où il a étudié la médecine, quels ont été ses maîtres, dans quelles villes il a exercé sa profession, quelle était sa pratique, quels étaient ses préjugés et ses qualités professionnelles; enfin, hormis quelques dates, nous possédons presque tout ce qui permet de juger la carrière scientifique d'un homme.

Guy, c'était un nom assez commun à cette époque, est né dans les montagnes du Gévaudan, au petit village de Chauliac, du diocèse de Mende. Son origine est très-obscure. On a supposé qu'il pouvait bien provenir d'une famille de proscrits de la fin du XIIIe siècle, et voilà ce qui a donné lieu à cette assertion assez peu solidement établie : Montpellier appartenait alors aux rois d'Aragon, et l'un de ces rois, Pierre II, exila un jour à perpétuité, en confisquant tous leurs biens et leurs droits, un bon nombre de bourgeois de Montpellier, parmi lesquels se trouvait un *magister Guido*, dont on a fait l'ancêtre de Guy de Chauliac. Mais tout cela n'est qu'une hypothèse et n'a rien de sérieusement démontré.

Notre chirurgien fit ses humanités dans le collége de la cathédrale de Mende, qui jouissait alors, parmi les écoles ecclésiastiques du royaume, d'une certaine célébrité. Peyrilhe assure, mais je ne sais d'après quel document, qu'il était déjà clerc et avait au moins vingt-cinq ans en 1325. Quoi qu'il en soit, on peut, sans trop se tromper, rapporter aux dernières années du XIIIe siècle la naissance de Guy de Chauliac.

Il paraît avoir commencé ses études médicales à Toulouse, mais il vint bientôt à Montpellier qu'il appelle en maint passage de son livre « notre commusne escole de Montpellier ». Le plus célèbre de ses maîtres y fut Raymond de Molieres que nous trouvons plus tard, en 1338, chancelier de l'université.

Guy de Chauliac a toujours gardé un bon souvenir de cette école de Montpellier. C'était alors un centre brillant d'études médicales ; les manuscrits grecs et arabes abondaient dans la bibliothèque de la Faculté, et le jeune étudiant du xive siècle, profitant de ces précieux documents, sut les utiliser pour ces travaux d'érudition qui devaient un jour se condenser si bien dans son livre. Mais l'enseignement oral de la chirurgie n'y était pas très-florissant, car en cherchant bien parmi les professeurs, on ne trouvait guère à citer qu'un fils de Lanfranc, un chirurgien assez obscur, du nom de Bonnet. Cette différence entre le nom du père et celui du fils doit vous étonner, mais elle s'explique facilement. Lanfranc était clerc et voué au célibat ; malgré cela il eut, vous le devinez, quelques faiblesses, et son fils ne porta pas son nom ; c'était, du reste, chose assez commune alors chez les clercs, et en Italie une loi avait même réglé la position civile des enfants naturels nés dans ces conditions.

Il y avait encore pour les étudiants d'autres attraits que des manuscrits dans cette école du xive siècle ; les élèves en médecine et en droit organisés en corporations, comme dans certaines universités allemandes de nos jours, se livraient à beaucoup de joyeusetés, et avaient même élu pour présider à leurs fêtes un *roi des étudiants.* Mais sous sa royauté, les banquets assaisonnés de discours, de comédies et de drames se succédaient si rapidement qu'on fut obligé de supprimer ce pouvoir trop joyeux. Malgré tout ce qui pouvait le retenir à Montpellier, Guy de Chauliac s'aperçut de l'insuffisance de l'enseignement chirurgical et se décida à aller étudier l'anatomie et la chirurgie dans la plus célèbre des écoles italiennes de ce temps-là, à Bologne.

Dès le XIIIe siècle, les étudiants en médecine et en droit avaient pris l'habitude de quitter leur pays pour se rendre aux écoles italiennes, si florissantes alors, de Bologne, de Padoue et de Florence. Au XIVe siècle, malgré les troubles politiques qui avaient considérablement nui à ces écoles célèbres, cet usage des voyages avait persisté, et au XVIe siècle il s'était encore conservé, car Rabelais nous apprend que « les jeunes gens studieux » et amateurs de pérégrinités étaient toujours, à son » époque, convoiteux de visiter les gens doctes, anti- » quités et singularités d'Italie ». Les étudiants, en général peu riches, mais ardents au travail et désireux de s'instruire, ne craignaient pas d'entreprendre de longs et pénibles voyages pour recueillir la science de la bouche de maîtres célèbres ; ils allaient au-devant de l'enseignement oral avec le même empressement que vous mettez aujourd'hui à chercher l'enseignement écrit dans les livres de vos maîtres.

Guy de Chauliac partit donc pour Boulogne et y reçut un enseignement anatomique qui ne devait être développé que longtemps après à Montpellier, et un enseignement chirurgical tout empreint encore de l'esprit des arabistes, de Roland, de Brunus, de Théodoric, de Guillaume de Salicet et de Lanfranc. L'école chirurgicale de Bologne était très-célèbre depuis le XIIIe siècle. La médecine était aussi en grand honneur dans cette ville, car les Bolonais avaient exempté de tout impôt un de leurs professeurs, Thaddæus de Bologne, dont les écrits et les commentaires oraux avaient facilité la lecture d'Hippocrate.

Tandis qu'à Montpellier l'enseignement anatomique était presque tout entier dans les livres, et qu'à Paris le chirurgien Henri de Mondeville ajoutait seulement à ses descriptions anatomiques, d'ailleurs assez naïves, quelques figures fort incomplètes, à Bologne on disséquait

des cadavres humains pour des leçons publiques d'anatomie. C'est en 1315 que Mondini de Luzzi, professeur à Bologne, commença à disséquer publiquement,
pour la première fois, deux cadavres de femme, et son
livre est un manuel anatomique qui a duré dans les écoles
jusqu'à la fin du XVIe siècle. L'exemple donné par l'université de Bologne fut bientôt suivi par les autres universités, et chaque année on se mit à disséquer et à
décrire, d'après Mondini, un ou deux cadavres humains.
Guy de Chauliac eut pour maître en anatomie à Bologne
Nicolas Bertrucci, et il nous indique même quel était
l'ordre des leçons suivi par ce professeur. « Ayant situé le
corps mort sur un banc, il en faisait quatre leçons : en
la première était traité des membres nutritifs, parce que
plus tôt ils se pourrissent; en la seconde, des membres
spirituels; en la troisième, des membres animaux; en
la quatrième, on traitait des extrémités. »

En quatre leçons toute l'anatomie ! Que diriez-vous,
messieurs, si vous en étiez réduits là? Cependant un jour
viendra peut-être où vous serez obligés d'étudier toute
votre anatomie sur un ou deux cadavres, si des obstacles,
nés le plus souvent de l'esprit du moyen âge, viennent,
comme nous le voyons aujourd'hui, diminuer de jour en
jour le nombre des sujets consacrés à vos études anatomiques.

Mais on ne se bornait point à disséquer des cadavres
frais, et Guy de Chauliac nous apprend qu'on faisait
aussi «l'anatomie des corps desséchés au soleil, ou con-
sumés en terre, ou fondus en eau courante ou bouillante»;
enfin, qu'on étudiait aussi l'anatomie sur les singes et
les pourceaux.

On disséquait à Bologne, malgré les décrets des papes
contre les dissections, et en particulier malgré l'ana-
thème dont Boniface VIII avait menacé quiconque muti-
lerait des cadavres humains sous prétexte de les em-

baumer. Mais on a toujours remarqué, messieurs, que les prescriptions des papes étaient moins suivies au voisinage de la papauté que dans des contrées plus éloignées d'elle. On n'est point prophète dans son pays, et ce qui se passait à cette époque à Bologne en est une excellente preuve. On continua donc à y disséquer, sans tenir compte des anathèmes de Boniface VIII, tandis qu'à Montpellier il fallut qu'un édit de Charles V (1376) autorisât les dissections.

Guy de Chauliac ne recueillit pas seulement en Italie des connaissances anatomiques précieuses pour son époque, il reçut aussi à l'école de Bologne l'écho d'un enseignement chirurgical illustré au siècle précédent par des hommes dont l'influence a été des plus favorables à la renaissance de la chirurgie en Europe. Il avait étudié les anciens, grecs et arabes, à Montpellier, il était donc bien préparé à recevoir l'enseignement de ceux qu'on appelait alors les modernes.

Mon excellent ami M. Verneuil, dans le coup d'œil rapide qu'il a jeté sur le mouvement de la chirurgie en Europe, du XIIᵉ au XVIIIᵉ siècle, vous a déjà signalé l'état florissant des écoles italiennes au commencement du XIIIᵉ siècle; je dois vous en dire aussi quelques mots, car nous trouvons là les précurseurs de Guy de Chauliac.

L'école de Salerne jeta la première un vif éclat. Bologne vint ensuite, et c'est dans l'université de cette ville que la chirurgie brillait surtout dans les années qui ont précédé l'arrivée de Guy de Chauliac en Italie.

L'école de Bologne recueillit d'abord parmi ses professeurs deux Salernitains. Le premier fut Roger de Parme, élevé à l'école de Salerne, écrivain peu original, mais qui sut résumer avec précision les leçons d'un maître qui nous est resté inconnu. Sans citer aucun auteur, Roger a fourni à l'Italie un livre qui a fait loi pen-

dant longtemps. Vint ensuite un autre Salernitain, maître Roland, qui professa à Bologne et y publia, en 1264,
cent ans avant le livre de Guy de Chauliac, une chirurgie
qui n'est que la copie du livre de Roger, auquel il ajouta
toutefois quelques notes et des citations empruntées aux
Aphorismes d'Hippocrate, aux livres de Galien à Glaucon,
et aux traités d'Avicenne.

Mais les véritables chirurgiens de l'école de Bologne
au XIIIe siècle sont Hughes de Lucques, Brunus et Guillaume de Salicet. Hughes de Lucques était praticien
plutôt qu'écrivain ; mais sa pratique nous a été rapportée par Théodoric, dont l'érudition était grande.
Brunus fut homme d'étude plutôt que praticien, et, au
moment où il achevait, en 1252, sa *Grande chirurgie*, il
connaissait déjà les aphorismes d'Hippocrate, Constantin
l'Africain, Galien et tous les auteurs arabes apportés
alors en Italie, comme Rhazès, Avicenne, Ali-Abbas
et Albucasis.

Le plus célèbre de tous ces chirurgiens italiens du
XIIIe siècle, c'est assurément Guillaume de Salicet, qui,
dans sa vieillesse, en 1275, écrivit sa *Chirurgie* et professa pendant quatre ans à Bologne. C'était un médecin
lettré qui pratiquait la chirurgie. Il ne cite guère que
Galien et les Arabes, mais il se plaît à parler souvent
d'après son expérience personnelle, qui était grande, car
il avait suivi les armées et pratiqué dans plusieurs villes
d'Italie où on l'appelait pour des cas graves.

Au moment où Guy de Chauliac arriva à Bologne,
l'université était malheureusement agitée par les troubles
politiques qui désolaient alors l'Italie, mais il y trouva
encore un enseignement puisé dans les écrits des chirurgiens célèbres dont je viens de parler et qui étaient
morts depuis peu d'années seulement. Son maître en
chirurgie paraît avoir été un certain Albert de Bologne.
Il nous est peu connu scientifiquement ; nous sa-

vons seulement qu'il jouissait dans la ville d'une grande réputation. Boccace le fait même figurer dans une des nouvelles de son Décaméron; mais c'est pour prouver sans doute que, si à l'âge avancé où il était arrivé, on peut encore commenter utilement les aphorismes d'Hippocrate, on se mêle avec moins de succès aux propos joyeux d'une assemblée de femmes galantes.

Bologne était aussi, au moment où Guy de Chauliac y vint, le centre d'un grand mouvement de pratique médicale et chirurgicale. Il y avait des chirurgiens opérateurs, comme Péregrin et Mercadant; on y voyait une nuée de spécialistes pour les yeux, les oreilles, les plaies etc.; il y avait aussi des médecins dont la réputation s'étendait au loin, comme Tossignano qui fut appelé près de Henri de Castille qu'il guérit, et qui le renvoya à Bologne *magno donatum auri pondere*, dit la légende. Le fait est assez rare ; mais il faut croire que la légende n'a pas menti.

Nous aurons l'occasion de voir plus tard quelles connaissances étendues Guy de Chauliac rapporta de son voyage à Bologne. Il cite très-souvent les chirurgiens italiens, il en cite même un certain nombre qui ne nous sont plus connus aujourd'hui. Mais suivons-le encore dans sa vie errante d'étudiant : il quitte Bologne et vient à Paris.

Les hommes les plus instruits de l'époque auraient cru qu'il manquait quelque chose à leur éducation s'ils ne se fussent mêlés à la foule des étudiants de Paris, si nombreux, dit-on, que dans une procession de l'université, le recteur, marchant en tête, entrait dans la basilique de Saint-Denis lorsque la fin de la procession était encore aux Mathurins.

C'est un remarquable spectacle de voir au milieu du XIVe siècle, cette multitude d'étudiants, qui viennent à travers la guerre, la peste et tous les fléaux, chercher la science dans cette grande université de Paris; ils viennent de tous les pays, et, se retrouvant plus tard sur les champs de bataille, souvent dans des rangs ennemis, ils se reconnaissent à ces mots : *Nos fuimus simul in Garlandia* (Nous étions ensemble dans la rue Galande, centre, à cette époque, du quartier des études).

Nous savons que Guy de Chauliac vint à Paris, car il nous a raconté qu'il y fut, malgré lui, opéré d'un cor au pied par un cordonnier, qui suivait en cela un procédé d'Henri de Mondeville, procédé très-douloureux et dont on doit sûrement garder le souvenir, car après avoir excisé le cor, on laissait tomber à sa surface une goutte de soufre bouillant, à travers un trou fait à une plaque de cuivre qui servait à limiter l'écoulement du caustique.

Mais si nous savons que Guy de Chauliac vint à Paris, nous ignorons tout à fait à quelle date il fit ce voyage. Au moment où il y vint, Lanfranc et Henri de Mondeville n'existaient probablement plus, et l'enseignement chirurgical, qui brillait sous Lanfranc, avait beaucoup décliné.

Lanfranc, chassé de Milan à la fin du XIIIe siècle par un Visconti qui trouvait notre chirurgien trop guelfe, c'est-à-dire trop libéral et trop national, Lanfranc vint à Paris et y fit avec éclat, vers 1295, quelques leçons; en 1296 il publia sa *Grande chirurgie*, mais il ne paraît pas avoir survécu longtemps à cette publication, car vers 1306, un autre chirurgien de Paris, Henri de Mondeville en parle comme s'il était mort. Lanfranc était un érudit qui connaissait les chirurgiens de l'antiquité, les Arabes et les chirurgiens italiens inconnus encore à l'école de Paris; son trop court enseignement en France ne put qu'être fort utile; il apportait à Paris toute la science italienne et, quoique clerc, il s'élevait énergiquement contre l'abandon des opérations par les chirurgiens lettrés qui, parce qu'ils étaient clercs, commençaient à avoir hor reur du sang versé autrement que pour le triomphe de l'Église; il allait même jusqu'à dire que s'ils abandonnaient les opérations, c'est qu'ils ignoraient la manière de les faire; enfin il proclamait qu'on ne saurait être bon médecin si l'on n'a aucune idée des opérations chirurgicales, et qu'un chirurgien n'est rien quand il ignore la médecine.

La chirurgie parisienne ne fournit pas grand'chose à Guy de Chauliac, si l'on en juge par le silence qu'il garde sur elle; d'ailleurs il resta peu de temps à Paris, puis il alla exercer la chirurgie à Lyon, et revint à Montpellier où il prit, dit-on, le bonnet de docteur, et selon Astruc, y professa même. Mais nous n'avons pas de preuves directes sur ce dernier point, et nous savons qu'on ne doit pas se fier absolument à toutes les assertions d'Astruc.

Si nous ne sommes pas certains que Guy de Chauliac ait professé la chirurgie à Montpellier, nous savons qu'il y connaissait les praticiens les plus en renom, maître André, qui tentait la cure radicale des hernies par les caustiques, maître Pierre qui, par ce moyen, eut trente guérisons dont Guy de Chauliac fut témoin, puis maître Arnaud, maître Claude, etc. Il n'est pas jusqu'aux barbiers de Montpellier dont Guy de Chauliac n'ait mis à profit la pratique.

Notre chirurgien avait fini ses pérégrinités, comme disait Rabelais, au moment où montait sur le trône pontifical, à Avignon, Clément VI. Depuis le commencement du xive siècle, la papauté, pour des causes que vous savez aussi bien que moi, s'était établie à Avignon avec Clément V (1305) et y était devenue le centre d'un certain mouvement littéraire et le rendez-vous de quelques médecins exilés d'Italie par les discordes civiles très-fréquentes alors dans la péninsule. Guy de Chauliac fut médecin, chapelain commensal et lecteur de la chapelle du pape Clément VI, qui prit la tiare à Avignon, en 1342:

C'est, paraît-il, chose difficile de conserver comme médecin la confiance des papes. Au moyen âge on courait même parfois le danger d'être mis à mort, comme ce Jean d'Amont, médecin-barbier du pape Jean XXII; il fut accusé d'avoir attenté à la vie du pape par ces sortiléges magiques qui consistaient en petites images de cire que le criminel perçait en certains endroits de coups d'épingle pour produire des lésions mortelles sur sa victime. Cette accusation était chose grave alors. Guy de Chauliac ne courut pas d'aussi grands dangers que Jean d'Amont, mais il fut en butte, comme les autres médecins de Clément VI, aux attaques violentes et réitérées d'un homme que ses habitudes galantes ne font pas tout d'abord soupçonner de sentiments de haine. Vous connaissez Pétrarque comme le chantre passionné de Laure, comme un des poëtes nationaux de l'Italie au XIVe siècle, vous le connaissez peut-être aussi comme l'érudit qui cherche avec une ardeur fébrile les vieux manuscrits et copie de sa main un manuscrit de Quintilien, mais vous le connaissez peut-être moins comme un ennemi acharné des médecins en général et de ceux de Clément VI en particulier.

Il y eut dans l'antiquité deux hommes qui vouèrent aux médecins une haine profonde : ce furent Caton et Pline. Pline allait même jusqu'à dire que nous avions contribué à détruire la république romaine, qui, privée de médecins pendant 600 ans, n'avait jamais été si florissante.

Pétrarque tient dignement sa place à côté de Caton et de Pline; il raconte sur les médecins tous les radotages que vous entendrez encore circuler dans le monde. Il prétend, et je cite textuellement, que les médecins font des expériences sur les hommes, et qu'à force de tuer ils se perfectionnent dans l'art de guérir; que dans une consultation, le second médecin qui parle serait

honteux de parler comme le premier, etc.; puis passant
du général au particulier, il écrit à Clément VI, malade de quelque affection des jambes : « Qu'il serait
» sur pied depuis longtemps, s'il n'avait pas autour de
» lui une troupe de médecins qu'il regarde comme
» la peste des gens riches. » Enfin, peu écouté d'abord
par le pape, il lui fait dire, comme dernier avertissement,
d'avoir soin de se rappeler l'épitaphe qu'un empereur
romain, Adrien, je crois, avait fait mettre sur son tombeau : *Turba medicorum perii.*

Ces attaques violentes de Pétrarque excitèrent un peu
la bile des médecins de Clément VI et l'on chercha à
trouver le poëte en défaut sur quelque point. La chose
n'était pas très-difficile, car Pétrarque, qui jouait un
peu le rôle d'entremetteur politique entre l'Italie et la
papauté, prêta plus d'une fois le flanc à la critique. On
a dit qu'il suffit de deux lignes d'un homme pour
l'accuser et le faire pendre. Ces deux lignes on les
trouva dans une lettre où Pétrarque disait « qu'il serait
beau, qu'il serait grand d'être assis à la fois sur le trône
de César et sur le siége de saint Pierre. »

Au moment où la papauté voulait se consolider à Avignon, la phrase était au moins maladroite, et l'on reprocha vivement à Pétrarque d'avoir insinué que le
saint-siége ne pouvait être ailleurs qu'à Rome. Nous
n'avons point le document qui contient l'accusation
portée contre Pétrarque, mais nous savons par la réponse du poëte que des médecins le rédigèrent; on a
même prétendu que Guy de Chauliac était l'auteur de
cet écrit, et que c'est lui que Pétrarque, dans une de ses
lettres, appelle tout crûment «le vieil édenté né dans les
montagnes ». Pour comprendre la possibilité de cette
allusion, il faut se rappeler que Guy de Chauliac avait
vu le jour dans les montagnes du Gévaudan. Mais les
meilleures querelles finissent toujours par s'éteindre, et

Pétrarque crut s'être suffisamment défendu en déclarant
« qu'il ne croyait pas que les pronostics d'Hippocrate
» pussent apprendre à ses disciples ce qui se passe dans
» son âme ».

Malgré toutes les fausses accusations de Pétrarque,
Guy de Chauliac ne perdit point la confiance de Clément VI, et nous le retrouvons auprès de ce pape dans
cette fameuse *peste noire* de 1348 dont il nous a tracé
un si simple et si sombre tableau. Après la mort de
Clément VI (1352), il resta médecin d'Innocent VI
(1352-1362) et vit le retour de la peste à Avignon en
1360. Enfin sous Urbain V, son ami, il mit au jour, en
1363, son livre de chirurgie qu'il a écrit, selon ses
propres expressions, pour le *soulas de sa vieillesse;* il
avait, dit-on, 63 ans. A partir de ce moment, nous ne savons plus rien de l'histoire de maître Guy de Chauliac
et nous ignorons tout à fait la date de sa mort.

Je vous ai parlé, messieurs, peut-être un peu longuement de l'homme, mais pour vous faire bien comprendre son œuvre, j'ai tenu à vous montrer quelle avait
été son éducation chirurgicale, à quelles sources il avait
puisé et comment, après être devenu un érudit à Montpellier, il était allé compléter ses études à Bologne où
avaient brillé au XIIIe siècle les plus illustres arabistes.
On interprète d'autant mieux les doctrines d'un homme
qu'on connaît plus exactement les milieux où il a successivement vécu et la manière dont les questions étaient
posées à l'époque où il vivait.

Vous venez de voir se dérouler devant vous la vie de
l'homme, examinons maintenant son œuvre. Je dis son
œuvre, car il ne nous reste guère que sa GRANDE CHIRUR-
GIE et un formulaire que l'on connaît encore sous le nom
de *Chirurgia parva Guidonis.* Il est certain toutefois qu'il
a composé d'autres ouvrages dont les titres seuls nous
sont connus ; c'est d'abord un *Traité sur l'astrologie ou*

l'astronomie, dont il ne nous reste plus un seul manuscrit authentique, car il ne paraît pas prouvé que le manuscrit dont Hœnel et après lui M. Malgaigne ont parlé existe encore dans la bibliothèque d'Avignon et soit l'œuvre de Guy de Chauliac. Quoi qu'il en soit, il n'y a aucune incertitude sur l'existence du livre mentionné deux fois par Guy lui-même au chapitre v de la doctrine 2 du traité II, et à la doctrine 1 du traité VII.

La publication d'un livre d'astrologie au xive siècle, même par un médecin attaché à la cour des papes, n'a rien qui doive nous étonner. L'alchimie, la magie, l'astrologie, ont été les plaies les plus vives de la médecine au xive siècle ; les astrologues avaient place à la cour, qui, à la fin du siècle, vers 1365, faisait venir de Bologne le père de la fameuse Christine de Pisan, Thomas de Pisan, pour composer des prophéties astrologiques à Charles V, et des philtres d'une autre espèce au duc de Bourgogne.

Mais le métier d'astrologue officiel n'était pas toujours sans danger. Un médecin d'un des papes avignonnais, de Jean XXII, en fit la triste expérience. On rapporte que Marie de Valois, duchesse de Calabre, obligea ce médecin, qui était Cecco d'Ascoli, à faire son horoscope et, chose plus dangereuse, celui de sa fille, la trop fameuse Jeanne de Naples ; il prédit que l'une et l'autre se livreraient à la débauche, et cette prédiction assez réussie lui valut, avec quelques autres peccadilles et quelques dénonciations de ses confrères, d'être déféré à l'inquisition et brûlé à Florence en 1327. Il faut reconnaître, messieurs, que ce médecin était un excellent astrologue, mais un bien mauvais courtisan.

L'astrologie se montre à peine dans le livre de chirurgie de Guy de Chauliac. A propos de la fameuse peste de 1348, qui enleva tant de monde en Europe, et à Avignon

en particulier, il affirme seulement que « l'universelle
» agente de cette peste fut la disposition de certaine con-
» jonction des plus grands des trois corps supérieurs, Sa-
» turne, Jupiter et Mars, laquelle avait précédé, l'an 1345,
» le vingt-quatrième jour du mois de mars, au 14ᵉ degré
» du Verseau. Car les plus grandes conjonctions signi-
» fient choses merveilleuses, fortes et terribles, comme
» changements de règnes, avénement de prophètes et
» grandes mortalités. » Avouons, messieurs, que cette
explication, très-innocente de la peste, était bien préférable à celle qui conduisait à brûler les juifs accusés
d'avoir empoisonné les fontaines.

Guy de Chauliac écrivit un *Traité sur la cataracte* pour
le roi Jean de Bohême ; mais malgré cette consultation
qui ne nous a pas été conservée, le roi ne recouvra
point la vue, car c'est lui qui, à Crécy, tout aveugle qu'il
était, fit lier son cheval à ceux de ses serviteurs pour se
lancer dans la mêlée contre les bataillons anglais : « Il
voulait, dit Froissart, être mené si avant qu'il pût frapper un coup d'épée.» On retrouva le lendemain son corps
sur le champ de bataille.

Nous savons, et cela par Guy de Chauliac lui-même
(Traité VI, doct. II, chapitre VII), qu'il a fait un *Traité
sur la rompure* (la hernie), mais ce livre est encore perdu.

On lui attribue, d'après Josiam Simler, un *Lapidarius
de conjunctione animalium ad se invicem ; de conjunctione
herbarum ad se invicem ; de physiognomia*, et des *Consilia
medica*. Mais tout cela est fort hypothétique et ne repose que sur des manuscrits d'une authenticité douteuse.

Il y a de Guy de Chauliac un *Formularium* que l'on connaît encore sous le nom de *Chirurgia parva Guidonis*, et
qui se voit à la fin de quelques éditions latines de la
Grande chirurgie, et en particulier à la fin de l'édition
publiée à Venise par les Juntes, en 1546. C'est un as-

semblage de recettes sans importance sur la cure des blessures et des ulcères, et il se pourrait bien qu'elles eussent été rédigées dans la jeunesse de l'auteur avant son principal ouvrage.

Mais c'est dans ce dernier livre, qui fut d'abord intitulé *Inventarium, sive collectorium artis chirurgicalis medicinæ*, qu'est son plus grand titre de gloire. Plusieurs éditions latines ont modifié ce nom de l'ouvrage, qui plus tard fut désigné sous celui de *Chirurgia magna*, nom que Laurent Joubert a consacré par sa traduction française, aujourd'hui la plus célèbre.

Nous possédons des manuscrits latins, français, languedociens, de la *Chirurgie* de Guy de Chauliac, mais quel est le manuscrit original? C'est ce que nous ignorons. Il y a à la Bibliothèque impériale un beau manuscrit latin; on trouve à la bibliothèque du Vatican, si impénétrable à l'érudition moderne, un manuscrit languedocien qu'on a supposé être le manuscrit original, emporté par les papes de la bibliothèque d'Avignon à celle de Rome; enfin il existe à la faculté de médecine de Montpellier un manuscrit français in-folio sur papier. Son frontispice porte pour titre : *Collectanée de la partie chirurgicale en médecine, fait en l'an MCCCLXIII, par* Guillaume de CAVILLAC. Mais ce manuscrit, qu'on pourrait croire, par sa date, l'œuvre de Guy de Chauliac lui-même, n'est pas complet, et le nom de l'auteur est, comme vous le voyez, défiguré. Ainsi, de quelque côté qu'on examine la question, on y trouve des incertitudes. Peut-être Guy de Chauliac a-t-il écrit à la fois en latin et en langue vulgaire, comme le faisaient à cette époque quelques écrivains médicaux.

Si des manuscrits nous passons aux éditions que l'imprimerie nous a données dès son début, nous trouvons la plus ancienne en 1490, à Venise. Les Juntes, ces célèbres imprimeurs du XVIe siècle, ont aussi publié,

en 1546, dans leur fameuse collection des arabistes, une
édition latine de Guy de Chauliac ; il y en a encore quelques autres.

Nous avons plusieurs traductions françaises du livre
de Guy ; il y en avait une fort ancienne d'un auteur inconnu, mais la plus célèbre est celle que
donna, à la fin du XVIe siècle, en 1585, Laurent Joubert,
avec des annotations et des interprétations des termes
par son fils, Isaac Joubert. Cette traduction a eu de
nombreuses éditions. Guy de Chauliac a été aussi
mis en français et commenté, à la fin du XVIIe siècle,
par un chirurgien juré de Bordeaux, Simon Mingelou-
saux. Enfin il a été traduit en anglais et en espagnol,
puis commenté et abrégé un grand nombre de fois, et
réduit, sous le nom de *Guidon* ou de *Fleurs du grand
Guidon*, à une sorte de catéchisme chirurgical par demandes et réponses. C'est ainsi que Laurent Verduc
le donnait encore aux étudiants vers la moitié du
XVIIIe siècle.

Je vous ai dit tout à l'heure qu'avant la traduction
de Laurent Joubert, un des plus célèbres professeurs
de la faculté de Montpellier au XVIe siècle, il existait
déjà une traduction française. « Mais, dit Joubert,
» elle était si lourde, si scabreuse, si grossière, si
» barbare, si épineuse, qu'il n'y avait moyen de la corri-
» ger. » J'ai bien, toutefois, quelques doutes à cet égard,
car le manuscrit français, daté de 1363, qui appartient
à la faculté de Montpellier, et qui peut nous donner une
idée de cette ancienne traduction, n'est pas, comme
l'a prétendu Joubert, si lourd et si barbare. N'y aurait-il
pas eu là un peu de vanité jalouse ? Laharpe assure qu'il
n'y a pas de plus grande vanité que celle des traducteurs.

La traduction française d'un pauvre chirurgien par
maître Laurent Joubert, professeur à la faculté de Montpellier, puis chancelier de l'université, médecin ordi-

naire des rois de France et de Navarre, fit presque scandale dans le monde des médecins et des chirurgiens clercs et lettrés pouvant lire le latin.

Les médecins disaient, c'est le fils du traducteur qui nous l'apprend dans une préface aux *annotations* faites pour la traduction de son père, que M. Laurent Joubert ne se devait point tant abaisser que de traduire du latin en français un livre de chirurgie, un Guy de Chauliac dont la vieille traduction traînait dans la boutique des barbiers, mais qu'il eût mieux fait de composer des livres de son imagination ou de traduire les œuvres des anciens, latins ou grecs. Ceux qui parlaient ainsi n'avaient guère raison, car nous connaissons les œuvres sorties de l'imagination de Laurent Joubert, et son *Traité du ris*, celui sur la *Réforme de l'orthographe*, son livre sur les *Erreurs populaires au fait de la médecine*, ne doivent pas tant nous faire regretter qu'il n'ait pas composé davantage de livres de son imagination.

Les chirurgiens, chose assez étrange, murmurèrent aussi contre la traduction française de Guy de Chauliac. Il y avait alors deux sortes de chirurgiens. Les uns, ayant eu l'heureuse chance d'être, comme on disait, nourris de bonnes lettres, savaient le latin ; les autres, ignorant cette langue des lettrés, mais élevés dès l'enfance dans le métier de chirurgien, soit par leur père, soit par quelque maître en chirurgie, avaient souvent un bon esprit d'observation, opéraient bien, enfin formaient un ensemble de praticiens habiles auxquels nous avons dû parfois les plus précieuses conquêtes de la médecine opératoire.

Les chirurgiens latinisants dédaignaient l'œuvre de Guy et s'en tenaient seulement aux écrits d'Hippocrate et des anciens auteurs. Cependant on rapporte qu'ils lisaient parfois la *Chirurgie* de Guy de Chauliac en cachette, comme ayant honte de prendre quelque chose dans

l'œuvre d'un chirurgien. Mais il paraît certain qu'on se
plaignait surtout de voir, par la traduction française, les
recettes chirurgicales mises à la portée des barbiers et
des chirurgiens qui ne savaient pas le latin. Ce n'était
plus alors qu'une triste question de boutique.

Le fils de Laurent Joubert, Isaac Joubert, prit à ce
propos la défense non des barbiers, qui ne savaient pas
lire, mais de ces chirurgiens studieux, affectionnés à
l'art de la chirurgie, qui, par malheur, n'avaient point été
entretenus dès leur enfance aux écoles de grammaire
et de bonnes lettres. Il montra de quelle utilité devait
être pour eux la traduction de Guy de Chauliac.

D'ailleurs cet Isaac Joubert était un ami du progrès ; il
reconnaissait aux gens studieux le droit d'apprendre au
moyen de bons livres qu'on publiait en langue vulgaire,
et comme il était protestant, il se moquait de ceux qui
lisaient, sans y rien comprendre, leurs patenôtres en latin. Il osait soutenir que les chirurgiens non latinisants
pouvaient discourir, raisonner, disputer et consulter
très-bien en français. J'ai bien aussi l'idée qu'Isaac Jou
bert n'était pas seulement un libéral en fait d'instruction
chirurgicale, mais qu'il avait en toutes choses ce que
quelques personnes appellent de nos jours la manie de
la liberté, car dans la préface à laquelle j'ai fait allusion,
il ne craint pas d'avancer que « pour l'abus, il ne faut
» jamais condamner l'usage des bonnes choses, et que si
» l'on voulait abolir tout ce de quoi on peut mal user,
» il faudrait abolir tout ce qui est, car de tout on peut
» abuser ».

Voilà des paroles qui montrent dans Isaac Joubert un
de ces libéraux souvent cités du XVIᵉ siècle : ne trouvez
vous pas avec moi, messieurs, que son langage serait
encore assez avancé pour le nôtre ?

C'est par de telles mains que la *Chirurgie* de Guy de
Chauliac a été popularisée chez nous. Vous n'attendez

sans doute pas de moi une analyse détaillée de ce manuel qui n'a presque plus pour nous aujourd'hui qu'une valeur historique. Je vais seulement vous indiquer à grands traits la division de l'ouvrage.

La *Grande chirurgie* commence par ce que l'auteur appelle un *chapitre singulier*, résumé très-concis de l'histoire de la chirurgie, des doctrines qui régnaient au temps de Guy de Chauliac, enfin des qualités et des devoirs des chirurgiens. C'est assurément un des plus curieux passages de ce livre.

Viennent ensuite sept traités qui comprennent : 1º un *Traité d'anatomie ;* 2º le *Traité des apostèmes, exitures et pustules*, où se trouve décrite, à propos des apostèmes de la poitrine, la fameuse peste d'Avignon en 1348 et 1360 ; 3º le *Traité des playes*, un des meilleurs de l'ouvrage ; 4º le *Traité des ulcères*, où l'on voit décrites beaucoup d'affections qui ne se retrouvent plus aujourd'hui sous le même titre, telles que le cancer ulcéré, la fistule lacrymale, la fistule à l'anus, les aphthes de la bouche etc. ; 5º le *Traité sur les fractures et les luxations*, bien inférieur, surtout pour les fractures en particulier, aux écrits d'Hippocrate sur le même sujet ; 5º un traité composé sur les maladies autres que les précédentes, et qui rentrent plus ou moins dans le domaine chirurgical. La goutte, la ladrerie, beaucoup d'éruptions cutanées, la brûlure, les verrues, l'amputation des membres surnuméraires ou tombés en gangrène, la cataracte, la cure radicale des hernies, et la pierre, s'y trouvent décrites. Enfin le traité VII est consacré à un petit résumé de thérapeutique générale et à un abrégé de l'usage des médicaments suivant les parties. On connaît encore ce dernier traité sous le nom d'*antidotaire*.

Je n'analyserai pas devant vous ces différents traités ; il me paraît préférable de vous montrer d'une façon générale ce que fut Guy de Chauliac dans son œuvre et dans sa pratique.

Si vous voulez bien jeter les yeux sur les écrits de ces chirurgiens italiens du XIIIe siècle dont je vous parlais tout à l'heure, de Brunus, de Théodoric, de Roland, de Lanfranc, de Guillaume de Salicet, de Roger, vous verrez que ces livres sont uniquement consacrés à la chirurgie. Guy de Chauliac ne procède point ainsi. Persuadé, comme Galien, que le chirurgien qui n'est pas anatomiste ressemble « aux mauvais cuisiniers qui ne tranchent pas au niveau des jointures, mais brisent, cassent et déchirent les tissus sans méthode», il donne à l'anatomie la première place dans son livre. Il a fait des études pratiques sur le cadavre, et l'on s'en aperçoit bien vite à la façon dont il indique comment on doit s'y prendre pour étudier certaines régions du corps, les viscères du petit bassin par exemple ; comment il faut lier les intestins et soulever le mésentère pour ne point être gêné dans l'examen des organes abdominaux : aussi prenait-il en pitié les treize peintures par lesquelles Henri de Mondeville semblait montrer l'anatomie. Son bon sens le conduisait surtout vers les choses pratiques, et ne lui permettait point de faire grand cas en anatomie des distinctions stériles, comme celle des parties en chaudes, humides et sèches. « C'est là, dit-il, une haute mer sur » laquelle il n'est point permis au médecin de naviguer. »

Il n'y a aujourd'hui rien à apprendre pour nous dans la lecture du *Traité anatomique* de Guy de Chauliac ; mais je ne veux pas le quitter sans vous dire, à titre d'actualité, que notre anatomiste, quoique clerc, chapelain commensal et lecteur de la chapelle des papes, était un localisateur dans le cerveau des facultés de l'âme. Galien et quelques Alexandrins avaient déjà tenté ces localisations cérébrales ; Guy de Chauliac poursuivit cette idée. « Le cerveau, dit-il, a trois ventricules. Chacun d'eux possède deux parties, et en chaque partie une vertu à son organe. A la première partie du ventricule antérieur est assigné le sens commun ; à la seconde, l'imaginative ; au ventricule du milieu, est située la pensive (*cogitativa*), et la raisonnante (*rationalis*); à celui de derrière, la mémoire et la recordation. » Mais, ce qui paraîtra plus étrange, c'est que cette idée des localisations cérébrales qu'on trouve aussi en germe dans le maître de notre chirurgien, dans Bertrucci, n'abandonne pas Guy de Chauliac dans la pratique. A propos des plaies du cerveau, il raconte qu'il a vu dans une plaie de tête sortir un peu de la substance cérébrale, *ce qui fut reconnu par l'offence de la mémoire*, et, dans l'exposé des signes des plaies de tête, il affirme qu'on perd la raison si la plaie est aux parties antérieures de la tête, et la mémoire si elle est aux postérieures.

Un siècle plus tard, dans ce livre que l'on connaît sous le nom de *Margarita philosophica*, et qui fut une des grandes encyclopédies du XVe siècle, on voit représentées sur une figure schématique ces différentes localisations cérébrales, telles que les avait définies Guy de Chauliac. A cette époque, théologiens et médecins spiritualistes ne s'étaient pas encore réunis pour frapper de discrédit la phrénologie scientifique, qui renaît aujourd'hui et s'affirme avec les données plus exactes de la science moderne. Mais de l'anatomiste passons maintenant au chirurgien.

Ce qui frappe le plus dans l'étude de la chirurgie de Guy de Chauliac, c'est l'érudition. Il avait beaucoup lu et beaucoup profité de ses lectures dans les nombreux manuscrits que possédaient alors les facultés de Montpellier et de Bologne.

Il paraît n'avoir connu que les *Aphorismes* d'Hippocrate, et la chose est regrettable, car sur bien des points, sur les fractures et les luxations en particulier, sa chi-

rurgie est bien inférieure à la chirurgie hippocratique.
Galien et les Arabes, dont il avait dix-huit auteurs, sont
ses maîtres. Il ignorait l'existence des livres de Celse et
d'Aétius, mais il connaissait le VIe livre de Paul d'Égine.
Enfin, il s'était familiarisé avec les écrits des chirurgiens
arabistes du XIIIe siècle, Brunus, Guillaume de Salicet,
Henri de Mondeville, Lanfranc, Théodoric. Il cite à
chaque instant ces auteurs, Galien près de neuf cents
fois, Avicenne près de sept cents, et Hippocrate cent
vingt fois. Il cite aussi assez souvent ses contemporains,
qu'il avait vus opérer dans le midi de la France.

Lorsqu'il était attaché à la cour d'Avignon, il eut cette
bonne fortune pour un érudit, de pouvoir étudier quelques livres de Galien, traduits par Nicolas Reggio, à la
demande de Robert de Naples, et adressés en cadeau par
ce roi au pape.

Guy de Chauliac ne se fait point de son livre une idée
trop élevée, et reconnaît qu'il n'y a rien mis du sien.
« La cause de ce commentaire, dit-il, n'a pas été faute
» de livres, mais plutôt union et profit. Chacun ne peut
» avoir tous les livres, et quand il les aurait tous, ce serait
» fascherie de les lire entièrement. » On ne s'attendait
guère à trouver dans la bouche d'un érudit ce dernier
conseil.

Ce qui étonne dans le livre de notre chirurgien, c'est
l'heureuse disposition des matériaux, l'admirable méthode qui, du commencement à la fin de l'ouvrage, n'a
jamais abandonné l'auteur. Guy de Chauliac, ne cédant
que le moins possible aux divisions scolastiques, eut l'art
d'instruire les esprits communs en descendant à leur
niveau. Les chirurgiens qui n'étaient pas nourris dans les
lettres latines et grecques, les barbiers qui opéraient
comme eux, se souciaient fort peu des théories galéni-
ques et des divisions scolastiques, mais ils étaient heureux de trouver dans Guy de Chauliac une clarté d'ex-

position qui devait satisfaire les intelligences les plus vulgaires. Quand Guy de Chauliac, par exemple, trace les indications de l'ouverture d'un abcès, il le fait dans un langage concis et d'une admirable lucidité. Je vous demande la permission de vous citer ce passage de son livre comme un exemple du genre : « Il faut, dit-il, tenir » compte de sept indications : la première est que la » section soit faite au lieu de la matière ; la seconde, » qu'elle soit faite au plus bas lieu ; la tierce, qu'elle soit » faite suivant les rides et comme vont les muscles ; la » quatrième, qu'on garde les nerfs et les veines autant » qu'il sera possible ; la cinquième, qu'on ne sorte pas » soudain toute la matière, principalement aux grandes » exitures ; la sixième, qu'on traite le lieu avec le » moins de douleur possible ; la septième, qu'après » l'ouverture, le lieu soit mondifié, incarné et conso- » lidé. »

Voilà d'excellents conseils ; ils profitèrent surtout à ces plébéiens de la chirurgie, qui, sans tonsure et sans lettres, devinrent des chirurgiens illustres, comme Paré, et d'habiles opérateurs comme Franco.

Guy de Chauliac pensait que les chirurgiens devaient pratiquer eux-mêmes les plus petites opérations, et il n'en exceptait pas l'extraction des dents. Il ne repoussait pas, comme beaucoup de chirurgiens du XIIIe siècle, les opérations par l'instrument tranchant, et dans plus d'un cas il donna la préférence au bistouri sur le caustique, pour enlever des tumeurs, des ganglions altérés, restes de ces écrouelles que la main des rois de France ne parvenait plus à guérir. Il approuvait avec Avicenne la trachéotomie dans une certaine forme d'esquinancie ; il conseillait de traiter le goître par les caustiques. Dans l'ascite, après avoir employé les purgatifs, les diurétiques et la sudation par les étuves, il proposait, sous l'autorité d'Albucasis, d'Ali-Abbas, d'Avicenne, d'ouvrir le ventre à trois doigts sous le nombril, en déplaçant la peau en haut par un pli, de façon que ce pli, une fois abandonné à lui-même, pût revenir sur le péritoine et en masquer l'ouverture. C'était là un des moyens aujourd'hui souvent utilisés de la méthode sous-cutanée.

Mais avant d'opérer l'ascite, il fallait en faire le diagnostic par la percussion, — immédiate, je pense, — et, à ce propos, maître Guy a bien soin de nous rappeler que l'ascite résonne comme une *peau de bouc à demi pleine d'eau, et la tympanite comme une peau de bouc gonflée de vent.*

Il opérait la cataracte par abaissement, mais recommandait de ne pas *faire de l'assuré* en matière de cataracte, car il pensait que l'opération par l'aiguille était très-décevable, ce qui, depuis lors, messieurs, n'a pas le moins du monde changé.

Guy de Chauliac conseillait de réunir les tendons coupés, et il avait bien constaté le succès de cette opération chez les enfants.

Il ne pratiquait pas la taille que faisaient surtout ces chirurgiens ambulants qu'on nommait avec dédain des *coureurs*, mais il assurait l'avoir vu faire.

Je voudrais maintenant pouvoir passer sous silence un point de sa pratique chirurgicale, mais je vous ai promis de vous parler de ses qualités et de ses défauts. Or, je dois dire que, comme beaucoup de ces *coureurs* qui s'en allaient de ville en ville pratiquer des opérations, il cherchait à obtenir la cure radicale des hernies par la cautérisation potentielle du cordon. Son procédé était peut-être moins barbare que les autres, mais il ne devait pas donner de meilleurs résultats.

Trois méthodes pour faire la cure radicale de la hernie étaient alors en présence, l'excision du cordon et du testicule, la ligature et la cautérisation. Guy de Chauliac faisait la cautérisation avec la chaux, sur le trajet du boyau réduit, en un lieu déterminé par le point le plus élevé où le testicule pouvait être repoussé; il n'enlevait pas le testicule, mais il détruisait sans doute, avec le canal herniaire, le cordon et le canal déférent, et il atrophiait la glande. C'était d'ailleurs un progrès sur la méthode opératoire d'Albucasis, d'Ali-Abbas, de Roger, de Brun, de Théodoric, et même de Guillaume de Salicet, qui, après avoir réduit l'intestin, fendaient le sac, le liaient avec le cordon et le testicule, puis enlevaient avec le couteau toute la masse.

Du reste, notre chirurgien ne paraît pas beaucoup s'inquiéter du sort réservé au testicule de l'opéré, car, parlant de ceux qui suivaient le procédé de l'extirpation, il ajoute : « S'ils opèrent fallacieusement afin de sauver le » testicule, ils n'ont point d'excuse, car j'ai vu plusieurs » engendrer avec un testicule, et de deux maux il faut » choisir le moindre. »

Cette opération était souvent pratiquée alors, même sur de grands seigneurs, et c'est en opérant Louis de Brissac, de Vienne en Dauphiné, que Guy de Chauliac modifia un peu l'opération, en usant du cautère cutellaire après la première ouverture du sac. Mais il ne se faisait pas d'illusion sur les dangers de cette opération, et conseillait d'user alors de tout ce qui peut aider et non nuire. Il fait même l'énumération des accidents possibles, et ajoute, s'il survient de la fièvre ou un flux de sang, « qu'on appelle le médecin ».

Cependant il était médecin lui-même autant que chirurgien, et il s'en vante avec raison. Il n'aurait pas voulu passer pour ces chirurgiens qu'il appelait les *mécaniques*, et il s'occupait avec soin du régime médical et de la diététique des blessés. C'est encore aujourd'hui une question à l'ordre du jour Personne de vous n'ignore que depuis quelques années il s'est fait une modification heureuse dans l'esprit des chirurgiens sur l'alimentation des blessés. Les uns s'en tiennent encore à une diète assez sévère, ou à ce qu'on nomme, dans le langage familier de la pratique, un régime adoucissant; mais les autres, et ce sont les plus nombreux, suivant en cela les conseils de quelques chirurgiens anglais, donnent sans crainte aux blessés une alimentation succulente et du vin.

Il y avait, du temps de Guy de Chauliac, la même divergence dans la pratique des chirurgiens. Théodoric et Henri de Mondeville conseillent de donner de très-fort vin clairé aux individus récemment blessés, même à ceux blessés à la tête et à la poitrine; d'autres, et Guy de Chauliac était du nombre, s'élevaient contre ces conseils, que notre chirurgien taxait « de folie dont il ignorait l'origine et que Galien ne commandait pas »; il voulait que les blessés fussent soumis à une certaine diète jusqu'à sept jours, parce qu'il peut survenir chez eux de la fièvre et des apostèmes. Il donnait une nourriture légère, peu excitante, supprimait le vin, administrait l'eau panée, et ne revenait que peu à peu à la nourriture habituelle.

La pratique de Théodoric et d'Henri de Mondeville passa en Angleterre sous l'égide d'un de leurs contemporains, de Jean de Gaddessen, chirurgien peut-être un peu trop oublié, et en tout cas jugé très-sévèrement par Guy de Chauliac. Faut-il croire que la pratique de Gaddessen ait pris dans la chirurgie anglaise plus de racines que chez nous? On peut le supposer, en se rappelant que chez nos voisins, les blessés n'ont jamais été mis à une aussi maigre diète que chez nous.

Cette question de pratique chirurgicale qui occupait déjà les chirurgiens du moyen âge, et qui nous occupe encore aujourd'hui, se réduit à des termes assez simples : une nourriture tonique ne doit jamais être refusée aux blessés qui peuvent facilement la tolérer, mais tous ne la tolèrent pas.

Guy de Chauliac avait l'instinct plutôt que la science des indications opératoires; il l'avait reçu à Montpellier de son maître Raymond de Molieres, dont il aimait à rappeler souvent cette pensée vraie : « C'est que toutes choses ne conviennent à tous, mais certaines à certains. » Dans la question si souvent débattue du trépan et dans le pansement des plaies, il nous montre toutes ses qualités en ce sens.

Il régnait alors en chirurgie à peu près cette doctrine que toutes les fractures du crâne indifféremment doivent être traitées par les rugines et les trépans, pour donner facilement issue aux liquides qui s'amassent au-dessous de la solution de continuité faite à l'os. Galien, Paul d'Égine, Ali-Abbas, Avicenne, Albucasis, Roger, Brunus et Guillaume de Salicet appuyaient cette pratique; mais, à côté d'eux, Anserin de la Porte, quelques chirurgiens de Padoue et de France, soutenaient au contraire qu'on devait essayer de rejeter la sanie sans enlever les os, et à cet effet ils se servaient d'emplâtres et de médicaments internes; enfin, là comme ailleurs, il y avait un parti du juste milieu, qui, avec Théodoric, Henri de Mondeville et Lanfranc, employait des topiques d'abord et le trépan plus tard.

Guy de Chauliac ne se laisse point dominer ici par l'autorité de Galien ni des autres, et il se dirige d'après les indications fournies par la fracture. Les petites fractures seront, selon lui, traitées comme les simples plaies de tête, sans le trépan, que Guy de Chauliac ne réserve qu'aux contusions avec grande fracture, pour la découvrir et l'élargir afin de la nettoyer et d'enlever des fragments osseux.

C'est le même esprit qui le guide dans le traitement des plaies de la poitrine. Il faut suivre, dit-il, « *les indi-*

cations de la plaie ». Si la plaie est pénétrante, mais sans accumulation de matière, il ne faut pas maintenir de tente dans la plaie ; si au contraire la sanie s'accumule dans la plaie, il faut y maintenir une mèche et faire des injections. Enfin, si le pus s'accumule au côté, si l'injection ne peut être supportée, il faut pratiquer ce qu'on nomme une contr'ouverture. Nous ne dirions pas mieux aujourd'hui.

Guy de Chauliac, quoique dévoué à Galien et aux maîtres arabes, n'aimait point à s'enrôler dans les sectes qui divisaient alors les chirurgiens, et qui se retrouvent encore aujourd'hui dans les différentes méthodes de pansement des plaies.

Il y avait, c'est Guy de Chauliac qui nous l'apprend lui-même, la secte de Roger, de Roland et des quatre maîtres, qui, se fondant sur un précepte de Galien cherchait à favoriser dans toutes les plaies et dans tous les apostèmes la suppuration à l'aide de *bouillies* et de *paparots*. C'était ce que Lisfranc aimait à appeler, dans son langage brutal, la chirurgie du cataplasme.

Une autre secte, s'appuyant toujours sur un précepte de Galien, et croyant que *le sec approchait plus du sain que l'humide*, desséchait indifféremment toutes les plaies avec du vin seul ou de l'eau ardente. Cette secte a été la devancière de ceux qui maintenant vantent, et vantent avec raison, selon moi, les pansements vineux et alcooliques.

Il y avait enfin une troisième secte, un tiers parti, qui, avec Guillaume de Salicet et Lanfranc, ne voulait ni des cataplasmes, ni des pansements à l'eau ardente. Elle avait trouvé son juste milieu dans les onguents et les emplâtres doux.

Guy de Chauliac ne s'enrôla dans aucune de ces sectes et resta éclectique.

Sa pratique peu hasardeuse lui inspira cette certaine

prudence professionnelle qui, poussée à l'excès, devient chez quelques personnes un art, l'art de ne pas se compromettre, et fait souvent la plus grande partie de leur succès. Ainsi notre chirurgien craignait d'opérer le cancer, à cause des *scandales* que la récidive amène. S'agit-il de retrancher un membre mortifié, il aime mieux que le membre se sépare spontanément et voici la raison qu'il en donne. « Il est plus honnête (ce sont ses propres paroles) que le membre tombe de lui-même que si on le tranchait; car toujours, quand on le tranche, il en reste quelque regret au malade, qui pense que ce membre pouvait lui rester. » Bref, dans plus d'un passage de son livre il témoigne qu'il craint les bavardages de ceux qu'il appelle simplement des *idiots* et des *lourdauds*.

Mais, avec tout cela, messieurs, quelle honorabilité professionnelle. Il n'y a pas dans le livre de Guy de Chauliac une phrase que ne puisse accepter un médecin honorable, et combien il diffère, à cet égard, de quelques écrivains médicaux du XIIIe et du XIVe siècle. Lisez Arnaud de Villeneuve, que consultait aussi un pape, le pape Clément V, atteint de la gravelle, et comparez-le avec notre Guy de Chauliac. Arnaud de Villeneuve faisait souvent de la médecine par l'examen des urines, et voici comment il conseillait de s'y prendre : » Tu ne sauras peut-être pas, dit-il au lecteur, ce que » dénote l'urine que tu viens d'examiner; dis toujours : » *Il y a obstruction au foie.* Si le malade répond : Non, » maître, c'est à la tête que j'ai mal, hâte-toi de répli- » quer : Cela vient du foie. Sers-toi de ce mot obstruc- » tion parce qu'ils ne savent pas ce qu'il signifie et qu'il » importe qu'ils ne le sachent pas. »

Molière semble traduire Arnaud de Villeneuve, dans cette scène du *Malade imaginaire*, où Toinette, déguisée en médecin, veut persuader à M. Argan qu'il est malade des poumons, tandis que les uns

disent que c'est du foie et les autres de la rate.
« Je sens de temps en temps des douleurs de tête,
dit M. Argan. — Justement le poumon, » répond
Toinette.

Gaddessen, le contemporain de Guy de Chauliac, n'a-
vait pas non plus une pratique sans reproche. Sa plus
grande préoccupation était de voir ses soins généreusement payés, et afin de n'être point trompé à cet égard,
il conseillait de prendre des arrangements pécuniaires
avec les malades avant d'entreprendre le traitement.
Il avait, comme vous le voyez, inventé les *traitements à
forfait*.

Que les écrits et la conduite de Guy de Chauliac sont
loin de toutes ces misères de la pratique ! quelle haute
idée il se fait des devoirs du chirurgien, et quelles qualités il exige pour lui ! Il est même, comme vous allez le
voir, très-exigeant. Il veut que le chirurgien soit lettré,
qu'il sache la médecine, l'anatomie, l'hygiène ; il veut
plus encore, car il veut qu'il connaisse quelque peu des
autres arts, et va même jusqu'à menacer les médecins
peu lettrés de se voir un jour remplacés par les *charpen-
tiers* et les *maréchaux*, qui, selon lui, quittant leurs mé-
tiers, se feraient médecins.

Il faut encore que le chirurgien soit expert, consciencieux, de bon jugement et de bonne mémoire ; qu'il ait
de bonnes mœurs ; qu'il soit gracieux avec ses malades,
sobre, miséricordieux, et enfin non *convoiteux ni extor-
sionnaire d'argent*. Mais, craignant sans doute que ces
derniers conseils ne soient pas exactement suivis, il nous
trace en quelques mots une règle sûre pour les hono-
raires du chirurgien qui doit recevoir son salaire « selon
» son travail, les facultés du malade, la façon dont la
» maladie s'est terminée et sa dignité. »

Beaucoup de ces qualités se montrèrent en Guy de
Chauliac durant cette funeste épidémie qui, venue de

l'Orient, envahit la France vers le milieu du XIVᵉ siècle, et fit tant de ravages à Avignon en 1348, sous le pape Clément VI. Ce fléau était inconnu des médecins. « Ils n'y » comprenaient rien, disait Boccace; mais ce qui est beau- » coup plus étonnant, ils en convenaient eux-mêmes. »

La mortalité commença en janvier et dura jusqu'en septembre. Ce fut au début de l'épidémie une fièvre continue et des crachements de sang; on en mourait en trois jours. Plus tard la forme de la maladie changea : il y avait encore de la fièvre, mais il survenait des bubons aux aisselles et aux aines; on en mourait en cinq jours.

La contagion était si grande, ou du moins on en avait si grande peur, que le père ne visitait pas son fils malade, ni le fils son père. «La charité étoit morte, dit Guy de Chauliac, et l'espérance abattue. »

C'était un mauvais temps pour les médecins. Cette épidémie, fut inutile et honteuse pour eux, « d'au- » tant qu'ils n'osaient visiter les malades de peur » d'être infects : et quand ils les visitoient, n'y fai- » soient guère et ne gaignoient rien. Car tous les ma- » lades mouroient, excepté quelque peu, sur la fin, qui » en eschappèrent avec des bubons meurs. » Dans ces tristes conditions, beaucoup de médecins abandonnèrent la ville et les malades.

Guy de Chauliac n'imita pas la conduite honteuse de ses confrères d'Avignon. Il resta à son poste, bravement, je ne saurais le dire, car il nous raconte qu'il avait une *continuelle peur*. Mais il y resta pour éviter l'infamie, et comme un homme chez lequel le sentiment d'un grand devoir à remplir l'emporte sur la crainte d'un danger personnel. Ce que j'admire surtout ici dans Guy de Chauliac, c'est la simplicité avec laquelle il nous raconte toutes ces choses-là; il n'y a aucune forfanterie dans son récit, il nous dit les choses tout naïvement. Il est homme, il craint pour sa vie, il a une continuelle peur ; mais, malgré tout cela, il ne quitte pas le théâtre de l'épidémie.

Combien sa conduite fut différente de celle d'un grand médecin du XVIIᵉ siècle, de Sydenham, durant la peste qui frappa Londres en 1665 et 1666. Dès le début de la contagion il quitta Londres par peur, et donna ainsi l'exemple d'une lâcheté dont je suis heureux de ne pas pouvoir vous citer d'autres exemples.

Et nous aussi, messieurs, nous avons vu de grandes épidémies qui ont jeté l'épouvante dans nos villes. Nous avons vu les cadavres s'amonceler dans les hôpitaux, et de tristes tombereaux parcourant lentement la ville pour recueillir le soir les morts de la journée. Mais nulle part les médecins n'ont abandonné leur poste, nulle part les administrations n'ont cessé de veiller à la charité publique, nulle part, comme au temps de Guy de Chauliac, le père n'a abandonné son fils, ni le fils son père. Et après cela, des esprits mal tournés viendraient encore nous dire que nous valons moins que le moyen âge.

Malgré les préservatifs dont Guy de Chauliac faisait usage, malgré la thériaque avec laquelle il cherchait à *se conforter le cœur*, la peste finit par l'atteindre. Il eut un bubon pestilentiel à l'aine avec de la fièvre, et fut en si grand danger, que tous ses compagnons croyaient qu'il mourrait. Il guérit cependant, et en 1360 revit la peste à Avignon sous le pontificat d'Innocent VI. Dans la première peste, la populace était surtout frappée ; mais dans la seconde, ce furent des riches, des nobles et beaucoup d'enfants qui périrent. Maître Guy composa alors un préservatif, un électuaire thériacal formé d'une grande quantité de drogues aromatiques et auquel il avait pleine confiance « : J'en prenais, dit-il, comme de la thériaque, et je fus préservé. » Il fallait bien trouver quelque cause à cette peste. On en accusa d'abord les juifs, c'était de

mode, et on les tua. Ils avaient, dit-on, empoisonné les
fontaines. On accusa aussi de ce méfait les mutilés et les
nobles, et on les chassa de la ville. Il faut dire à l'honneur
du client de Guy de Chauliac, du pape Clément VI, qu'il
n'accepta pas ces interprétations odieuses et protégea
les juifs. Il est probable qu'il partageait avec son médecin cette opinion, que la peste était due. non aux juifs,
mais à la conjonction des trois grandes planètes.

On prenait du reste, aux portes de la ville, d'excellentes mesures pour empêcher les gens qui y entraient d'empoisonner les fontaines. On les fouillait, et si l'on trouvait
sur eux quelque poudre ou quelque onguent, on les obli-
geait à les avaler. La police de nos jours n'aurait rien inventé de mieux.

L'étude que nous venons de faire de Guy de Chauliac
ne vous a point montré en lui l'homme qui devait apporter dans la chirurgie des idées nouvelles. Il n'a presque
rien inventé. Une sorte de sonde cannelée, le pansement
des ulcères par une lame de plomb, quelques cautères
de forme variée, sont ses plus grandes inventions. C'est
un écrivain érudit et méthodique qui est encore presque
entièrement soumis à l'autorité de Galien et des maîtres
arabes. Rarement il s'écarte d'eux ; cependant on voit
poindre, en plus d'un passage de son livre, cette pensée
que l'autorité, quelle que bonne qu'elle soit, n'est que le
tiers instrument de l'étude, et que s'il est utile d'alléguer
des témoignages en faveur de son opinion, il faut surtout
chercher la vérité par l'*expérience* et par la *raison*. Ce
n'est plus le langage de la scolastique, que celui de
l'homme qui conseille de « mépriser les mots et de rechercher les choses ».

Guy de Chauliac était bien de son temps. Le XIV siècle
a la foi dans le principe d'autorité, mais c'est une foi qui
se permet quelques licences. On adore les anciens ; on
recherche avec ardeur les manuscrits latins, grecs et ara-

bes, on les traduit; on fonde de nombreux colléges, ce qui est toujours un bon signe; mais, à côté de tout cela, on commence à ne plus croire à ce qu'ont cru les siècles précédents. Le peuple n'a plus une foi entière dans les droits des seigneurs, et chante la vieille ballade saxonne : *Du temps qu'Adam bêchait et qu'Ève filait, où était le gentilhomme ?* Jean de Meung, ce libre penseur du XIVe siècle, se moque de l'influence des comètes sur la mort des princes et les changements de règne, et ses poésies ont souvent toutes les hardiesses du *Contrat social*. L'art lui-même prend des allures agressives, et, malgré l'indignation de saint Bernard, la sculpture a sa critique.

Dans les sciences, et dans la médecine en particulier, le libre examen est plus lent à se mouvoir que dans la philosophie et la politique ; aussi les remarques de Guy de Chauliac contre le principe d'autorité vous paraîtront-elles bien timides à côté des hardiesses de Jean de Meung : peu importe, elles existent. Notre vieux chirurgien (notez aussi, pour son excuse, qu'il a été médecin, chapelain, commensal et lecteur de la chapelle de trois papes), notre vieux chirurgien n'a plus pour dogme unique l'autorité ; il se rit de ceux qui, pour me servir de son langage, se *suivent comme des grues*, et proclame qu'un seul homme ne peut ni commencer ni achever une œuvre. Plein de confiance dans l'avenir, il nous compare à des enfants montés sur le dos d'un géant, d'où nous pouvons voir aussi loin que lui et même plus loin.

La croyance au progrès et aux droits de la critique avait pris pied sur un terrain qu'elle ne devait plus quitter.

L'autorité de Guy de Chauliac dura longtemps dans les écoles, mais elle s'affaiblit peu à peu, et disparut même avant l'époque où les abrégés de son livre guidaient encore les étudiants. Elle cessa d'exister du jour où les chirurgiens, s'inspirant des véritables méthodes scientifiques, se mirent à recueillir des observations détaillées, à les rapprocher les unes des autres pour les comparer; enfin, à constituer par là ce précieux assemblage de faits qui forme la base de la chirurgie moderne. Saviard, de Lamotte, J. L. Petit, Desault, ont été ces hommes-là. « Les observations, disait de Lamotte, sont » des choses fermes, stables et de tous les temps, au lieu » que les réflexions que l'on en tire peuvent changer, et » je les ai changées par de nouvelles observations faites » avec plus d'exactitude. »

Cette citation marque toute la distance qui nous sépare désormais de Guy de Chauliac. Le principe de l'autorité dans les sciences, et dans la médecine en particulier, s'est peu à peu affaibli, et sur ses ruines s'est établi, pour ne plus être renversé, le principe de l'observation exacte, patiente, minutieuse, tout ce qui, en médecine comme en chirurgie, fait la gloire de notre commune école de Paris.

SEPTIÈME CONFÉRENCE

M. BÉCLARD, PROFESSEUR.

Harvey.

Messieurs,

J'ai à vous entretenir aujourd'hui de l'un des plus grands esprits qu'ait vus naître l'Angleterre, de l'une des gloires les plus éclatantes et les plus pures du XVIIe siècle, qui a pourtant compté tant de grands hommes.

Au nom de Harvey se rattache une grande époque, non pas seulement dans l'histoire de la médecine, mais dans l'histoire des progrès de l'esprit humain. Le principe d'autorité qui, dans l'ordre des sciences, n'est qu'un principe d'erreur, venait d'être vaincu par le génie de Galilée.

La philosophie expérimentale, dont l'immortel physicien de Pise peut être à bon droit considéré comme le créateur, allait rencontrer dans le domaine de la physiologie un de ses interprètes les plus éminents.

Guillaume Harvey, ou plutôt Williams Harvey, car nous avons francisé son nom, est né le 1er avril 1578, à Folkestone, petit port sur la Manche, aujourd'hui l'une

des têtes de ligne de chemin de fer qui relient l'Angleterre avec le continent. Harvey était l'aîné de deux sœurs
et de six frères, qui vécurent étroitement unis dans une
association commerciale, et qui réalisèrent une grande
fortune.

On voyait encore, il y a quelques années, dans la petite église de Folkestone, et l'on voit sans doute encore
aujourd'hui, la pierre tumulaire qui recouvre les restes
de la mère de Harvey. Sur cette pierre, messieurs, on
peut lire l'inscription suivante que je traduis :

« Le 8 novembre 1605, est morte, dans la cinquantième année de
son âge, Jeanne, femme de Thomas Harvey, mère de sept fils et de
deux filles ; épouse chaste et bonne, voisine charitable et indulgente,
d'une humeur égale et douce ; ménagère économe et prévoyante ;
adorée de son mari, révérée de ses enfants, chère à ses amis, bénie
de Dieu. Son âme repose dans le ciel, son corps sous cette pierre. »

Voilà, messieurs, un beau portrait moral. Les vertus
de sa mère, Harvey les posséda toutes ; aussi fut-il grand,
non pas seulement par le talent, mais encore par le
caractère.

A l'âge de dix ans, Harvey fut envoyé à l'école de
Canterbury où il commença ses études ; il les acheva
plus tard à l'université de Cambridge. Ayant terminé
son éducation, il décida qu'il serait médecin, et, suivant
l'usage du temps, il passa sur le continent pour se rendre en Italie dont les écoles médicales étaient alors célèbres dans toute l'Europe.

C'est à Padoue qu'il se fixa, et vous allez comprendre ce
choix. Fabrice d'Acquapendente y professait l'anatomie,
Fabrice d'Acquapendente, l'illustre successeur de Fal-
lope ; Casserius y professait la chirurgie, et un homme
qui jouissait alors d'une très-grande réputation, mais
dont le souvenir devait bientôt s'éteindre comme celui
de tous ceux qui ne laissent rien après eux, Minadous,
professait la médecine pratique.

Après un séjour de cinq années en Italie, Harvey

revint en Angleterre, se fit graduer à Cambridge, et retourna enfin à Londres, où il se maria. Il avait alors vingt-six ans. Il y épousa la fille d'un praticien très-répandu, Lancelot Brown. Sa femme ne lui donna jamais d'enfants.

C'est à peu près à cette même époque que Harvey fut attaché, en qualité de médecin adjoint, à l'hôpital Saint-Barthélemy de Londres. Le médecin en chef, le docteur Wilkinson étant mort dans le courant de la même année, Harvey fut d'abord chargé de l'intérim, et, bientôt après, nommé à l'office vacant en qualité de médecin en chef.

A partir de ce moment, Harvey commença l'exercice pratique de la médecine dans la ville de Londres. Il paraît avoir eu, dès le principe, au nombre de ses clients, les hommes les plus considérables de la Grande-Bretagne, et, en particulier, sir Thomas Howard, comte d'Arundel, qui lui porta toujours une vive affection.

Il compta aussi au nombre de ses clients l'illustre chancelier Bacon, qui jouissait d'une grande influence en Angleterre et qui très-probablement ne fut pas étranger à la nomination de Harvey au poste de médecin extraordinaire du roi Jacques Ier, le fils de Marie Stuart.

Harvey conserva les mêmes fonctions auprès du fils aîné et successeur du roi Jacques, l'infortuné Charles Ier, de tragique mémoire. Plein d'estime pour la science et le caractère de son médecin, Charles devait plus tard mettre gracieusement à la disposition de Harvey, pour ses expériences, les animaux nombreux et variés renfermés dans le parc de Windsor.

Messieurs, je passe rapidement sur les commencements de Harvey, et j'arrive tout de suite au point qui nous intéresse plus spécialement. C'est en l'année 1615 que Harvey, alors âgé de trente-sept ans, fut choisi par le collége des médecins de Londres, auquel il appartenait depuis plusieurs années, pour faire dans son sein ce qu'on appelle en Angleterre des *lectures* publiques sur l'anatomie et la physiologie.

C'est au mois d'avril de cette même année 1615 qu'Harvey commença devant un nombreux et illustre auditoire, l'exposition de ses vues nouvelles sur la circulation du sang. Durant le cours des années qui suivirent, la circulation fut également le sujet de ses lectures sur l'anatomie.

Enfin, après plus de quatorze années de travaux, d'enseignement, de méditations, de recherches et d'expériences, parut le livre célèbre qui devait rendre son nom immortel : « *Exercitatio anatomica de motu cordis et sanguinis in animalibus.* »

Ce livre, comme l'a très-bien dit M. Flourens dans sa remarquable *Histoire de la découverte de la circulation*, est un véritable chef-d'œuvre; non pas seulement parce qu'il renferme la plus belle découverte de la physiologie, mais encore et surtout par la manière dont cette découverte est présentée. Messieurs, il faut bien le dire, ce livre fut pour Harvey la source des déceptions les plus amères. Savez-vous quel en fut le résultat le plus immédiat? Ce fut la désertion de presque tous ses malades. La hardiesse de Harvey, en effet, était grande. Que cherchait-il à démontrer? Il cherchait à prouver qu'une doctrine consacrée par plus de quatorze siècles d'existence n'était qu'un tissu d'erreurs.

Pour comprendre combien le livre de Harvey dut paraître étrange et scandaleux aux yeux de ses contemporains, il faut que je vous rappelle en quelques mots quelles étaient alors les idées courantes relativement, je ne dirai pas à la circulation du sang, la circulation n'était pas encore connue et le mot n'était pas encore inventé, mais à ce qu'on pourrait appeler le mouvement du sang dans les vaisseaux.

Les anciens n'avaient que des notions tout à fait incomplètes et fort obscures sur ce grand phénomène.

Sur la foi de Démocrite, d'Érasistrate, de Praxagore
et de quelques autres, on a cru pendant longtemps que
le système des artères était un système parfaitement
distinct du système des veines; que les artères étaient
en rapport, non pas avec la circulation du sang, mais
avec la circulation de l'air, qu'on leur faisait puiser dans
les poumons.

On avait vu dans le cadavre les artères vides de sang,
et l'on en avait tiré cette conclusion que les vaisseaux de
cet ordre étaient remplis d'air : de là le nom d'*artères*
qui leur fut donné et qui leur est resté.

En ce qui concerne le mouvement du sang dans le
système des veines, les anciens s'en faisaient une très-
fausse idée. Ils supposaient que le sang était animé dans
les canaux qui le contiennent par une sorte d'oscillation
ou de mouvement de va-et-vient en relation avec les
mouvements de l'inspiration et de l'expiration. Il faut
arriver jusqu'à Galien pour avoir une théorie raisonnée
de la circulation; théorie qui a résisté pendant quatorze
siècles, et qui n'est tombée que devant l'évidence de la
doctrine harveyenne.

Pourquoi cette théorie a-t-elle résisté aussi longtemps?
Parce que, dans Galien, tout s'enchaîne et s'harmonise.
Avant d'être médecin, Galien, fils d'un riche architecte
de Pergame, avait étudié avec succès les mathématiques,
aussi lorsqu'il aborda l'étude des sciences médicales, il
y apporta des habitudes d'esprit qui donnèrent à toutes
ses conceptions le cachet de la logique la plus sédui-
sante. Quel était donc pour Galien le mouvement du sang
dans les vaisseaux? Quelle idée s'en fait-il?

Je dois d'abord vous rappeler, messieurs, que Galien
avait ajouté quelque chose aux connaissances de ses prédécesseurs. Il avait pratiqué de nombreuses dissections;

il avait vu que dans les artères il y a aussi du sang. Il savait que dans les cadavres, les artères paraissent vides ; mais en opérant sur des animaux vivants, il avait constaté qu'elles contenaient du sang.

De là, messieurs, la doctrine de Galien. Je ne puis que vous en donner un aperçu ; car si je voulais entrer dans tous les détails, cette leçon y suffirait à peine. Pour Galien, comme pour tous ceux qui l'ont suivi, il y a deux sortes ou deux qualités de sang : le sang contenu dans les veines et le sang contenu dans les artères. Si vous l'aimez mieux, il y a deux systèmes circulatoires : le système circulatoire des artères et le système circulatoire des veines.

Où se forme le sang ? Il se forme dans un seul organe, le foie. Du foie il se répand dans toutes les parties de l'économie, où il porte les matériaux de la nutrition. Par quelle voie ? Pour les parties inférieures du corps, par la veine cave inférieure et la veine porte ; et pour les parties supérieures du corps, par l'oreillette droite. Comment cela ? Le voici : L'oreillette droite reçoit le sang que lui apporte le tronçon supérieur de la veine cave inférieure, ainsi que le sang des veines sus-hépatiques. Le sang qu'a reçu l'oreillette droite, elle le distribue dans les parties supérieures du corps. Par quel vaisseau ? par la veine cave supérieure.

Mais ce n'est pas tout. Galien, je vous l'ai dit, avait vu du sang dans les artères. D'où vient ce sang ? par où passe-t-il dans les artères ? quelle est son origine ? quelle est sa destination ?

C'est ici, messieurs, que Galien imagine : il ne sait comment faire naître le sang dans les artères, et alors il invente toute une physiologie. Il suppose que la cloison interventriculaire est, non pas perforée, comme on le lui fait dire quelquefois, mais qu'elle est suffisamment poreuse pour laisser passer, non pas tout le sang, mais une partie du sang, ce qu'il appelle la partie ténue et subtile du sang.

Aussi, suivant Galien, le sang contenu dans les artères n'a pas les mêmes qualités que le sang qui est contenu dans les veines. C'est pendant son passage à travers la cloison qui sépare le ventricule droit du ventricule gauche, que le sang, venu du foie au cœur, éprouve une modification qui le transforme. Aussi, dans la pensée de Galien, les deux sangs n'ont pas la même destination.

Le sang parti du foie, et qui se dirige vers les organes par les veines, est destiné à la nutrition. Le sang artériel, c'est-à-dire le sang hépatique modifié par le cœur, se dirige du cœur aux parties par l'intermédiaire des artères ; il a pour unique usage de porter partout le mouvement, la chaleur et la vie.

Telle est, messieurs, la doctrine de Galien, doctrine complète, bien déduite, bien enchaînée, comme on le voit, quoiqu'elle repose sur une erreur manifeste. En effet, les anatomistes du xvi⁰ siècle démontrèrent aisément que Galien s'était trompé, que la cloison inter-ventriculaire n'a ni pores, ni ouvertures d'aucune sorte et qu'elle constitue une barrière imperméable entre le sang contenu dans les cavités droites et le sang contenu dans les cavités gauches du cœur.

Lorsque Harvey publia son livre et fit connaître au monde sa belle découverte, il lui arriva, messieurs, ce qui a coutume d'arriver aux inventeurs de tous les temps et de tous les pays. On commença par nier obstinément la vérité qu'il apportait. Plus tard, lorsqu'elle fut devenue évidente, lorsqu'il ne fut plus possible de la contester, on chercha à démontrer qu'il n'avait fait que propager, que vulgariser des idées émises longtemps avant lui. Mais la postérité plus équitable a enfin rendu à Harvey la justice qui lui est due. Je me trompe, messieurs, cette justice, du moins parmi nous, n'est pas entière.

Sans doute, dans les sciences rien n'est absolument livré aux élans spontanés du génie. Toute découverte est en quelque sorte préparée par un travail d'enfantement. Semblable à une semence que l'on jette sur la terre, le milieu qui la reçoit doit être préparé pour la rendre féconde. Oui, d'importantes observations avaient été faites depuis Galien; oui, un coin du voile avait été soulevé; mais le fruit n'était pas mûr, comme on l'a dit, et Harvey a fait plus que le cueillir.

Deux faits, deux vérités, si vous aimez mieux, paraissent avoir puissamment contribué à conduire Harvey dans le chemin de la découverte. C'est en première ligne, ainsi que je vous le faisais pressentir il y a un instant, la découverte, ou plutôt la démonstration anatomique de l'imperforation de la cloison qui sépare le ventricule gauche du ventricule droit. Béranger de Carpi paraît avoir osé l'affirmer le premier, contre l'infaillibilité de Galien; plus tard, Vésale devait donner à cette affirmation l'autorité de son nom. Voilà, messieurs, la première vérité. La seconde, c'est la découverte des valvules qui existent dans l'intérieur des veines; découverte faite par le maître, et on peut le dire, par le véritable précurseur de Harvey, par Fabrice d'Acquapendente.

De ces deux faits, le premier conduisit Servet à la découverte de la petite circulation; le second, illuminant le génie de Harvey, lui suggéra vraisemblablement l'idée de la grande.

.Servet, a donc connu la petite circulation. Pour lui, comme pour Galien, le sang veineux vient du foie. Le sang des artères vient aussi du foie : c'est dans le foie, l'organe sanguificateur par excellence, qu'il se forme. Mais au lieu de passer directement du ventricule droit dans le ventricule gauche pour gagner les artères, le sang trouvant imperforée la cloison qui sépare le cœur droit du cœur gauche est forcé, pour ainsi dire, de faire un détour; il passe dans l'artère pulmonaire, traverse les poumons et revient au cœur gauche par les veines pulmonaires.

Voilà, messieurs, la petite circulation indiquée pour la première fois. Servet va plus loin. Galien affirmait que le sang se modifie au moment du passage à travers la cloison interventriculaire. Non, dit Servet, c'est pendant son parcours dans l'organe pulmonaire que cette métamorphose s'accomplit.

Après cet éclair de génie, Servet s'arrête : il ne va pas plus loin. Dominé par la théorie de Galien, qu'il vient pourtant de trouver en défaut, il admet toujours deux courants sanguins distincts l'un de l'autre, et tous les deux centrifuges. Le courant veineux qui part du foie et qui porte les matériaux de la nutrition ; le courant artériel qui part du cœur et qui donne aux organes le mouvement et la vie.

Servet, messieurs, n'était pas Français ; né en Espagne, dans la province d'Aragon, il était venu jeune à Paris, il y avait fait ses études médicales et donné des leçons de mathématiques. Puis il s'était fixé dans une petite ville du Dauphiné située sur les bords du Rhône, à Vienne, où il pratiqua la médecine. C'est là qu'en l'année 1553 Servet publia son fameux livre de controverse religieuse intitulé : *Christianismi restitutio.* C'est dans ce livre que se trouve le passage auquel je faisais allusion tout à l'heure ; passage dans lequel Servet décrit de la manière la plus claire et la plus lucide la petite circulation, c'est-à-dire la circulation pulmonaire.

Vous savez, messieurs, ce qui advint du livre de Servet ; comment à l'instigation de Calvin, Servet, qui s'était réfugié en Suisse et qui s'y était caché, fut découvert, saisi et traîné devant les juges qui le condamnèrent, lui et son ouvrage au supplice du feu. Servet mourut dans les flammes, mais son livre fut sauvé. Vous pourrez voir encore aujourd'hui à la Bibliothèque impériale, un exemplaire du livre de Servet sur lequel se trouve marquée la glorieuse trace des flammes. L'ouvrage de Servet fut réimprimé, page pour page, cinquante ans plus tard à Nuremberg. C'est un exemplaire de cette réimpression que possède la bibliothèque de la Faculté de médecine.

Servet, messieurs, fut donc brûlé. Savez-vous quel était son crime ? Servet était protestant comme Calvin. Seulement il avait osé attaquer le dogme de la trinité, que la plupart des réformateurs du temps acceptaient. Servet était ce qu'on appellerait de nos jours un protestant *libéral*. Tandis que Calvin appartenait à l'une de ces sectes intolérantes qui se réservent pour elles seules le privilége de l'infaillibilité. Calvin était ce qu'on appellerait aujourd'hui un protestant *orthodoxe*.

Messieurs, je le répète, ce qui a conduit Servet à la découverte de la petite circulation, c'est évidemment la notion, déjà répandue de son temps, de l'imperméabilité de la cloison qui sépare le ventricule droit du ventricule gauche.

Lorsque Servet décrivait la petite circulation, on peut dire qu'il la devinait. Il n'est pas probable, en effet, qu'il ait soumis ses idées à la sanction expérimentale. Cela est d'autant plus vraisemblable, que dans le passage dont je parlais tout à l'heure, c'est avec la même assurance qu'il affirme que les vaisseaux se continuent avec les nerfs, et que l'air pénètre dans l'intérieur des ventricules du cerveau par l'intermédiaire des cavités nasales.

L'idée de Servet s'est aussi présentée à l'esprit de quelques autres anatomistes du XVIᵉ siècle, qui évidemment ne peuvent avoir eu connaissance de son ouvrage. Le livre de Servet avait été condamné, il avait été brûlé. Les exemplaires sauvés du feu étaient fort rares. D'ailleurs, à cette époque, les communications n'étaient pas ce qu'elles sont aujourd'hui.

Dix ans après la publication de l'ouvrage de Servet, un professeur célèbre de l'université de Padoue, Realdo Colombo et un autre professeur non moins célèbre de l'université de Pise, Césalpin, décrivent la petite circulation à peu près dans les mêmes termes que Servet. C'est même à cette époque que l'expression de *circulation* apparaît pour la première fois.

Messieurs, nous touchons ici au point peut-être le plus délicat de notre sujet.

Non-seulement, dit-on, Césalpin aurait bien connu et bien décrit la petite circulation, mais encore on lui attribue la gloire d'avoir indiqué la grande.

M. Isidore Geoffroy Saint-Hilaire, dans son *Histoire naturelle générale des règnes organiques*, attribue nettement à Césalpin la découverte de la grande circulation, et M. Flourens, dans son *Histoire de la découverte de la circulation*, dit en parlant du même Césalpin, j'emploie ses propres expressions : « qu'il a bien vu les deux circulations. » Eh bien, messieurs, malgré ces autorités imposantes je dis : Non! Césalpin n'a ni vu ni connu la grande circulation.

D'autres vont plus loin encore. Plus extrêmes dans leurs opinions, ils prétendent qu'à l'époque où parut Harvey, la notion de la grande circulation était dans tous les esprits, qu'elle était en quelque sorte monnaie courante et qu'on la trouve notamment indiquée dans le grand poëte dramatique de l'Angleterre, dans Shakspeare. Eh bien, je le répète, Césalpin n'a pas connu la grande circulation, et Shakspeare ne la connaissait pas plus que lui lorsqu'il écrivait ses tragédies d'*Henri VI* et de *Jules César*.

Lorsqu'on veut formuler un jugement sur les choses du passé, que faut-il faire? Il faut se reporter en arrière, se retremper, pour ainsi dire, dans les idées du temps :

sans quoi le présent nous entoure, nous enveloppe, et il devient, à notre insu, le mobile de nos jugements.

Examinons donc ; et voyons d'abord Césalpin.

Césalpin fut un homme éminent. Il n'était pas seulement médecin, c'était un philosophe des plus distingués et un botaniste non moins célèbre; c'est à lui qu'on doit la première classification botanique fondée sur la forme de la fleur et sur la forme du fruit.

Le passage dans lequel Servet indique la petite circulation est en quelque sorte noyé dans un livre de controverses religieuses; ce n'est pas non plus dans un traité d'anatomie ou dans un traité de physiologie qu'on trouve la fameuse phrase de Césalpin, cette phrase se trouve dans un livre de botanique publié à Florence en 1583, sous ce titre : *De plantis*.

Si nous nous reportons au chapitre II du livre Ier de cet ouvrage, nous y lisons ce qui suit :

« In animalibus videmus alimentum per venas duci ad cor, tanquam ad officinam caloris, et adepta inibi ultima perfectione, per arterias in universum corpus distribui. »

Ce qu'on peut traduire de la manière suivante :

« Nous voyons dans les animaux l'aliment être conduit par les veines au cœur, comme à l'officine de la chaleur, et lorsqu'il a reçu sa dernière perfection, il est distribué dans tout le corps par les artères. »

D'abord, messieurs, vous remarquerez ce mot, *alimentum*. Quelle est pour Césalpin la valeur de cette expression? Il ne le dit pas ici, mais, dans un autre ouvrage, publié dix ans plus tard à Venise sous ce titre : *De questionum medicarum*, nous voyons ce que Césalpin entend par le mot *alimentum;* c'est tout simplement le sang formé dans le foie, le sang qui vient du foie.

Seulement, pour Césalpin, comme pour Servet, comme pour Colombo, le sang formé dans le foie, l'*aliment*, le liquide *qui nourrit*, ne traverse pas la cloison interventriculaire, cette cloison étant imperméable, mais il parcourt le circuit pulmonaire pour se rendre du cœur droit au cœur gauche, et par conséquent dans les artères.

Serait-ce par hasard ce dernier membre de phrase : *Per arterias in universum corpus distribui*, qui renfermerait l'énoncé de la grande circulation telle que nous la concevons aujourd'hui? Mais Colombo dit exactement la même chose que Césalpin : Pourquoi n'attribue-t-on pas à Colombo, qui écrivait avant Césalpin, la découverte de la grande circulation? Pourquoi? C'est que Colombo ajoute immédiatement : « le sang des artères va aux parties; le sang des veines y va également. Le sang des artères éveille la vie et le mouvement (l'*animation*, pour traduire plus littéralement), tandis que le sang veineux porte dans tous les organes l'aliment nutritif. »

Quant à Césalpin, il n'ajoute rien ; il jette une phrase en passant, et c'est nous qui la complétons avec nos idées d'aujourd'hui.

Césalpin ne dit rien de plus ici, mais dans l'ouvrage dont je parlais tout à l'heure, il parle encore du sang, et nous voyons qu'il en reconnaît de deux sortes comme ses prédécesseurs. Nulle part il n'a l'idée du retour par les veines du sang envoyé par les artères; nulle part l'idée d'un courant continu, ininterrompu, rapide, impliquant la notion du passage du sang du système des artères dans le système des veines, nulle part cette idée ne se fait jour.

Dans un certain passage, Césalpin parle, il est vrai, de l'entrée du sang des artères dans les veines; et c'est encore un des passages invoqués en sa faveur. Mais Galien avait dit la même chose. Pour Césalpin comme pour Galien, cette introduction du sang des artères dans les veines, et réciproquement, n'est qu'un *accident*. Et cet accident, pour Césalpin, quand se produit-il? Il ne peut se produire que pendant le sommeil.

Il y a dans Césalpin, messieurs, un dernier passage; celui-ci serait plus démonstratif, si Césalpin avait su en tirer le parti qu'Harvey devait plus tard en tirer lui-même. Césalpin remarque que les veines se gonflent non pas au-dessus, mais au-dessous d'une ligature appliquée sur elles. Mais il n'est pas le premier qui ait fait cette observation, et il ajoute lui-même : « Tous ceux qui ont pratiqué la saignée savent cela. »

Sans doute ils l'ont vu, mais pas plus que Césalpin ils n'ont su en tirer les conséquences. Césalpin croit encore au mouvement de va-et-vient du sang dans les vaisseaux.

Voilà pour Césalpin. Voyons maintenant Shakspeare.

Les passages cités de Shakspeare sont, messieurs, bien plus vagues et bien plus obscurs encore. Il faut, vraiment, que les adversaires de Harvey fussent bien aveuglés par la passion, pour y voir ce qui certainement ne s'y trouve pas contenu.

Dans la première œuvre dramatique de Shakspeare, dans la tragédie d'*Henry VI*, représentée en 1590, voici comment s'exprime Warwick devant le cadavre de Glocester assassiné :

« Observez comme son sang est arrêté dans les veines de son visage. J'ai vu plus d'une fois un corps que venait d'abandonner la vie, mais je l'ai vu de couleur terreuse, amaigri, pâle, vide de son sang, tout entier descendu vers le cœur, qui, dans les assauts que lui livre la mort, attire le sang pour s'en aider contre son ennemi. Il s'y glace en même temps que le cœur, et ne retourne jamais embellir et animer la face des morts.

Dans la tragédie de *Jules César*, représentée quelques années plus tard, en 1607, Brutus dit à Portia :

« Fidèle et chaste épouse, vous m'êtes aussi chère que les gouttes écarlates qui visitent mon triste cœur. »

Messieurs, voilà tout : il n'y a pas dans Shakspeare autre chose. Eh bien ! je vous le demande, un poëte du temps de Galien aurait-il parlé autrement?

Je vous disais tout à l'heure que l'une des découvertes

qui avaient plus particulièrement contribué à éclairer
les premiers pas de G. Harvey, c'était celle des valvules
qui existent dans l'intérieur du système veineux, et j'ajoutais que cette découverte était due à Fabrice d'Acquapendente. On savait bien, avant lui, qu'il y avait des valvules
dans le cœur, qu'il en existait aux orifices de séparation
des oreillettes et des ventricules ; on avait vu les valvules
placées aux orifices de l'artère aorte et de l'artère pulmonaire ; on connaissait les valvules incomplètes situées
aux embouchures des gros troncs veineux dans l'oreillette
droite ; on avait même vu la valvule placée à l'origine de
la veine azygos. Mais c'est Fabrice d'Acquapendente qui,
le premier, a vu et parfaitement décrit les valvules contenues dans tout l'ensemble du système veineux. Le livre
de Fabrice, intitulé *De venarum ostiolis*, parut en 1603.

Fabrice d'Acquapendente a donc connu les valvules,
mais il n'en soupçonna pas l'usage. Il partagea la
croyance de son temps : à savoir, que le cours du sang
des veines est centrifuge, c'est-à-dire qu'il se fait du foie
vers les organes. Les valvules n'ont dans sa pensée
d'autre usage que de modérer, que de retenir, ou d'accélérer, suivant le besoin, le cours du sang contenu dans
l'intérieur du système veineux.

La découverte de Fabrice était capitale ; aussi n'a-t-il
pas manqué de gens qui ont cherché à l'en dépouiller.
On a dit que le père Sarpi avait vu les valvules veineuses, qu'il les avait décrites ; on a même prétendu que
c'est de lui que Fabrice d'Acquapendente avait appris à
les connaître

On a dit cela. Mais qui l'a dit ? C'est le père Fulgence.
Qu'est-ce que le père Fulgence ? Le père Fulgence
était l'ami, et il fut plus tard le biographe enthousiaste
du père Sarpi. Tous les deux appartenaient à un ordre
religieux fondé au xiiie siècle, à Florence, l'ordre des
frères Servites, dont les membres professaient une dé-

votion toute particulière pour la mère de Dieu. Le frère Sarpi, plus connu sous le nom de frère Fra Paolo, est, d'ailleurs, je m'empresse de l'ajouter, un des historiens les plus distingués du xvi⁰ siècle et il eut à subir, comme tant d'autres, les rigueurs du saint-office. Quant à l'ordre des frères Servites, dont les débris existent encore, je crois, en Italie, il est plus généralement connu, parmi nous, sous le nom de Blancs-Manteaux, à cause du costume que portent ses membres. Peu après sa fondation. il tenta de s'introduire en France, mais il fut presque immédiatement supprimé.

Messieurs, on invoque encore le témoignage de Veslingius (de Padoue) et de J. Waleus, professeur à Leyde, pour dépouiller Fabrice d'Acquapendente de sa belle et grande découverte. Mais tous les deux n'ont fait que répéter les assertions du père Fulgence. M. Flourens a déjà fait justice de toutes ces prétentions ; je ne pourrais, messieurs, qu'affaiblir son lumineux plaidoyer.

Au moment où parut le livre de Harvey, la doctrine de Galien, dans ce qu'elle avait d'essentiel, régnait encore en souveraine. On ne croyait plus que le sang filtrait au travers de la cloison interventriculaire, on savait que pour passer du ventricule droit dans le ventricule gauche, il décrivait un circuit à travers les poumons, et que c'est là qu'il change de nature. C'était un grand progrès, mais ce n'était pas là la circulation. On croyait toujours que la direction du sang dans les veines était analogue à la direction du sang dans les artères ; que dans les veines, comme dans les artères, c'est des viscères aux parties que le sang se dirige, c'est-à-dire du foie aux organes pour le sang des veines, du cœur aux organes pour le sang des artères : l'un pour nourrir, l'autre pour vivifier.

Voici donc Harvey. Le premier il annonce hautement, clairement, ce grand fait : le sang se dirige du cœur vers les organes par les artères et il revient des organes au cœur par les veines. Et il ne se borne pas à l'annoncer, il le prouve. Harvey s'occupe ensuite des mouvements du cœur. On avait fait du cœur un organe d'aspiration, qui attire en quelque sorte le sang du foie; il démontre que son rôle est précisément contraire; il en fait un organe propulseur; il montre, il prouve, qu'il est l'agent du mouvement dans tout l'ensemble du système; il montre que la contraction des oreillettes est l'accessoire, tandis que la contraction des ventricules est l'essentiel; il étudie le mode de la contraction, son rhythme, l'ordre de succession des mouvements; il constate que la contraction des ventricules est isochrone avec la pulsation des artères, et avec le choc du cœur contre la paroi pectorale.

Puis, et c'est là surtout ce qui devait dans le principe soulever les oppositions les plus vives, tenant compte de la capacité des cavités du cœur, et estimant approximativement la quantité du liquide renfermé dans le système circulatoire, il en conclut que la révolution qui entraîne le sang dans les artères et qui le ramène par les veines doit s'accomplir en un très-court espace de temps, et que par conséquent le sang exécute un mouvement circulaire rapide et incessant. Enfin, empruntant à Aristote une grande image, il compare le sang à l'eau qui circule entre le ciel et la terre. « L'eau, dit-il, tombe sous forme de pluie pour féconder le sol, puis les rayons du soleil la ramènent dans l'atmosphère, sous forme de vapeur; elle s'y condense, et elle retombe de nouveau. De même le sang chassé par le cœur dans les artères porte partout la chaleur et la vie; puis, vicié et refroidi, il retourne vers le cœur qui le renvoie de nouveau vers les organes d'où il était venu. »

Harvey lie les artères, il lie les veines, ou bien il les comprime, ou bien il les ponctionne au-dessus et au-dessous des points oblitérés. Enfin, il assigne aux valvules veineuses leur véritable rôle. Messieurs, tout cela vous est familier, tous ces faits sont d'une évidence palpable; il n'est pas nécessaire de nous y appesantir, non plus que de rappeler les arguments que Harvey crut devoir employer pour convaincre ses contradicteurs. Toute démonstration serait aujourd'hui superflue.

Les vues nouvelles de Harvey, vous devez bien le penser, étaient trop en désaccord avec les idées reçues pour passer sans opposition. La résistance fut vive et opiniâtre : elle descendit quelquefois jusqu'à l'injure.

Le premier adversaire qui entra en lice, fut un jeune médecin qui exerçait dans le Yorkshire, dans la petite ville de Hull. Il se nommait Primerose. Ce Primerose, ainsi que l'indique son nom, était Français d'origine. Il était né à Saint-Jean-d'Angély en Saintonge, et avait fait ses études médicales à Montpellier.

Primerose déclare, dans ce qu'on peut appeler son premier libelle, car il est revenu à la charge au moins quatre fois, il déclare, dis-je, que son opuscule lui a coûté quinze longs jours de travail. Le livre de Harvey, messieurs, était le fruit de quatorze années de recherches, de méditations et d'expériences.

Les anciens, dit Primerose, ne connaissaient pas ce qu'on appelle la circulation, cependant ils guérissaient parfaitement leurs malades. A quoi peut servir cette belle invention? Voilà un argument que sous d'autres formes nous voyons trop souvent se produire dans la science médicale !

Je vous fais grâce, messieurs, des critiques de Primerose : je n'en retiens qu'une seule. Malgré Servet, malgré Colombo, malgré Césalpin, Primerose croit encore à la porosité de la cloison qui sépare les deux ventricules du cœur. Si nous ne la trouvons pas telle, après la mort, dit-il, c'est qu'il ne nous est pas possible de juger sur le cadavre de l'état des parties durant la vie. Et Primerose ne songe pas un instant à ouvrir un animal vivant pour soumettre son idée au contrôle de l'expérience.

La guerre était déclarée contre Harvey, lutte ouverte dans laquelle on combattait du moins à visage découvert. Mais Harvey eut à compter avec des ennemis plus dangereux. Une opposition sourde, à peu près universelle, plus hostile et plus malveillante s'organisa de toute part contre lui. Tout le monde ne prenait pas la plume, mais tout le monde disait son mot.

Le second adversaire qui se présenta fut un jeune médecin de Venise; il se nommait Parisanus. Ce Parisanus était élève de l'école de Padoue; c'était un des disciples de Fabrice d'Acquapendente. Il faisait, il faut l'avouer, peu d'honneur à son maître, car il ne connaît pas même les choses dont il parle. Dans son factum il confond sans cesse les valvules auriculo-ventriculaires avec les valvules sigmoïdes.

Quel est son grand argument? Le voici. Si le ventricule gauche était chargé, comme le dit Harvey, d'envoyer toute la masse du sang dans les organes pour les nourrir, comment se pourrait-il que le ventricule gauche eût une capacité moindre que le ventricule droit, qui n'a qu'un seul organe à nourrir, le poumon?

Toujours la même erreur, messieurs! Pour Parisanus, le sang veineux se dirige vers les poumons pour les nourrir. Toujours la doctrine de Galien, et la doctrine de Galien tout entière!

Parisanus ose plus encore. Harvey avait dit en excellents termes: «Quand on applique la main sur la poitrine d'un homme, à la région précordiale, on sent un choc; quand on y applique l'oreille, on entend des bruits.» Savez-vous ce que répond Parisanus? « A Londres, c'est possible, dit-il cavalièrement; mais en Italie, c'est autre chose : il paraît que nous sommes un peu sourds, car ici nous n'entendons absolument rien. »

Mais voici, messieurs, un adversaire plus sérieux; je veux parler du prince des anatomistes, comme on l'appelait en France, de Riolan; Riolan, dont notre distingué collègue, M. Lefort, vous a tracé un si piquant portrait; Riolan, le seul de ses contradicteurs que Harvey ait honoré d'une réponse.

Riolan, le jeune, comme on l'appelait pour le distinguer de son père, était, dit Sprengel, un homme vaniteux, grossier et querelleur. J'aime mieux le portrait qu'en fait Gui Patin, bien qu'il ne soit peut-être pas tout à fait impartial, car Gui Patin était son ami, car il était comme lui l'adversaire passionné de toutes les nouveautés, car enfin Gui Patin était son suppléant à la faculté de médecine et il devait lui succéder dans ses fonctions de doyen.

Voici ce qu'en dit Gui Patin : « Riolan était un fort bon homme — ce n'est pas tout à fait la même chose — qui aurait voulu que tout le monde écrivît contre lui. » A ce compte, messieurs, Riolan dut s'estimer heureux le jour où Harvey, qui n'était pas tout le monde, et qui n'avait encore répondu à personne, prit la plume pour se défendre. Ce qui est piquant, messieurs, c'est que quelques années auparavant, Riolan, qui était médecin de Marie de Médicis, avait accompagné sa royale cliente dans un voyage en Angleterre. Marie de Médicis allait visiter sa fille Henriette, l'épouse infortunée de Charles Ier. Riolan avait été mis en rapport avec Harvey, et celui-ci lui avait fait part de ses vues nouvelles sur la circulation du sang. Si nous en croyons les historiens de Harvey, Riolan, à cette époque, n'avait rien trouvé à lui répondre.

Voici, messieurs, comment débute Riolan dans une de ses *Notationes*, car il prit deux fois la plume; la première fois contre l'ouvrage de Harvey, et la seconde pour répondre à la réplique de Harvey :

« Laudo tuum inventum de circulatione sanguinis, tuam industriam,

» et ingenii subtilitatem in eo probando : sed pace tuâ dicam, multa te
» proposuisse *absurda*, pluraque *falsa*. » — « J'admire ton invention
de la circulation du sang, l'industrie et la subtilité ingénieuse que tu
as déployées pour la démontrer ; mais je te dirai, pour ta gouverne, que
tu as cherché à prouver beaucoup de choses absurdes et un plus grand
nombre de fausses. »

Falsa, passe encore, pour un adversaire convaincu
mais, *absurda* dépasse, vous l'avouerez, la mesure. Quand
on a recours à de pareilles expressions, il est bien rare
qu'on ait raison.

Puis, Riolan insiste sur les difficultés de l'observation.
Le mouvement du cœur, dit-il, «*quasi fulgure sese in con-
spectum exhibet.* » *Quasi fulgure !* comme l'éclair ! et il répète avec Fracastor : «*Soli Deo motum cordis cognitum est.*»
— «Les mouvements du cœur sont connus de Dieu seul ! »
C'est, ce qu'on ne pourrait plus dire aujourd'hui. Grâce
à **MM.** Chauveau et Marey, les physiologistes sont en
possession du cardiographe, appareil qui enregistre, en
les amplifiant, les mouvements du cœur, et à l'aide duquel le cœur écrit, pour ainsi dire, sous les yeux de
l'observateur, sa propre histoire.

Non-seulement Riolan nie la grande circulation, il
fait plus. Retranché sous l'autorité de Galien, de même
que Parisanus dont il se moque, il nie la petite circulation, que tout le monde admettait à cette époque.

Messieurs, j'aurais voulu vous faire connaître d'autres
objections de Riolan, mais le temps nous presse ; d'ailleurs, sa polémique est connue, et cette revue rétrospective ferait peu d'honneur à un homme qui eut pourtant du mérite. Poussé à bout par une des expériences
les plus démonstratives de Harvey, et en quelque sorte
vaincu par l'évidence, savez-vous ce qu'il répond ? « Non,
le sang ne circule pas, si ce n'est par accident. » — «*Non
» circulatur nisi per accidens.* »

Voilà, messieurs, où l'on arrive quand on ferme aveuglément les yeux à la lumière. Il y a encore de nos jours plus de Riolans qu'on ne pense.

Parmi les adversaires passionnés de Harvey, je vous citais tout à l'heure le nom de Gui Patin. C'est une étrange figure, messieurs, que celle du successeur de Riolan. Esprit vif, incisif, pénétrant, mais entier dans ses opinions, mais passionné jusqu'à l'injustice, Gui Patin, messieurs, serait l'écrivain le plus spirituel peut-être de la médecine, si nous n'avions pas Rabelais. Vous savez qu'avant d'être titulaire de l'abbaye de Saint-Maur, qu'avant de devenir curé de Meudon, ce curé de joyeuse mémoire que vous connaissez tous, Rabelais, fils d'un apothicaire, avait étudié la médecine à la faculté de Montpellier. Il y avait même commencé l'exercice de son art. Quelques années plus tard, on l'avait député auprès du chancelier Duprat, pour solliciter le maintien de quelques priviléges menacés. Satisfaite du résultat de sa mission, la faculté de Montpellier, avait décidé, à son retour, qu'à l'avenir tous les candidats qui prendraient leurs grades, se revêtiraient, pour subir leur thèse, de la robe de Rabelais.

Mais revenons à Gui Patin; Gui Patin, l'ennemi juré de l'antimoine, qui, dit-il, a tué plus de gens que n'a fait le roi de Suède dans toutes ses campagnes d'Allemagne (et notez, je vous prie, qu'il s'agit de Gustave-Adolphe et de la guerre de trente ans), Gui Patin, l'ennemi des jésuites, l'ennemi des apothicaires, l'ennemi surtout de Mazarin, ce grand coupeur de bourses, comme il l'appelle quelque part.

On pourrait, messieurs, appliquer à Gui Patin les paroles que Molière met dans la bouche du médecin, dans le *Malade imaginaire* : « Ce qui me plaît en lui, dit Diafoirus, et ce en quoi il suit mon exemple, c'est qu'il s'attache aveuglément aux opinions de nos anciens, et qu'il n'a jamais voulu comprendre ni écouter les raisons et les expériences touchant la circulation du sang et autres opinions de même farine. »

Gui Patin ne manque pas une occasion quand il s'agit de décocher un trait contre la circulation et contre les *circulateurs*, comme il les appelle. Mais il ne rencontre pas une bonne raison, et, malgré tout son esprit, ses plaisanteries ne sont que des impertinences.

Le ridicule, en France surtout, vous le savez mieux que personne, est une arme terrible, mais à une condition, c'est que le trait porte juste ; quand il tombe à faux, il ricoche, et c'est sur le plaisant maladroit qu'il retombe. Heureusement pour Gui Patin, qu'il a été l'un des créateurs du genre épistolaire, et que l'écrivain a sauvé le médecin.

Messieurs, si le temps me l'eût permis, je vous aurais parlé de l'opposition que les doctrines de Harvey devaient aussi rencontrer en Allemagne, en la personne d'un célèbre professeur d'Altorf, Gaspard Hoffmann, natif de Gotha. Hoffmann croyait à l'imperméabilité de la cloison interventriculaire et par conséquent à la petite circulation, mais il refusa toujours de croire à la grande, même après les expériences les plus démonstratives faites devant lui par Harvey en personne. C'était en 1636. Harvey accompagnait alors le comte d'Arundel, chargé d'une mission extraordinaire auprès de l'empereur d'Allemagne Ferdinand II.

L'opposition de Gaspard Hoffmann n'empêcha pas la doctrine de Harvey de se répandre rapidement sur le continent, grâce à l'appui que lui prêta Jean Rolfink, professeur de l'école d'Yena, et le plus habile, dit-on, des anatomistes de son temps. Plempius, professeur à Louvain, et qui s'était d'abord déclaré l'adversaire de la théorie de la circulation, se rendit enfin à l'évidence en 1652, et cédant à l'ascendant

de la vérité, passa publiquement au nombre des défenseurs de la nouvelle doctrine.

Parmi nous, Gassendi, qui aurait mieux fait de garder
le silence sur des matières qu'il n'était pas en état de
juger, prit la plume contre Harvey. En revanche, Harvey devait trouver pour le défendre le plus grand esprit
français du xviie siècle, René Descartes.

Je ne parle, messieurs, que des partisans et des adversaires les plus illustres. Enfin, toute cette agitation se
calma peu à peu, et Harvey vécut assez longtemps pour
voir, de son vivant, ses idées sur la circulation à peu
près universellement adoptées. Je dis, à peu près, car il
y eut pendant près d'un demi-siècle encore quelques
rares opposants.

Cinq années après la mort de Harvey, sa doctrine devait d'ailleurs recevoir son complément le plus éclatant.
Malpighi, à l'aide du microscope que venait d'inventer
le physicien hollandais Jansen, découvrait les vaisseaux
capillaires et constatait le passage direct du sang des
artères dans les veines.

Tandis qu'Harvey poursuivait la démonstration de sa
découverte, de grands changements étaient survenus.
La révolution, commencée dans la sphère religieuse,
s'accomplissait alors dans l'état politique et social de
l'Angleterre. Au régime ancien succédait un régime
nouveau, qui devait commencer, il est vrai, par la dicta-
ture militaire, mais qui devait se terminer par la liberté.
Harvey donna un grand exemple, trop rare dans tous les
temps, et qu'on ne saurait entourer de trop de respect et
d'admiration, l'exemple de la fidélité à ses convictions,
l'exemple d'une reconnaissance inaltérable pour celui
qui l'avait élevé et comblé de ses bienfaits. Sa bibliothèque pillée, sa maison dévastée, ses papiers détruits,
sa fortune anéantie, rien ne put ébranler sa grande âme.

Le roi mort et la ruine de Harvey consommée, il se

retira chez ses frères, dont le commerce avait prospéré,
et qui, par d'heureuses spéculations, lui reconstituèrent
une fortune. Il en fit un noble usage : il en consacra la
plus grande partie à faire élever un beau bâtiment destiné à recevoir les collections et la bibliothèque du collége des médecins de Londres.

A la Saint-Michel de l'année qui suivit celle où l'on
avait inauguré les nouvelles salles érigées aux frais de
Harvey, les membres du collége des médecins de Londres, voulant lui témoigner leur reconnaissance, le choi-
sirent à l'unanimité pour être leur président. Harvey
avait alors soixante-seize ans. Lorsque la députation
chargée de lui annoncer le résultat de son élection se
présenta chez lui, voici ce qu'il répondit :

« Je vous remercie, messieurs de l'insigne honneur
que vous avez bien voulu me faire ; mais c'est un trop
lourd fardeau pour un vieillard. J'ai trop à cœur la prospérité du grand corps auquel je m'honore d'appartenir,
pour la laisser péricliter entre mes mains. » Et il terminait en désignant à leurs suffrages celui qu'il en ju-
geait le plus digne. Voilà, messieurs, un beau trait, qui
n'a pas toujours trouvé des imitateurs.

C'est à cette époque, pendant les loisirs que lui laissèrent la mort du roi Charles Ier, que Harvey publia le
second de ses ouvrages ; je veux parler de son livre sur
la génération. Cet ouvrage porte, il est vrai, le cachet
de l'époque à laquelle il fut écrit ; on y trouve néanmoins
des vues marquées au coin de l'homme de génie.

Harvey ne voulait pas faire imprimer ce livre ; il sentait tout ce qu'il avait d'imparfait. Il ne céda qu'aux sol-
licitations du docteur Ent, son élève et son ami, qui lui
enleva pour ainsi dire le manuscrit, et se chargea de
l'impression et de la correction des épreuves. Ent nous
a conservé le récit de sa visite. Les paroles du grand
homme sont empreintes d'une profonde amertume.

« Pourquoi, dit Harvey, voulez-vous me faire quitter le port tranquille où j'ai désormais abrité ma vie? Qu'ai-je besoin de me lancer de nouveau sur une mer perfide? L'orage ne m'a-t-il pas assez frappé de ses coups? Laissez-moi passer les jours qui me restent à vivre dans un repos que j'ai assez chèrement acheté. »

Cependant Ent emporta le manuscrit, et mit une telle diligence dans l'impression, que l'ouvrage parut à la fin de la même année.

Messieurs, dans le cours de cet entretien, j'ai déjà eu l'occasion de vous montrer le caractère élevé de Harvey; un mot encore sur sa personne. John Aubrey, qui fut son contemporain, nous apprend que Harvey était petit de taille, qu'il avait les cheveux très-noirs, le teint olivâtre et les yeux pleins de feu. A soixante ans, sa chevelure, toujours abondante, était devenue blanche comme la neige. Harvey devait, ce me semble, avoir quelque ressemblance avec un savant et spirituel professeur de cette école que beaucoup d'entre vous ont connu, et dont la mansuétude dans les examens était proverbiale : M. le professeur Duméril.

Harvey paraît n'avoir eu qu'une profonde indifférence pour toutes les distinctions humaines : j'entends pour leurs signes extérieurs. Au temps de sa plus grande faveur, il ne voulut pas qu'on attachât à son nom un de ces titres qu'on briguait à cette époque. Il est vrai, messieurs, que Harvey était assez grand pour s'en passer.

Harvey eut cependant une grande passion, ce fut celle du café. Il y a, dans son testament, un article spécial pour sa cafetière. Il la lègue à son frère Eliab, en souvenir, dit-il, des moments heureux qu'ils ont souvent passés ensemble à en vider le contenu.

Harvey paraît avoir conservé, jusqu'à son dernier jour, l'intégrité et la plénitude de ses facultés intellectuelles. Le 3 juin de l'année 1657, étant dans la quatre-vingtième année de son âge, il s'aperçut au réveil qu'il avait perdu l'usage de la parole. Il fit venir près de son lit ses frères et ses neveux et il leur donna à chacun un souvenir. Puis, la paralysie ayant fait des progrès, il s'éteignit doucement dans la soirée du même jour, « la maladie, dit Aubrey, lui ayant donné un passe-port commode ».

Son corps fut transporté dans l'un des grands cimetières situés dans le voisinage de Londres, à Hampstead, où il se trouve encore.

Ainsi s'éteignit une des plus brillantes étoiles de la grande époque qui a engendré la nôtre. Dans l'avenir, notre siècle aussi sera grand, messieurs, bien moins par les prodiges déjà réalisés dans le domaine de la science, que par ceux qu'il prépare au siècle qui le suivra. Et, quand je parle, messieurs, des promesses de la science, ne croyez pas que ce soit un vain rêve. Grâce à la méthode expérimentale, dont Harvey a été un des premiers initiateurs, tout progrès accompli en prépare un autre. C'est une chaîne dont les premiers anneaux sont dans nos mains, et dont les derniers se dérobent à nos regards.

HUITIÈME CONFÉRENCE

M. TRÉLAT, PROFESSEUR.

Wurtz.

Messieurs,

Je ne crois guère me tromper en supposant que le plus grand nombre d'entre vous ignore ce qu'était et ce qu'a fait le chirurgien dont je vais vous parler. Si par aventure vous avez rencontré son nom dans quelque livre de haute érudition ou si vous l'avez entendu citer dans quelque savante leçon, j'imagine que cet écho lointain doit s'être effacé de votre souvenir.

Aussi pour éviter toute incertitude et toute équivoque, dois-je vous dire dès l'abord pourquoi j'ai choisi Wurtzius pour en faire le sujet de cette conférence.

Quoique très-limitée, son œuvre offre un haut intérêt : matière, esprit, méthode, tout porte l'empreinte d'une évidente originalité, chose rare à son époque. Abandonnant les sentiers battus depuis plusieurs siècles par les compilateurs et les commentateurs, il observe la nature, compare et juge, puis il expose les résultats de son expérience.

Cette œuvre est d'ailleurs la plus remarquable et presque la première manifestation de la chirurgie allemande qui devait, par la suite, jeter un vif éclat, mais qui en était alors à ses débuts. On y trouve le reflet de la science générale, mais de plus le cachet d'un génie national jeune et vigoureux.

Enfin Wurtz est contemporain d'Ambroise Paré. Il était né un ou deux ans après ce grand homme qui donna une si féconde impulsion à la chirurgie française. La marche simultanée de ces deux intelligences dont l'une est plus large peut-être, mais non plus judicieuse, permet certains rapprochements dont j'indiquerai les plus intéressants.

Tels sont en quelques mots les motifs qui ont guidé mon choix; j'ai l'espoir que les développements dans lesquels je vais entrer vous porteront à l'approuver.

Quand on étudie les hommes du passé, qu'on remonte à quelques centaines d'années en arrière, il faut se garder d'une tendance à laquelle nous nous laissons tous aller si nous n'y veillons pas; c'est de juger ces hommes au point de vue des connaissances que nous possédons et des doctrines qui nous guident aujourd'hui. Alors nous apercevons les erreurs, les lacunes, les défauts de méthode et les vaines théories, nous voyons bien ce qui manque, mais nous laissons échapper ce qui existe réellement.

La seule manière utile, et je dirai même équitable, d'apprécier la valeur et la portée de ceux qui ont été nos aïeux dans la science consiste à se placer, par une étude générale, dans le temps où ils vivaient, à se pénétrer des idées régnantes et de l'état des notions scientifiques. C'est seulement ainsi qu'on peut fixer leur point de départ et leur point d'arrivée; c'est seulement ainsi qu'on peut déterminer la part légitime qui leur revient dans cette conquête lente mais incessante qui constitue le progrès scientifique.

Jetons donc un rapide coup d'œil sur l'état de la chi-

rurgie à la fin du xvᵉ siècle, et au commencement du
xviᵉ siècle.

Après avoir été illuminé d'une vive lumière sous Guy
de Chauliac dont M. Follin tracera bientôt l'histoire, la
chirurgie était rentrée dans l'ombre. Les docteurs lettrés, qui seuls pouvaient lire les auteurs anciens, avaient
renoncé à la pratiquer et en avaient abandonné l'exercice aux mains de barbiers profondément ignorants.
C'était une décadence complète et dont les effets étaient
de jour en jour plus marqués.

Pendant le cours du xvᵉ siècle, les quelques chirurgiens dont l'histoire ait conservé le souvenir vivaient en
Italie près de ces cours seigneuriales amies du plaisir, des
arts, des belles-lettres et souvent protectrices de la science.
Pierre d'Argelata enseignait dans la vieille Université
de Bologne; Bertapaglia et Arculanus dans l'Université
rivale de Padoue à laquelle devaient plus tard donner
un si grand lustre les éminents anatomistes italiens du
xviiᵉ et du xviiiᵉ siècle. Gatinaria de Verceil inventait un
instrument bien humble mais bien utile pour le chirurgien et pour l'anatomiste : l'instrument à clystères, ainsi
que le nommait son inventeur. Cet instrument, après
quelques améliorations, est devenu la seringue et vous
savez tous quels en sont les nombreux usages.

Il y avait alors une telle pénurie de chirurgiens
qu'en 1468, Mathias Corvin blessé au bras dans une bataille contre les Turcs, fit publier par tous pays qu'il ré-
compenserait largement celui qui le guérirait. Il dut
attendre pendant plusieurs mois un chirurgien. C'est à
Strasbourg que fut découvert cet oiseau rare. Hans de
Dockenbourg alla en Bohême, guérit Mathias Corvin et
revint dans son pays chargé de présents et de réputation.

A la fin du xvᵉ siècle, vivait à Florence un médecin-
chirurgien dont le nom, quoique oublié dans la plupart

des biographies, mérite d'être rappelé avec honneur : c'est Antoine Bienivieni. L'esprit des temps nouveaux avait soufflé sur lui. Il avait compris que l'étude de la maladie ne pouvait être complète sans la connaissance des lésions qui la produisent ou qui lui succèdent. Pendant sa longue carrière, il avait recueilli un grand nombre d'observations avec autopsies, et il se proposait de les publier avec les vastes commentaires qui étaient alors de mode. La mort ne lui en laissa pas le temps. Ce fut presque un bonheur pour sa renommée. Au lieu d'un de ces immenses et décourageants in-folio, son frère Jérôme se contenta de publier le recueil des observations, c'est-à-dire la partie originale et neuve, celle qui fait d'Antoine Bienivieni le premier adepte, le fondateur trop longtemps oublié de l'Anatomie pathologique.

Au commencement du XVIᵉ siècle, la chirurgie italienne était principalement représentée par Jean de Vigo, et son élève Marianus Sanctus, par Béranger de Carpi et par quelques opérateurs ambulants, les Branca qui pratiquaient la rhinoplastie, les Norsini lithotomistes et guérisseurs de hernies, et quelques autres dont les noms ont été perdus.

Jean de Vigo, que vous connaissez tous par l'emplâtre qui porte son nom, médicament commode et utile que nous employons journellement, était chirurgien du pape Jules II à Rome. Il avait publié en 1514 sa *Pratique copieuse de la chirurgie* qui allait avoir un tel succès qu'en moins de trente années, vingt et une éditions en diverses langues furent épuisées. Ni l'ordre des matières, ni la nouveauté de la doctrine ne motivent une pareille vogue ; la chirurgie de Vigo est singulièrement timide et inactive, les emplâtres de toutes façons y tiennent le premier rang et remplissent à peu près toutes les indications. Mais outre les matières de la chirurgie générale, Vigo avait écrit deux chapitres qui donnaient à son livre l'attrait de la nouveauté. L'un était relatif aux affections syphilitiques dont l'apparition ou la diffusion n'était guère ancienne; l'autre donnait le traitement des plaies d'armes à feu.

Quoique l'invention de la poudre de guerre remontât déjà à plus d'un siècle et demi, les armes à feu, lourdes et incommodes avaient été longtemps plus bruyantes que dangereuses. Mais au commencement du xvi° siècle, le serpentin et le rouet avait rendu l'arme portative beaucoup plus précise, et la substitution de la fonte au fer, le perfectionnement des affûts mobiles avaient permis d'employer régulièrement l'artillerie sur les champs de bataille. On sait quel effroi portèrent dans les armées italiennes les dix-huit canons que Charles VIII menait avec son armée d'invasion.

Pour ces motifs, les plaies d'armes à feu devinrent beaucoup plus nombreuses et plus graves. Délabrements plus ou moins étendus, grand fracas d'os, hémorrhagies abondantes, c'étaient des accidents impérieux, voulant des remèdes spéciaux et prompts, que n'enseignaient ni les Grecs ni les Arabes. On conçoit alors comment le livre de Vigo, qui traitait pour la première fois de ces choses nouvelles obtint le succès que je viens de dire. Traduit après quelques années, en français, en italien, en espagnol, en allemand, il devint le vade-mecum des apprentis chirurgiens.

Au temps où Vigo exerçait à Rome, Bologne avait aussi son chirurgien de renom. Béranger de Carpi, fils d'un chirurgien, reçut le bonnet de docteur et, après quelques voyages, se fixa définitivement à Bologne. Anatomiste fort expert, il publia des *Commentaires sur l'anatomie de Mundinus*, puis une sorte de compendium avec figures sous le nom d'*Isagogæ anatomicæ breves*. Son principal titre de gloire est le livre *de Fratura calvæ*, où, quoique l'auteur manque souvent de hardiesse, on reconnaît qu'il avait lui-même bien observé la forme et les variétés des fractures du crâne. Béranger de Carpi acquit une grosse fortune dans le traitement des affections syphilitiques. On l'appelait au loin, à Rome même où il fit un assez long et très-fructueux séjour. Béranger, plus jeune que Vigo, connaissait les livres et la pratique de son rival, et il lui arrive assez souvent de railler sa timidité et sa foi dans l'usage des emplâtres. Et cependant Béranger avait aussi ses bonnes petites recettes sans pareilles; j'aurai occasion de vous en signaler une assez singulière.

En France, les successeurs de Lanfranc et de Guy de Chauliac, oubliant l'exemple et les préceptes de ces vieux et grands maîtres, avaient depuis longtemps cessé d'exercer la chirurgie. Livrée aux mains de laïques dépourvus de toute instruction, elle avait pour ministres les barbiers, barbaudiers, herniers, inciseurs, rebouteurs, triacleurs, étuvistes, et pour maîtres quelques rares docteurs qui du haut de la chaire lisaient le livre déjà altéré et raccourci de Guy de Chauliac.

Vous prendrez une bonne idée de ce que pouvait être un pareil enseignement, en vous reportant au livre de Jean Falcon ou Faucon, doyen de la Faculté de Montpellier. Celle-ci avait depuis quelques années institué des leçons théoriques pour les chirurgiens; c'est Falcon qui était leur professeur à l'époque dont nous parlons. Il lisait en latin, entassait citations sur citations latines et commentait le tout en mauvais français. L'un de ses éditeurs posthumes déclare que « cet excellent homme serait tout glorieux de voir ses vieux haillons changés en un vêtement avantageux », car il a dû corriger la rudesse de sa diction française qui était peu intelligible et traduire un très-grand nombre de textes latins dont il était tout bigarré. Malgré cette toilette, écoutez notre professeur commencer et voyez quel allèchement ce devait être

pour son auditoire : « La raison pour laquelle il est bon
de sçavoir le titre d'un chacun livre est à cette fin que
l'on connoisse le sujet d'iceluy ; ou à fin que quand un
escolier aura besoin de quelque livre, il le sçache demander par son nom, comme quand on a afaire de son
amy on l'appelle par son nom propre ; car *titulus* en latin
est dérivé *à tuendo*, parce que le titre sert de bouclier et
de garde aux œuvres de l'autheur : ou bien, comme
d'autres veulent, *titulus* est dérivé du mot grec *Titon* qui
signifie le soleil, car tout ainsi que le soleil illumine tout
ce monde inférieur, de même le titre sert de lumière à
tout le livre et à chaque chapitre..... c'est pourquoi les
anciens avaient coustume d'écrire leurs titres et rubri-
ques en lettre rouge, parce que cette couleur a quelque
ressemblance avec les raies du soleil. »

Cela continue sur le même ton pendant un millier de
pages et cette abondance du commentateur est bien nécessaire : car, dit-il, au témoignage d'Algasel et d'Avicenne, et même d'Isaac, les interprètes tiennent le milieu entre Dieu et les hommes.

Je n'insiste plus après cette plaisante remarque ; j'ai
seulement voulu vous montrer la triste situation de la
chirurgie à Montpellier, qui était alors la faculté de
France la plus savante et la mieux pourvue.

Bientôt, Laurent Joubert allait restituer et vulgariser
la véritable chirurgie de Guy de Chauliac, bientôt allaient
paraître de nouveaux traités d'Hippocrate et de Galien,
des traductions en langue vulgaire de Celse, de Paul
d'Égine, de Vigo, et cet accroissement des richesses littéraires allait opérer, en moins de cinquante ans, une
transformation plus rapide que les deux siècles précédents.

Remontons vers le nord, sur les bords du Rhin dont
les deux rives étaient encore allemandes. Strasbourg
possédait alors une petite école ou mieux un petit centre

chirurgical. C'est là, vous vous le rappelez, que Mathias Corvin avait pris Hans de Dockenbourg ; c'est là que, dans les dernières années du xv° siècle, exerçait Jérôme Brunswick ou Braünsweig ; c'est là encore que vers 1517, Hans de Gersdorf connu aussi sous le nom de Hans Schiel publiait un manuel de chirurgie qui eut onze éditions, et donnait des préceptes plus rationnels que ceux de Vigo sur le pansement des plaies, insistait sur la nécessité de conserver des lambeaux de chair dans les amputations, et faisait connaître des instruments et des procédés bien conçus pour l'extraction des balles.

Ce foyer de chirurgie utile et active brilla pendant un demi-siècle. Il ne devait s'effacer que devant la splendeur alors naissante de Bâle.

A ce moment parut un homme qui allait jeter les sciences médicales dans une ère de révolutions fécondes. Il se nommait Philippe, Auréole, Théophraste, Bombast de Hohenheim. Cette singulière collection de noms retentissants, l'avait-il réellement ou l'avait-il inventée? Nul ne le sait. L'histoire n'a retenu que celui de Paracelse, transformation latine de Hohenheim. Il était né près de Zurich, en 1493. Après avoir commencé l'étude de la médecine, il s'en était dégoûté comme d'une science vaine, puis y était revenu à la suite d'une vision pour l'abandonner et la reprendre encore. Au milieu de ces variations il avait énormément voyagé ; presque toutes les nations de l'Europe l'avaient vu tour à tour, écoutant les leçons des maîtres les plus fameux et les commérages des guérisseurs de toutes les classes ; il avait parcouru la France, l'Angleterre, l'Espagne, l'Italie, l'Allemagne jusqu'à ses confins vers le nord et vers le sud.

A trente-trois ans, il jouissait d'une immense réputation : l'université de Bâle le choisit pour enseigner la chirurgie en 1526. Il s'exprimait généralement en langue vulgaire, parfois en latin. Ardent, souvent excessif, vaniteux à l'excès, ridicule même, il lui arrivait de retrouver brusquement ces éclairs de génie qui ont assuré sa célébrité. Familier avec ses auditeurs, après la leçon publique il continuait sa démonstration dans quelque bonne auberge et trop souvent la raison s'en allait au milieu des rasades et des causeries.

Cette conduite peu réservée lui suscita d'assez fréquentes difficultés. Il avait fait prix avec un chanoine pour la guérison d'une affection rebelle. Trois pilules d'opium ayant suffi, le chanoine refusa de payer la somme convenue, trouvant sans doute la cure trop facile et trop prompte. Paracelse invoqua la justice, mais les juges lui donnèrent tort. De là, si l'on en croit les biographes, grand dépit violemment exprimé, et en définitive départ de Bâle. Il n'y avait guère séjourné que trois ans.

Alors recommence cette existence errante qui le mène à Colmar, Nuremberg, Augsbourg, en Moravie, en Carinthie, et qui ne se termina qu'avec sa vie. Il mourut à l'âge de quarante-huit ans, en 1541, à l'hôpital de Saltzbourg, auquel il légua tout ce qu'il possédait, quelques volumes et quelques pièces d'argent.

Paracelse publia de nombreux ouvrages ; on croit que plusieurs de ceux qui portent son nom sont apocryphes. Je vous citerai seulement ceux qui se rapportent à la chirurgie. Ce sont : une petite chirurgie connue sous le nom de *Berthonée*, et une *Grande chirurgie*, œuvre beaucoup plus importante, qui parut en deux parties et fut traduite en plusieurs langues, et notamment en français, par Claude Dariot. Enfin, je mentionnerai son livre sur la guérison des maladies syphilitiques.

Peut-être l'idée de ce travail lui avait-elle été inspirée par la publication toute récente alors d'une description de la syphilis dont l'auteur était fort connu et très-attentivement lu. Je veux vous parler d'Ulrich de Hutten, cet étudiant gentilhomme, portant rapière et vivant sur les grands chemins de gloire et de misère, celui qu'on avait surnommé l'*éveilleur du monde*, le grand écrivain qui, par ses *Epistolæ obscurorum virorum*, cet habile pamphlet qui fut patronné et propagé par ceux-là mêmes qu'il attaquait, anéantit le prestige de l'inquisition dominicaine. Hutten avait été atteint de la syphilis dans l'un de ses voyages à Rome; guéri à grand peine de cette triste et longue maladie, il en écrivit l'histoire d'après lui-même avec cet accent de vérité qui était le fond de sa nature. Il est permis de supposer que cette publication, qui date de 1517 et qui voyait le jour sur les bords du Rhin, a pu guider Paracelse.

Vous n'attendez pas de moi que je vous expose ici les doctrines générales de cet homme extraordinaire; il faudrait une étude détaillée que je n'ai pas l'intention d'aborder ici; mais je tiens à vous signaler en quelques mots le caractère de son œuvre et l'influence qu'elle a exercée.

Ce qui frappe en lui, c'est un besoin d'indépendance qui le porte à renier toute autorité, à briser tout obstacle; il avait débuté dans son enseignement par brûler devant sa chaire les livres de Galien et d'Avicenne. Dès lors il marche, à l'aventure, à la conquête de la science. A l'aventure est ici le mot juste, car s'il se montre souvent fidèle observateur de la nature, ainsi qu'on peut le constater dans de nombreux passages de sa *Grande chirurgie*, à propos de la cicatrisation des plaies, des causes qui modifient leur marche, maladies générales, saisons, température, grandes réunions d'hommes, etc., s'il a doté la pratique médicale de préparations chimiques extrêmement utiles, on le voit d'autre part s'abandonner, sans mesure et sans frein, aux erreurs scientifiques les plus complètes, aux théories les plus étranges. Ses notions insuffisantes le jettent dans l'alchimie, l'astrologie, la magie ; il a un élixir pour prolonger la vie, et il succombe jeune encore.

Il a cependant fait dans la science une chose considérable. Le premier ou l'un des premiers, mais avec beaucoup plus de fougue et d'énergie que ses rares prédécesseurs, il a proclamé la suprématie de l'expérience. Après s'être librement dégagé des étreintes toutes puissantes jusque là des maîtres anciens, il en appelait à la seule chose qui pût conduire à la vérité.

Lisez un chapitre intitulé : « Qu'il y a deux méthodes et façons pour apprendre la médecine, et qu'il y a aussi deux sortes de médecins.» (*Grande chirurgie*, second traité de la seconde partie, chap. I.) Voici ses propres paroles :

« Il y a deux voies et sentiers ou deux méthodes et façons pour parvenir à la connaissance des arts. L'une enseigne et conduit à la vérité, l'autre à mensonges. Les discours errants et vagabonds de l'entendement et de la raison sont cause des erreurs, ce qui advient quand ils se confient en eux-mêmes. L'expérience..... est la cause de vérité et de certitude. On collige d'ici qu'il y a des médecins qui sont enseignés et appris d'eux-mêmes, à leur propre fantaisie, et d'autres le sont par nature...... Davantage, comme il y a deux méthodes, il y a aussi deux sortes d'écoliers ; car les uns s'adonnent aux fantaisies, et souvent la leur ; les autres ne suivent que l'empirie qui seule est jointe à la vérité. Au lieu que ce qu'on collige par rétrocination chancelle bien souvent : car nature peut et veut être connue par les seuls objets des sens, sans qu'il y ait besoin de ratiocination ; comme nous ne connaissons pas par raison ce qui est caché dedans les entrailles de la montagne, ains par les sens qui sont esmeus par ce qui se void et nous manifestent ainsi et éclairent la nature des choses. »

Un siècle avant Descartes et Bacon, il affirmait ainsi le

principe fécond d'où découlent toutes les conquêtes de la science moderne. Sans doute il s'en faut qu'il ait toujours obéi à son magnifique programme; c'est beaucoup de l'avoir formulé.

L'influence de Paracelse fut immense. Pendant plus de deux siècles, en Allemagne, en France, en Angleterre, en Hollande, dont les universités étaient devenues florissantes, la polémique fut ardente entre ses adversaires et ses défenseurs. On peut dire qu'il a autant servi la science par ses erreurs que par ses découvertes. Le mouvement de controverse qu'il suscita a labouré jusque dans ses entrailles le champ de la médecine.

A l'époque où Paracelse achevait sa vie aventureuse, il y avait tout près de Bâle, à Zurich, un autre homme d'une réputation moins bruyante, mais infiniment plus solide. C'est Conrad Gesner; son père, victime des guerres religieuses de la Suisse, l'avait laissé sans ressources. Il se fit domestique; et poussé par ce vif désir de libre recherche qui remuait alors l'esprit allemand, il put aller à Strasbourg, à Paris, puis à Montpellier, et revint prendre le bonnet de docteur dans son pays. Dans sa trop courte carrière, car il ne vécut que quarante-neuf ans (1516 à 1565), il produisit une telle quantité de travaux qu'on le considère à bon droit comme un des esprits les plus vastes, une des intelligences les plus puissantes qui aient existé. Il écrivit sur toutes les branches de l'histoire naturelle et particulièrement sur la botanique; sur les fossiles, sur les météores, sur les eaux thermales. Après avoir colligé les médicaments employés par les médecins grecs, il publia un livre sur les remèdes secrets ou mieux nouveaux, auquel il donna le nom d'*Evonimus*, émanation directe, mais savante et réservée de l'enseignement de Paracelse. Il réunit enfin dans un vaste recueil les écrits de tous les grands chirurgiens anciens et récents traduits du grec et de l'hébreu en latin. A côté de ces vastes publications, il rédigeait des mémoires, des monographies, surveillait les éditions d'auteurs anciens et leur adjoignait quelquefois des éclaircissements, des tables ou des index bibliographiques.

Vous devez penser, messieurs, quelle vivifiante influence devait exercer sur ses compatriotes et sur ses contemporains un si prodigieux savant, un pareil vulgarisateur intarissable et encyclopédique.

A ce moment, Bâle était devenue le centre et le théâtre d'une remarquable activité intellectuelle. Ses grands éditeurs, les Amerbach, les Froben, Hervagius, Opporin, luttaient de soins et d'habileté avec les Alde de Venise et les Étienne de Paris. Ils publiaient des éditions originales correctes, des traductions fidèles des vieux auteurs, et leurs presses répandaient dans le monde les nombreuses publications littéraires et philosophiques des contemporains.

C'est à Bâle que vivait le grand peintre Holbein ; c'est là qu'était venu se réfugier Jean Bauhin (d'Amiens), traqué par les persécutions religieuses et donnant à sa patrie d'adoption son savoir et ses deux fils, dont l'un surtout, Gaspard, devait se rendre célèbre par ses travaux anatomiques. C'est à Bâle que le prudent Érasme avait fixé sa retraite. Attiré par les offres de François Ier, il avait failli accepter une place de professeur au collége de France, nouvellement fondé ; mais la vie parisienne l'avait peu séduit, et, redoutant la triste fin qui attendait ses nobles émules, Berquin, Dolet, Ramus et tant d'autres non moins illustres, il avait abrégé son séjour en France.

Bâle, détachée de l'empire germanique depuis 1501, était devenue ville suisse libre. A cette époque de troubles, de guerres et de persécutions, elle offrait une vie hospitalière, tranquille et active à la fois ; elle était le libre refuge de toutes les intelligences menacées par les passions violentes. Sous tous les rapports, elle l'emportait sur les pays voisins et allait saisir le sceptre de la jeune chirurgie allemande.

Félix Wurtz naquit à Bâle en 1518; Vésale et A. Paré n'étaient ses aînés que de trois ou quatre ans.

On connaît peu l'histoire de sa vie. Son père était-il chirurgien? Un court passage du livre permet de le croire. Il dit, au sujet d'une plaie de tête : « Mon père eut occasion d'observer, etc. »; mais c'est la seule fois que le mot soit prononcé.

C'est à Nuremberg que notre chirurgien fit la majeure partie de ses études. Il n'y avait pas encore d'université dans cette ville, mais Gualter Hermann Ryff, médecin lettré et accoucheur remarquable pour l'époque, y faisait de la pratique et de l'enseignement. Il est probable que Wurtzius parcourut ensuite un certain nombre de villes ou d'universités, car, dit-il fort sagement : « Ce n'est pas assez d'étudier longtemps, il faut voir agir ceux qui sont maîtres industrieux, et non pas seulement en une ville, mais voyager pour voir les différentes opérations et méthodes des divers pays, puisque la science est éparse par tout le monde et non pas renfermée dans un seul lieu ni dans l'esprit d'un seul maître. »

Mais les vrais maîtres de Wurtz, les maîtres de sa pensée, de sa méthode, ce sont Paracelse et Conrad Gesner, avec qui il était lié d'une étroite et reconnaissante amitié (1).

Tout le livre de Wurtzius porte l'empreinte de cette double influence. A la sagesse qui y règne, à la tempérance des jugements, à la réserve pour tout ce qui est douteux ou inconnu, on retrouve Gesner le savant,

____

(1) Les biographes racontent que Gesner délivra Wurtzius de migraines rebelles et douloureuses en lui pratiquant l'artériotomie. Le patient conserva pour son médecin une vive et longue reconnaissance

l'érudit, le critique; la croyance justifiée dans l'utilité
« de cette noble et profonde science de la chimie, quoique partout elle ait le renom d'être trompeuse, » la
connaissance de faits nouveaux dans la pathologie et la
thérapeutique; enfin un sincère attachement aux leçons
de l'expérience rappellent l'enseignement de Paracelse
dépouillé de toutes ses excentricités bizarres.

Wurtzius n'était pas plus lettré que les autres chirurgiens de son temps; il ne savait pas le latin, et, malgré
sa grande réputation, il avait traversé toute sa carrière
sans songer à écrire. Il ne céda que fort tard aux ins-
tances de Gesner qui, bon juge en pareille matière, lui
conseillait d'exposer simplement ce qu'il avait vu et
fait.

Le chirurgien de Bâle pratiquait depuis trente-sept
ans, ainsi qu'il nous l'apprend lui-même, quand il se
décida à prendre la plume. C'était commencer trop tard;
l'œuvre devait rester incomplète. En plusieurs points de
son ouvrage, il renvoie à un traité des opérations ma-
nuelles, à un autre sur les ulcères et tumeurs, à un autre
encore sur les maladies incurables. Vains projets que la
mort ne lui permit pas d'exécuter. Évidemment ce que
nous possédons de Wurtz n'est que la première partie
ou une partie d'un ouvrage beaucoup plus complet,
mais inachevé.

Il avait à peine eu le temps de faire paraître une première édition de son livre lorsqu'il succomba. On ignore
la date précise de sa mort, mais on peut la fixer à peu
près à 1574 ou 1575.

Cette édition fut rapidement épuisée, et en 1576 Rodolphe Wurtzius, chirurgien à Strasbourg et frère cadet
de Félix, en donna une nouvelle, revue par lui et augmentée de divers manuscrits laissés par son frère. Le
livre ne fut plus retouché depuis, et toutes les autres
éditions, dont le nombre est de quatorze ou quinze dans

l'espace d'un siècle, ne sont, à vrai dire, que des réim-
pressions. Wurtz avait écrit son livre en allemand ; il
fut publié dans cette langue, et c'est seulement en 1646
que François Sauvin le traduisit en français. Il y eut
très-probablement deux éditions françaises, l'une vers
1646, l'autre en 1672.

Je ne veux pas analyser successivement devant vous
tout le contenu du livre ; ce serait inutile et fastidieux.
Essayons seulement d'en apprécier l'esprit et les côtés
saillants.

Notre auteur, qui se pique à bon droit de n'être pas
un servile imitateur du passé, « car tout ce qui est ancien
et commun n'en est pas meilleur pour cela, » débute
par une série de chapitres critiques où il s'élève contre
les erreurs et les abus de la chirurgie contemporaine.
De tous ces abus, le pire, suivant lui, c'est que les chirurgiens ignorent les maladies et appliquent un même
arcanum dans tous les cas, une même forme à tous les
pieds. Il est impossible de toucher plus juste et de dire
plus clairement où est la voie du progrès.

Il blâme ses confrères d'introduire à tout propos leur
éprouvette (stylet explorateur) dans la profondeur des
plaies, et de répéter ces manœuvres à chaque pansement, semblables à un aveugle qui cherche le chemin
avec son bâton. N'y a-t-il pas d'autres signes, dit-il, qui
soient de nature à éclairer mieux que ces recherches
intempestives ? Est-ce que l'écoulement du sang, la couleur du pus, celle des lèvres de la plaie, la douleur et
l'état général du blessé n'en apprendront pas beaucoup
plus ? Est-ce qu'on ne trouble pas ainsi le travail de la
cicatrisation ?

C'est avec des objections aussi sensées qu'il attaque
l'abus des sutures. Paracelse les avait proscrites d'une
manière absolue. Wurtzius n'est pas aussi exclusif.
« Elles ont leur utilité quand elles se font en temps et

lieu et juste mesure, » à la face, aux parois du ventre, quand les plaies sont longues, inégales, que leurs bords sont trop distants l'un de l'autre. Mais elles sont mauvaises et dangereuses lorsqu'elles gênent l'issue des matières sanieuses, qu'elles empêchent de surveiller le fond d'une plaie profonde, qu'elles produisent une réunion superficielle prématurée, ou quand la plaie renferme des corps étrangers, des esquilles.

Aujourd'hui, lorsque nous employons les procédés perfectionnés et délicats de la suture, nous avons reconnu préalablement que les surfaces mises en contact sont dans les conditions requises pour la réunion primitive, que rien ne viendra contrarier cette réunion ; ou bien, si quelque obstacle existe, il est d'abord écarté. Nous savons au juste comment s'opère la réunion, nous sommes fixés sur sa puissance et notre rôle se borne à provoquer un phénomène absolument naturel.

Mais que de controverses et de discussions il a fallu pour en arriver là ! Depuis Paracelse et Wurtzius jusqu'à l'Académie de chirurgie, jusqu'à Pibrac et Louis, maladroits détracteurs de la suture dans les cas où elle est le mieux indiquée, dans le bec-de-lièvre, combien de rabachages et de critiques sans base ! Il a fallu les travaux de Hunter, les beaux succès de la chirurgie anglaise, l'influence de l'école de Delpech pour nous ramener à des idées plus justes et pour doter notre siècle de ces admirables et innombrables opérations de chirurgie réparatrice qui sont une gloire pour notre art (1).

Je passe sur des réflexions pleines de justesse sur les

____

(1) Dès le xve siècle, et surtout dès le xvie, les Branca et Tagliacozzi pratiquaient diverses restaurations sur la face, mais leurs méthodes, remarquables pour l'époque, quoique grossières, étaient tombées dans l'oubli. Elles furent remises en honneur au commencement du xixe siècle, alors que les opérations autoplastiques commencèrent à prendre un nouvel essor.

pansements, et particulièrement sur l'abus de la saignée.

Wurtzius adoptait l'enseignement de Paracelse au sujet de la cicatrisation des plaies. Il écrit que la réunion a lieu parce qu'une humeur subtile, un baume naturel sécrété par les lèvres de la plaie se transforme en chair. Qu'on nomme ce liquide baume naturel ou radical ou gluten, humeur cicatricielle, lymphe coagulable ou plastique, c'est toujours une même chose et c'est un fait considérable que d'avoir reconnu et proclamé la nature et le mécanisme de ce travail physiologique.

Pour désigner cette humeur organisable, Paracelse se servait d'un autre mot sur lequel je désire appeler votre attention.

Il disait que les plaies se ferment par la mumie. Mais dans son langage souvent obscur, ce mot avait deux sens : il signifiait d'une part — et cela d'une manière un peu confuse — la liqueur qui existe dans toutes les parties du corps, qui les nourrit toutes et qui peut les réparer toutes ; d'autre part, une substance possédant une sorte de vertu vivifiante, un aliment artificiel pouvant suppléer à l'insuffisance ou à l'absence du baume naturel. Suivant les idées bizarres de l'époque, et surtout d'après les doctrines alchimiques, cette substance ne pouvait être extraite que d'un organisme vivant ou ayant vécu. L'haleine d'un jeune homme condensée dans un matras, le sang liquide ou desséché et pulvérisé, la râpure de certains os, la poudre de cadavres humains conservés, de momies (on reconnaît ici l'origine du mot), formaient la base de ce précieux arcane qu'on appelait la *mumie* et avec lequel Paracelse fabriquait le baume des baumes.

On avait une si grande foi dans ces sortes de remèdes que Béranger de Carpi ne se décidait à divulguer la

composition de son *cérat humain* que sous l'influence
d'une inspiration divine et pour faire une œuvre méri-
toire. Ce fameux cérat se composait de poudre de tête
de momie broyée dans du lait de femme. Béranger a
grand soin de nous apprendre que son père conservait
toujours dans sa boutique quelques têtes de momies,
denrée rare qui se transmettait de père en fils.

Cet engouement dura longtemps, car Ambroise Paré
fut contraint, vers la fin de sa carrière (1580), de reprendre la plume pour se défendre contre ses détracteurs
qui l'accusaient de n'avoir pas employé la mumie pour
guérir le seigneur des Ursins. C'est à cette occasion
qu'il écrivit son *Traité de la mumie et de la licorne*, la
dernière de ses œuvres.

Il avait oublié alors la longue faveur qu'il avait accordée dans sa jeunesse, à ce *baume de petits chiens*,
cause de tant de recherches et de soucis, et c'est avec
le jugement sûr d'une longue expérience qu'il examine
la nature et les vertus de la mumie.

« Passe encore, dit-il, pour celle qui provient des anciennes momies d'Égypte ou des cadavres desséchés
dans les sables du désert, quoique la meilleure n'en vaille
rien, mais celle que vendent les apothicaires, ce qu'on
nous fait « avaler indiscrètement et brutalement, c'est
la charogne puante et infecte des pendus » séchée au
four, enduite de poix noire et bonne au plus à donner
« grand vomissement et grande puanteur de bouche. »
Paré termine sa diatribe par cette phrase : « J'espère
qu'après avoir entendu par cet escrit la bonne drogue
que c'est que la mumie, les apothicaires n'en voudront
plus tenir à leur boutique, ni la plus vendre qu'aux pê-
cheurs pour prendre les poissons. »

C'est un mérite à Wurtzius de ne point partager ces
grossiers préjugés de beaucoup de ses contemporains. Il
laisse dans le plus complet oubli les vertus de la mumie,

et si ce mot se trouve une ou deux fois dans son livre, c'est seulement comme synonyme de baume naturel, et jamais pour désigner une substance médicamenteuse.

Pendant toute la première moitié du seizième siècle, le traitement des plaies d'armes à feu laissait singulièrement à désirer. Vigo, le premier auteur qui en ait parlé, ainsi que je l'ai dit au commencement de cette conférence, les regardait comme des plaies empoisonnées, et cette idée domine toute la thérapeutique. Il voulait qu'on les cautérisât énergiquement. Un fer rouge était promené sur la plaie, ou, si elle était profonde, anfractueuse, on y versait de l'huile bouillante. Braünsweig passait une corde par le trajet de la balle quand elle avait traversé le membre, et il *ramonait* d'un côté et de l'autre pour détruire l'eschare suspecte.

Cette doctrine étrange et barbare fit de nombreux adeptes et trouva des défenseurs ardents. Alphonse Ferri, l'inventeur du tire-balle qu'on a nommé *Alphonsin*, et Rota de Bologne plaidaient encore pour elle en 1553 et 1555.

Il y avait cependant dix ans que le *Traité des plaies d'harquebuzades* de notre grand Ambroise Paré avait été publié pour la première fois; traité qui lui assure le surnom mérité de réformateur de la chirurgie française. Au reste, cette réforme ne se borna point à la France, elle s'étendit aux pays voisins. En 1552, Maggi de Bologne, qui probablement ignorait les travaux de Paré, protestait comme lui contre les doctrines fausses de Vigo et de son école. En 1554, C. Gesner publiait une lettre de Jean Lange d'Heidelberg, où ce médecin, fort versé dans les livres hippocratiques, s'efforçait de prouver que les coups de feu sont des plaies contuses, mais nullement empoisonnées. En 1560, Léonard Botal, médiocre anatomiste que vous connaissez pour sa fameuse erreur sur la cloison interauriculaire, mais praticien

expérimenté, s'élevait encore contre les erreurs persistantes de ses contemporains dans son livre sur le traitement des plaies d'armes à feu.

Évidemment Wurtzius n'eut pas, comme A. Paré, de
continuelles occasions d'observer les plaies de guerre.
Il n'était pas le chirurgien nécessaire de tous les siéges
et de toutes les grandes batailles. Bâle, vous vous en
souvenez, était une ville paisible. Mais ces légions de
reîtres allemands qui venaient prendre part à nos tristes
guerres de France et qui retournaient en Allemagne
pour être bientôt rappelées, fournirent à notre chirurgien des éléments nombreux d'expérience. Sa doctrine
est extrêmement simple : il veut qu'on enlève la balle
si elle est accessible, et il conseille, pour y arriver, des
moyens simples et rationnels ; puis, ajoute-t-il, après
avoir apaisé l'inflammation, il n'y a plus qu'à aider la
nature pour amener la chute de l'eschare.

Vous reconnaissez la doctrine de Paré. Je ne crois
cependant pas que Wurtz ait lu le livre de son illustre
contemporain ; la ligature des artères dans les amputations lui était inconnue. Je penserais plutôt, si toutefois
il était nécessaire de trouver un parrain à ses idées, que
c'est la lettre de Jean Lange publiée par Gesner qui a
pu les modifier.

Quoique les amputations fussent peu fréquentes au
temps de Wurtzius, il nous apprend cependant que certains de ses confrères avaient une trop grande tendance,
souvent reprochée aux chirurgiens, à prendre le couteau
et à sacrifier un membre.

C'est un chapitre original et plein de sagacité pratique
que celui où il parle de l'époque relative la plus favorable au succès de l'opération.

Il s'oppose de toute la force de sa logique et de son
expérience aux amputations hâtives. La nature, dit-il,
a des ressources presque infinies ; à moins qu'il n'y ait

une telle destruction que tout espoir de conservation soit interdit, attendez dix, douze jours et même plus longtemps. « Quant à moi, je n'ai jamais pratiqué l'amputation pour des plaies récentes, mais seulement pour celles qui étaient vieilles et pourries, c'est-à-dire vieilles de six mois ou un an. »

L'un des premiers, et je crois même que la vérité voudrait qu'on dît : le premier, Wurtzius soulevait cette grave question de la valeur relative des amputations immédiates et secondaires, question qui ne devait être sérieusement discutée que dans le xviiie siècle et qui ne pouvait être résolue que dans le nôtre.

Les mémoires de Boucher et de Faure, écrits après la bataille de Fontenoy, ouvrirent le débat devant l'Académie royale de chirurgie et montrèrent combien étaient grandes les illusions des chirurgiens sur le succès des amputations. La Martinière, Morand, Donald Monro s'élevèrent contre ces assertions, mais bientôt les travaux de Schmucker et la célèbre thèse de Bilguer, tous deux chirurgiens de l'armée prussienne, révélèrent les déplorables résultats des opérations faites sur le champ de bataille.

Malgré ces recherches, malgré ce blâme, les chirurgiens qui pratiquaient au commencement du siècle, Benjamin Bell, Guthrie, Percy, Larrey, Richerand, avaient remis en honneur les amputations fréquentes et immédiates. Ils guérissaient ou du moins croyaient guérir au moins les trois quarts de leurs amputés.

Il était réservé à notre époque de mettre un terme à ces dangereuses illusions. Nous avons compris que pour juger ces questions de gravité opératoire, il n'y avait qu'un seul moyen certain, qu'il fallait rechercher pour chaque opération, pour chaque variété d'opération, combien sur un grand total il y avait de guéris, combien de morts ; nous avons compris encore que des souvenirs incertains et des allégations sans preuve n'ont aucune valeur, et que la seule base possible de nos jugements consiste dans des relevés numériques exacts et complets.

Eh bien! messieurs, chose remarquable, si les travaux modernes n'ont point confirmé le principe trop absolu de Wurtzius, tout au moins ont-ils prouvé d'une manière irréfutable que les amputations faites pour des maladies anciennes réussissent mieux que celles qu'on pratique pour des plaies, et que dans cette dernière catégorie les amputations secondaires, franchement secondaires, comme le voulait Wurtzius, sont supérieures aux amputations primitives. Et cela est d'autant plus vrai que l'amputation est plus grave en elle-même, c'est-à-dire qu'elle porte sur un membre plus rapproché du tronc.

Les deux chapitres que Wurtzius consacre aux fractures simples et compliquées sont extrêmement remarquables, surtout si on se reporte à ce que contenaient alors les livres sur ce sujet. Guy de Chauliac est très-bref; Vigo en parle à peine, c'était pour lui affaire à rebouteurs. Tagault, qui enseignait la chirurgie à la Faculté de Paris, n'y aurait jamais songé s'il n'avait voulu se mettre sur les rangs contre Vidius-Vidius pour la chaire de médecine et de chirurgie que François Ier allait créer au collége de France. Il ajouta donc, vaille que vaille, quelques petits chapitres à la seconde édition de ses *Institutions de chirurgie*.

Au lieu de ces courtes mentions, Wurtzius entre dans des détails qui attestent un observateur attentif et un praticien consommé. Il n'a pas d'appareils universels, mais il veut qu'on les modifie suivant les cas, il faut remplir l'indication et ne pas vouloir y arriver trop brusquement, mais avec patience; dans certains cas graves, il presse directement sur un fragment difficile à

contenir. Il connaît la gravité des fractures avec plaies ;
il sait comment elles se comportent, comment une portion d'os peut se nécroser et retarder longtemps la consolidation ; il sait même que le périoste nourrit les os.
Il se méfie des maladies consécutives du cal, des rai-
deurs articulaires qu'il prévient par des manœuvres
hâtives, mais réservées, tout comme nous le faisons
aujourd'hui. Il enseigne avec minutie comment on re-
connaîtra que la guérison est achevée, et quelles précautions il faut prendre avant de restituer au membre
l'usage de ses fonctions.

Je passe, messieurs, car ces citations me conduiraient
trop loin, mais je ne puis omettre de vous signaler un
point important. C'est Wurtzius qui a mentionné le premier les fractures longitudinales des os. Sa description
est un peu confuse il est vrai ; elle se rapporte à la fois à
des fractures, à des contusions osseuses, voire à des sup-
purations sous-périostiques. Tout permet de croire cependant qu'il a observé ces sortes de fractures qui
sont loin d'être fréquentes.

Un siècle plus tard, Stalpart van der Wiel et Duverney
en citèrent de nouveaux exemples, mais Jean Louis Petit, Louis et plus tard Boyer et Richerand nièrent leur
existence par cet excellent motif, qu'elles étaient impos-
sibles.

L'observation a donné raison à Wurtzius, à Stalpart
van der Wiel et à Duverney contre les chirurgiens du
xviiie siècle qui avaient trop écouté, comme disait Paracelse, les discours errants et vagabonds de la raison au
préjudice de l'expérience.

Nos musées renferment aujourd'hui bon nombre de
pièces pathologiques qui prouvent péremptoirement
l'existence des fractures longitudinales, et M. le professeur Bouisson, de Montpellier, a écrit sur ce sujet un mémoire historique et expérimental qui clôt la discussion.

La troisième partie du livre de Wurtzius est peut-être
la plus remarquable. Ce n'est qu'une ébauche, mais cette
ébauche indique une tendance nouvelle, elle met en relief des faits nouveaux en même temps qu'elle profite,
quoique avec beaucoup d'incertitude et d'hésitation, de
l'esprit des livres hippocratiques retrouvés et publiés
pendant le cours du xviᵉ siècle.

Cette troisième partie est consacrée aux accidents des
plaies, à leurs symptômes, à leur diagnostic, à leur pronostic, à leur cure, « doctrine inconnue et qui n'a été
écrite d'aucun autheur. »

L'histoire des épanchements sanguins, bien qu'incomplète, est tracée de main de maître ; sans parler de l'é-
tude clinique ni des préceptes d'une thérapeutique judicieuse, je note cette phrase : «le sang sorti des vaisseaux
se putréfie comme hors de son élément naturel. » C'est
le prélude d'une des plus belles démonstrations expérimentales que fournira plus tard J. Hunter.

Wurtzius n'a pas des ressources très-étendues contre
les hémorrhagies. J'ai déjà dit qu'il ignorait la belle
application que Paré avait faite de la ligature à l'hémos-
tase des artères dans les amputations. Notre chirurgien
en est encore réduit au fer rouge dans ces sortes de cas,
mais c'est faute de mieux et presque à son corps défen-
dant. Partout ailleurs il proscrit le cautère, l'huile bouillante et se révolte contre cette chirurgie aveugle et
cruelle. La compression par la main ou par les bandages,
les astringents, les absorbants, éponge, coton, bolet desséché, tels sont les moyens qu'il emploie.

Au moment de terminer cette analyse, j'appelle votre
attention sur quelques chapitres où Wurtzius traite de la
fièvre des plaies. Il la divise en plusieurs espèces dont
l'une me semble bien être l'infection purulente. Les
plaies de tête et celles des articulations y sont le plus
exposées ; elle commence par un long frisson suivi de

sueur et de délire; la peau prend une teinte terreuse, enfin la maladie est très-grave et l'on ne peut espérer la guérison, si elle doit se produire, avant que douze ou quinze jours se soient écoulés.

A l'exemple de Paracelse, il décrit encore *die Braune* ou la squinancie des plaies. C'est la pourriture d'hôpital, ou mieux la diphthérite des plaies. On ne peut en douter d'après la description : cet accident est fréquent dans les armées et dans les camps; les plaies deviennent douloureuses, sèches, dures avec un enduit grisâtre ou une eschare qu'on peut séparer comme une peau rôtie. « Lorsque ce mal est en quelque blessure, il se jette assez souvent aux muscles du larynx; ainsi que ceux qui l'ont à la gorge et sont blessés, le mal se communique à leur blessure. Beaucoup de blessés meurent ou sont mutilés de quelque membre, auxquels Dieu fait encore grande grâce quand ils en sont quittes pour une partie et qu'ils n'y laissent pas le tout. » Ajoutez enfin que ce qui réussissait le mieux, c'étaient des substances acides et cathérétiques, et vous n'ignorez pas qu'on a préconisé et qu'on emploie encore le jus de citron et les acides végétaux contre la pourriture d'hôpital d'une gravité modérée.

Ici je vous présente une remarque : des auteurs très-modernes ont cherché à prouver que pourriture d'hôpital et diphthérite sont une même maladie. Qu'ils aient raison ou tort, c'est ce que je ne puis discuter en ce moment, toujours est-il que s'ils s'étaient reportés à Paracelse et surtout à Wurtzius, ils auraient trouvé un surcroît de preuves en faveur de l'analogie, et renoué les liens naturels du présent et du passé.

Ce qui frappe, ou du moins ce qui m'a frappé, dans l'œuvre du chirurgien de Bâle, c'est son bon sens, son jugement simple et droit, sa soumission aux enseignements de l'expérience, son attention minutieuse pour tout ce qui est détail utile. On reconnaît en lui l'homme de pratique et de longue pratique; point routinier mais convaincu par l'observation. Il raisonne peu et assez mal; heureusement pour lui, il n'a pas été élevé dans les stupides habiletés de la scolastique. C'est un homme naïf dans le meilleur sens du mot; il a vu, il raconte, il critique, il conseille de faire ce qu'il a fait parce que cela lui paraît être la meilleure conduite à suivre.

Dans ce temps de magie, d'astrologie, d'alchimie et de folles croyances de toutes sortes, il ne connaît d'autres miracles que ceux de son art, il n'interroge les astres que pour soustraire ses malades aux rayons brûlants du soleil ou à l'intempérie des saisons, il ne demande à la chimie que des médicaments utiles et bien préparés. Il a beaucoup emprunté à Paracelse, mais il ne le suit jamais sur le terrain de cette théosophie nuageuse qui obscurcit jusqu'à les éteindre les plus brillantes conceptions de son guide.

Je ne commettrai pas l'exagération de vous dire que Wurtzius a toujours vu juste et qu'il n'a écrit aucune erreur. Il était de son temps et il en subissait l'influence générale, cependant il se trompe moins et moins souvent que ses contemporains.

Pour son époque il est modeste, et quoiqu'il raconte plus volontiers ses succès que ses revers, ce qui est un peu de tous les temps, quoiqu'il vante outre mesure certaines recettes et en particulier son onguent brun, il sait au besoin avouer son ignorance, son embarras; il en appelle à d'autres plus savants que lui. Dans tel cas, dit-il, n'hésitez pas à appeler un médecin, *pourvu qu'il soit expert*. Ce dernier mot est significatif : c'est un médecin, un vrai médecin qu'il lui faut et non un personnage grave et creux qui vienne opiner du bonnet.

Wurtzius jouissait d'une grande renommée; on l'appelait dans les villes voisines de Bâle, ainsi qu'on le voit par quelques-unes de ses observations. Cette renommée lui survécut longtemps ; près de cent ans plus tard, Riolan accompagnant Marie de Médicis à Cologne fit traduire le livre de ce chirurgien dont il entendait faire encore le plus grand éloge.

Ne vous étonnez pas, messieurs, que malgré cette haute renommée, malgré l'incontestable mérite dont j'ai cherché à vous donner des preuves, Wurtzius soit demeuré relativement obscur ou du moins que l'auréole de son nom n'ait guère brillé hors du pays allemand.

Il y a à cela plusieurs motifs. Le premier, c'est qu'il pratiquait dans une ville qui n'avait pas encore conquis ce renom universitaire qui attirait de nombreux élèves en Italie, à Montpellier et surtout à Paris ; il n'avait pas un auditoire ardent à répandre son enseignement ; il se mouvait sur un théâtre restreint ; il n'avait ni la possibilité d'acquérir, ni même la noble ambition de rechercher les positions exceptionnelles qui mettent les hommes en relief. Il ne fut le chirurgien d'aucun empereur, d'aucun roi, d'aucun prince, ce que vous comprendrez aisément en vous souvenant que Bâle était alors ville suisse indépendante.

Le second motif, c'est que son livre est incomplet ; il ne dit rien des opérations, rien ou presque rien des maladies des régions ni des organes en particulier. Vous savez la raison de ces graves lacunes.

Enfin le troisième motif, c'est que le livre de Wurtzius voyait le jour lorsque les œuvres de Paré étaient publiées, lorsque l'édition de Guy de Chauliac par Laurent Joubert était déjà répandue, fort peu de temps avant l'apparition du *Pentateuque et des opérations de chirurgie* de Fabrice d'Aquapendente. Je me borne à indiquer ces livres de premier ordre qui avaient tous leurs satellites importants.

A part Fabrice de Hilden qui s'est montré sévère pour
son compatriote, et peut-être y a-t-il un peu de jalousie
derrière cette sévérité, les biographes qui se sont donné
la peine de lire Wurtzius l'ont jugé très-favorablement.
Boerhave en fait le plus grand cas, Sprengel le place au
premier rang parmi les chirurgiens du siècle et déclare
qu'on pourrait aujourd'hui encore puiser dans son livre
des documents précieux; enfin, si ceux d'entre vous qui
ne la connaissent pas avaient l'heureuse pensée de lire
la magnifique introduction que M. Malgaigne a placée
en titre de son édition d'Ambroise Paré, ils verraient que
cet éminent critique considère Wurtzius comme l'initia-
teur, le chef d'école de la chirurgie allemande.

Ai-je besoin de vous dire que je partage et que j'ap-
-puie ces appréciations, que jugeant l'homme non-seulement par ce qu'il a produit, mais encore par l'allure de
son esprit, par la rectitude de son jugement, par sa méthode scientifique, je le regarde, avec Franco, avec Paré
dont l'œuvre est plus vaste mais non plus judicieuse ni
plus originale, comme l'un des représentants de cette
chose neuve pour l'époque : l'indépendance de la pensée
unie au bon sens et à la raison.

Deux courants distincts emportaient alors les esprits.
L'un, déjà marqué depuis le siècle précédent, faisait retour à une érudition plus pure et plus vraie. On sentait
le besoin de rétablir les textes des auteurs grecs et latins
surchargés d'interpolations et d'erreurs. C'était subir
encore l'autorité des anciens, mais à la condition de remonter aux sources et de connaître l'expression première et inaltérée.

L'autre courant se forme dans le XVIe siècle et tout à
coup il grossit comme un torrent. L'antique autorité
barre la route, voilà le flot qui la déborde et bondit au
dessus d'elle. Depuis plus de deux siècles la philosophie
scolastique énerve l'esprit en le soumettant à une gym-

nastique abrutissante et stérile ; la tourbe ignare de ses adeptes grouille sans avancer et parle sans penser ; elle va être battue en brèche et bientôt anéantie.

Quatre hommes levèrent presque en même temps l'étendard de la révolte et tentèrent de briser cette double chaîne rivée à l'intelligence humaine.

Vésale affirme au nom de l'observation que Galien n'est plus infaillible ; malgré Sylvius éperdu, il persiste dans ses affirmations et en appelle à la réalité. Paracelse, le violent, l'absurde Paracelse brûle publiquement les écrits de Galien et d'Avicenne, puis il pousse le cri de génie que je vous ai cité. Pierre Ramus ou la Ramée ébranle jusque dans sa base la fausse philosophie aristotélienne de l'époque ; il demande des définitions claires, des termes précis et jusqu'à sa mort qui est un martyre, il travaille par la parole ou par la plume à établir la méthode de connaître. Luther enfin, avec ses amis et ses disciples, proclame le plus haut attribut de la pensée ; il émancipe la croyance religieuse, l'arrache à l'autorité et la restitue à la conscience intime.

Tout cela, messieurs, tous ces nobles efforts, toutes ces audaces généreuses, passionnées et même violentes, c'est le réveil après une longue léthargie, c'est l'émancipation de la pensée. Science, philosophie, religion sont inondées d'une lumière inattendue. L'intelligence humaine est rétablie dans ses attributs naturels : l'indépendance et la dignité.

Aussi, sans parler ici des incomparables artistes dont les œuvres splendides n'ont point encore été surpassées, quel merveilleux et émouvant spectacle que celui de ce siècle enfantant dans les convulsions et les déchirements tout un monde, toute une rénovation intellectuelle et morale !

Voyez cette noble phalange qui compte dans son sein des penseurs comme Érasme, Rabelais et un peu plus

tard Montaigne ; des anatomistes comme Vésale et Servet le martyr, lui qui le premier avait nettement décrit
la circulation pulmonaire ; des savants comme Copernic,
une de nos gloires, car il était médecin, Fernel, Gesner
l'encyclopédiste, Bernard Palissy l'humble potier de
terre pressentant la géologie et la chimie industrielle ;
des légistes comme Jean Reuchlin, Dumoulin, Alciat,
Cujas et l'Hospital le grand chancelier, l'inébranlable
défenseur du droit ; et tant d'autres encore non moins
illustres, mais dont je ne puis citer les noms, car je n'ai
pas la prétention de vous tracer le tableau complet de ce
siècle admirable qui allait voir naître sur son déclin,
Descartes, Bacon, Galilée et Harvey, [astres étincelants
qui projettent un éternel éclat.

Descartes établit la proéminence de la pensée ; c'est
lui qui promulgue la charte d'émancipation de la raison.
Pensez, dit-il, et par là vous affirmerez votre existence.
Parole exagérée mais puissante, car elle lançait les intelligences dans une voie de fécondes recherches.

Bacon aussi grand, plus grand peut-être que Descartes,
dote le raisonnement de son contre-poids le plus sûr :
l'expérience, lumière de toute science. Penser est bien,
mais prouver est mieux ; rien ne sera désormais certain
qui ne soit soumis à l'expérience et démontré par elle,
rien ne sera sûr à moins qu'on ne puisse en renouveler
indéfiniment la preuve.

Galilée, le fondateur de la physique expérimentale,
proclame avec Copernic que la terre tourne, quoi qu'en
dise l'inquisition, et Harvey jette dans la science cette découverte qui est une révolution : le sang circule dans les
vaisseaux. Tout est à refaire ou à revoir. Cette immense
vérité va créer une anatomie et une physiologie nouvelles ; bien plus, c'est tout le vieil édifice médical qu'il
va falloir reprendre en sous-œuvre depuis la base jusqu'au sommet.

L'horizon s'élargissait en tous sens ; la lumière se faisait et l'œil de la science allait bientôt pénétrer à des profondeurs inconnues jusqu'alors.

L'homme dont je vous ai entretenus, Wurtzius, ne saurait être placé au niveau de ces génies de premier ordre que j'ai rappelés à vos souvenirs, mais il marche sous leur bannière ; intelligence libre d'entraves, esprit simple et droit, il dit la vérité sans embarras et sans obscurité. A ce titre, il a bien mérité de la science et je serais heureux d'avoir contribué à tirer son nom d'un injuste oubli.

Il ne faut pas croire d'ailleurs que l'histoire d'un temps, d'une découverte, d'une idée se résume en quelques noms illustres. Ce sont les chefs de file, mais les premiers combattants n'ont-ils point droit à quelque gloire? Demandez-vous, messieurs, si le mont Blanc, le mont Rose ou la Maladetta seraient aussi élevés s'ils n'étaient soutenus par tous les pics qui les entourent et qui relient ces grands sommets à la chaîne entière?

Il est donc juste de connaître et d'apprécier les hommes de second ordre qui ont concouru à une grande œuvre. C'est le rôle qu'a joué Wurtzius. Le caractère de ses écrits le range parmi les hommes éminents qui pendant le xvi siècle ouvrent les portes à l'idée moderne que je définirai par ces mots : le progrès par la science.

NEUVIÈME CONFÉRENCE

M. GUBLER, PROFESSEUR.

Sylvius et l'Iatrochimie.

MESSIEURS,

Dans la seconde moitié du XVIe siècle, une famille protestante quittait les environs de Cambrai pour aller chercher à l'étranger le calme et la sécurité. Cette famille, qui devait donner naissance à l'une des plus grandes célébrités médicales, avait nom Dubois, ou Deleboë : l'orthographe reste indécise.

Mais si l'on tient compte des altérations que les noms propres subissent en passant par les différents dialectes locaux, et si l'on considère que cette famille était originaire du nord de la France, on comprendra sans peine comment le nom primitif de Dubois a pu devenir Delbois, Del Boë, De le Boë, et même De la Boë ; car chacun peut savoir que dans cette contrée les particules initiales *de* ou *du* ont été remplacées par la syllabe *del*. Ainsi, dans l'Artois, le Cambrésis et la Flandre française on rencontre des Delmont, Delpont, Delcour, Delcroix ou Delecroix et autres noms analogues, en grand nombre, qui rappellent les idiomes méridionaux et spécialement la langue d'*Oc*.

Loin d'indiquer une communauté d'origine entre les populations placées aux deux extrémités de la France, cette conformité singulière trouve, à mon avis, son explication dans l'intervention isolée ou combinée de deux circonstances étrangères à la question ethnologique. La première, c'est que l'article *del* existait primitivement dans la langue d'*Oil* elle-même ; la seconde, c'est l'établissement des Espagnols dans les Pays-Bas et le nord de la France. L'influence du fait historique a même pu être double en ce sens qu'il a pu en résulter soit la fixation d'une locution qui se perdait ailleurs, soit une véritable réimportation.

La domination espagnole, si prolongée dans les Pays-Bas, avait imprimé son cachet, non-seulement aux mœurs et au langage des habitants, mais encore aux traits de leur visage. Les conquérants, vous le savez, ont toujours procédé comme s'ils croyaient à l'excellence du principe du croisement des races. Aussi en Belgique, les bruns sont-ils en forte proportion parmi les habitants des villes ; les femmes portent encore quelquefois la mantille, et le Castillan se trouve représenté dans la langue vulgaire par quelques mots à peine modifiés. C'est ainsi qu'en patois les prunes prennent le nom de *ballostes*, imité de celui de *ballotas*, appliqué aux glands doux. De même, les Espagnols semblent avoir communiqué aux idiomes du nord de la France, dans le Cambrésis, dans l'Artois et jusque dans la Picardie, certaines formes propres à leur langue. Telle est la cause, ou plutôt telles sont les deux causes auxquelles j'attribue l'altération qu'a subie le nom de Dubois en passant à Deleboë. Mais, en tout cas, il ne saurait subsister aucun doute sur l'identité étymologique des deux noms, ainsi que le prouve clairement leur équivalent latin. François Deleboë, dont nous allons raconter l'histoire, s'étant lui-même appelé *Sylvius,* aussi bien que l'avait fait l'un

de ses nombreux homonymes, Jacques Dubois, le fameux
professeur libre dont les cours éclipsèrent un moment
l'enseignement officiel de l'école de Paris.

Cette famille Deleboë ou Dubois, l'une des plus notables du Cambrésis, était unie aux plus puissantes
maisons de la contrée. Ainsi nous trouvons parmi ses
alliances les Senward, les d'Oisy, les Crèvecœur, noms
historiques dont l'un, du moins, vous est parfaitement
connu. Très-anciennement établie dans le pays, d'après
Luc Schacht qui, écrivant en 1672 l'éloge de Sylvius,
en fait remonter l'origine jusqu'à sept cents ans en
arrière, c'est-à-dire jusqu'au xᵉ siècle, elle s'était d'abord
illustrée par la guerre. On cite, par exemple, un certain
Laurent Deleboë qui avait fait merveille contre les
ennemis du pays, ou plutôt du prince; car à cette
époque les princes, maîtres souverains, conduisaient les
peuples à la guerre comme leurs meutes à la chasse. Le
lustre jeté par lui sur sa maison s'était entretenu par les
exploits d'une série d'autres membres, tels que les trois
Jacob Deleboë, et brillait encore de tout son éclat sous
Henri III, lorsque sa famille fut obligée de se disperser.

Il est probable que cet exil fut volontaire et qu'il eut
pour motif la prise de Cambrai par le duc d'Alençon, et
l'installation comme gouverneur de Jean de Montluc,
seigneur de Balagny, l'un des persécuteurs les plus ingénieux et les plus zélés de l'Église réformée. Quoi qu'il
en soit, à la suite d'une guerre désastreuse pour le pays
et particulièrement pour sa famille, un Deleboë, qui
portait le prénom de François, privé de la plus grande
partie de ses biens, résolut de s'expatrier.

Mais où se réfugier? Dans les Pays-Bas, comme en
Espagne, régnait la sombre et terrible inquisition. Au
nord comme au midi, les protestants étaient molestés,
traqués, torturés. De toutes parts, sur le continent, la
guerre était en permanence ou menaçante; et souvent

la guerre religieuse, avec son caractère cruel, impitoyable. Seul, l'empire germanique, épuisé par la guerre de Cent ans, commençait à goûter les douceurs de la paix. Ce fut du côté de la patrie de Luther que se portèrent les regards des malheureux fugitifs.

François Deleboë se décida donc à mettre le Rhin entre lui et ses oppresseurs, et choisit pour résidence la petite ville de Hanau qui lui paraissait offrir plus de ressources pour le commerce. C'était un homme d'un caractère énergique et d'un esprit libéral, exempt de préjugés. Il ne croyait pas déroger en faisant le négoce et en employant tous les moyens honnêtes pour élever sa famille qui était nombreuse; car sa femme, Jeanne Dellier, lui donna sept filles et deux garçons, dont l'un s'appelait Jacob et l'autre Isaac. Ces noms bibliques se retrouvent fréquemment dans les familles protestantes. Isaac, celui des deux garçons qui survécut, était un homme fortement trempé, paraît-il, ayant des sentiments élevés, et, comme le dit l'historien de son fils, une nature primitive. Il épousa, en 1611, une demoiselle Anne de la Vignette, issue probablement, comme lui, de protestants émigrés. La famille de cette dame était, du reste, l'une des plus considérables du Cambrésis. On cite parmi les noms de ses aïeux celui de Wiérambaud, fondateur de l'hôpital de Saint-Julien. C'est là un titre de noblesse qui en vaut bien un autre.

De ce mariage naquit, en 1614, l'homme illustre dont j'ai à vous faire connaître la vie et les mérites : François Deleboë, qui portait, vous le voyez, le même prénom que son grand-père. C'était un bel enfant et qui, dès ses premières années, se fit remarquer par la souplesse et l'agilité du corps, la grâce de l'esprit, le caractère docile et enclin au bien. Il était facile de deviner, ajoute Luc Schacht, que ce beau corps renfermait une âme d'élite. Isaac, son père, cultiva ces heureuses dispositions ; il pensa qu'à défaut de fortune il fallait au moins que, par une excellente éducation, son fils se replaçât à la hauteur de ses aïeux. A l'âge où cesse d'ordinaire la direction maternelle, le jeune François fut envoyé à Sedan pour continuer son éducation. Ce choix était des plus judicieux, car cette ville, située aux confins de l'Allemagne, était à la fois protestante et française.

Il y avait alors en France un certain nombre de villes, la Rochelle, Montauban, etc., où l'existence des huguenots était plus particulièrement tolérée. Ces *places de sûreté*, comme on les appelait, avaient été octroyées par les Valois et la concession en avait été confirmée par Henri IV, un jour que le bon roi (l'un de nos meilleurs, en vérité), s'était souvenu de son origine et avait pu réaliser l'une de ses louables intentions. Dans ces villes, les protestants avaient le droit de se livrer à l'exercice de leur culte et d'établir des écoles pour l'enseignement de la foi nouvelle. C'était, du reste, la seule garantie que leur courage eût arraché au mauvais vouloir de nos rois. Sedan, l'une de ces places de sûreté, avait son académie protégée par les puissantes familles de Bouillon et de Turenne, toutes deux engagées dans la réformation. Cette académie, qui jouissait d'une brillante réputation pour l'enseignement des lettres, des sciences et aussi de la médecine, était dirigée vraisemblablement par des clercs, car il est dit que les professeurs étaient des hommes à la fois très-doctes et très-pieux.

Après avoir terminé ses humanités, François Deleboë fut rappelé dans sa famille et mis en demeure de se prononcer sur le choix d'une profession.

Ayant à opter entre le commerce, l'art militaire et les lettres, qui comprenaient aussi les sciences, il se décida, sans hésiter, en faveur des lettres et spécialement de la médecine, à la grande satisfaction de son père qui s'empressa de le renvoyer à Sedan pour y commencer ses études médicales.

François Deleboë avait déjà acquis des connaissances professionnelles très-solides; il avait, dit-on, dépassé tous les élèves de sa classe et ne pouvait trouver son pareil que dans ceux d'un âge plus avancé, lorsque, pour des motifs très-plausibles, il voulut se séparer de ses premiers maîtres. Il pensait qu'en s'abreuvant à une seule source il pourrait y puiser des erreurs et des préjugés dont il se débarrasserait difficilement plus tard, et résolut de visiter les principales académies du continent.

C'était alors le seul moyen d'entrer en rapport avec les savants étrangers. Il se publiait peu de livres et point de journaux, en sorte que les hommes livrés au culte de la science dans les diverses contrées de l'Allemagne, de la France et de l'Italie seraient demeurés presque totalement inconnus les uns aux autres s'ils ne s'étaient visités réciproquement. Voilà pourquoi l'habitude de faire son tour d'Europe était si répandue parmi la jeunesse studieuse et lettrée au temps de la Renaissance, et plus tard, c'est-à-dire à une époque où l'absence de routes et l'imperfection des véhicules rendaient les communications si difficiles entre des pays éloignés.

Il vint d'abord en France, mais on n'indique pas les universités qu'il y visita. Puis il alla en Belgique, dénomination qui s'appliquait alors à une contrée plus étendue que n'est actuellement le royaume de ce nom, et correspondant à peu près à l'ancienne division de la Gaule-Belgique, puisqu'on y comprenait Leyde et d'autres villes situées dans le Delta du Rhin. En dernier lieu, il parcourut l'Allemagne.

Dans toutes ces universités, ce qui le préoccupa, ce furent les questions d'anatomie et de chimie; questions fondamentales, à son avis, puisque l'anatomie nous enseigne le contenant et que la chimie nous apprend à reconnaître le contenu. Il cultiva toujours avec la même ardeur ces deux sciences d'une importance capitale. Mais cela ne lui suffit pas. S'étant aperçu que pour comprendre le mécanisme si admirablement compliqué de la machine humaine il fallait posséder des notions exactes sur toutes les choses de la nature, il s'appliqua désormais avec zèle à l'étude de la physique qu'il avait déjà commencée, ainsi qu'à celle de la zoologie et de la botanique.

Assez riche de son bagage théorique, François Deleboë se rendit à Bâle, où florissait une faculté de médecine, et, après de nouvelles et sérieuses études pratiques, il passa son examen de docteur avec tout l'apparat usité. Le cérémonial était à peu près le même qu'à la faculté de Paris. Notamment les personnes présentes argumentaient, chacun à son tour, et le candidat était obligé de répondre à tous les arguments. Or, il arriva que non-seulement il répondit, mais qu'il le fit presque toujours victorieusement, et il fut consigné sur le procès-verbal qu'au demeurant, tant de la part des assistants que de la part des juges, il n'y avait pas eu de dissidences notables avec le candidat.

Ce fut le 16 mars 1637, à l'âge de vingt-trois ans, sous le rectorat de Théodore Swinger et le décurionat de J.-J. Debrun que, jugé digne d'être couronné du laurier d'Apollon, il reçut des mains du professeur Emmanuel Stupan les ornements professionnels : le chapeau, l'anneau et le livre, et qu'il fut admis avec le baiser de paix dans la cité médicale.

Dès lors notre lauréat devint un savant en *us*, c'est-à-dire qu'il transforma son nom de Dubois en celui de *Sylvius*.

On a tourné en ridicule ces noms latins dont se paraient autrefois les médecins et les philosophes. Cet usage avait pourtant sa raison d'être. Les savants de la Renaissance et ceux du temps de la Réforme ne se nourrissaient, pour ainsi dire, que de livres latins; ils écrivaient en latin, la langue officielle était le latin; il était donc naturel qu'ils prissent eux-mêmes des noms latins. C'est ainsi que les Lepois forment la dynastie des *Piso*; que Duchesne s'est transformé en *Quercetanus*, et que les Dubois sont devenus tout naturellement des *Sylvius*. Toutefois, l'un de ces derniers y mettant plus de recherche s'affubla du nom grec de *Xylander*. Mais ce n'était qu'une exception. La langue vulgarisée par la conquête romaine faisait à peu près tous les frais de ces déguisements sous lesquels les novices en littérature médicale ont tant de peine à reconnaître l'identité des personnages historiques. La difficulté est accrue, du reste, par ce fait que les écrivains du temps, plus soucieux que les modernes de la bonne latinité, ne se contentaient pas d'un simple changement de désinence, mais traduisaient, autant que possible, le nom propre dans la langue savante. Il y a deux ou trois cents ans, Rousseau se fût appelé *Fulvius*, tandis qu'un botaniste lui consacrerait aujourd'hui le genre *Rousseauia* (?).

Revenons à Sylvius.

Celui-ci, non content d'avoir acquis d'une manière si brillante le titre de docteur, et persuadé qu'il ne suffit pas d'être couronné de lauriers pour avoir la science infuse, demeura quelque temps encore à Bâle, afin d'acquérir par un travail assidu des connaissances plus approfondies dans les sciences afférentes à la médecine. Mais il fut bientôt mandé par son père pour exercer la médecine dans sa patrie d'adoption.

C'était un théâtre bien étroit pour une si vaste intelligence. Cependant, pour s'attacher un médecin de cette distinction, les magistrats lui avaient accordé le droit de cité (rappelons-nous qu'il était fils de réfugié); ils lui

avaient en outre conféré diverses dignités et lui avaient
alloué une indemnité pécuniaire pour les soins à donner
aux malades pauvres de la ville. De tels avantages ne
purent retenir Sylvius que ses talents appelaient à de
plus hautes destinées. Après deux années d'exercice, le
jeune praticien quitta Hanau et revint de nouveau en
France. Son but, dit-on, était surtout d'entrer en relations avec un homme très-savant, un grand philosophe,
un médecin, un chimiste, un anatomiste, tout ensemble,
dont la réputation et les écrits étaient parvenus jusqu'à
lui. Par malheur, on ne dit pas le nom du phénix, et je
ne vois pas quel professeur de la faculté de Paris pouvait
mériter un éloge si pompeux. Riolan, qui vivait alors,
portait dignement le surnom de *prince des anatomistes*,
mais il n'était guère que cela. Au contraire, Descartes
répondait mieux au signalement tracé par Luc Schacht,
et j'ai lieu de croire que c'est à lui qu'il est fait allusion.
Sylvius avait lu les écrits de ce grand philosophe et en
avait profité ; il était donc naturel qu'il cherchât l'occasion de contempler en face ce génie supérieur que
d'ailleurs il a dû renconter plus tard dans les rues
d'Amsterdam, lorsque Descartes, inquiété pour défaut
d'orthodoxie, fut obligé de gagner la Hollande, et plus
tard la Suède, où il mourut. Mais nous ne savons rien
de précis là-dessus.

En définitive, Sylvius, chargé de butin et de science,
revint à Leyde, *in nostro Belgio*, suivant l'expression des
citoyens de la ville. Déjà une première fois il avait pu
s'entretenir avec Adolphe Vorst et Van Heurne, deux
professeurs de l'Université qui lui avaient plu et dans la
conversation desquels il avait beaucoup appris. Sa sympathie pour ces deux hommes fut, dit-on, ce qui le
ramena à Leyde. Je pense, moi, que pour un caractère
de la trempe de celui de Sylvius il y avait de ce côté un
attrait bien autrement puissant : c'était la Hollande

elle-même. Un territoire microscopique, mais une puissance européenne. Une poignée d'hommes, mais un grand peuple. Une nation qui, écrasée sous le poids de la plus colossale monarchie de l'Europe, est parvenue seule, à force d'audace et de courage, à conquérir son indépendance : en un mot, la Pologne et l'Italie de ce temps-là. Le spectacle d'un tel peuple était fait pour enflammer l'imagination d'un jeune homme au cœur généreux, à l'esprit chevaleresque. Sylvius s'arrêta donc à Leyde et s'y fixa pour y pratiquer la médecine.

Un cours d'anatomie qu'il ouvrit à l'*Athénée* ne tarda pas à attirer l'affluence des auditeurs. Les élèves, au reste, faisaient honneur au maître. Pour n'en citer que deux, je vous rappellerai l'ingénieux Swammerdam et Jean Van Horne, l'un des anatomistes les plus distingués du temps, mort prématurément, mais non sans avoir laissé des traces de son passage. Le succès de cet enseignement devint immense. Nul n'était censé savoir l'anatomie s'il ne l'avait apprise de Sylvius. Le cours d'anatomie attirait à Leyde une foule toujours croissante d'élèves et la réputation du professeur grandissait à proportion. Sur ces entrefaites, les amis qu'il avait à Amsterdam l'appelèrent dans cette capitale. Il hésita d'abord ; on insista. On lui fit entrevoir la certitude d'une grande clientèle, et conséquemment la satisfaction de se rendre utile à un plus grand nombre, sans parler des honneurs et de la fortune ; tant et si bien qu'à la fin il se laissa persuader.

Il partit donc pour Amsterdam vers l'âge de vingt-sept à vingt-huit ans. Aussitôt son arrivée, il fut nommé médecin des pauvres par les diacres de l'Église gallo-belge (*gallo-belgica*) ou wallonne : le mot *wallon* n'étant sans doute qu'une modification de ceux de C'halloued, Gallois et Gaulois, par la substitution du W au G, comme dans les mots Wilhelm et Guillaume.

Dans cette capitale, il obtint un succès extraordinaire.
On assiégeait, à proprement parler, sa porte ; sa maison
regorgeait de clients et il n'y avait pas un cas grave
pour lequel il ne fût appelé. Il semblait, dit son panégyriste, que ce fût Apollon descendu de l'Olympe pour
guérir tous les maux. : *Citò, tutò, et jucundè.* Son zèle
était infatigable, et il montrait pour les malades, principalement pour les pauvres, une commisération sérieuse,
une politesse et une affabilité sans fadeur. Joignez à
cela une science et une habileté hors ligne, une expérience déjà grande, une prudence et une circonspection
qui ne furent jamais en défaut ; enfin, un sentiment
profond du devoir, et vous aurez un ensemble de qualités
qui se rencontrent rarement réunies chez un même praticien. Sylvius était, à juste titre, l'oracle d'Amsterdam.

Luc Schacht aurait cru son éloge incomplet, s'il
n'avait pu ajouter un dernier trait, le plus brillant de
tous, à la grande figure qu'il s'était chargé de peindre.
Mais pour en saisir la valeur, un mot d'explication est
indispensable. Naguère, en France, les médecins avaient
la réputation, qu'ils commencent à ne plus mériter, d'être,
comme on dit, de « belles fourchettes. » Eh bien ! autrefois c'était *inter pocula* qu'il fallait chercher les praticiens de Leyde ou d'Amsterdam. Aussi Sylvius, que personne n'avait vu ivre, passait-il pour un modèle de
sobriété tout à fait extraordinaire. Dans sa naïve admiration pour une telle vertu, son panégyriste s'écrie :
Quis enim unquam Sylvium nostrum aut ebrium, aut a potu
sordidum florâ Liberi Patris largius adspersum aut madidum
vidit? Dans ce *Libre Père*, vous avez reconnu le patriarche Noé, ou le divin Bacchus ; dans la *fleur humide*,
cette liqueur merveilleuse où s'alimente l'esprit, où se
perd la raison. Le grand mérite de Sylvius fut de se
borner à l'usage, alors que l'abus était général dans
les classes les plus éclairées de la société.

Il était au faîte de la grandeur lorsqu'il s'aperçut que quelque chose manquait à sa félicité. Vers 1650 il épousa Anne de Ligne, fille d'Abraham et de Catherine de Willem, dont il eut deux enfants morts en bas-âge, et qui mourut elle-même en 1657.

La réputation de Sylvius allait toujours croissant, et l'opinion publique le désignait comme l'un des futurs professeurs de l'université à laquelle il avait déjà donné des gages si précieux de sa haute valeur et des services éminents qu'il était appelé à rendre. Il importe à la République, disait-on, de greffer des entes nombreuses sur ce tronc vigoureux. Les esprits étaient ainsi préparés quand la mort de Kyper vint fournir aux *pères de la patrie, aux curateurs du palladium* l'occasion d'appeler Sylvius à l'académie de Leyde. La lettre d'envoi est datée du mois de juillet 1658. Après en avoir pris connaissance, Sylvius la jeta de côté, en proie à un trouble et à une perplexité indicibles. D'où venait cette agitation? D'une joie folle sans doute, de cette sorte de délire de bonheur qui doit bouleverser un homme élevé magiquement, pour ainsi dire, au but de ses plus ardentes aspirations. Ou bien, peut-être, d'un vertige moral auquel n'échappent pas les esprits les plus forts en atteignant tout à coup ces hauteurs sublimes qui marquent le dernier terme de l'ambition humaine. Non, messieurs, Sylvius avait des scrupules, et quels scrupules? Vous allez en juger.

D'abord un professeur, pensait-il, devrait posséder la science universelle; ou, s'il ignore quelque chose, il faut au moins qu'il paraisse tout savoir. Dès lors il est souvent entraîné à donner le faux pour le vrai et à devenir un bavard (*garrulus*), un fantaisiste (*quodlibeticus*) plutôt qu'un savant sérieux et solide. Il s'indignait à l'idée de glisser malgré lui sur cette pente dégradante. Il n'était pas moins effrayé des querelles et des disputes aux-

quelles sont exposés les gens qui parlent en public,
surtout quand les professeurs apportent des principes
nouveaux et des idées nouvelles, ou bien quand ils dé-
duisent des anciens principes des conséquences inattendues et paradoxales.

Enfin, il redoutait la rude et laborieuse servitude de
la chaire. Car, si le médecin ne s'occupant que de clientèle conserve encore quelque tranquillité d'esprit, le
professeur qui a charge d'âmes ne s'appartient plus, et
sa liberté est à jamais perdue. L'agitation de Sylvius
trahissait cette lutte entre ses entraînements passionnels
et sa raison doublée d'une incroyable modestie. Quel est
celui d'entre nous, messieurs, qui, arrivé au moment de
recueillir, se laisserait arrêter par une telle défiance de
soi-même ? Cependant, chez Sylvius, la puissance du
syllogisme, fondé principalement sur la donnée de son
insuffisance, faillit l'emporter. Par bonheur, les repré-
sentations de ses amis et de son beau-père le rame-
nèrent à une appréciation plus juste de ses forces, à un
sentiment plus vrai de la situation. Il finit par accepter.
Ce fut, bien entendu, un deuil dans Amsterdam, mais
grande fut la joie qui régna dans Leyde.

Sylvius était, en effet, le modèle du professeur accompli. Beau et bien fait, il possédait en même temps
la véritable éloquence, celle qui persuade par la clarté
des principes, la netteté de la pensée et un parfum de
conviction. Sa parole facile, mais nullement précipitée,
pouvait être saisie et comprise même par les esprits un
peu attardés. Il était bon, toujours à la disposition de
ses élèves qu'il aimait beaucoup et pour lesquels il savait
faire de grands sacrifices.

Afin d'abréger l'attente du public, Sylvius commença
son cours aussitôt après les *fêtes caniculaires*. Il débuta
par une leçon sur la *connaissance de soi-même*, dans laquelle il put déployer largement son esprit philoso-

phique et ses qualités oratoires. Aussi chaque fois qu'il monta en chaire, l'amphithéâtre était comble et l'auditoire, avide de cette manne céleste, demeurait suspendu aux lèvres de l'orateur.

Les étudiants affluaient de toutes parts : de Hongrie, de Moscovie, de Pologne, d'Allemagne, de Danemark, de Suède, de Suisse, de France et d'Angleterre et retournaient dans leurs provinces porter les doctrines de l'école et propager la réputation du maître. Ce qui a fait dire à Luc Schacht, dans un élan d'enthousiasme, que l'université de Leyde, semblable au cheval de Troie, faisait surgir sans cesse de nouveaux combattants armés de pied en cap. Aussi, c'était merveille de voir fleurir et s'accroître de jour en jour non-seulement la Faculté de médecine et l'Académie, mais la cité de Leyde, et cette prospérité inouïe était presque tout entière l'œuvre du grand Sylvius.

L'éclat d'une telle gloire ne pouvait manquer d'offusquer les *albinos de la science*. Il n'est que de pâles et ternes médiocrités qui puissent être envisagées par tous d'un œil calme et serein. Piètres savants, messieurs, que ceux dont personne ne médit! Comme c'était son droit, Sylvius eut ses détracteurs et même ses calomniateurs.

A côté de Leyde s'était élevée, en 1614, l'année même de la naissance de Sylvius, l'université de Groningue. Si l'école était jeune, en revanche, tous les professeurs étaient vieux, ce qui ne la fortifiait guère. Or, ces pères-conscrits de l'art étaient indignés de voir un si jeune homme déjà placé à la tête de la médecine hollandaise. Sous prétexte de discuter avec lui des questions scientifiques, ils cherchaient, sans y parvenir, à décrier ses idées et à noircir sa conduite. Les folliculaires s'étaient arrogé la pieuse mission de combattre de dangereuses nouveautés et de ramener Sylvius et ses adeptes au

respect de l'autorité antique et de l'orthodoxie hippocratique. C'était un feu nourri de *disquisitiones anti-
Sylvianæ* dans lesquelles la violence des expressions le
disputait à la pauvreté des arguments et qui blessaient
le bon goût au moins autant que la vérité.

L'une de ces diatribes débutait par un misérable jeu
de mots. En voici le titre : *In Sylvam echo, seu Sylvius
seautontimorumenos* (σε αυτον τιμορυμενος, qui se punit soi-
même). On cherchait à prouver qu'il suffisait d'opposer
le novateur à lui-même pour démontrer qu'il était dans le
faux. Mais le libelle le plus infâme est intitulé : *Epistolæ
dehortatoriæ ad Antonium Deusingium, Lovaniæ?* lequel est
censé avoir été imprimé à Louvain, bien qu'en réalité il
soit sorti clandestinement des presses de Groningue. A
peu près sur le même niveau se place un certain *Apollo
redivivus* en tête duquel, par une fiction conforme à la
donnée générale de l'œuvre, le privilége était accordé
au nom d'Apollon et signé des initiales L. de B. Comme
il y avait à Groningue un professeur du nom de Louis de
Bils, on supposa d'abord que celui-ci était l'auteur du *factum;* mais ses amis n'eurent pas de peine à le disculper,
par cette excellente raison que Louis de Bils, ne connais-
sant le latin que de réputation, n'avait pas pu écrire dans
cette langue. De sorte que les contemporains firent retomber sur Deusing, l'ennemi le plus acharné de Sylvius,
tout l'odieux de cette mauvaise action.

L'*Apollo redivivus* portait un frontispice qui vous donnera une idée de sa teneur. On y voyait Mercure atteignant un satyre, l'entraînant par les cornes et lui criant :
Dabis, improbe, pœnas: coquin, tu me le payeras ; et, de
peur que l'allégorie ne fût pas assez transparente, on
lisait plus bas :

> *Si promissa facit sapientem barba,*
> *Quid obstat barbatus possit quin Caper esse Plato?*

Sylvius, paraît-il, portait toute sa barbe ; aussi disait-on : « Si une barbe longue fait le savant, qui empêche que le bouc barbu ne soit Platon en personne? Or, vous savez, messieurs, que le bouc n'a jamais été l'emblème de l'amour platonique. C'est vous indiquer assez clairement de quels méfaits Sylvius était accusé. Mais c'était une pure calomnie. Non pas que je prétende que notre héros fût toujours un Scipion. Tant de vertu eût été peut-être difficile à cet homme que la nature avait comblé de ses dons : à ce professeur dont l'éloquence attirait la foule, et qui, jeune encore, était arrivé aux plus brillantes destinées. Cette auréole de gloire a dû éblouir et enflammer plus d'une imagination féminine, et je n'oserais répondre que la gravité du savant eût résisté invinciblement à toutes les séductions ; mais, somme toute, Sylvius était de mœurs irréprochables, et il demeure constant que ses accusateurs n'avaient obéi qu'à une basse jalousie.

Au reste, Deusing était coutumier du fait d'injures et de calomnies envers les savants les plus recommandables. C'est ainsi que dans son *Œconomia corporis humani* il attaque de la manière la plus inique à la fois et la plus virulente Gualter, Charleton, Thomas Bartholin, François-Joseh Burr, Jean Pecquet et Gaspard Scott, au point que Olaüs Borrichius se crut obligé de prendre la plume pour venger collectivement ces hommes distingués, dans un écrit publié à Hambourg (Hollande) en 1661, et portant cette indication : *Ex autographis edente Benedicto Blottesandœo*. Or, l'expression *Blottesand*, latinisée dans le texte, se compose de deux mots danois qui signifient *la vérité nue*, l'auteur voulant témoigner par là qu'il n'épargnerait pas les dures vérités et qu'il fallait, avant tout, démasquer un calomniateur hypocrite.

Quant à Sylvius, il se contenta de discuter les opinions scientifiques de ses contradicteurs soit dans la pré-

face, soit dans quelques autres passages de ses œuvres. Il
ne se défendit un peu plus vivement que dans son *Epi-
stola apologetica anti-deusingiana*. Là, après avoir épuisé la
dialectique, il lance à son ennemi ce trait sanglant :
« Quel grand professeur que ce Deusingius, cette huitième merveille du monde, qui n'a jamais que cinq ou
six auditeurs, y compris les Croates qu'il tient de la charité de ses collègues! Chaque année les élèves abandonnent
ce professeur vétéran pour venir à moi, novice, apprendre la science, et de plus ils me restent, non-seulement
les étrangers mais encore ceux de Groningue. » Le portrait n'était pas flatteur, mais il avait le mérite de la ressemblance. Sylvius confondit de la sorte le plus acharné
de ses ennemis personnels. Il était réservé à l'avenir de
venger trop tardivement sans doute sa méthode et ses
doctrines.

Au reste, si l'envie n'était aveugle et implacable, les
qualités aimables de Sylvius auraient désarmé ses ennemis. Cette bonté, cette affabilité du médecin pour ses
malades, du professeur pour ses élèves, on les retrou-
vait dans toutes les circonstances de sa vie privée. Il les
apportait également au Sénat; car, dans ces temps héroïques, messieurs, les médecins étaient quelquefois
appelés à l'honneur de siéger au Sénat. De même avec
ses collègues de la Faculté, Sylvius se montrait sincère,
ouvert, amical pour tous, et chose rare, exempt de tout
esprit de coterie. Sa conversation émaillée de fines plaisanteries, sans causticité, réflétait son âme pure et candide.

Mais, ce que je considère comme l'un des traits les
plus remarquables du caractère de Sylvius, c'était son
amour pour les pauvres. On a pu dire sans hyperbole
qu'il les regardait comme ses frères. Non-seulement il
les soignait gratuitement, mais il leur donnait sur sa
propre bourse des médicaments de premier choix et des

plus précieux, que souvent même il avait préparés de sa propre main. Aussi les indigents lui avaient-ils voué un véritable culte. Il n'était pas moins apprécié et admiré de tous les hommes éclairés de l'époque. Les magistrats du pays comme les primats ou les princes étrangers ne manquaient jamais de recourir à ses conseils. Il arriva même, après sa mort, une missive expédiée de Paris qui le suppliait de mettre ses lumières et sa vaste expérience au service d'un prince dangereusement malade. Luc Schacht déclare solennellement qu'il a vu cette lettre; seulement, soit oubli, soit discrétion, il ne nous dit pas le nom du royal client. Je conjecture pourtant qu'il s'agissait du jeune duc du Maine. Au reste, l'habile et consciencieux biographe n'avait que faire de ce détail. Son but était de montrer jusqu'où s'étendait la réputation de Sylvius et, s'il choisit entre mille l'exemple d'un prince français ayant à sa dévotion la plus célèbre Faculté du monde, c'est que cet exemple était le plus propre à mettre en relief la haute estime dans laquelle l'Europe tenait son héros. L'appel fait à Sylvius dans un cas où tout secours étranger paraissait superflu est, en effet, le plus bel hommage rendu à sa supériorité.

Après dix ans de veuvage (1667) Sylvius, qui n'était pas fait pour vivre seul, épousa Magdeleine-Lucrèce Scheltzer, femme d'une grande beauté qu'il aimait beaucoup et dont il eut une fille. Son bonheur fut de courte durée. En mars 1669, son épouse chérie succomba à une maladie épidémique qui désolait la ville de Leyde et sur laquelle Sylvius nous a donné des détails circonstanciés. Sa petite fille ne tarda pas à la suivre, et Sylvius frappé lui-même au mois de septembre faillit en mourir. La même année fut marquée par son élévation à la dignité de recteur de la Faculté, faible compensation à des pertes si cruelles.

L'épidémie de Leyde, qui avait déjà sévi en 1667, of-

frait d'étroites analogies avec la fièvre typhoïde. Elle se
rapprochait aussi à certains égards de l'affection épidémique qui règne actuellement dans le nord de l'Europe,
notamment à Saint-Pétersbourg et qui a désolé autrefois l'Angleterre et l'Irlande ; je veux parler de la fièvre
à rechutes, ou *relapsing fever*. Sylvius désigne nettement
cette forme en disant qu'il y avait des rechutes fréquentes et que la maladie était en quelque sorte intermittente;
ce qui ne l'empêchait pas d'affecter plus ordinairement
une marche continue.

Remis de cette grave atteinte, Sylvius reprend ses
travaux avec une volonté énergique et les continue encore pendant trois ans. Mais l'année 1672, si fatale à la
patrie commune, devait être plus néfaste encore pour la .
ville de Leyde.

Les Provinces-Unies, fidèles à leurs principes libéraux, donnaient asile à tous les réfugiés des autres nations et leur capitale était peuplée de Français qui ne
goûtant pas suffisamment les douceurs de la monarchie
absolue ou les bienfaits de l'intolérance religieuse,
étaient venus s'y établir pour penser, parler et écrire en
liberté. Louis XIV souffrait impatiemment ce foyer de
mécontents aux portes de son royaume. Dans le concert
de flatteries qui berçait sa vanité, le murmure désappro-
bateur venu d'Amsterdam, était comme une note dis-
cordante qui gâtait tout. Ce murmure à la longue
échauffa les oreilles du grand roi qui résolut de châtier
cette république ennemie de toutes les monarchies, ainsi
qu'on l'appelait dans le langage officiel. L'Angleterre l'y
poussait. L'Angleterre, à qui l'essor de la marine et du
commerce hollandais portait ombrage, n'était pas fâchée
de voir éclater une lutte si disproportionnée et dont
l'issue devait assurer sa prépondérance maritime. D'ailleurs la Hollande était d'autant moins en état de résister aux forces de la France que déjà elle était travaillée

par un parti monarchique à la tête duquel se trouvait le prince d'Orange, celui-là même qui, sous le nom de Guillaume III, devait s'asseoir un jour sur le trône de la Grande-Bretagne. Ainsi tout conspirait à la perte de la république naissante, menacée à la fois dans son indépendance par l'étranger et dans sa liberté par l'ennemi intérieur.

En effet, les hostilités venaient de commencer, les armes hollandaises avaient à peine essuyé leurs premiers revers, que le *Grand Pensionnaire* Jean de Witt et son frère Corneille tombaient assassinés par une population égarée et furieuse et que la république, dont ces grands citoyens étaient l'âme, exhalait avec eux son dernier soupir.

Le spectacle de ces crimes odieux et du naufrage des institutions libérales de la Hollande, les dangers du dehors, les commotions du dedans, tant d'événements douloureux, tant de fléaux qui soudainement s'étaient abattus sur ce malheureux pays, avaient violemment ébranlé Sylvius dont la santé déjà minée par les veilles, les travaux de l'esprit et les fatigues corporelles, ne put résister à de si poignantes émotions. Il tomba malade au retour d'un voyage à La Haye. L'affection, prise d'abord pour une simple fièvre catarrhale, revêtit en quelques jours un caractère de malignité, nous dirions aujourd'hui typhoïde, qui ne permit plus aucune espérance. Aussi, lorsqu'il fut appelé près du malade et interrogé par lui, Luc Schacht se crut-il obligé de faire l'aveu de ses inquiétudes. Sylvius, en cette circonstance, ne démentit pas son grand caractère : « Je comprends comme vous, lui dit-il, la gravité d'un mal aussi dangereux que celui auquel j'échappai il y a trois ans, mais cette fois-ci j'en mourrai. » Ce génie supérieur s'éteignit en effet le 14 novembre 1672.

Sylvius fut enterré dans le chœur de Saint-Pierre de Leyde, où il s'était préparé une tombe dès 1665.

Son oraison funèbre fut prononcée le 19 décembre suivant par Luc Schacht, en présence des magistrats de la cité, des professeurs et des étudiants de l'université, réunis pour entendre ce dernier et éloquent hommage rendu à l'illustre professeur.

En jetant un regard sur cette grande figure, on est moins frappé peut-être des brillantes facultés intellectuelles que des hautes qualités morales. Enfant, Sylvius était docile et laborieux; adolescent, vous l'avez vu au seuil d'une carrière choisir librement et spontanément celle qui exige le plus de travail et le plus d'abnégation. Bientôt, à la recherche d'une patrie, puisque celle de ses aïeux lui était interdite, il fixe ses pas chez un peuple aux mâles vertus, qui, après avoir conquis son indépendance, marchait dans les voies d'une sage liberté politique et religieuse.

Et plus tard, lorsqu'emporté par le tourbillon de la pratique, il semble acquis à la clientèle dorée, Sylvius, passionné pour la jeunesse studieuse, se consacre à son instruction en même temps qu'à la culture de la science. Entraîné vers les malheureux, il visite les pauvres et les soigne avec un dévouement fraternel. Toujours à la poursuite d'un idéal élevé, toujours faisant le sacrifice de sa personne à l'intérêt général.

Je me plais, messieurs, à faire ressortir cette noblesse et cette générosité de sentiments.

L'esprit court les rues; on cherche les grands caractères: *rara avis*. Mais quand, par bonheur, les qualités du cœur et de l'intelligence se trouvent réunies chez ceux dont les noms appartiennent à l'histoire, leur biographie devient à la fois un enseignement et un exemple.

Vous connaissez l'homme : je vais essayer maintenant de vous initier à ses œuvres en même temps qu'à l'esprit scientifique dont elles portent l'empreinte.

Sylvius a fait avancer la science médicale dans toutes

les directions. Il était anatomiste, physiologiste, thérapeutiste et même clinicien. Nous l'étudierons sous ces différents aspects.

On lui attribue la découverte de l'os lenticulaire. Il a donné une description plus exacte des sinus de la dure-mère et dénommé les sinus latéraux ainsi que les postérieurs. L'un des premiers, il pratiqua sur l'encéphale des coupes transversales et dans différentes directions pour en faire mieux comprendre la structure. On lui doit la description du ventricule de la cloison et la connaissance de l'aqueduc qui porte son nom et qui fait communiquer ensemble le troisième avec le quatrième ventricule ou ventricule médullaire. Ses études d'anatomie comparée lui ont permis de montrer en quoi les tubercules quadrijumeaux diffèrent chez l'homme et les animaux. C'est encore à lui que remonte la division des glandes en *conglomérées* : groupe artificiel à fonctions diverses, et *conglobées* qui servent à la fabrication de la lymphe, laquelle, dit-il, provient *des restes des esprits animaux* des différents viscères, des muscles, etc., en sorte qu'elle est aussi diverse que ses sources mêmes. Qui ne voit que par « ces restes des esprits animaux » il faut entendre la substance usée de nos organes ?

En physiologie, Sylvius a fait des choses plus importantes. D'abord, il a parfaitement décrit le trajet du chyle et de la lymphe et fait voir que les vaisseaux blancs du foie, considérés à tort comme des chylifères, sont de véritables lymphatiques. Ensuite, par son enseignement et ses expériences, il a contribué puissamment à répandre et à fortifier la théorie harveyenne de la circulation sanguine. Lorsque Sylvius ouvrit ses cours d'anatomie, la controverse s'était emparée des immortels travaux de Guillaume Harvey et dans toutes les écoles la chaire retentissait des bruyantes attaques dirigées contre l'illustre physiologiste. Riolan s'était fait à Paris l'adversaire passionné de la nouvelle théorie du *Motus circularis.* Dans les autres universités, la résistance venait également des maîtres les plus autorisés. Tandis que ceux dont le *siége était fait* se refusaient à l'évidence, Sylvius avec sa justesse d'esprit et sa droiture d'intentions reconnut la vérité et l'enseigna. Il répéta les expériences de Harvey, ajouta des dispositions nouvelles, destinées à rendre plus palpables les phénomènes circulatoires, et parvint de la sorte à faire passer sa conviction, non-seulement dans l'esprit des élèves, toujours ouvert au progrès, mais même dans celui de quelques professeurs de bonne foi. C'est ainsi qu'il ramena l'un de ses éminents collègues Valœus et qu'il en fit l'un des plus vaillants champions de la grande vérité désormais acquise à la physiologie.

Le premier, je crois, Sylvius a reconnu le rôle sanguificateur de certains viscères appelés aujourd'hui glandes sanguines. Il accorde aux glandes rénales (*capsules surrénales*) et trachéale (*corps thyroïde*) la faculté de produire une humeur particulière qui va se mêler au sang. Il en est de même du *thymus* dont le véritable usage demeure inconnu et sur lequel Sylvius appelle l'attention des physiologistes.

Acceptant les résultats anatomiques annoncés par Malpighi sur la structure et les fonctions du foie, Sylvius fait cependant des réserves et se demande s'il ne peut pas remonter quelque chose des *acini* dans les ramuscules de la veine-cave aussi bien que la bile coule des canalicules vers le tronc cholédoque et, par le pore biliaire, dans l'intestin. En d'autres termes, il considère, jusqu'à démonstration du contraire, le foie comme jouant le double rôle d'une glande sécrétoire et d'une glande sanguine. La découverte de la fonction glycogénique est venue lui donner raison.

Décrivant la rate, il remarque que cet organe tient au cerveau par les nerfs, au cœur par les artères, au foie par les veines; mais de conduit excréteur, point. La rate n'ayant rien d'analogue à l'uretère ni au canal cholédoque, il en conclut qu'elle ne peut rien distraire du sang et qu'elle ne saurait avoir d'autre usage que de modifier le sang lui-même en introduisant une matière telle, dit-il, qu'un ferment ou une *teinture*, pour parler le langage des chimistes, laquelle matière facilite et accélère la transformation du chyle en sang. Pour ce qui regarde la physiologie de l'appareil splénique en particulier, je ne connais rien qui me satisfasse davantage. Quant à la doctrine générale des glandes hémato-poïétiques, ce passage la renferme explicitement. Cependant ces idées rationnelles excitèrent la verve railleuse des *anti-Sylviens* qui par dérision donnaient à l'auteur le surnom de *patron de la rate*. Loin de s'en fâcher, ce « titre, dit Sylvius, me flatte » plus qu'il ne m'offense; car je pense avoir bien mérité » de la science si j'ai découvert et mis en lumière l'usage » vrai d'un viscère important. » Vous serez, messieurs, de son avis.

Je trouve encore chez le père de l'iatrochimie une idée ingénieuse qui, comme la précédente, semble avoir échappé à tous ses lecteurs, bien qu'elle révèle de sa part un rare talent d'observation et d'analyse. Il a fallu, vous le savez, arriver jusqu'à ces derniers temps pour assister à la distinction entrevue par Darwin et formellement établie par Gerdy et M. Beau entre la sensibilité pour la douleur et la sensibilité tactile proprement dite. Encore peut-on se demander si la sensibilité douloureuse ne serait pas simplement la sensibilité tactile exaltée ou pervertie. Mais ce qui ne peut être contesté, selon moi, c'est que les impressions que nous recevons par les corps chauds ou froids sont essentiellement différentes de toutes celles qui arrivent aux organes du tact. Eh bien! Sylvius a distingué le *sens de la chaleur* du sens tactile proprement dit. Il montre que la sensibilité pour la chaleur peut persister en l'absence de la sensibilité tactile ou malgré la perversion de cette dernière et qu'elle peut être abolie ou diminuée bien que le tact soit conservé. N'est-il pas étonnant qu'une notion si exacte et si bien formulée se soit perdue pendant deux siècles? Il faudra combler cette lacune en inscrivant la *thermesthésie* dans nos traités de physiologie.

En pathologie, Sylvius se montre observateur sagace, théoricien ingénieux, généralisateur éminent. Par exemple, on trouve déjà dans ses œuvres la mention des calculs d'origine muqueuse dans les glandes salivaires et la trachée artère. Ailleurs (*De methodo medendi*), il donne du même coup la théorie de l'infection purulente et celle de l'endocardite ulcéreuse. Selon lui, la vie n'est pas en péril par cela seul que le sang s'est arrêté dans un vaisseau, ni même parce qu'il s'est transformé en pus, « mais, dit-il, si ce sang altéré retourne dans la circulation, il infecte et corrompt tout le reste et le rend impropre à servir à la nutrition et à remplir ses autres usages, en sorte qu'il survient le *tabes* et la mort. »

Les altérations des urines sont admirablement décrites pour le temps dans le traité *De cachexiâ* et dans quelques autres passages. Il signale le diabète avec ses conséquences et l'on croit trouver en plusieurs endroits des détails descriptifs se rapportant aux urines albumineuses. Ne fait-il pas allusion aux urines mousseuses par excellence lorsqu'il parle du *son* ou de la crépitation que font entendre certaines urines? Ne s'agit-il pas d'albuminurie quand il insiste sur la permanence de l'écume et donne ce caractère comme signifiant la présence d'une matière *catarrheuse?* Plus loin, il attribue les bulles persistantes à une humeur acide et salée qui remplit le sang, alourdit la tête et passe dans les veines. Il n'est pas jusqu'à la doctrine de l'urémie dont on ne découvre les premiers indices chez Sylvius. Voici ses propres expressions : *Urina si non sufficienter secernatur, atque in sanguine stagnet, noxas necessario adfert, illumque inficit et qualitatibus vitiosis inquinat, undè nutritio fit vitiosa, hoc est cachexia.*

Au reste, Sylvius ne commet pas l'erreur de croire que l'urine soit une création de la glande rénale. Pour lui, les matières qui troublent les urines et s'en précipitent sont formées dans le sang et non dans les reins qu'elles traversent simplement ainsi que la sérosité (*cum lotio tamen per renes transeuntes*). Précédemment, il avait écrit dans le *Traité de la peste :* que les qualités de l'urine sont diverses comme celles du sang d'où elles procèdent, même à l'état de santé. Il a plus d'une fois montré à ses auditeurs que l'urine diffère selon qu'elle a été sécrétée avant ou après le repas. La différence dépend du chyle introduit dans la circulation. Eh bien ! la médecine scientifique reprend et démontre actuellement ces propositions du père de l'iatrochimie.

Mais, messieurs, j'étonnerai beaucoup tous ceux qui n'ont formé leur opinion sur le grand chimiâtre que dans les articles de ses détracteurs, en leur apprenant que Sylvius est probablement le promoteur de l'enseignement clinique. Je n'ignore pas l'usage antique d'exposer les malades devant leurs demeures afin que chaque passant pût leur donner son avis. J'accorde même qu'il est arrivé plus d'une fois que de braves gens, bien intentionnés, mais fort ignorants, se soient consultés d'urgence sur le meilleur parti à prendre ; mais, s'ils avaient la conscience de leur ineptie, le plus souvent, j'aime à le croire, ils ont dû se séparer en adressant une humble prière à Esculape ou bien à la déesse Hygie. Etait-ce de la clinique ? Non. Je n'accorde pas davantage ce titre à l'enseignement donné à leurs adeptes par les prêtres d'Apollon. La clinique méthodique est une création

moderne, et notre héros en est certainement sinon l'u-
nique inventeur du moins l'un des premiers instaura-
teurs.

Ainsi qu'il nous l'apprend dans son *Épître apologétique
anti-deusingienne*, Sylvius, inaugurant une méthode
« inusitée à Leyde et probablement ailleurs », menait
pour ainsi dire par la main ses disciples dans les sentiers
de la pratique médicale. Tous les jours il les conduisait
dans le Nosocome public et chacun, procédant en sa présence à l'interrogatoire et à l'examen des malades, émettait sur le cas un avis motivé. S'il y avait dissentiment
entre les élèves, le maître intervenait pour remettre les
faits dans leur véritable jour, rectifier les erreurs d'observation ou de logique, et formuler son propre jugement. Les jours suivants, il mettait en parallèle le traitement prescrit avec les modifications apparentes du
mal et contrôlait les avis antérieurement énoncés « jusqu'à ce que, dit l'auteur, les malades rendus à la santé
sortissent joyeux ; ou que, cédant à leur destin, ils mou-
russent, nous laissant leurs cadavres à examiner. » Dans
ce dernier cas, la nécroscopie venait donner tort ou raison à qui de droit.

Sylvius, paraît-il, a ouvert dans ce but plus de trois
cents sujets et, quoiqu'il soit venu après Mondini et Vésale, on peut à bon droit le considérer comme l'un des
fondateurs de l'anatomie pathologique. Au reste ses dissections ont été fructueuses, car elles lui ont permis de
tracer une description exacte de la lésion caractéristique
de la phthisie pulmonaire « consistant en *tubercules
glanduleux*, petits ou gros, augmentant avec le temps,
aboutissant à la fonte purulente et héréditaires dans certaines familles. » Le clinicien consommé se révèle dans
les passages suivants : « J'ai vu assez souvent, dit Sylvius, l'abus de l'esprit de vin et des liqueurs spiritueuses
produire un ictère suivi d'ascite, et le plus souvent mor-

tel. » Voilà, en deux mots, l'histoire de la cirrhose alcoolique. Ailleurs, il remarque que le mucus bronchique n'engendre pas facilement un son, « à moins que ce ne soit dans l'asthme, quand l'air traversant difficilement la pituite dans la trachée-artère produit un sifflement ». Si la découverte du bruit de succussion remonte à Hippocrate, il faut convenir pourtant que Sylvius a fait l'un des premiers de l'auscultation à distance.

Arrivons au point capital, c'est-à-dire à l'exposition de la doctrine iatrochimique, plus habituellement nommée chimâtrie ou chémiâtrie (de χημεὶα, chimie; Ἰατρικη, médecine), expression toujours prise en mauvaise part, et dont beaucoup de gens semblent vouloir oublier les racines afin de lui faire signifier : idolâtrie pour la chimie. C'est pourquoi je donne la préférence à la dénomination, d'ailleurs plus correcte, d'*Iatrochimie*.

Sylvius, persuadé que les éléments constitutifs de nos organes et de nos liquides sont semblables à ceux qui existent en dehors des organismes vivants et obéissent en partie aux mêmes lois, commence par établir autant que possible la composition chimique de nos humeurs, et s'efforce de comprendre à l'aide des actions moléculaires déjà connues de son temps les phénomènes normaux et morbides. Le principe est incontestablement juste, le but est plausible : il s'agit seulement de savoir comment le principe a été appliqué et jusqu'à quel point le but a pu être atteint.

Prenons quelques exemples. La bile est, pour Sylvius, un composé de beaucoup de *sel lixivieux* dilué dans une petite quantité d'eau et mêlé intimement avec de l'huile et de l'esprit volatil. Or, pour les chimistes modernes la bile n'est guère que cela, puisqu'elle peut être représentée essentiellement par du choléate de soude, c'est-à-dire par la combinaison d'un acide gras avec l'alcali de la lessive par excellence. De même Sylvius donne une idée passablement juste de la composition du chyle, de la salive et du suc pancréatique. Il va jusqu'à reconnaître l'étroite analogie de ces deux dernières sécrétions. « *Pancreaticum succum naturalem nihil vel parùm a salivâ differre putamus.* » Du reste, dans l'opinion de l'auteur, la salive sert moins à humecter la bouche et le gosier qu'à provoquer dans l'estomac la confection d'un nouveau ferment. Ce rôle stimulant du liquide salivaire par rapport à la sécrétion gastrique est démontré par l'expérimentation récente.

Van Helmont avait imaginé les ferments. Sylvius distingue nettement la fermentation de toute autre action chimique, accompagnée de dégagement de chaleur et de production de gaz. Il assigne à toute fermentation les conditions suivantes : le ferment, la matière fermentescible, de l'eau, de l'air, et une température moyenne. Nous ne dirions pas autrement aujourd'hui ; seulement, avec M. Pasteur, nous pénétrerions plus avant dans la connaissance de la nature des ferments et de leur mode d'action. Faisant à la chymification ou plutôt à la *chylification*, c'est ainsi qu'il la nomme, l'application de ces données préalables, Sylvius établit que la digestion n'est autre qu'une fermentation, de même que la putréfaction n'est qu'une fermentation fétide. C'est, en effet, le dernier mot de la science. Maintenant, que Sylvius ait eu tort de faire résider uniquement le ferment dans la salive, j'en conviens ; mais s'il n'a connu qu'une moitié de la vérité, il s'était avancé aussi loin que possible dans la bonne voie.

Sylvius est moins heureux quand il cherche à établir que le sérum sanguin, naturellement insipide dans l'immense majorité des hommes, est au contraire sous-salé chez la moitié environ des habitants de la Belgique. Certes, voilà une différence de race à laquelle la Société d'anthropologie n'eût pas songé, et dont la réalité actuelle ne saurait être admise par personne. Existait-elle au XVIIe siècle ? Le fait paraîtra tout aussi invraisemblable, à moins d'admettre un reste d'*acrimonie* chez ces incorrigibles Saxons qui, plusieurs fois battus et décimés, toujours frémissants sous le joug, furent enfin, pour leur punition, transplantés par Charlemagne de la Chersonèse Cimbrique dans les polders de la Flandre.

Ceci nous amène à parler de la doctrine des *âcres*, si bafouée, si méprisée et pourtant si vivace, puisque les médecins lui empruntent encore quelquefois son langage.

Après avoir reconnu dans l'économie humaine l'existence des principes minéraux et des composés obtenus par la chimie, Sylvius fut conduit à penser que la présence ou bien l'excès relatif ou absolu de certaines matières devait jouer un rôle important dans les altérations de la santé! Il en résultait suivant lui l'âcreté des humeurs. Et, comme il avait remarqué que « tout ce qui est âcre ou caustique (*mordax*), comme le feu est, soit un esprit acide, soit un sel lixivieux ou, pour parler comme Pline, une lessive (*lixivium*) », il conclut à la division des *âcres* en *alcalins* et *acides*.

Borner à ces deux classes les agents morbifiques, faire reposer toute la pathogénie sur l'intervention des seules substances acides ou alcalines dont l'affinité reste inassouvie et le pouvoir chimique redoutable, c'est assurément fonder sur une base étroite un système exclusif. Vouloir déduire toutes les explications de ces principes restreints, c'est se condamner à n'embrasser qu'une partie des faits ou bien à faire violence au plus grand nombre. Que Sylvius soit tombé dans ce travers ; que, plus d'une fois, après avoir dessiné son cadre, il ait cédé au besoin de combler par des dissertations théoriques le vide laissé par les résultats expérimentaux, je n'oserais le nier. Mais, en sacrifiant aux exigences du système

il n'a jamais entièrement perdu de vue la saine observation, et ce serait à tort qu'on voudrait condamner en
bloc tout ce qui ressortit à la doctrine de l'acrimonie.

Bien comprise, cette doctrine s'adapterait encore à
plusieurs parties importantes de la science actuelle.
Éloignez l'accessoire, c'est-à-dire les qualités alcalines
ou acides des substances dont la présence ou l'excès caractérise certains états morbides, aussitôt la diathèse
urique, les diabètes albumineux et sucré, l'hypérinose
et tant d'autres viennent se ranger à titre d'espèces dans
la grande classe imaginée par Sylvius.

La doctrine des âcres se prêterait sans effort à ces
introductions, conformes à son principe, ainsi que le
prouve le passage suivant de l'*Épître apologétique*. Sylvius, se plaignant des mauvaises querelles qui lui ont été
suscitées, constate que l'une des principales consiste à
soutenir que tous les vices des humeurs se réduisent à
la *pléthore* et à la *cacochymie* : c'est-à-dire à l'excès du
sang ou de la lymphe. Et, de même que la saignée fait
cesser la première, de même une évacuation séreuse
est l'unique remède à la seconde. Cependant, ajoute
Sylvius, il y a en outre l'*intempérie*, dont il faut tenir
compte et que ne modifie pas une simple évacuation. Or
cette intempérie, synonyme d'âcreté, défraie actuellement presque seule la chimie pathologique. L'idée iatrochimique est donc beaucoup plus large et plus rationnelle qu'on ne serait porté à le croire, si l'on prenait
à la lettre les expressions favorites de son auteur.

En général, messieurs, pour bien saisir la pensée de
nos prédécesseurs, il faudrait préalablement composer
un glossaire fixant la valeur exacte des termes dont ils
font usage. Souvent les mots primitifs traversent les
siècles sans altérations grammaticales; mais l'époque et
les idées régnantes en modifient le sens à ce point,
qu'il suffit de leur attribuer leur signification récente

dans un texte ancien pour rendre ce dernier ridicule ou incompréhensible.

J'exprime ici le vœu que l'un de nos savants confrères, livré à l'étude exclusive de la littérature et de la philosophie médicales, nous donne un dictionnaire des variations de la langue technique, depuis son origine jusqu'à nos jours ; ce serait le meilleur moyen de rendre profitable à tous la lecture des anciens maîtres.

On a reproché au chef de l'iatrochimie d'avoir composé un roman sur les effets des âcres acides et alcalins. Cependant il s'en faut que tout soit chimérique dans cette exposition, dont plusieurs chapitres viennent d'être justement réédifiés. L'*acescence* n'est-elle pas directement issue de l'acrimonie acide et l'assertion de Sylvius relativement à l'influence des acides des premières voies sur la production de l'épilepsie n'est-elle pas confirmée par des observations ultérieures?

A part certaines exagérations, la thérapeutique de Sylvius n'est pas davantage une œuvre de pure fantaisie. Les absorbants conviennent réellement aux cas pour lesquels ils sont recommandés et leur importance s'accroît tous les jours. De même, la médication acidule réussit dans les affections contre lesquelles il l'a préconisée. D'ailleurs Sylvius reconnaît d'autres indications que celles de corriger les âcres les uns par les autres.

La saignée, les purgatifs, les sudorifiques, les corroborants, etc., sont des moyens qu'il mettait fréquemment en usage. Enfin, il a parfois oublié la dichotomie pour se rapprocher de la simple observation. C'est ainsi qu'il oppose aux diurétiques acides non pas les inévitables alcalins, mais les *diurétiques aromatiques*, plus efficaces contre les hydropisies.

Au demeurant, Sylvius appartient à l'école des *libres observateurs*, plus soucieux de la réalité naturelle que de l'autorité magistrale. Rarement il invoque le nom d'Hip-

pocrate ou de Galien ; mais, en revanche, il rencontre à
chaque instant sous sa plume des faits nouveaux et des vues
originales. A la lecture de ses œuvres, les érudits ni les
ontologistes ne trouveront leur compte. Avec quel souverain mépris il parle des rhéteurs et des pédants de la
médecine ! C'est aux cliniciens qu'il s'adresse et non aux
docteurs de la chaire (*doctoribus cathedralibus*). Aux compilateurs de son temps il jette ces paroles dédaigneuses :
« La plupart, ignorant ce dont ils parlent en termes si
obscurs et si confus, pensent avoir assez fait en citant les
anciens et les modernes à propos de choses qu'ils ne comprennent pas. » « Il y a pourtant, dit-il, cette différence
entre les vrais et les faux savants : que les premiers sont
utiles à la future république, tandis que les autres sont
non-seulement inutiles, mais deviennent nuisibles en
s'opposant à la vérité comme au bien général. »

Aux partisans de l'entité essentielle des maladies, il
ne réserve que regrets et déceptions; car ses divers
traités sont plutôt des chapitres de sémiologie ou de pathologie générale que des descriptions d'espèces nosologiques absolument distinctes. Pour rendre compte des
troubles morbides, il n'imagine pas un ordre de choses
entièrement nouveau, gouverné selon des lois exceptionnelles et pour ainsi dire métaphysiques; c'est à la physiologie qu'il demande ses explications. Quant à son
étiologie, il l'emprunte aux agents naturels, aux conditions climatériques ou hygiéniques, invoquant la colère
divine alors seulement que les causes observables lui font
défaut.

Partout, la physiologie pathologique substituée avec
avantage aux vagues conceptions des nosologistes et des
animistes. « Nul ne fera de la médecine avec art, dit
notre héros, s'il ignore les causes prochaines et éloignées
des lésions de fonctions. Et, personne, à son avis, ne

connaît ces causes s'il ne sait d'avance les parties dans lesquelles les fonctions s'exécutent et les conditions de leur réalisation. L'anatomie est le fondement de toutes ces connaissances. »

La spécificité morbide est si loin de son esprit, que dans le *Traité de la peste* Sylvius assimile les symptômes de la maladie aux effets qui seraient produits par le sel vo-latil ou un acide âcre, notamment par l'arsenic. L'idée de comparer les maladies artificielles aux spontanées est donc de deux siècles antérieure à Hahnemann.

Tel est l'exposé sommaire des doctrines de Sylvius, souvent critiquées à juste titre, plus souvent attaquées à tort, parce que faute d'avoir la clef de sa langue on n'en comprenait pas l'esprit.

Homme d'initiative et de progrès, Sylvius a projeté la lumière dans toutes les voies de la médecine. Ne voir en lui que le père de la chimiâtrie, c'est désormais négliger sciemment plusieurs des grands aspects de cette impo-sante figure. Anatomiste habile, physiologiste ingénieux, pathologiste et clinicien profond, tour à tour analyste délicat ou généralisateur élevé, toujours observateur sa-gace, Sylvius a droit à toute notre admiration. Si l'er-reur se mêle trop souvent à la vérité dans ses œuvres, soyons indulgents en souvenir de l'état abject dans le-quel la médecine végétait encore au commencement du XVIIe siècle, lorsque Sylvius entreprit avec des moyens limités de nettoyer cette *étable d'Augias*, ce bourbier d'ignorance, ainsi qu'il l'appelle. Si, malgré sa profes-sion de foi baconienne, « *Omnis veritas in medicinâ et physicâ ab experientiâ* », les inductions chimiques ont été quelquefois forcées, si les applications de cette science à l'art de guérir ont été prématurées, du moins l'auteur de l'iatrochimie a-t-il eu le mérite incontestable de do-ter la médecine d'une méthode rationnelle et féconde qui devait de nos jours porter tant et de si excellents fruits.

Avec les grands travaux accomplis récemment en chimie physiologique et pathologique, nous lui devons en partie les brillantes conquêtes de la physiologie moderne, les progrès plus modestes de la pathologie et jusqu'à l'avancement de la thérapeutique : but suprême de nos efforts.

J'aurais voulu, messieurs, pouvoir dérouler ici le tableau complet de l'évolution des idées iatrochimiques. J'en aurais trouvé l'origine dans les quatre éléments devenus pour Hippocrate, les types des quatre humeurs et des quatre tempéraments : dans la théorie du *fuligo sanguinis* de Galien; dans les premières applications de l'alchimie à la médecine tentées par Rhazès le Grand. Nous aurions vu ces mêmes idées se développer durant la période de la renaissance des lettres et des sciences, revêtir une forme plus arrêtée dans l'enseignement et les écrits de Sylvius, se propager sous les successeurs de ce grand homme, à l'école de Leyde, et ses adhérents, dans les autres universités de l'Europe, puis s'éclipser un moment pour reparaître et resplendir davantage, à mesure que la chimie s'est perfectionnée et que la physiologie, resserrant de plus en plus le domaine des actes irréductibles aux lois de la nature physique, a fourni une base expérimentale plus large et plus solide à la médecine vraiment scientifique.

Mais l'heure me presse; à peine me reste-t-il assez de temps pour vous dire quelques mots de deux hommes remarquables à différents titres, et qui ont pris une part considérable au succès de la doctrine iatrochimique : je veux parler de Paracelse et de Van Helmont.

Singulière destinée que celle de Paracelse ! C'est pour les uns, un ignorant arrogant, un charlatan effronté et dépravé. Pour les autres, un génie méconnu, un réformateur sublime, le Luther de la science. Pour moi, c'est un personnage étrange,

> ..... et qui n'a mérité
> Ni cet excès d'honneur ni cette indignité.

Une grande intelligence enveloppée de nuées obscures d'où s'échappent par intervalles des éclairs de raison et de bon sens : un esprit rempli d'audace et d'orgueil, toujours en révolte contre quelqu'un ou quelque chose; animé d'une haine instinctive contre toute autorité et possédé du besoin de la domination. A la fois tribun et despote.

Ardent à la controverse, Paracelse voyageait moins pour apprendre que pour lutter : pour enseigner que pour chercher des occasions de succès auprès de la multitude qu'il haranguait en langue vulgaire, sur la place publique. Ne respectant rien de ce qui est respectable, n'épargnant personne, disant pis que pendre des médecins et de leurs compagnies savantes « *Academiæ latronum similes,* » il était parvenu à se faire des ennemis nombreux et puissants contre lesquels sa popularité ne le protégeait pas toujours efficacement.

Dans ces conditions, il devait être et il a été mal jugé par ses contemporains. Au lieu de discuter ses opinions on lui reprochait durement son intempérance et ses habitudes crapuleuses. Mais qu'importe la matière du levier s'il nous aide à soulever le monde? Or, c'est à Paracelse qu'est dû le premier entraînement vers l'application de la chimie à la médecine, c'est à lui que revient la distinction des médicaments spécifiques, distinction juste en un sens restreint. C'est lui encore qui a préconisé les *quintessences*, c'est-à-dire les principes actifs des drogues, dont les alcaloïdes végétaux sont devenus plus tard les types parfaits. C'est lui enfin qui a doté la thérapeutique de quelques agents minéraux, notamment du tartre stibié, substance héroïque dont l'introduction dans la pratique excita la réprobation des conservateurs d'alors et la bouillante indignation de Guy Patin. « Quelle honte ! dit ce railleur spirituel et caustique en parlant d'une réimpression des œuvres de Paracelse, quelle honte qu'un si méchant livre trouve des presses et des ouvriers! » Nous savons maintenant ce qu'il faut penser de cette boutade.

Tout autre que Paracelse se montra Van Helmont. Sans chercher ni le fracas des controverses, ni l'enivrement des succès oratoires, le seigneur de Mérode goûta le plaisir moins amer des travaux du cabinet et du laboratoire. Ni frondeur, ni agressif contre les personnes, il vécut paisiblement dans sa retraite, livré aux spéculations d'un esprit ingénieux, transcendant même, mais enclin au mysticisme.

Van Helmont adopta en partie les idées et la méthode de Paracelse, seulement il les accommoda à son génie. Paracelse ne voulait pas s'aventurer beaucoup au delà des choses sensibles. Van Helmont, au contraire, ne demandait à l'observation qu'un thème pour le développement de sa pensée. Ses écrits, pleins de larges aperçus, de vues neuves et parfois bizarres, piquent la curiosité et soutiennent l'intérêt malgré l'obscurité fréquente de la pensée et les difficultés d'un langage abstrait, semé de néologismes. C'est là par exemple que nous trouvons pour la première fois le mot *gaz*, dont l'usage est devenu vulgaire dans toutes les langues du monde civilisé. On lira avec fruit le *Traité de la Peste*, où se rencontrent de singulières révélations sur l'origine de la syphilis ; plusieurs passages où l'auteur parle de la séve animale, désignée sous le nom de *latex*, et des ferments dont il a conçu le premier l'existence, et surtout ceux où il fait à la médecine l'application des connaissances chimiques ayant cours de son temps ou introduites par lui dans la science. Mais l'un de ses meilleurs titres de gloire est assurément d'avoir, avant tout le monde, employé la balance dans les expériences de physiologie végétale.

Si le génie ne nous avait pas habitués à de telles contradictions, on s'étonnerait de voir cette recherche d'exactitude mathématique chez un homme que son imagination transporta souvent dans les sphères de la métaphysique la plus nébuleuse. Veut-on la preuve de cette tendance ultra-spiritualiste? Je rappellerai que, partisan des générations spontanées, Van Helmont voit partout des *archées* ou esprits occupés à s'emparer des débris de matière organique pour en faire le *substratum* de leur existence matérielle, à peu près comme les pagures abritent leur queue délicate dans les coquilles abandonnées.

Tels sont les deux principaux précurseurs de Sylvius. Il ne serait pas moins curieux de suivre les développements et les transformations de la doctrine dans les successeurs du chef de l'iatrochimie : Boerhaave, Thomas Willis, Oswald Croll et tant d'autres. Ce serait surtout un attrayant spectacle que celui de la perfection relative à laquelle sont parvenues certaines parties de la physiologie et de la médecine, grâce aux merveilleux progrès d'une science qui marche à pas de géant. Je renonce à vous en faire jouir; mais je ne puis me séparer de vous, messieurs, sans répondre à quelques-unes des accusations générales portées contre les iatrochimistes.

On a prétendu qu'ils ne tenaient compte que des liquides de l'économie, réduisant les solides au rôle d'une cornue inerte. Rien n'est plus injuste. Sylvius comprenait comme nous l'importance des organes, ainsi que le prouvent ses opinions sur les glandes hématopoétiques et sur l'origine des humeurs provenant de la dénutrition.

On a dit encore que, dans leur manière de voir exclusive, l'étiologie se bornait à une altération primitive et spontanée des liquides. Je m'en réfère sur ce point à la sentence de Paracelse : « *Humores à morbis sunt, non morbi ab humoribus.* »

Enfin, les écrivains qui se piquent de spiritualisme ont accablé les iatrochimistes sous les épithètes de matérialistes et d'athées. La figure ascétique, la piété fervente et le mysticisme de Van Helmont protestent hautement contre cette accusation perfide.

Au reste, chimistes et chimiâtres ont été confondus dans les mêmes insultes, parce qu'ils sont en effet solidaires les uns des autres. Guy Patin n'a-t-il pas appelé la chimie : « la fausse monnaie de la médecine »; n'a-t-il pas osé dire que la plupart des livres de chimie ne valent rien qu'à faire des enveloppes chez les épiciers : « *Ut sint thuris piperisque cucullus* » ? La chimie n'en est pour cela ni moins vraie ni moins prospère. Il y a longtemps que le bon sens public a fait justice de ces vaines déclamations des ignorants ou des rétrogrades.

Quant à l'iatrochimie, elle paraissait naguère condamnée sans appel; mais l'heure de la réparation a sonné; et nous, qui sommes édifiés sur ses mérites et qui bénéficions de ses efforts, nous serions coupables d'une noire ingratitude en ne revisant pas le jugement inique du dernier siècle.

Non, messieurs, les prérogatives de l'âme ou de la vie n'ont rien à redouter de l'immixtion des forces moléculaires dans l'explication des actes qui s'accomplissent au sein des êtres vivants. Bien plus, ces phénomènes ne peuvent être compris qu'à l'aide des connaissances physico-chimiques. Nous sommes déjà loin de ce temps où la chaleur animale passait pour une émanation directe du principe vital. L'admirable théorie de la calorification, émise par Lavoisier, a dissipé sans retour cette illusion d'un autre âge. L'homme, au point de vue de la production de sa chaleur, est assimilable à une locomotive, disait ici même, il y a vingt-trois ans, l'un de nos plus éloquents professeurs. Et cette vérité brille d'un éclat toujours plus vif à mesure que la science concentre sur la physiologie positive ses lumineuses clartés.

Le progrès, messieurs, est du côté des Dumas et des Lavoisier; vous n'y faillirez pas.

DIXIÈME CONFÉRENCE

M. TARNIER, PROFESSEUR.

Levret.

Messieurs,

Les recherches historiques ont l'avantage incontestable
de nous montrer clairement que les conquêtes de l'esprit
humain sont incessantes, j'ose presque dire illimitées,
et ce serait faire preuve d'un bien coupable aveugle-
ment que de s'écrier : la science est aujourd'hui parfaite,
elle a atteint ses dernières limites ; on n'ira pas au delà.
Chaque jour qui passe ou plutôt chaque effort est, au contraire, marqué par un progrès ; aussi nos devanciers nous
ont laissé en héritage des travaux innombrables. Toutefois au milieu de nos richesses scientifiques on admire çà
et là les chefs-d'œuvre de quelques hommes d'élite, qui
ont eu le privilége de perfectionner notre art par des
inventions réservées au génie. Parmi ces hommes, brille
Levret, dont j'ai choisi la vie et plus encore les œuvres
pour en faire le texte de cette conférence.

André Levret naquit à Paris, en 1703. Nous ne savons
rien sur sa famille ; toujours est-il qu'il se destina de
bonne heure à la chirurgie. Pour s'y préparer, il étudia

les lettres et les sciences, car l'article 12 des statuts du
collége des chirurgiens était ainsi conçu : « On ne re-
» cevra aucun clerc ou écolier qu'il ne sache le latin, la
» physique et les belles lettres ». C'était, vous le voyez,
l'analogue de nos baccalauréats d'aujourd'hui.

A dix-sept ans, il entra comme élève, ou, pour me servir
du terme alors en usage, comme clerc chez J. L. Petit.
A cette époque, en effet, les élèves n'étaient pas comme
aujourd'hui affranchis de toute tutelle, libres de suivre
tel ou tel cours, de vivre en un mot chacun suivant
son goût ou sa volonté ; le clerc, après avoir choisi un
maître, s'attachait à lui, en recevait des leçons et demeurait pendant deux années dans sa maison. Durant
ce temps d'apprentissage il faisait pour ainsi dire partie
de la famille.

Une pareille situation était bien propre à faire naître
une amitié réciproque entre maîtres et élèves ; Levret
devint bientôt l'ami de J. L. Petit, qui stimulait son
zèle en disant que bientôt le disciple dépasserait le
maître. Ce jugement était sans aucun doute par trop
modeste dans la bouche d'un J. L. Petit, mais il indiquait
que déjà le nom de Levret était appelé à marquer
dans la science.

Jamais l'amitié que J. L. Petit portait à son élève ne
se démentit un instant ; elle ne fit que croître avec les
années, et quand il mourut (1750) il le fit son héritier
pour une somme de 40 000 livres.

C'était, à coup sûr, une bonne fortune que d'être l'élève
de J. L. Petit ; avec un tel maître Levret fit de rapides
progrès ; il fut bientôt reçu bachelier, puis licencié en
chirurgie. Il nous apprend lui-même qu'à l'âge de trente
ans il fut « successivement chirurgien externe de l'Hô-
» tel-Dieu de Paris et de la Charité ». Thibault était alors
chirurgien en chef à l'Hôtel-Dieu, et Gérard à la Charité ;

ce fut donc sous leurs ordres qu'il fut chargé d'un service en qualité de chirurgien.

Son habileté fit quelque bruit, et il avait à peine trente-trois ans, quand Samuel Bernard, fameux financier du temps, distingua son mérite et devint son client. On ne peut parler de cette circonstance sans faire connaître des détails aussi honorables pour le financier que pour son médecin. Samuel se trouva attaqué d'hydropisie. Cette maladie dura trente-trois mois, et pendant ce long espace de temps Levret ne quitta pas le chevet de son malade.

Samuel reconnaissant voulut s'occuper de la fortune d'un homme avec lequel il contractait d'aussi grandes obligations; voyant sa fin approcher, il dit à Levret, qu'il lui léguait sa maison d'Auteuil toute meublée.

Ce legs était sans doute considérable, car la fortune de Bernard était évaluée à 33 millions de livres. Mais on fit observer à Samuel que Levret étant attaché à sa personne en qualité de chirurgien, ce legs pourrait lui être disputé et que la loi n'autorisait ce dernier à recevoir que 300 livres de rente. — Eh bien ! je les lui fais, répondit Samuel, hypothéquées sur tous mes biens et réversibles jusqu'au dernier de ses descendants; et de la main à la main il donna, en outre, à Levret 100 000 livres en billets de fermes; somme considérable pour le temps.

Puissiez-vous, messieurs, rencontrer un protecteur aussi reconnaissant et aussi généreux que Samuel Bernard ! Grâce à lui, Levret était riche. Il en profita pour s'adonner sans distraction à l'étude de l'anatomie et surtout des accouchements; il commença dès lors des cours particuliers qu'il continua pendant toute sa vie.

A la même époque, il se lia d'amitié avec Louis, chirurgien en chef de la Salpêtrière. Cette liaison avait pour objet des observations et des expériences

faites sur les cadavres. Aussi, quand il décrit les présentations du fœtus, il dit : « Toutes les positions que
» je viens d'exposer sont prises sur des sujets bien con-
» formés et de grandeur naturelle, et j'ai trouvé pour
» ce travail anatomique toutes les facilités nécessaires à
» l'hôpital de la Salpêtrière, où M. Louis a bien voulu
» seconder mon zèle pour le bien public et le progrès
» de l'art. » (Levret, *Accouchements laborieux*, page 136.
Paris, 1770.)

Il avait trente-neuf ans quand il fut reçu maître en chirurgie. Bientôt après (en février 1742), Lapeyronie le fit nommer membre de l'Académie royale de chirurgie, qui brillait alors du plus vif éclat. Ce fut au mois de novembre de la même année qu'il y lut son premier travail : *Observation sur une maladie vénérienne, suivie de gangrène du vagin et de l'orifice interne de la matrice.*

On trouve cette indication bibliographique dans les manuscrits de l'Académie de chirurgie, qui contiennent quelques rares documents relatifs à Levret. Entre autres détails, on y remarque que les premières fois que son nom figure sur le compte rendu des séances de l'Académie, il y est orthographié de la façon suivante : *Levrette.* Évidemment on dut l'écrire au début comme on le prononçait; ce ne fut que plus tard que cette erreur fut corrigée. Écrivons donc *Levret* et prononçons *Levrette*, puisque telle était la prononciation du temps.

Le 27 juillet 1745, il fut nommé adjoint au comité perpétuel de l'Académie. Ce fut même à cette occasion que pour la première fois son nom fut régulièrement écrit. Il est probable que cette rectification fut faite sur sa propre demande.

En 1747, il fit paraître la première édition de ses *Observations sur les causes et les accidents de plusieurs accouchements laborieux.* Il était maître en chirurgie, comme

vous le savez, et *chirurgien du roi en son artillerie*. Tel est
le titre qu'il se donne. De nos jours, les chirurgiens de
l'armée et de la marine qui s'occupent volontiers d'accouchements, ne font donc que suivre, peut-être sans
le savoir, l'exemple d'un illustre devancier.

En 1760, l'accoucheur de la Dauphine, un nommé
Jard, qui avait assisté à la naissance de Louis XVI, se
trouva empêché par l'âge. Hévin, premier chirurgien
du Dauphin, consulté par ce prince sur le successeur à
donner à Jard, désigna Levret comme le plus digne. Il
fut nommé, et depuis cette époque il porta le titre d'accoucheur de la Dauphine.

Il fut dès lors très-recherché, comme aujourd'hui encore on recherche un homme mis en relief par certaines
dignités. Toutes les dames de la cour voulaient être accouchées par lui. Je puis même vous raconter une anecdocte
de sa pratique : Une nuit, il fut mandé en toute hâte pour
aller à Versailles. Il sort, trouve une voiture à sa porte, y
monte sans défiance ; mais à peine y est-il installé qu'on
lui bande les yeux et qu'on lui jette un voile sur la tête.
Il y eut bien de sa part quelque émoi, mais il se rassura
bientôt, car c'était un peu dans la mode du temps d'enlever ainsi les accoucheurs. Ce fut dans cet état qu'il
arriva près de sa cliente qui avait elle-même le visage
masqué. L'accouchement eut lieu, et quand Levret se
retira, il dut encore se laisser bander les yeux et voiler
la tête. En même temps on lui remit 24 000 livres ; ce
qui acheva de le rassurer. A ce prix, plus d'un chirurgien se hasarderait peut-être à courir pareille aventure.

Malgré les soins d'une nombreuse clientèle, Levret
trouvait le temps de travailler. Doué d'une ardeur infatigable, il continuait ses publications, ses cours, et con-
sacrait à l'étude tous les instants dont il pouvait dispo-
ser. J'aurai bientôt à vous parler de ses nombreux travaux.

Levret se maria deux fois. Devenu veuf une première fois, il épousa en secondes noces la nièce de sa première femme, malgré une assez grande disproportion d'âge. A cinquante-cinq ans il en eut une fille qu'il maria plus tard à un chirurgien du nom de Destremeau, qui n'est guère connu que pour avoir été son gendre A soixante ans il eut un fils; à cette occasion le roi Louis XV lui envoya un brevet de colonel pour le nouveau-né. C'était un grand honneur pour Levret, qui n'était qu'un simple roturier, de recevoir ainsi un brevet de colonel pour son fils, quand la noblesse seule pouvait prétendre à cette faveur. Il alla remercier le roi, mais il lui rendit le brevet en disant qu'à son âge il n'espérait plus avoir d'autre fils, qu'il ne voulait par conséquent pas l'exposer aux chances de la guerre, et qu'il le destinait au parlement. Vous verrez bientôt comment ses projets furent trompés.

Permettez-moi de vous donner un autre détail sur sa vie. En feuilletant l'Almanach royal, on trouve qu'il demeura successivement rue des Petits-Champs, rue des Vieux-Augustins et enfin rue des Fossés-Montmartre. Le journal de Roux de 1771 contient aussi un petit avertissement dans lequel on lit : « M. Levret commencera » son quatrième cours sur les accouchements, en sa demeure, rue des Fossés-Montmartre, près la rue Montmartre, à côté du notaire ». Ce luxe de détails dans l'indication d'une demeure peut vous paraître étrange, mais il ne faut pas oublier qu'à cette époque l'usage de numéroter les maisons n'existait pas, et qu'il fallait y suppléer par d'autres moyens. Ce que je veux surtout vous faire remarquer, c'est que le quartier Montmartre était alors le plus riche de Paris et que Levret y avait sa demeure. Quelle différence entre lui et Mauriceau, qui vivait cent ans auparavant ! Que de changements en cent ans dans la fortune des chirurgiens ! La pré-

mière édition des œuvres immortelles de Mauriceau porte
en effet ce titre modeste : « par Mauriceau, demeurant
» rue de la Huchette, au coin de la rue Zacharie, à l'en-
» seigne du *Bon médecin*. »

Levret mourut le 22 janvier 1780, à l'âge de soixante
dix-sept ans. Il laissait une grande fortune. Le souci des
intérêts pécuniaires était cependant, paraît-il, aussi pressant au XVIIIe qu'au XIXe siècle, car, après sa mort, on
procéda sans retard à la vente de son cabinet. Elle se fit
« le 17 avril et jours suivants », nous dit le catalogue que
j'ai trouvé à la bibliothèque de la Faculté de médecine.

On y vendit quelques gravures et 800 bocaux d'histoire naturelle. C'était une collection complète qui
montre le goût que le célèbre accoucheur avait conservé
pour les sciences naturelles ; ainsi se trouve expliqué
son titre de membre correspondant de l'Académie
de botanique de Cortone (voyez la dédicace de Didot
dans l'édition du *Traité d'accouchements* de Rœderer).

On vendit aussi ses livres, dont l'énumération n'est
pas longue, car elle ne comprend que la liste des accoucheurs célèbres depuis Ambroise Paré. Cependant Levret était un savant, presque un érudit ; aimant à orner,
à enrichir ses travaux de citations exactes. Il est donc
presque certain qu'une petite partie seulement de sa
bibliothèque fut vendue et que le reste passa aux mains
de son gendre.

Il possédait en outre une riche collection de pièces
anatomiques. Süe nous apprend que dans les dernières années de sa vie, il en avait fait l'abandon à son
gendre pour continuer ses cours d'anatomie et d'accouchements. Ce petit musée renfermait une pièce fort curieuse pour le temps : c'était le cadavre entier d'une
femme, si bien embaumé et si bien préparé qu'à cette
époque, où les dissections étaient fort difficiles, il servit

à l'éducation de plusieurs générations d'anatomistes. Il avait même reçu des élèves le nom de *Margot*. Cette pièce principale et toute la collection d'anatomie fut vendue, à la mort de Destremeau, et le cadavre préparé par Levret fut acheté par un amateur de raretés et passa en Angleterre.

Quelques mois après la mort de Levret, dans la séance de l'Académie royale de chirurgie du 6 avril 1780, Louis faisait l'éloge historique du célèbre accoucheur. Vous savez tous avec quelle exactitude et quel talent Louis composait ses éloges. C'était une bonne fortune pour vous, c'était pour moi une tâche facile à remplir que de vous parler de Levret, si cet éloge nous était resté. Malheureusement il ne fut pas imprimé, et fut oublié dans les cartons de l'Académie de chirurgie, qui allait bientôt disparaître emportée par la Révolution. Les manuscrits de cette illustre compagnie furent, il est vrai, transportés à l'École de santé, et plus tard à l'Académie de médecine, où nous les retrouvons aujourd'hui, mais dans ces pérégrinations l'éloge de Levret disparut avec beaucoup d'autres pièces importantes. C'est là une perte irréparable, car personne n'a écrit la vie de Levret, et ma tâche est plus difficile.

La famille de Levret n'est pas éteinte. Sur quelques indications qui m'ont été fournies par mon excellent maître, M. Danyau, j'ai pu retrouver ses descendants. Il avait laissé deux enfants, une fille qu'il maria, comme je vous l'ai dit, au chirurgien Destremeau, et un fils, Augustin Levret, qu'il destinait au parlement. Celui-ci, pour obéir aux vœux de son père, étudia le droit, mais la révolution déjoua tous ses calculs, et le futur avocat au parlement devint soldat de la République. L'uniforme militaire lui porta d'ailleurs bonheur ; grâce à son courage, il fut bientôt nommé adjudant général des armées françaises. — Le général Augustin Levret eut lui-même un fils qui suivit, comme son père, la carrière des armes, où il s'éleva au grade de colonel d'état-major, et enfin un petit-fils, aujourd'hui garde général dans l'Administration des eaux et forêts. Je puis ajouter que tout fait espérer que le nom de Levret ne s'éteindra pas.

La famille du célèbre accoucheur possède et conserve, comme un précieux héritage, un portrait peint par Chardin en 1746. Les yeux sont clairs, les traits réguliers, la tête allongée et coiffée d'une perruque suivant la mode du temps. On se sent, avant tout, attiré vers ce portrait par un air de bonté répandu sur toute la figure, qui ne manque cependant ni de dignité ni de distinction.

Après avoir dit tout ce que je sais de la vie de Levret, il me reste, messieurs, à vous faire connaître ses œuvres. Les ouvrages qu'il a laissés sont nombreux ; travailleur infatigable, depuis l'année 1742 jusqu'à sa mort, il n'a pas cessé d'écrire.

En 1747 parut, nous l'avons déjà dit, un volume ayant pour titre : *Observations sur les causes et les accidents de plusieurs accouchements laborieux.* Ce livre contient plusieurs chapitres : le premier traite *de l'extraction de la tête de l'enfant séparée du corps et restée dans la matrice.* Comment faire en pareil cas ? Celse voulait qu'un homme robuste pressât sur le ventre avec les mains pour chasser la tête au dehors. Je ne m'arrête pas à réfuter une pareille pratique. Ambroise Paré, Guillemeau, Mauriceau, de la Motte avaient donné le conseil de perforer la tête et de l'extraire avec des crochets; différents tire-têtes avaient été imaginés ; Amand avait conseillé de porter une coëffe autour de la tête et de s'en servir pour l'extraire. Tous ces moyens étaient dangereux ou insuffisants, et Peu avait pu dire sagement que le mieux est souvent d'attendre l'expulsion spontanée de la tête. Il est pénible, messieurs, en chirurgie, de se résigner à l'inaction. Levret crut qu'on pouvait vaincre les difficultés et il proposa un tire-tête à trois branches. Cet instrument se compose d'une tige courbe qui, une fois introduite dans la matrice, se sépare en plusieurs bandes qui entourent la tête de plusieurs côtés. Ce tire-tête paraissait très-bien imaginé, et Levret put en faire avec succès l'application sur le cadavre, en présence de Louis et de Soumain. Ce qui m'étonne davantage c'est qu'il ait réussi sur le vivant. Il y a loin en effet d'une opération faite sur le cadavre à une opération faite pendant la vie. Tel instrument qui fonctionne admirablement quand on le fait jouer dans une démonstration publique, devient inutile quand il faut l'appliquer dans l'utérus. Ici en effet les difficultés dépendent presque toujours de la rétraction des fibres utérines ; c'est là un obstacle dont les inventeurs ne se rendent pas toujours un compte suffisant, et Levret n'a pas évité cette faute. Aussi son tire-tête est aujourd'hui abandonné.

Un autre chapitre *des accouchements laborieux* est consacré à l'enclavement de la tête. On désignait ainsi les cas dans lesquels la tête, poussée par les contractions utérines, s'engage dans le bassin plus ou moins complétement et y reste fixée sans pouvoir ni reculer ni avancer. Pareille cause de dystocie était bien grave et nécessitait souvent la crâniotomie avant que le forceps eût été imaginé. Levret a donc rendu un éminent service en perfectionnant et en conseillant le forceps ; c'est là un titre de gloire impérissable.

Le forceps avait été inventé vers la moitié du xviie siècle, par un Anglais du nom de Chamberlen. L'invention était belle, à coup sûr, mais la gloire de l'inventeur a été ternie par l'emploi qu'il en fit. Chamberlen, en effet, garda le secret de sa découverte et l'exploita autant qu'il put. Il ne la divulgua qu'à ses fils et à ses neveux, qui tous l'exploitèrent à prix d'argent. L'un d'eux vint à Paris en 1670, pour vendre ce secret dont il demandait dix mille écus, assurant qu'avec son instrument il se faisait fort de terminer tous les accouchements laborieux. Mauriceau lui donna à accoucher une femme chez laquelle le bassin était fort étroit, et pour laquelle il avait déclaré l'accouchement impossible. Chamberlen, ayant vu la malade, promit de l'accoucher très-assurément en moins d'un demi-quart d'heure. « Il se mit » aussitôt en besogne, dit Mauriceau, et au lieu d'un » demi-quart d'heure, il travailla durant plus de trois » heures entières, sans discontinuer que pour reprendre » haleine. » A bout de forces, il fut enfin contraint d'y renoncer et Mauriceau lui fit entendre « qu'il s'était bien » trompé en croyant trouver autant de facilité à accou- » cher les femmes *à Paris*, comme il avait pu trouver *à* » *Londres*, où il s'en retourna dès le lendemain. »

L'invention de Chamberlen était cependant peu à peu divulguée; en 1721, Palfin venait en France et y montrait pour la première fois un modèle de forceps. Tous les accoucheurs français s'en occupèrent ; on le modifia, on le perfectionna, mais on lui laissa sa direction primitive : c'était encore une pince droite, et on lui reprochait à juste titre de s'appliquer difficilement quand la tête restait élevée dans le bassin et de produire souvent la déchirure du périnée. Pour remédier à tous ces inconvénients, Levret eut l'idée de faire courber le forceps pour l'adapter à la forme curviligne des voies génitales. Dès lors l'instrument était parfait, aussi fut-il bientôt adopté par tout le monde.

Il avait de plus ajouté à son forceps une articulation mobile et une cannelure qui courait sur la face interne des cuillers dans le but de leur donner une prise plus solide sur la tête de l'enfant. Ces derniers perfectionnements ont été jugés inutiles. Mais la courbure conseillée par lui, la nouvelle courbure, comme on l'appelait, n'a pas disparu et ne disparaîtra jamais. Chaque accoucheur peut à son gré attacher une grande importance à telle ou telle modification dans la construction du forceps, mais en réalité celui que nous employons tous est celui qui a été imaginé par Levret.

Une question d'amour-propre national se rattache à la courbure du forceps ; l'innovation a été jugée assez importante pour qu'on ait contesté à Levret le mérite de l'invention pour l'attribuer à Smellie. Dans une critique anonyme insérée dans le *Journal des savants* de l'année 1749, on reproche à Levret d'avoir décrit un forceps courbe qui n'aurait jamais été exécuté et qui n'existerait encore qu'à l'état de projet. L'accoucheur français répondit aussitôt en publiant un extrait des registres de l'Académie royale de chirurgie de Paris. Voici cet extrait : « *Séance du 2 janvier* 1747. M. Levret a présenté à l'Aca-
» démie un nouveau forceps courbe imaginé pour déga-
» ger la tête de l'enfant enclavée au passage et arrêtée
» par les os pubis. Ce forceps est entaillé, de même que
» le forceps droit, à sa jonction, il a les dimensions
» toutes semblables, et il est évidé dans toute l'étendue
» des ouvertures qui sont à chacune de ses branches.

» Le présent extrait a été délivré à l'auteur pour en
» faire l'usage qu'il jugera convenable, par nous soussi-
» gné, secrétaire de l'Académie royale de chirurgie pour
» les correspondances. A Versailles, le 1er août 1749.
» Signé, *Hévin.* » Cet acte doit mettre fin à toute question de priorité, car il établit nettement que l'invention de Levret remonte au 2 janvier 1747, et ce ne fut que plus tard que Smellie eut à son tour l'idée de courber le forceps.

En 1751 Levret fit paraître un nouvel ouvrage intitulé : *Suite des observations sur les causes et les accidents de plusieurs accouchements laborieux.* On regrette de trouver au commencement de ce livre un long chapitre consacré à

l'obliquité de la matrice, que notre auteur regarde comme
une cause fréquente de dystocie; il s'évertue en outre à
démontrer que cette obliquité tient à l'insertion du placenta sur les parties latérales de l'utérus. C'est là une
double erreur, mais elle est vite oubliée quand on lit
la description de l'insertion vicieuse du placenta sur l'o-
rifice de la matrice. Levret est, en effet, le premier qui
ait fait l'histoire complète de cette cause si redoutable
d'hémorrhagie. Après avoir rendu justice aux remarques,
aux observations, aux travaux de ses devanciers, Mauriceau, Viardel, Portal, Peu, Amand, De la Motte, il indique de main de maître les signes et le traitement de
cette hémorrhagie. Sa description peut encore aujour-
d'hui passer pour un modèle d'exactitude et de concision, et suffirait à elle seule pour illustrer son nom. J'en
dirai autant des chapitres où il traite de l'enkystement
du placenta, de la manière de délivrer, de la mort subite
des femmes en couches par hémorrhagie, etc...

Obéissant à son génie inventif, il décrit encore
dans cet ouvrage deux instruments nouveaux, son crochet à gaîne et sa pince à faux germe. Le crochet à gaîne
est destiné à faire l'extraction du corps de l'enfant,
lorsqu'on n'a pu éviter l'arrachement de la tête; il a
sur les crochets aigus précédemment employés, l'avantage de porter une gaîne dans laquelle la pointe du
crochet vient se cacher quand on fait des tractions sur
le manche. Les organes maternels sont ainsi protégés
contre toute blessure. Malheureusement il n'est pas
toujours facile de faire pénétrer le crochet dans sa gaîne;
tous les crochets aigus, sans en excepter celui de Levret,
sont donc aujourd'hui sagement abandonnés.

La pince à faux germe a eu un meilleur sort, elle fait
encore aujourd'hui partie de notre arsenal chirurgical.
Sa construction est des plus simples, puisque c'est en
quelque sorte un diminutif du forceps courbe, ayant un

volume assez petit pour pénétrer au travers d'un orifice incomplétement dilaté et saisir le placenta qui reste si souvent dans la matrice après un avortement. Rien ne paraît plus simple ni plus facile, cependant la pince à faux germe est rarement utile. Levret s'en est servi, il est vrai, avec avantage, mais il avoue lui-même que le succès a souvent été causé par le simple contact des cuillers sur le col utérin : « Cela doit paraître peu étonnant, ajoute-» t-il, parce qu'on sait qu'il suffit de faire la plus légère » violence à l'orifice de la matrice, pour occasionner sur-» le-champ la contraction de tout son corps. » En réalité, cet instrument est assez incommode à manier ; l'insuccès dépend de ce qu'une fois introduit dans la matrice il est difficile d'ouvrir les branches et de saisir le placenta ; on retire donc la pince à vide. Je racontais un jour un échec de ce genre à mon maître le professeur P. Dubois, qui me consola en disant que depuis longtemps il avait renoncé à l'emploi de la pince à faux germe. Dans les cas ordinaires, rien ne vaut les doigts et surtout l'expectation ; la pince à faux germe doit cependant rester pour des cas exceptionnels que la clinique seule peut indiquer.

En 1753, Levret fit paraître un traité sur *l'art des accouchements, démontré par des principes de physique et de méchanique.* Cet ouvrage n'est en réalité qu'un résumé très-succinct d'un cours élémentaire d'accouchements; aussi l'éditeur a soin d'avertir le public qu'il a été composé *uniquement pour tenir lieu de cahier aux personnes qui vont chez l'auteur prendre part à ses instructions.* Il est rédigé sous forme d'aphorismes; on peut donc le regarder comme une imitation des aphorismes de Mauriceau que Levret a d'ailleurs placés à la fin de son propre ouvrage, en y ajoutant des commentaires. Il y aurait là une occasion bien naturelle d'établir un parallèle entre l'œuvre de Mauriceau et celle de Levret, mais je ne puis entrer dans

les détails d'une analyse de ce genre. Le traité d'accouchements dont je parle résume le plus souvent les différents
mémoires déjà publiés par son auteur. On y remarque
en outre une série de préceptes relatifs aux maladies des
nouveau-nés qui, presque tous, sont fort judicieux. Je
puis citer pour exemple le chapitre intitulé : *De la vérole
des enfants nouveau-nés*. La question d'hérédité de la
syphilis d'une part et de transmission des accidents
secondaires d'autre part, si longtemps débattue, et jugée
si diversement, y est déjà appréciée comme elle l'est
aujourd'hui après un siècle d'hésitation. Quelques fragments empruntés au chapitre dont je m'occupe, en feront
foi : « Il n'est pas moins incontestable que, lorsque l'en-
» fant vient à naître sans que la mère se soit fait guérir,
» il l'apporte en naissant.

   » Quand la mère ne prend pas le parti de nourrir
» elle-même, l'enfant communique la vérole à sa nour-
» rice, et l'on est obligé de lui administrer les remèdes
» que la mère aurait dû subir naturellement.

   » La vérole, qui ne se manifeste point au moment de
» la naissance de l'enfant, se déclare ordinairement
» dans la suite par des aphthes rongeantes qui se com-
» muniquent de sa bouche aux mamelons de la nourrice,
» et qui y forment des chancres. »

Levret ne fut pas seulement un accoucheur, un spécialiste, pour me servir du terme aujourd'hui consacré ;
il étudia l'anatomie qu'il enseignait à ses élèves et la chirurgie qu'il pratiquait avec succès. Il publia en un volume
ses *Observations sur la cure radicale de plusieurs polypes de
la matrice, de la gorge et du nez*. Le traitement des
polypes remonte à une haute antiquité, et avant Levret
on savait les arracher, les exciser, les lier. Mais on était
fort souvent embarrassé pour porter la ligature dans
les lieux profonds. C'est à vaincre cette difficulté que
Levret consacra ses efforts. Persuadé que la ligature était

tout aussi efficace que l'excision, qu'elle exposait moins aux hémorrhagies, il inventa successivement une série d'instruments qui lui permirent de porter une anse de fil soit sur le pédicule des polypes utérins, soit sur le pédicule des polypes naso-pharyngiens. Pour arriver à son but, il déploya une rare persévérance et imagina tout un arsenal d'instruments : un *speculum oris*, différents serre-nœuds, des conducteurs pour la ligature, un ressort à boudin pour détruire les polypes muqueux du nez, différents bistouris pour couper les adhérences des masses polypeuses avec la pituitaire, des ciseaux particuliers pour l'excision de la luette hypertrophiée, etc., etc. De tous ces instruments, la plupart ont été oubliés ; quelques-uns ont survécu et sont encore utiles, mais il faut dire que c'est le plus petit nombre.

Dans ses recherches sur les polypes, Levret montre complétement la tendance de son esprit ; avant tout il cherche à guérir ; mais on peut lui reprocher de passer trop vite sur l'anatomie pathologique et sur la symptomatologie. Après avoir esquissé en quelques lignes, par exemple, les caractères des polypes naso-pharyngiens, il dit : « Une plus longue énumération ne serait pas difficile, » il en est des polypes et de toutes les maladies des hom- » mes, comme de leurs visages ; ceux-ci sont tous du » même genre et de la même espèce, cependant en est-il » deux dont la ressemblance soit parfaite ? Il y a toujours » quelques accidents qui les différencient ; mais cette » même énumération deviendrait superflue, et ne serait » d'aucune utilité ; *nous ferons donc mieux de nous attacher* » *à connaître quels sont les signes indicatifs de la possibilité* » *de leur guérison.* »

Son livre contient cependant d'excellentes observations qui montrent qu'il savait tenir compte de tous les symptômes, et qu'il avait reconnu que les polypes n'ont qu'un pédicule. Il insiste même longtemps sur cette disposition d'anatomie pathologique dont il tira plus tard des arguments en faveur de la ligature.

Un autre mérite non moins grand de ce livre, c'est qu'on y trouve toutes les opinions discutées sans exclusion ; Levret y a même inséré le mémoire de Manne qui opérait ses malades par l'excision, après avoir fait l'incision préalable du voile du palais. « Le livre de » M. Manne, dit-il, m'a paru très-intéressant ; il contient » des faits admirables, non-seulement par le caractère » des maladies qui en font le sujet, mais aussi par la » sagacité et la sage hardiesse qui mutuellement condui- » sirent l'observateur dans la cure de plusieurs de ses » maladies.

» Ces mêmes motifs m'engagent de continuer aujour- » d'hui à me joindre à ce grand chirurgien pour trans- » mettre de nouveau ces faits singuliers à la postérité… » Afin que tout le monde y trouve son compte et que » personne n'y soit lésé. »

En 1766, parut l'*Essai contre l'abus des règles générales et contre les préjugés*. A chaque page de cet ouvrage on voit éclater le bon sens et le jugement exquis de l'auteur. Il y attaque sans merci et avec toutes les armes de la raison les préjugés qui embarrassaient l'art des accouchements. Quelle entreprise! En fut-il jamais de plus digne d'attirer l'attention d'un médecin et d'un chirurgien ? Malheureusement la voix de Levret, comme celle de tant d'autres, n'a pas été entendue et la plupart des préjugés ont survécu.

Il s'élève d'abord contre l'usage habituel de la saignée pendant la grossesse, et fait remarquer qu'il y a nombre de cas où elle est nuisible, surtout si la femme est pâle ou faible. Malgré ces sages conseils, il y a peu d'années encore qu'il était d'usage de saigner à peu près indistinctement toutes les femmes enceintes. Cette pratique perd aujourd'hui chaque jour du terrain, mais il a fallu cent ans pour assurer le triomphe de la raison sur la routine. Ne désespérons donc pas de l'avenir quand une idée juste a quelque peine à se faire jour et n'est pas immédiatement acceptée.

Si la saignée était autrefois en vogue pendant la grossesse, en revanche on regardait l'usage des bains comme dangereux, et propre à produire des fausses-couches. Malgré Levret, ce préjugé persiste encore et nombre de femmes se trouvent bien étonnées qu'on leur permette les bains pendant leur grossesse.

Puis vient une autre erreur sur la viabilité des enfants qui naissent à sept ou huit mois. Partout on croit, et vous l'entendrez répéter, que les enfants qui naissent à sept mois s'élèvent facilement, tandis que ceux qui naissent à huit mois meurent presque infailliblement. Cette erreur est singulière, mais on en trouve l'origine dans une ancienne théorie de physiologie. Voici ce que Levret dit à ce sujet : « Si la nature devait employer neuf mois » à faire complétement son œuvre, l'enfant manquant » d'un mois, on aura plus de peine à le sauver que s'il » en avait neuf, et moins, que s'il n'en avait que sept.... » Ce raisonnement, qui me paraît juste, détruit de fond » en comble ce que le prince de la médecine avait établi » sur ce sujet, car il prétendait que l'enfant travaillant à » sept mois à faire sa culbute pour venir au monde à » neuf, s'il venait à sept mois il pourrait vivre, mais que » s'il arrivait à huit mois il ne vivrait pas, parce qu'il » n'aurait pas eu assez de temps de se remettre de sa » fatigue : on a dû sentir depuis longtemps que cette » allégation était erronée, mais il n'est pas venu à ma » connaissance qu'on ait mis la vérité à la place de » l'erreur, et c'est ce que nous comptons avoir fait. » Ces lignes contiennent sans aucun doute la vérité, mais les médecins seuls la connaissent, et c'est encore lettre

morte pour le public, et quand il s'agit d'un accouchement prématuré artificiel, il faut livrer bataille pour
démontrer que dans l'intérêt de l'enfant il vaut mieux
provoquer l'accouchement à la fin du huitième mois
qu'à la fin du septième.

Quand il parle de la fièvre de lait, il dit, avec la
même exactitude, qu'elle n'existe pas toujours « puisque
» si la femme qui est en couche se porte bien à tous égards
» quand le lait gonfle préalablement son sein, elle n'a ni
» mal à la tête, ni altération, qui sont, comme on le
» sait, deux symptômes inséparables de tout accès de
» fièvre, surtout précédés de frisson. » Malgré ces sages
remarques, la fièvre de lait est encore un article de foi
parmi les nouvelles accouchées ; mais plus avancés que
Levret, nous savons que non-seulement elle n'existe pas
toujours, mais que souvent on trouve à sa place un véritable ralentissement du pouls.

Vous n'êtes pas non plus sans avoir entendu dire qu'à
un premier accouchement la mère n'a pas de tranchées, que c'est le nouveau-né qui en est atteint, tandis
qu'à un second accouchement les coliques sont pour
la mère et non pour l'enfant. Ce préjugé, attaqué
comme tant d'autres par Levret, n'est qu'à moitié faux,
et c'est autant de gagné sur l'erreur. Les primipares sont
en effet beaucoup moins exposées aux tranchées utérines
que les multipares. Quant aux coliques que les nouveau-
nés ont ou n'ont pas, laissons les gardes-malades les
expliquer à leur façon, il n'y a là heureusement danger
pour personne.

Dans ses *Essais sur les préjugés*, Levret aborde encore
une foule d'autres questions au milieu desquelles il m'est
impossible de le suivre. J'en ai assez dit, je pense, pour
vous montrer qu'il y a profit et plaisir à lire ce livre.

Les œuvres principales de Levret sont réunies en quatre
volumes, illustrés de belles gravures ; tous ont eu plu-

sieurs éditions. On les trouve aisément, et j'aime à croire qu'ils feront partie de vos bibliothèques.

On a de lui différentes autres publications; la plupart ont été reproduites dans ses livres, je dois cependant citer quelques mémoires dont je n'ai pas encore eu l'occasion de parler.

En 1748, il lut à l'Académie de chirurgie une observation fort curieuse sur une opération de fistule à l'anus, suivie d'une hémorrhagie telle, qu'elle mit la vie du malade en danger. Levret ne put s'en rendre maître qu'en introduisant dans le rectum une vessie de mouton qu'il distendit en y injectant de l'eau froide.

Dans les mémoires de la même Académie on trouve une observation de lui sur la hernie de la vessie, une observation sur le cancer du col chez une femme enceinte, un mémoire sur la délivrance, une observation de guérison d'hydrocèle par une injection de nitrate d'argent. Ce moyen a été rajeuni ou plutôt ressuscité dans ces dernières années, sans qu'on ait songé à son premier inventeur.

Le *Journal de médecine et de chirurgie* de Roux, du tome XXXIII au tome XL, contient aussi différents mémoires sur les pessaires, sur le bec-de-lièvre, sur les déplacements de matrice, sur l'allongement hypertrophique du col. Ce dernier travail, tombé dans l'oubli, a été remis en lumière par les professeurs Stoltz et Depaul à propos du mémoire de M. Huguier sur le même sujet. Je citerai enfin une consultation médico-légale pour un accouchement dans lequel un chirurgien avait cru devoir couper le bras de l'enfant pour en rendre l'extraction plus facile.

D'autres mémoires inédits devaient être publiés par les soins de Destremeau; mais je crois que cette promesse n'a jamais été réalisée. A cette liste déjà longue, il convient d'ajouter encore quelques rapports qui sont disséminés dans les manuscrits de l'Académie royale de chirurgie.

Je suis loin d'avoir épuisé mon sujet. Ce que j'ai dit suffit pour montrer que Levret fut un travailleur infatigable : faisant des cours permanents, publiant des mémoires et des livres, s'adonnant à une nombreuse clientèle. Il était savant et érudit, quoique sans prétentions. Comme beaucoup d'autres, écrit-il quelque part, je pourrais forger des mots avec une terminaison grecque, mais j'aime mieux me servir de la langue française qui sera bien comprise de tous mes lecteurs.

Il était l'homme du progrès ; avant tout ingénieux et inventif. Aussi il nous a laissé tout un arsenal d'instruments ; peut-être même en a-t-il trop imaginé. L'invention du forceps courbe aurait suffi pour immortaliser son nom.

Ce qui le distingue principalement, c'est son bon sens, son jugement droit ; il trouve toujours la meilleure raison et la plus simple pour détruire une erreur. Il était d'une très-grande bonne foi, rendant justice à tout le monde, à ses devanciers comme à ses contemporains, citant dans ses ouvrages tous les auteurs qui l'avaient précédé et faisant des citations exactes, ce qui est bien un mérite. Ainsi, à propos de la description de son forceps courbe, il fait l'histoire du levier de Roonhuysen et des forceps anglais, hollandais et allemand. Ce sont là autant de preuves de son amour pour la vérité.

Sauf une diatribe assez vive contre Deventer, il cite pour approuver ou louer et non pour attaquer. Mais il était singulièrement susceptible, peut-être même n'était-il pas exempt de toute vanité ; quand il était critiqué, il ne résistait pas au désir de répondre, de riposter, et souvent il le faisait avec une bien grande vivacité et avec ironie : aussi avons-nous de lui une *Réponse à un anonyme, Réponse à Buëhmer, Réponse à Sharp, Réponse à*

Jourdain.... Son style est clair, correct, parfois élégant. Chose singulière et digne de remarque, en lisant ses ouvrages qui parurent de 1742 à 1773, on y sent que la révolution de 89 approche. Partout on trouve sous sa plume les mots : patrie, nation, citoyen, concitoyens ; on n'y rencontre pas une seule fois le nom du Roi ou celui de la Dauphine dont il était l'accoucheur.

Jamais accoucheur ne fut plus célèbre que Levret. Si nous recherchons la cause de cette renommée, nous trouvons qu'indépendamment d'un mérite personnel incontestable, il eut le bonheur de vivre en un temps de réveil et de progrès dans la chirurgie. Il hérita de l'élan qui animait tous les chirurgiens, et pour s'illustrer lui-même il n'eut qu'à diriger cet élan vers l'étude des accouchements, dont la connaissance était encore fort imparfaite. Cette double circonstance stimula son zèle, et sans vouloir amoindrir sa gloire, je dois vous montrer comment elle contribua à faire briller son nom d'un plus vif éclat.

L'art des accouchements a sur toutes les sciences médicales le mérite de l'ancienneté ; mais c'est là un mérite de médiocre importance, car pendant de longs siècles l'obstétrique n'avait fait aucun progrès. On en trouve la raison dans les mœurs des différents peuples. Partout en effet les matrones avaient été en possession de l'art des accouchements ; aussi bien en Égypte qu'en Grèce et à Rome. On n'eut pas toujours, paraît-il, à se louer d'un pareil état de choses, car les Athéniens publièrent une loi qui défendait aux femmes et aux esclaves de pratiquer la médecine et les accouchements. Pour échapper à la loi, une nommée Agnodice se serait alors travestie en homme pour étudier et pratiquer les accouchements. La supercherie aurait été découverte et Agnodice condamnée. Les dames athéniennes s'insurgèrent contre ce jugement, et les magistrats furent contraints de révoquer leur sentence. Depuis cette époque.

les accouchements furent pratiqués sans entrave par les femmes.

Pendant longtemps les mœurs s'opposèrent donc à ce qu'un homme fût appelé pour un accouchement. Dans les cas graves seulement le chirurgien était consulté et il faisait alors un peu comme il pouvait. La science a certainement perdu à un pareil état de choses, car les sages-femmes illustres sont rares, et plus rares encore celles qui amassèrent des matériaux qui puissent être consultés avec fruit.

Hippocrate avait, il est vrai, formulé tout ce qu'on savait sur les accouchements à son époque ; mais il fut à peu près copié par les médecins qui lui succédèrent. Je ne fais pas ici l'histoire des accouchements, je puis donc passer d'Hippocrate à Ambroise Paré, qui sut réveiller l'étude de la chirurgie et des accouchements. L'esprit humain alors en possession de l'imprimerie devait progresser sans jamais reculer. Guillemeau, élève d'Ambroise Paré, écrivit bientôt un excellent ouvrage sur les accouchements. Après Guillemeau vint l'illustre Mauriceau (1647-1709), qui se livra exclusivement à l'étude des accouchements ; il fut le premier, à proprement parler, qui mérita le nom d'accoucheur. A partir de ce moment, les accouchements furent étudiés et pratiqués par les hommes, et leur science s'établissait sur des connaissances exactes. Ce fut en France surtout que l'obstétrique fut alors cultivée ; à côté de Mauriceau on trouve les noms de Viardel, Portal, Peu, Amand, Dionis, De la Motte, etc.

En même temps une révolution s'opérait dans les mœurs. Louise Bourgeois avait encore accouché Marie de Médicis, mais Louis XIV ne voulut pas d'une sage-femme ; à l'instigation de Fagon, Clément fut choisi pour accoucher la dauphine ; ce fut donc lui qui, le premier, eut le titre et les fonctions d'accoucheur de la cour. Il accoucha encore madame de la Valière, puis madame de Montespan. Grâce à Louis XIV, il fut très-occupé à la cour, aussi le roi le récompensa dignement; il fut même ennobli en 1713.

Clément devint ainsi l'accoucheur à la mode; il fit, de 1713 à 1720, trois voyages en Espagne pour y accoucher la reine. Ce n'était pas sans exciter la jalousie, que Clément occupait une si grande position; on trouve sur les quais un petit livre, portant la date de 1708, publié par un anonyme (qui s'appelait Hecquet), dans lequel on blâme fortement les mœurs du temps. Ce livre est intitulé : *De l'indécence des hommes à accoucher les femmes.*

Malgré les efforts d'Hecquet, la mode entraînait tout le monde, et les accouchements passèrent peu à peu des mains des sages-femmes à celle des chirugiens. A Clément, mort en 1729, succéda Jard, qui fut lui-même remplacé par Levret, qui fut le troisième accoucheur de la cour.

Le revirement des mœurs appelait donc les hommes à l'étude de la tocologie, mais une autre cause contribua bientôt au développement de cet art. Au milieu du XVIIIe siècle, il n'y avait encore aucun cours officiel d'accouchements. Ce fut Lapeyronie, président de l'Académie de chirurgie, qui, en 1743, fonda les deux premiers cours; l'un pour les sages-femmes, l'autre pour les étudiants.

Le cours des sages-femmes fut successivement fait par Puzos (1743-1753), puis par Barbaut (1753-1766); à Barbaut succèda Péan (1767-1773), puis Deleurye, élève de Levret. Deleurye professa de 1773 à 1790; il fut à son tour remplacé par Piet, qui fut le dernier titulaire (1790-1793).

La chaire créée pour les étudiants fut d'abord occupée par Gervais (1743-1766). A sa mort Barbaut quitta le cours des sages-femmes pour celui des étudiants qu'il fit pendant quelques années seulement. Fatigué par une longue carrière, il laissa la survivance de sa chaire à Le Bas, qui professa de 1772 à 1793.

La création de ces deux chaires avait été une nouvelle cause d'émulation dans l'étude des accouchements, et cette émulation fut bientôt surexcitée par la rivalité de cours semblables institués par la Faculté de médecine.

La Faculté de médecine, jalouse en effet de l'activité du collége des chirurgiens, n'avait pas vu sans envie la création des deux chaires dont je viens de parler. En 1745 elle créa, à son tour, deux chaires d'accouchements qui furent toutes deux réservées aux sages-femmes. Il fut décidé, qu'à cause de la décence, les matrones et les aspirantes seraient seules admises à ces cours ; il fut fait toutefois exception en faveur des docteurs et des bacheliers, mais ils étaient tenus d'être en grand costume, c'est-à-dire en robe longue, bonnet et rabat.

Les deux professeurs nommés par la Faculté furent Bertin pour l'anatomie et Astruc pour la pratique des accouchements. Cet arrangement primitif a laissé une trace durable, car l'examen unique des sages-femmes est encore aujourd'hui divisé en deux moitiés : la première ou examen théorique porte sur l'anatomie des organes génitaux, la seconde ou examen pratique comprend l'accouchement proprement dit.

Astruc était érudit, mais il n'avait jamais pratiqué l'art qu'il était appelé à professer. Néanmoins, il crut devoir faire un livre qui commence par cette singulière préface : « J'annonce dès le frontispice de cet » ouvrage que je n'ai jamais accouché, et j'entreprends » cependant de donner des leçons sur l'art d'accou- » cher..... »

Ainsi, au milieu du XVIIIᵉ siècle, deux institutions rivales créent tout à coup des cours d'obstétrique, et jusqu'en 1792 on compta quatre professeurs d'accouchements, deux au collége royal de chirurgie et deux à la Faculté de médecine. Mais la Révolution venait d'éclater, et les lois du 18 août 1792 détruisirent ces cours avec toutes les corporations savantes, enseignantes ou académiques.

Bientôt les guerres de la république faisaient de nombreux vides dans le corps des chirurgiens de l'armée ; on eut besoin de médecins, et en décembre 1794 l'École de santé fut créée. On y institua deux chaires d'accouchements qui furent données à Alphonse Leroy Baudelocque.

Baudelocque mourut le 2 mai 1810. Ce fut à cette occasion que pour la première fois le concours, qui devait plus tard illustrer tant de noms, était appelé à donner un professeur à l'École de médecine.

Le concours avait déjà, il est vrai, été proposé en 1790, et l'École de santé, dans sa séance du 1er mars 1795, avait même déclaré que tous les remplacements se feraient par voie de concours. Mais cette décision n'avait jamais été mise en vigueur, et le ministre avait gardé le droit de nomination sur une liste de présentation. La chaire de Baudelocque fut cependant mise au concours en 1811. Flamand, Gardien, Maygrier, Desormeaux, Capuron, Dufay, Demangeon, soutinrent la lutte. Désormeaux l'emporta sur ses compétiteurs et fut nommé. C'est un grand honneur pour lui d'avoir été le premier professeur nommé au concours. C'est là un fait qui doit être enregistré avec orgueil dans l'histoire des accoucheurs célèbres.

Cinq années après la nomination de Désormeaux, en janvier 1816, Alphonse Leroy mourut, assassiné dans son lit par un domestique qu'il avait renvoyé quelques jours auparavant. Quand il fallut le remplacer, l'École hésita.

C'était une chaire d'accouchements qui était vacante, et on voulait nommer un professeur de pathologie externe. Comment faire? On eut recours au système des mutations, et le professeur Pelletan, qui changeait de chaire pour la quatrième fois, consentit à prendre celle d'accouchements, mais à la condition expresse qu'il serait dispensé de jamais faire un cours sur un sujet qui lui était complétement étranger. Il fut donc convenu que son collègue Desormeaux serait chargé du cours des étudiants et du cours des sages-femmes. Rien n'a été changé depuis cette époque à cet arrangement, et c'est par le fait d'une mutation que le même professeur se trouve aujourd'hui chargé du cours théorique des étudiants et de celui des sages-femmes. Quant à [la chaire de Pelletan, nous allons bientôt voir comment elle fut transformée en chaire de clinique.

En novembre 1822, à la suite de quelques troubles qui avaient agité l'amphithéâtre, la Faculté de médecine fut supprimée. Elle fut réorganisée en 1823; quelques anciens professeurs furent rappelés. Parmi ces derniers il faut compter Desormeaux, mais Pelletan fut dépossédé de sa chaire d'accouchements pour laquelle il n'avait aucun titre. Cette disgrâce prouve que le système des mutations peut avoir quelques inconvénients, même pour les professeurs. Une chaire d'accouchements restait donc vacante; on en fit une chaire de clinique d'accouchements qui fut donnée à Deneux. Mais l'hôpital des Cliniques n'existait pas; la nouvelle clinique toujours demandée ne fut jamais installée et Deneux ne professa jamais.

Desormeaux mourut subitement le 30 avril 1829. A sa mort, les agrégés réclamèrent le concours; leur demande ne fut pas écoutée et M. Moreau fut nommé en remplacement de Desormeaux.

En 1830, nouveau bouleversement. Deneux fut destitué avec les professeurs qui avaient été nommés en 1823.

M. Moreau conservait sa chaire théorique, mais la chaire de clinique restait sans emploi. Elle fut mise au concours en 1834 seulement, et M. P. Dubois fut nommé.

Vous savez maintenant la filiation des différents professeurs d'accouchements depuis l'année 1794. — L'une des chaires fut occupée successivement par Alphonse Leroy, Pelletan, Deneux et M. le professeur Paul Dubois.— L'autre chaire par Baudelocque, Desormeaux et Moreau. La liste est complète si vous y ajoutez les noms de vos deux maîtres actuels, MM. les professeurs Depaul et Pajot.

Je me suis laissé entraîner jusqu'à nos jours ; cette digression sera, je l'espère, facilement pardonnée dans cet amphithéâtre; mais c'est de propos délibéré que je vous ai parlé de la création primitive des chaires d'accouchements et de leurs premiers titulaires. Vous y chercherez en vain le nom de Levret sans trouver l'explication de cette exclusion. Quand les deux chaires d'accouchements furent créées au collége royal de chirurgie, Levret, mieux que personne, pouvait y prétendre, mais il venait à peine d'être nommé maître en chirurgie. Ce fut probablement cette seule raison qui fit porter le choix de Lapeyronie sur Puzos et Gervais.

Levret n'eut donc pas de titre officiel, ce fut un simple professeur particulier. Son zèle suppléa à tout : pour rester à la tête de l'enseignement, il fit des efforts qui décuplèrent ses forces, et son talent, en éclipsant ses rivaux, brillait au profit de la science et de sa propre gloire. Les élèves de tous les pays venaient se grouper en foule autour de lui. Il savait leur inspirer son amour pour l'étude; ils recueillaient avec soin ses leçons, et M. Pajot a la bonne fortune de posséder un de ces cours manuscrits.

Levret méritait à tous les points de vue une pareille faveur; aussi que de témoignages de reconnaissance sont écrits dans les œuvres de ses élèves ! Parmi eux, je puis vous citer Rœderer, Deleurye, Crantz, etc. Ce dernier fit même graver le portrait de son maître ; c'est celui que vous trouvez en tête de quelques éditions. Il porte ces mots en dédicace : *Viro, in arte obstetricio, celebri, germanœ amicitiœ tesseram ponit H. Crantz.*

Ce que j'ai dit de Levret serait incomplet si je n'ajoutais pas qu'il eut ses détracteurs. Il fut attaqué avec acharnement par Alphonse Leroy, dont les livres contiennent l'énumération complaisante de toutes les erreurs qu'à tort ou à raison il croyait pouvoir lui reprocher. Il n'épargne que son caractère : « Ce n'est pas » l'homme privé que j'attaque, dit-il, mais l'homme de » science, car je n'ai que du respect pour la personne » de M. Levret. » Il fallait en effet qu'il fût inattaquable pour qu'Alphonse Leroy l'eût ainsi respecté !

Alphonse Leroy, par ses critiques acerbes, avait soulevé tout le monde contre lui, et Levret fut vengé par ses élèves et ses contemporains. « Il n'y a qu'un Alphonse » Leroy, dit Sue, qui ait pu avoir l'impudence de dire » hautement, que dis-je, d'imprimer que M. Levret ne » se doutait même pas du premier principe de l'art d'ac-» coucher. »

Qu'on recherche, en lui, l'homme, le savant, le profeseur ou le praticien, Levret est un modèle digne de vous être proposé ! J'ai cru faire acte de justice en honorant sa mémoire dans cette conférence, et je serais heureux si j'avais réussi à vous inspirer le désir d'étudier ses œuvres.

ONZIÈME CONFÉRENCE

M. LORAIN, PROFESSEUR.

Jenner.

Messieurs,

J'ai entrepris de retracer dans cette conférence la vie
de Jenner. Ce n'est pas seulement une biographie que je
prétends faire ; quelque plaisir que l'on trouve à suivre
pas à pas les traces d'un grand homme, il y a plus d'intérêt encore à rechercher comment s'est faite une
grande découverte. Je voudrais vous montrer combien
il y a loin de la légende à la vérité historique, combien
il faut de temps à un progrès utile pour se faire accepter,
pour entrer réellement dans la pratique. Entre les promesses et le fait accompli, entre l'admiration platonique
et l'exécution effective, il s'écoule bien des années. La
découverte de Jenner, après soixante-cinq ans, n'a pas
encore vaincu toutes les résistances.

Il y a soixante-cinq ans, en effet, que la vaccine apparut
en France pour la première fois. Cette découverte fut
accueillie tout d'abord avec enthousiasme ; à cette époque de grandes choses, l'enthousiasme était dans les

mœurs bien plus qu'aujourd'hui. Nous ne devons donc pas nous étonner de la forme lyrique que revêtait chez nos pères cette grande ardeur pour le bien, cette foi vive en l'humanité que quelques déceptions ont depuis refroidie. On traitait Jenner de grand citoyen, on le couronnait de lierre comme jadis les héros de Lacédémone. Vous penserez comme moi qu'il faut bien se garder de critiquer ce langage suranné et cette forme naïve de l'admiration. Si l'on pesait cette époque et la nôtre, je ne sais de quel côté pencherait la balance.

Il paraît que nous venons d'élever une statue à Jenner ; je pense que l'immense majorité des Français ignore ce fait, cependant cette statue a été érigée au nom de la France reconnaissante. Je n'oserais affirmer que cette manifestation doive ajouter beaucoup à la gloire de Jenner, mais j'y vois l'expression d'un sentiment que nous partageons tous, sentiment de cordialité pour nos amis de l'autre côté du détroit, auxquels nous donnons un bon exemple, celui de se rendre mutuellement justice.

La vraie gloire de Jenner c'est d'avoir été utile. Nous sommes tous ses obligés ; permettez-moi de faire une comparaison : Les peuples barbares portent imprimée sur leur corps l'estampille du fanatisme ou de l'ignorance, ils sont tatoués, mutilés ou circoncis, ce sont là les stigmates de la barbarie ; la cicatrice du vaccin, au contraire, est comme l'empreinte de la civilisation. Pourtant cette pratique si raisonnable, si utile, et à laquelle personne ne devrait se soustraire, est loin encore de soumettre à sa loi bienfaisante la totalité des hommes parmi les nations civilisées.

Si l'on jette les yeux sur les tables que publie le gouvernement français, et qui ont pour but de nous faire connaître l'état de la vaccination dans notre pays, on trouve les chiffres suivants pour l'année 1862 : Il est né

713 699 personnes et il y a eu 565 677 vaccinations seulement. Dans cette même année 13 375 personnes ont été atteintes de la petite vérole, 1813 en sont mortes, et 1265 ont été défigurées ou ont contracté des infirmités par suite de cette maladie.

Messieurs, si nous étions aussi civilisés que nous prétendons l'être, nous saurions mieux nous préserver de la variole. Il est triste de voir ce démenti donné aux illusions généreuses qu'avait fait naître en France et chez tous les peuples occidentaux la vulgarisation d'une méthode inattaquable que les médecins ont fait connaître aux autres hommes afin de les préserver de la variole, ce fléau qui compte ses victimes par millions. Disons-le bien haut pendant que nous avons la parole, ceux d'entre nous qui règlent l'hygiène publique ne font pas assez d'efforts pour éteindre la variole; elle se perpétue, se transmet, s'accroît par instants, et trouve trop souvent dans les hôpitaux des centres favorables à son développement. Il faut étouffer ces foyers; on le peut et on le doit.

Nous pouvons ici, sans trop nous écarter de notre sujet, faire une courte digression sur l'origine de la variole.

Cette maladie est relativemement récente parmi les peuples de l'Europe. A-t-elle existé de tout temps? Souffrez, Messieurs, que je ne me hasarde pas sur le terrain mouvant de l'origine des êtres et des choses; je ne veux prendre parti ni pour ni contre la génération spontanée des maladies. Il est permis de penser que toutes les maladies étaient conservées en germe dans les premiers habitants de ce globe, mais je ne puis me résoudre à penser que ces premiers habitants aient eu effectivement toutes les maladies. Quoi qu'il en soit, il est certain que la variole a fait sa première apparition en Europe seulement dans les temps modernes. Elle est contemporaine de Mahomet.

Les grandes armées, surtout celles qui se transportent au loin, sont les véhicules des grandes épidémies. Les Arabes sarrazins transportèrent avec eux cette peste plus terrible que leurs armes. Ahron en donna une description en langue syriaque au viie siècle; cette relation fut traduite en langue arabe par Maserjawaih, en l'an 683. Vers la fin du ixe siècle, Abu-Becker Mohammed, plus connu de nous sous le nom de Rhazès, après avoir quitté la Perse, son pays natal, et avoir étudié à Bagdad puis au Caire, vint à Cordoue, attiré par la munificence d'Almanzor. Il apportait avec lui la tradition des sciences médicales de l'Orient, et il décrivait la variole, dont aucune trace n'existe dans les écrits de nos auteurs anciens.

En Chine, où l'on trouve les origines de tant de choses, la variole paraît avoir existé de temps immémorial. A partir du xe siècle, elle se répandit sur le monde civilisé. Les expéditions militaires en facilitèrent l'extension. L'histoire des grandes épidémies suit pas à pas celle des grandes guerres. Le xve siècle, fertile en fléaux, offre sous ce rapport un sujet fécond d'études. Transportée au nouveau monde par les compagnons de Fernand Cortez, la variole, puissant auxiliaire de ces conquérants cruels, fit mourir en peu de temps plus de 100 000 Indiens dans la province de Quito. On sait la date exacte de l'invasion de la variole dans certains pays, c'est ainsi qu'on la voit apparaître en 1767 au Kamtschatka.

Je ne vous tracerai pas le tableau de la marche de ce fléau à travers le monde; je ne vous ferai pas le triste récit de ses ravages, de la terreur qu'il inspirait, des cruautés qu'il engendrait chez les peuples barbares; en Sibérie, à une époque rapprochée de nous, la moitié des enfants en mourait; lorsqu'un homme en était attaqué on l'abandonnait à lui-même, en laissant à côté de lui quelques vivres. En Abyssinie, si la variole se montrait dans une maison on la brûlait avec ses habitants. Les historiens nous ont laissé des descriptions qui nous permettent de mesurer l'étendue du mal. Si vous consultez les mémoires publiés au xviie et au xviiie siècle, vous verrez quelle place considérable occupait cette maladie parmi les préoccupations du public. La variole, fléau égalitaire, ne respectait ni les gens de distinction, ni même les rois, et ceux qui n'étaient point tués étaient défigurés, marqués. J'en ai dit assez pour vous faire comprendre quel immense bienfait fut pour l'humanité la découverte de Jenner.

L'*inoculation* a précédé la vaccination.

La légende vous dira que l'extinction de la variole est due au hasard, autrement dit à la découverte fortuite du cowpox par Jenner. Mais écoutez plutôt l'histoire qui vous montrera comment la vaccination procède logiquement de son ancêtre l'inoculation. Au moment où Jenner venait au monde (en 1749), la variole était déjà combattue par l'inoculation, laquelle marquait un très-grand progrès. De temps immémorial en Asie, autour de la mer Caspienne, en Géorgie, en Circassie, chez les Turcomans, les Tartares, les Arabes, à Bagdad et à Bassora, en Chine, au Bengale et dans l'Hindoustan, l'inoculation était pratiquée. Voltaire qu'il faut lire et que l'on peut souvent, quoi qu'on en ait dit, citer avec sécurité, explique plaisamment dans son *Dictionnaire philosophique* comment l'intérêt commercial se mêlait naïvement à l'amour paternel chez ces bons orientaux, lesquels avaient de solides raisons de tenir à la beauté de leurs filles. Rendons-nous cette justice que l'amour paternel, chez nous, est plus désintéressé. Il est certain que ce fut à Constantinople que l'inoculation se fit d'abord connaître. Les Turcs qui font volontiers provision de belles femmes, recrutaient le personnel de leurs harems

parmi les Circassiennes et les Géorgiennes qui avaient
échappé à la variole. Acheteurs et vendeurs avaient
donc intérêt à ce que cette marchandise précieuse ne
fût pas avariée par le fléau. Il en résulta que la pratique
de l'inoculation se répandit de plus en plus. On inoculait alors au bras, à la main ou à la cuisse ; les procédés
étaient grossiers ; c'était l'enfance de l'art.

En 1701, la variole régna épidémiquement à Constantinople et fit mourir plusieurs milliers de personnes.
Jusqu'alors l'inoculation n'était pas pratiquée ostensi-
blement en Turquie même ; les vieux Turcs, imprégnés
de fanatisme religieux, ne consentaient pas à se laisser
inoculer. Fidèles au dogme du fatalisme, ils prétendaient
que la variole devait venir si cela était écrit ; c'est en
vertu de ce principe qu'ils se refusent encore aujour-
d'hui à éteindre les incendies. Ce respect honorable des
événements providentiels est extrêmement nuisible aux
Turcs, mais il est écrit qu'ils ne se corrigeront pas. Au
moment où sévissait l'épidémie (de 1701), plusieurs médecins instruits résidaient à Constantinople ; c'étaient,
comme bien vous pensez, des médecins étrangers protégés par des ambassadeurs. L'histoire nous a conservé
les noms de deux d'entre eux, Timoni et Pilarini. Ils
pratiquèrent avec succès l'inoculation. Timoni nous a
laissé un mémoire important sur ce sujet (*In acta erudi-
torum*, Leipzig et Paris, 1756). A la faveur de la terreur
qu'inspirait la variole à toute la population, ils purent
vaincre des résistances jusque-là obstinées, et l'inoculation eut droit de cité à Constantinople. Peut-être vous
paraîtra-t-il intéressant de connaître à quelles sources
ils avaient puisé eux-mêmes la connaissance de l'inoculation. Les grandes découvertes en médecine ont souvent
commencé d'une façon très-humble, dans les rangs les
plus obscurs de la société ; quelquefois ce sont des empiriques qui détiennent sans le dévoiler un mystère dont

ils tirent profit ; quelquefois c'est à la faveur et sous le
couvert de la dévotion que ces découvertes s'insinuent.
Peu importe d'où elles viennent, elles sont bonnes à
prendre de toutes mains. La pratique de l'inoculation,
dont Timoni et Pilarini surprirent le secret, était alors
en Turquie le monopole de quelques vieilles femmes,
parmi lesquelles il en est deux qui sont demeurées célèbres. L'une s'appelait la vieille de Philippopolis,
l'autre la Thessalienne. Leur pratique était mêlée de
prescriptions dont l'utilité est fort contestable. La vieille
de Philippopolis préparait d'abord le patient par un
régime affaiblissant : elle le purgeait et le condamnait à
une abstinence sévère pendant cinq ou six jours, puis
elle l'enfermait dans une chambre fortement chauffée et
bien close; cela fait, elle choisissait un bel enfant chez
lequel l'éruption variolique avait atteint le dixième jour,
elle piquait une pustule, recueillait le pus, qu'elle conservait avec soin sur du verre, le réchauffant par le
contact de sa poitrine en l'y tenant appliqué sous ses
vêtements, puis elle se rendait auprès du patient, auquel
elle inoculait le virus à l'aide d'une aiguille d'argent. Là
ne s'arrêtaient pas les précautions et les scrupules : il
fallait que le pus fût inoculé précisément dans la même
région où il avait été recueilli ; c'est ainsi que du pus
recueilli à la cuisse devait être inoculé à la cuisse, le pus
du bras, au bras, etc. C'était prendre une peine inutile :
nous avons aujourd'hui des idées plus justes sur la spécificité des virus et sur l'unité de l'organisme. Une fois
l'inoculation faite, il fallait protéger le point où avait
été déposé le précieux liquide : pour cela on le recouvrait d'une coque de gland et par-dessus on roulait une
bande. Cette pratique un peu compliquée n'avait rien
d'irrationnel ; vous voyez encore aujourd'hui des inoculateurs d'un autre genre recouvrir le point inoculé d'un
verre de montre. Ce bandage était enlevé au bout de

cinq ou six heures. On devait ensuite observer un régime sévère pendant trente jours, quoiqu'il advînt. Généralement, l'éruption survenait le septième jour. Cette méthode donna de beaux résultats et diminua considérablement la mortalité.

Une autre femme se livrait en même temps à la pratique de l'inoculation à Constantinople; on l'appelait la Thessalienne; elle jouissait d'une réputation qui s'étendait au loin. Son nom est demeuré historique. Plus adroite que la femme de Philippopolis, la Thessalienne avait compris tout le parti que la médecine peut tirer d'une alliance avec la religion. La médecine ne fait jamais plus de miracles que lorsqu'elle est entre les mains des saints. Donc la Thessalienne avait mis l'inoculation sous la protection des prêtres grecs, alors très-puissants à Constantinople. Ceux-ci ne pouvaient manquer d'accorder à une femme sainte, c'est-à-dire bien pensante, l'appui qu'elle leur demandait humblement, aussi lui adressaient-ils de nombreux clients. Il se trouva qu'au bout de quelques années elle prétendit avoir inoculé 40 000 personnes environ. Elle ajoutait à l'inoculation certaines pratiques de haute dévotion qui en relevaient le prestige si elles n'en augmentaient pas l'efficacité; les prières, les cierges allumés, les invocations à la Vierge, accompagnaient la piqûre bienfaisante dont cette femme prétendait tenir le secret d'une révélation d'en haut. D'ailleurs elle inoculait en croix, faisant une piqûre au front, une sur le menton et les deux autres sous les aisselles. Elle eut des succès bien plus retentissants et moins contestés que ceux de la femme de Philippopolis, laquelle était tout simplement rationaliste. Il est bien entendu que les médecins qui se firent alors inoculateurs empruntèrent à cette méthode ce qu'elle avait de raisonnable et négligèrent tous ces accessoires inutiles. Le fatalisme fléchit cette fois, et les croyants daignèrent consentir à supporter une petite opération qui devait leur sauver la vie.

Ce n'était pas à Constantinople seulement que l'inoculation était en honneur; la Chine, explorée par de hardis missionnaires, livrait aussi à ce moment plus d'un secret précieux. Un jésuite, nommé le père Dentrecolles, rédigea, en 1754, une note qui fut insérée dans les *Lettres édifiantes* et dans le *Bulletin de l'Académie des sciences* sur l'inoculation en Chine. Les jésuites ont du bon en médecine; il ne faut pas oublier que nous leur devons l'introduction en Europe de la poudre des jésuites, autrement dit du quinquina, cet admirable antidote de la fièvre intermittente. Le père Dentrecolles était doublé d'un naturaliste, et il eut le mérite de raconter en bon observateur ce qu'il avait vu. Les Chinois procédaient de la façon suivante : ils prenaient un petit lambeau du linge qui recouvrait un varioleux, ou bien la poudre d'une pustule de variole desséchée, ou le pus lui-même, mélangé avec du coton imprégné de musc, ils formaient ainsi une sorte de tampon qu'ils inséraient dans les narines, dans la narine droite chez les garçons, dans la narine gauche chez les filles. Pourquoi cette différence suivant le sexe? Nul ne peut le dire, sans doute la fantaisie seule avait guidé en cela l'auteur du procédé. Le tampon était maintenu dans le nez pendant un temps très-long, c'est-à-dire jusqu'au moment où apparaissaient les premiers symptômes de l'éruption. Le seul contact du virus avec la membrane muqueuse suffisait pour amener l'inoculation. La Chine ne possédait pas seule ce secret : au Bengale, l'inoculation se pratiquait à l'aide d'un séton imprégné de virus et que l'on plaçait sur le mollet. Dans l'Indostan, l'inoculation est entre les mains des Brahmes; ils font une simple piqûre. Il est inutile de dire que cette opération est accompagnée en ce pays de cérémonies religieuses. Pendant toute la durée de l'éruption, le malade y est soumis à un traitement qui paraîtra, à quelques-uns d'entre vous, bien extraordinaire : on lui administre des douches froides et on l'oblige à marcher. Que diront de cette hérésie ceux de nos confrères qui étouffent les varioleux sous les couvertures, s'obstinant à un excès de zèle qu'a blâmé le grand Sydenham. Lorsque l'éruption touche à sa fin, les Brahmes réclament un salaire, non pas pour eux-mêmes, mais pour la déesse de la variole, laquelle a nom Gooteka agooran. Il résulte des recherches entreprises sur les origines de l'inoculation par Kirkpatrick, que cette opération était pratiquée en Afrique, principalement en Égypte, depuis une époque fort ancienne, d'après un procédé fort simple, l'application longtemps continuée sur la peau d'une bande de toile imprégnée de virus. Dans le langage naïf des Africains, cela s'appelait acheter la petite vérole.

En 1713 parut la première publication régulière, scientifique, sur ce sujet ; c'était une lettre écrite par Timoni au docteur Woodward de Londres ; cette note fut insérée, en 1814, dans les Actes de Leipzig. En 1715, Pilarini publia à Venise un livre intitulé : *Nova et tuta excitandi variolas per transplantationem methodus.* Le titre était modeste, et en annonçant une méthode nouvelle et sûre pour transplanter la petite vérole, l'auteur restait dans les limites étroites d'une vérité rigoureuse et irréprochable. En 1716 (la science progressait vite), une thèse fut soutenue à Leyde par un jeune médecin qui porte un nom français, Leduc (de Constantinople), et cette thèse avait pour titre : *Dissertatio de Byzantina variolarum institutione.* A la même époque une thèse semblable était soutenue à Montpellier. Peut-être cette grande ardeur à accueillir la méthode nouvelle fût-elle restée longtemps encore à l'état de pure aspiration, si les menaces d'une épidémie meurtrière n'eussent contraint

quelques personnages distingués d'Angleterre et de
France, qui habitaient Constantinople, à en venir aux
actes. En 1717, le marquis de Châteauneuf fit inoculer
ses trois enfants; lord Wortley Montagu en fit autant
pour son fils unique, par le conseil et avec l'assistance
de son chirurgien Maitland. Les exemples venus de
haut frappent davantage l'esprit des masses; on peut
dire, il est vrai, ici, que cet acte courageux émané de
gens qui avaient de si bonnes raisons de tenir à la vie,
était en même temps un acte fort raisonnable. Le nom
de Montagu se rattache d'une façon particulière à l'introduction de l'inoculation en Angleterre, et ne peut
être passé sous silence. Lady Montagu rapporta de Constantinople à Londres la méthode nouvelle; c'était une
femme d'un grand mérite; elle réunissait dans son salon
tout ce que l'Angleterre comptait alors d'auteurs illustres et de gens d'esprit à brevets. Pope, Addison, Young,
Stilling-fleet étaient ses hôtes assidus. Ce dernier présentait une particularité fort remarquée alors : il portait des bas bleus. De là on appela bas-bleus les personnages qui formaient la cour de lady Montagu, et le
nom en est resté aux femmes qui s'occupent de science
ou de littérature. Il ne serait pas bienséant de reprocher
à lady Montagu le goût qu'elle eut pour les sciences, car
nous devons à ce goût même la démarche hardie et honorable qui la porta à faire inocu'er sa fille publiquement
à Londres, en 1721. Cette opération se fit en présence des médecins de la cour. Les personnes qui assis-
tèrent à cette singulière expérience furent vivement
frappés de la nouveauté et des avantages de la méthode;
on en fit grand bruit d'abord dans les salons. C'était là
que se faisait l'opinion, à une époque où n'existaient
pas les grands et rapides moyens de publicité, dont les
bonnes comme les mauvaises œuvres disposent aujour-
d'hui; le public, dans le sens populaire du mot, n'exis-

tait pas encore. Ce furent donc les personnes distinguées par leur rang, les gens instruits, qui donnèrent l'exemple, et qui, justement récompensés, bénéficièrent d'abord pour leur propre compte de cette découverte. La princesse de Galles, redoutant pour ses enfants les conséquences de la variole, voulut les soumettre à l'inoculation; mais, en personne prudente, elle prit soin d'essayer d'abord le poison sur des gens qui n'avaient pas grande valeur, c'étaient des condamnés à mort. Leur peine fut commuée. Ils étaient au nombre de sept, six hommes et une jeune fille. L'opération réussit sur six d'entre eux, et du même coup ils se trouvèrent préservés de la variole et de la potence. Le seul de ces malheureux sur lequel l'inoculation ne donna point de résultat fut précisément la jeune fille, chez laquelle on avait employé la méthode chinoise. L'expérience devait paraître concluante; il n'en fut rien, et les précautions furent poussées encore plus loin : on inocula cinq enfants pauvres, entretenus aux frais d'une paroisse de Londres; le succès fut complet. Alors seulement rassurée, la princesse de Galles consentit à faire inoculer ses propres enfants. Les imitateurs devinrent nombreux, et l'inoculation ne tarda pas à se répandre en Angleterre et en France. Chose singulière, au moment même où de hardis novateurs venaient de faire, pour ainsi dire, le tour du monde pour doter leur pays de cette pratique merveilleuse, elle était usuelle, et depuis de longues années, à quelques pas de Londres, dans le comté de Galles. C'étaient de pauvres paysans qui s'inoculaient les uns les autres, en bons chrétiens, et qui, ayant éprouvé les heureux effets de la méthode, y tenaient résolûment. Les gens d'esprit, les sceptiques de bon ton, les médecins, méprisaient cette obscure superstition, et laissaient au bas peuple de cette province sauvage le bénéfice de sa crédulité. L'inoculation ne se pratiquait pas seulement dans le pays de Galles ; des recherches, entreprises depuis que la science a pris possession de cette question, semblent établir que le secret de ce préservatif avait été connu de quelques paysans du Danemark, du duché de Clèves, et dans notre pays même, en Auvergne et dans le Périgord.

L'inoculation conquit rapidement l'Europe, surtout l'Europe du Nord, plus avide de science et plus industrieuse que les provinces insouciantes que baigne la Méditerranée. Elle passa l'Océan et trouva en Amérique une population prête à tous les essais. On vit là un homme faire inoculer en même temps ses sept enfants. Bientôt les planteurs se rallièrent à une méthode qui équivalait à une assurance sur leur marchandise noire. Un seul propriétaire fit inoculer, dans une seule séance, ses 300 esclaves nègres. Les sauvages eux-mêmes, dans quelques provinces, se soumirent à l'inoculation. Parmi les hommes célèbres qui furent partisans zélés de la nouvelle méthode, il faut citer Franklin, dont le nom se rattache à tant de grandes et saines idées dans les sciences naturelles et dans la politique. En Angleterre, les encouragements du duc de Marlborough, les ouvrages de Kirkpatrick et la formation d'une société puissante triomphèrent rapidement des scrupules et de la torpeur du public. En 1746, il y avait à Londres un hôpital de la variole et de l'inoculation. L'opposition de quelques médecins attardés et de quelques prédicateurs qui, comme le révérend Massy, traitaient cette invention de diabolique, ne purent arrêter ce mouvement, et les frères Sutton s'emparant, pour leur plus grand bien et pour le bien du public, d'une découverte si précieuse, inoculèrent environ 20 000 personnes.

En France, les progrès de l'inoculation furent plus lents, et l'on peut dire que cette méthode n'y fut jamais acclimatée complétement. Si nous voulions trouver la raison de cette indifférence il la faudrait chercher dans les mœurs publiques et surtout dans la situation politique de la France à cette époque. Dès 1717, une thèse sur l'inoculation avait été soutenue à Montpellier par un sieur Boyer. En 1723, Delacoste rapportait de Londres des documents authentiques sur l'inoculation; il publia le résultat de son voyage, et obtint l'approbation de tous les gens instruits. Dodost, Chirac, Helvetius, Astruc, se prononcèrent en faveur de la méthode. Il ne manquait rien à l'inoculation pour être élevée au rang d'une institution d'utilité publique, et c'est pour ne rien oublier que nous signalons la malheureuse dissertation de Hecquet, laquelle parut en 1724, et qui avait pour but de détourner les honnêtes gens de cette opération magique. Cette voix isolée fut sans écho. Voltaire, qui nous a inoculé tant de choses, parla en faveur de l'inoculation de la variole dès l'année 1727, et il ne cessa par la suite de prêcher la bonne doctrine avec cette ardeur infatigable qu'il mettait au service des idées justes. La Condamine, savant illustre, stimula dans le même sens le zèle des membres de l'Académie des sciences et de tous ceux que l'on appelait alors les honnêtes gens, c'est-à-dire les gens éclairés. En 1734, en 1754, en 1758, il publia sur cette question des mémoires qu'aujourd'hui encore on lit avec profit. Il eut un grand mérite : ce fut, n'étant pas médecin, de faire plus pour l'inoculation que les médecins eux-mêmes. En 1755, Hosti, envoyé en Angleterre par le gouvernement, revint convaincu de l'excellence de la méthode. L'histoire a consacré le nom de la première personne de marque qui se fit inoculer en France : c'est le chevalier de Chastellux. Il avait vingt ans, l'âge des résolutions généreuses; il était de la cour, son exemple fut suivi. En 1756, Tronchin, qui à l'imitation des frères Sutton de Londres sut faire sa fortune par l'inoculation, était appelé à inoculer le fils et la fille du

duc d'Orléans. On cite encore, parmi les noms des inau-
gurateurs de l'inoculation en France, ceux de Turgot,
que l'on aime à voir toujours au premier rang, et du
jeune comte de Gisors, qui promettait un grand homme
et qui succomba sur le champ de bataille à l'âge de
vingt-sept ans. Il y avait donc encore à cette époque une
sorte d'héroïsme à se faire inoculer, et le nombre des
héros était si petit que l'on a retenu leurs noms. Cependant, un médecin venant d'Orient, en 1760, inocula
100 personnes en deux ans. Le progrès était lent. Un
arrêt du parlement, rendu en 1763, ordonnait la convo-
cation des Facultés de théologie et de médecine pour
examiner la question. En 1754, la Faculté de médecine
déclara seulement que cette pratique pouvait être tolérée. On peut trouver que la Faculté de médecine manqua de hardiesse en cette circonstance; il est rare que
le progrès parte des corps savants. En 1774, Louis XVI
se fit inoculer avec toute sa famille. Les Français ont
toujours aimé à mettre en musique les grands événements; aussi ne faut-il pas s'étonner si, à cette époque,
Favart donnait sur le théâtre italien un divertissement
intitulé : *L'inoculation, ou la fête du château.* Il devint de
mode pour les dames de porter des rubans à l'inoculation. Nous ne nous attarderons pas plus longtemps à
suivre l'inoculation à travers les diverses régions de l'Europe. La Suisse, la Suède, l'Allemagne, furent conquises
peu à peu. On regrette de trouver ici le nom de deux
grands médecins qui furent tièdes en cette circonstance :
je veux parler de Boerhaave, en Hollande, et de Van
Swieten, à Vienne. L'Espagne, qui déjà à cette époque
était distancée, ne fit qu'un accueil médiocre à l'inoculation. En 1798 seulement (il était trop tard car la vaccine était trouvée), le roi d'Espagne décrétait l'utilité de
l'inoculation, appliquée surtout aux enfants trouvés et
aux pauvres.

Ainsi, messieurs, la vaccine n'a pas trouvé le monde désarmé en présence de la variole ; l'inoculation avait déjà donné des résultats considérables. Il faut savoir qu'à cette époque la variole atteignait presque tout le monde. La Condamine disait qu'il n'y avait d'exemple d'immunité que parmi ceux qui ne vivaient pas assez pour attendre la variole. D'après ses calculs, la 14e partie du genre humain mourait annuellement de cette maladie ; de ceux qui en étaient attaqués il en mourait 2 sur 11. Au rapport d'Odier, de 1661 à 1772, il était mort, à Londres, 2 538 000 personnes, parmi lesquelles 193 000 avaient succombé à la variole. A Genève, dans le même espace de temps, sur 76 000 morts, il y en avait 3900 imputables à la même cause. On comptait à Paris, annuellement, 10 000 varioleux, dont 1400 morts. En 1720, la mortalité avait été terrible. Or, l'inoculation de la variole donnait 1 décès seulement sur 600 inoculés. C'était un immense bienfait. Ce n'est point ici le lieu de décrire les divers procédés d'inoculation ni les précautions dont s'entouraient les opérateurs ; on inoculait surtout les enfants, et le procédé le plus usité était une simple piqûre au bras. Nous aurons, plus tard, l'occasion de comparer l'inoculation et la vaccine. Nous allons dire comment Jenner découvrit le vaccin.

Jenner est né à Berkeley, dans le Gloucestershire, le 17 mai 1749. Il était le troisième fils du révérend Stephen Jenner de l'Université d'Oxford, recteur de Rockhampton et vicaire de Berkeley. Au moment où Jenner vint au monde, la pratique de l'inoculation était usuelle en Angleterre, et lui-même, lorsqu'il fut en âge d'exercer la médecine, fut inoculateur de comté. Jenner est né dans une condition heureuse, j'entends par là qu'il avait des parents honnêtes et instruits, une aisance qui lui facilitait la route, et des relations propres à élever son esprit.

Il eut de plus la bonne fortune d'être placé auprès de

John Hunter, grand homme par le caractère, homme d'énergie et de vouloir, qui dut à lui-même tout ce qu'il fut, qui osa et qui s'imposa. Hunter était grand naturaliste et curieux de la nature ; il avait fondé un laboratoire et un jardin zoologique d'essai. Jenner apprit là à consulter la nature, à la torturer au besoin, pour lui faire avouer ses secrets ; il connut l'expérimentation physiologique (la médecine expérimentale) ; il connut les virus et vit comment on les inoculait. Ainsi tout n'est pas hasard dans les découvertes ; c'est un singulier hasard, en effet, que celui qui fait précisément de l'élève de Hunter l'inventeur de la vaccine. Ce hasard-là pouvait être prévu.

Jenner apprit en se jouant la chirurgie sous un tel maître ; mais il aima mieux être naturaliste. Il préparait fort bien les pièces anatomiques, mince talent mais bonne école. Il travailla beaucoup au musée de Hunter ; celui-ci voulut se l'associer, puis lui fit offrir la place de naturaliste attaché à la seconde expédition du capitaine Cook. Quel est le jeune homme savant et distingué qui n'a pas rêvé une expédition scientifique ? Jenner pouvait se laisser tenter par une pareille perspective ; heureusement pour nous il refusa ; ce n'est pas qu'il craignit les naufrages ni les anthropophages, mais il avait l'amour du pays ; il quitta Londres ; à tout il préféra ses belles campagnes, ses relations et l'histoire naturelle. Heureux sont les naturalistes ! C'était aussi un grand naturaliste que Dufour qui a vécu quatre-vingt-six ans dans les Landes de Gascogne, à la recherche des insectes. Il a refusé une chaire en Sorbonne et un siége à l'Institut. Il a travaillé et vécu heureux. Il était, lui aussi, médecin de profession ; que de sciences ne nourrit pas la médecine ! Le plus sûr est d'être médecin, on est ensuite savant si l'on peut. Le caractère de Jenner ne le disposait pas à courir les aventures ; d'un esprit calme, doux, il préférait aux grandes agitations, la tranquille contemplation de la nature. Homme simple, de mœurs faciles, égales, spirituel même quoique savant, il n'avait rien de la roideur qu'on suppose aux hommes qui font de grandes découvertes. Oui, Jenner était homme d'esprit, et ne craignait pas de passer pour tel. Rien de gêné dans sa nature; il composait des vers, des épigrammes, et faisait de la musique. La variété de ses connaissances en histoire naturelle et en littérature servait à entretenir la fécondité de son esprit inventif, et était le charme de ses relations. Il traînait à sa suite une foule d'amis. Il faisait de la médecine en péripatéticien à cheval, et s'arrêtait pour herboriser. J'ai lu ses vers; il y a des académiciens célèbres pour moins que cela. Nous aussi, nous avons eu des médecins poëtes, mais mauvais poëtes. Une pointe de malice et d'ironie douce était le principal mérite des compositions poétiques de Jenner. C'est là l'esprit des médecins; le lyrisme les perd. Notre lot c'est la philosophie pratique.

Pendant plusieurs années, à partir de 1773, la correspondance de Jenner avec J. Hunter fut fort active. Hunter avait dans son élève un aide plein de zèle et de discrétion auquel il pouvait confier le secret de ses travaux et demander assistance pour se procurer les objets d'histoire naturelle, dont ses expériences devaient être alimentées. Plantes, animaux de toute sorte, poissons, oiseaux, fossiles, Jenner fournissait tout ce qu'il pouvait. Il envoyait des dessins, des mémoires. Hunter, confident à son tour des observations de Jenner, lui écrivait à propos d'un fait physiologique : « Que me demandez-vous ? Faites l'expérience vous-même et vous saurez. » Voilà la réponse d'un vrai savant. Quel est le médecin de nos jours qui sait ce que savait Hunter, et fait ce qu'il faisait ? Quelle activité ! quelle confiance dans le travail et dans l'observation directe !

On ne peut séparer Jenner de Hunter, celui-ci explique celui-là ; ils vécurent de la même vie scientifique, ils furent animés du même souffle ; la découverte du vaccin n'appartient pas à un homme seulement, elle appartient surtout à l'école de Hunter. Il est impossible de côtoyer un tel homme sans être tenté de s'arrêter quelques instants pour le mieux connaître. Hunter était né en 1728, c'était un fils des champs, presque un enfant du peuple. Élève de Pott, il fut de bonne heure utilisé à cause de ses grandes facultés et de sa solidité. Il commença par servir dans la médecine militaire et assista au siége de Belle-Isle. Ses travaux sur les hernies, sur le placenta, l'avaient déjà fait connaître lorsqu'il fut nommé chirurgien de Saint-George's hospital, à l'âge de trente-sept ans. Parmi ses élèves, on compte Jenner, Everard Home et A. Cooper. Il n'était ni éloquent ni élégant, il avait quelques défauts de nature qu'il ne sut jamais corriger, tels qu'un emportement excessif et une violence de langage qui était tout le contraire de l'atticisme. Les formalistes anglais lui pardonnaient difficilement ces travers ; mais il les vainquit par ses grandes qualités. Malheureusement ses défauts ont fait école pendant quelque temps parmi les chirurgiens. Quoi qu'il en soit, c'était une puissante nature, il visait haut et juste ; il n'acceptait pas d'autre loi que l'expérimentation ; précurseur des physiologistes modernes, maître de Bell, il fut plus grand que Magendie ; il avait fondé la physiologie expérimentale, et plusieurs réputations ont été faites, par la suite, avec ses ébauches. Un pareil homme vaut, à lui seul, toute une génération.

Toutes les forces de son corps, toute son activité intellectuelle, furent constamment mises au service de la science expérimentale ; il s'était créé pour lui seul une ménagerie, il expérimentait en grand, et il alimentait sa ménagerie avec l'argent de la chirurgie. C'est là un désintéressement qui n'a pas eu beaucoup d'imitateurs, et les millions qu'a laissés A. Cooper doivent se faire modestes devant l'œuvre grandiose de Hunter. Il serait à désirer que les chirurgiens retinssent cette parole du grand John, à laquelle je ne change rien : « Ma clientèle est un damné moyen de nourrir ma ménagerie et mon musée. » S'il m'était permis de continuer à puiser des aphorismes utiles dans sa biographie, je rappellerais qu'il disait encore ceci : « Pratiquer une opération, c'est mutiler un malade qu'on ne peut guérir; on doit donc considérer une opération chirurgicale comme un aveu de l'imperfection de notre art. » Je forme le vœu que cette maxime soit écrite en lettres d'or dans toutes nos salles de chirurgie. Le musée de Hunter, qui honore l'Angleterre et fait envie à toutes les nations civilisées, montre à quel point fut poussée, chez ce grand homme, la passion des recherches et des collections utiles. La correspondance de Hunter avec Jenner, pendant une période de quinze années, est le plus intéressant et le plus curieux spécimen d'une intimité scientifique et d'un échange de préoccupations désintéressées entre deux hommes de science; la littérature proprement dite ne nous offre rien de semblable. Hunter disséquait quatre heures par jour, au temps même de sa plus grande vogue chirurgicale; il lui arrivait souvent d'écrire jusqu'à deux heures du matin; on ne peut se proposer d'imiter un pareil homme; à peine peut-on espérer de le suivre de loin.

Parmi les sujets de la correspondance échangée entre Jenner et son maître, on en rencontre un grand nombre qui sont encore à l'étude et paraissent nouveaux, même aujourd'hui : telles sont les recherches sur l'appareil électrique de la torpille, sur le phénomène de l'hibernation, sur la température des animaux et des végétaux, sur le mouvement musculaire, sur l'appareil auditif chez les poissons. On voit d'une part Hunter enfoncer dans

le cœur des animaux hibernants un thermomètre; de
l'autre, Jenner essayer sur les chiens les actions médicamenteuses, notamment l'effet du tartre stibié. Quant
à la chirurgie de Hunter, elle forme une œuvre considérable, renfermée dans les *Transactions philosophiques*.
Je ne puis omettre un des plus beaux titres de gloire de
Hunter, les expériences sur la syphilis, qui devint de par
lui une espèce aussi bien décrite que peut l'être une
maladie contagieuse à marche régulière et à périodes
fixes. Il eut le courage de prêcher d'exemple et de s'inoculer à lui-même le virus. On ne peut donner ici la liste
de tous les objets habituels des entretiens de Jenner et
de Hunter. Retenons seulement ceci, c'est que Jenner
procédait de Hunter, et que jamais hommes ne furent
mieux préparés pour faire une découverte utile sur les
virus, et sur un sujet quelconque de médecine comparée. Voyez maintenant s'il est possible d'admettre que
la découverte du vaccin soit due au hasard. Ces hasards-
là ne favorisent que les chercheurs d'avant-garde, qui
savent regarder; règle générale, il ne faut pas accepter
légèrement cette intervention immorale du hasard. Ici
nous prouvons qu'il n'y avait que deux hommes qui
fussent dignes de faire cette grande découverte, et que
ce fut en effet l'un d'eux qui la fit. Jenner avait des connaissances fort étendues, et il exploitait avec bonheur
les richesses géologiques et paléontologiques du pays
qu'il habitait. On connaît de lui des mémoires importants sur les sujets suivants : Étude de la température,
de la circulation, de la respiration et de la digestion
chez les animaux hibernants; Essai sur les croisements
du renard et du chien; Tentative d'engrais faite avec du
sang, comparativement avec le caillot et le sérum; Étude
sur les mœurs des oiseaux, sur leur migration principalement. Parmi les mémoires publiés par Jenner, celui
qui a le plus fixé l'attention des curieux a trait aux

mœurs du coucou. Il s'est trouvé des gens d'assez mauvais goût pour hasarder quelques plaisanteries sur le choix d'un pareil sujet. Je les renvoie au travail de Jenner, et je les invite à imiter cette sagacité, cette patience, cette pénétration, appliquées il est vrai à un petit objet, si tant est que pour un vrai savant il y ait de petits objets.

Les médecins que l'histoire naturelle ne tente pas, pour leur malheur, trouvent encore à louer chez Jenner des travaux d'anatomie pathologique, entrepris pour connaître la nature des hydatides et des tubercules. Jenner, outre tous ces mérites, avait encore l'avantage d'être un bon chirurgien, mais il était de l'école de Hunter, il faisait de l'histoire naturelle par amour, et de la chirurgie par nécessité. Son esprit curieux et inventif ne se satisfaisait pas avec les seuls objets de sa profession, il cherchait ailleurs. Les aérostats étaient alors à l'état de découverte récente, on ne connaissait encore que les mongolfières gonflées avec de l'air chaud. Jenner donna aux habitants de son comté, en 1783, le spectacle de l'ascension d'un ballon gonflé avec du gaz hydrogène. J'aurais pu passer sous silence tous ces détails biographiques et réserver toute votre attention pour la vaccine elle-même ; mais j'avais à cœur de vous montrer Jenner tout entier, de vous présenter cet homme qui ressemble si peu à ce type banal des grands hommes faits tout d'une pièce, froids, secs, fanatiques, et désespérants par la continuité de leur génie. Eh bien ! je veux oser dire que l'on peut être un homme d'esprit, un homme aimable, avoir des amis, faire des vers, être collectionneur et curieux de la nature, aimer la campagne et la vie douce, vivre enfin comme un autre homme et faire cependant de grandes découvertes.

Jenner s'était marié en 1788 ; il avait rétréci de plus en plus le cercle de sa pratique médicale ; en 1792 il avait renoncé à l'exercice de la chirurgie; en 1794, atteint du typhus fever, il avait recueilli avec soin sa propre observation. Mais respectons le côté intime de la vie de Jenner, et ne prenons de lui que ce qui appartient à l'histoire, c'est-à-dire ses actes publics et sa grande découverte. On a recherché, et lui-même s'est prêté de bonne grâce à cette enquête, comment il avait été amené à trouver le vaccin, ou plutôt la méthode de la vaccination.

Étant encore écolier à Sodbury, Jenner vit une jeune fille qui se déclarait inaccessible à la variole parce que, disait-elle, elle avait eu le cowpox (variole de la vache). Voici le texte anglais : « I cannot take that disease, for » I have had cowpox. » C'était assez clair, et c'était clair pour tout le monde; cette fille allait tenant ce propos à tout venant, à qui voulait l'entendre, elle criait la découverte, *vox clamantis in deserto;* Jenner l'avait entendue comme les autres, il retint cette parole, les autres l'oublièrent. Il ne suffit pas d'entendre, il faut comprendre. Aussi lorsque plus tard on reprochera à Jenner de n'avoir pas fait sa découverte tout seul, et d'avoir répété seulement ce que d'autres avaient entendu comme lui, il pourra répondre avec raison : « Vous l'a- » vez entendu, mais vous ne l'avez pas compris. » D'ailleurs la science veut des hommes qui prouvent, qui démontrent; il ne faut pas penser, croire, supposer, disait Hunter, il faut expérimenter et faire la preuve. On rapporte que Jenner, qui avait été soumis, dans son enfance, à l'inoculation, n'avait jamais oublié les ennuis de cette opération, qui se compliquait d'une saignée abondante, de purgations épuisantes et d'une diète sévère; il était permis de garder rancune à une pareille opération. Jenner pensait souvent au cowpox; il aimait à recueillir sur ce sujet les objections de ses confrères; presque tous lui répondaient : « Nous connaissons comme

» vous la tradition populaire, mais une tradition ne
» prouve rien, nous avons vu des gens qui, après avoir
» reçu le cowpox, ont été atteints de la variole ; c'est
» là une affaire d'idiosyncrasie. » Dès 1775, Jenner fit
ses premières observations sérieuses sur le vaccin ; en
mai 1780, étant en route avec son ami Gardner, il lui
communiquait ses idées, déjà très-nettes à cet égard, le
priant de ne pas les révéler, de peur de raviver une
petite persécution dont Jenner était l'objet ; en effet, il
avait fondé un cercle ambulant qui se réunissait tantôt
dans un village, tantôt dans l'autre, à époques fixes ;
c'était une académie au petit pied, où chacun apportait
son tribut, qui un morceau de littérature, qui une fable
ou une épigramme, d'autres un mémoire sur les sciences
naturelles. Jenner y avait si souvent parlé de son cowpox, que lorsqu'on lui voyait ouvrir la bouche, un tolle
général s'élevait, et l'on s'écriait : « Voilà Jenner qui va
encore nous parler du cowpox ! « Cette innocente plaisan-
terie l'avait rendu circonspect. Il nous serait facile de
réunir un grand nombre de faits qui prouvent que l'inoculation du cowpox était pratiquée depuis longtemps en
plusieurs pays, avant les travaux décisifs de Jenner ; ses
ennemis ont pris le soin de nous instruire à cet égard ;
quelques exemples nous suffiront. Au temps de Charles II
d'Angleterre, la duchesse de Cleveland, qui tenait auprès du roi un emploi dont la beauté était le principal élément, disait aux courtisans qui la menaçaient
en riant de la variole : « Je ne crains rien, car j'ai eu
» le cowpox. » Quelques années avant le mémoire de
Jenner, *De la guérison de la variole par le cowpox*, une
femme nommée Catherine Wilkins, qui avait eu le cowpox, était à Londres, et se mettait à la disposition du
sieur Archer, lequel tentait en vain de lui inoculer la
variole. L'histoire du fermier Jesty renferme de bien
autres enseignements : cet homme qui avait vu prati-

quer la vaccination, et qui en avait compris toute la
valeur, s'était soumis lui-même, et avait soumis ses enfants à cette opération. Sûr du résultat, il vint à Londres
à l'hôpital de l'inoculation, et défia qu'on communiquât
la variole à lui ou à ses enfants; l'expérience fut faite en
vain. Les médecins ne virent là rien d'extraordinaire.
Ainsi voici un homme qui apporte à un médecin une
découverte à prendre, ce médecin est bien placé pour
en vérifier la réalité et pour faire profiter l'humanité de
ce bienfait : eh bien, il refuse la découverte et l'immor-
talité. Que ce médecin ne vienne pas ensuite élever la
voix, ses droits sont prescrits; ce qu'il peut espérer,
c'est que l'on taise son nom. Jenner peut donc bien la
revendiquer cette précieuse découverte. Elle n'est pas
seulement venue à lui, il l'a cherchée, cultivée pendant
de longues années, et lorsque entre ses mains elle est
devenue parfaite, il l'a donnée au monde. Il nous importe peu de savoir que, dans le journal de Gœttingue,
à une époque antérieure à la découverte de Jenner, on
trouve une description anonyme de la vaccination telle
que la pratiquaient entre eux les bergers. C'est encore
pour ne rien oublier que nous citons le fait suivant :
Lorsque Jenner fut devenu un assez grand personnage
pour avoir beaucoup d'envieux, on accueillit volontiers
tous les témoignages bons ou mauvais qui tentaient de
se produire contre ses droits à la gloire; on alla jusqu'à
prétendre qu'il existait un manuscrit sanscrit, où la
vaccination était indiquée. L'affaire n'eut pas de suites,
car le manuscrit ne fut jamais montré. On attaqua
Jenner de toutes les manières; ainsi on lui reprocha
d'avoir inoculé la variole à son fils en 1789, au moment
d'une épidémie meurtrière ; il aurait dû, disait-on, le
vacciner et non pas l'inoculer. Laissons de côté ces
agitations stériles des envieux, et cherchons par quelles
voies Jenner est parvenu à la vérité. Il sut de bonne

heure qu'il y avait un vrai et un faux cowpox, et que lorsque le vrai *cow-pox* régnait dans une étable, ceux des vachers qui se l'étaient inoculé accidentellement en trayant les vaches, étaient préservés de la variole. D'abord il leur survenait aux mains, surtout si elles étaient gercées, des pustules semblables à celles du trayon de la vache; leurs mains enflaient, quelquefois il leur survenait des engorgements douloureux de l'aisselle. En 1788, Jenner vint à Londres et montra à Everard Home un dessin qu'il avait fait du vaccin à ses diverses périodes. Ce dessin, qui est parfaitement exécuté, est encore conservé aujourd'hui. Plusieurs médecins furent mis en demeure d'expérimenter le procédé nouveau; parmi ceux auxquels Jenner communiqua libéralement et sans réticence toutes ses idées à ce sujet, il faut citer le docteur Haygorth, lequel était auteur d'un livre sur l'extinction de la variole. Ce dessin de Jenner qui est daté est le témoignage le plus irrécusable de la priorité qui lui appartient dans cette découverte. Dès 1787, il montrait à son neveu, qui l'assistait dans la pratique de sa profession, un cheval atteint du *grease*, maladie qui est connue en France sous le nom d'eaux aux jambes, en Italie sous celui de *giavardo*, que nous traduisons par javard. Jenner savait déjà à cette époque que le *grease* du cheval était inoculable à la vache, et devenait sur celle-ci le cowpox; aussi l'appelait-il le horsepox (variole du cheval). Il allait plus loin dans ses conceptions, puisqu'il disait en montrant le *grease* : Voici ce qui est l'origine des varioles.

Plusieurs années se passèrent avant que ce travail intellectuel engendrât des actes formels; enfin la vaccination fut pratiquée et prit place dans l'art médical régulier. On sait la date de cet événement, comme on sait celle d'une grande bataille, ce fut le 14 mai 1796. Ce jour-là Jenner prit du vaccin sur la main d'une jeune vachère nommée Sarah Nelmes, infectée par la vache de son maître, et il l'inséra par deux incisions superficielles, au bras de James Phipps, gros garçon de huit ans. Cela réussit parfaitement, et le vaccin de cet enfant servit à vacciner plusieurs autres enfants. James Phipps, soumis deux mois plus tard à l'inoculation de la variole, y fut réfractaire. La preuve était faite. Jenner entretint de ce fait son ami le docteur Gardner. Il semblait que tout fût fini, et qu'il ne dût plus surgir aucun obstacle à l'application de la méthode, mais il n'en fut pas ainsi; de grands efforts étaient encore nécessaires pour que le but fût atteint. De 1796 à 1798 il y eut disette de vaccin dans les étables, et Jenner dut renoncer à ses expériences. En 1797 il chercha à produire artificiellement le cowpox, en insérant le *grease* sur le trayon des vaches. Il ne put réussir dans cette entreprise, sans doute par suite de quelque défaut dans le procédé. Jenner n'avait encore rien publié sur la vaccine, il attendait; il voulait réunir toutes les preuves. Que de gens sont moins scrupuleux et s'empressent de livrer à la publicité des promesses de découvertes, et annoncent des titres que ne justifie pas le livre! Le propre des gens de haute volée dans les sciences est de publier peu; j'en excepte ceux que leur mauvaise fortune condamne aux galères du journalisme. La découverte était si importante qu'elle ne pouvait manquer d'avoir un retentissement immense, et de rapporter à son auteur une gloire subite; il suffisait d'une étincelle pour mettre le feu à cet enthousiasme tout préparé : Jenner fut prudent, il craignait les mécomptes; d'ailleurs il aimait la science pour elle-même, et non pas pour ce qu'elle rapporte. Son mémoire dédié au docteur Parry était intitulé modestement : Recherches sur la cause et les effets de la variole de vache (*Inquiry into the causes and the effects of the variole vaccine*). Il ne peut donc subsister aucun doute sur l'opinion que Jenner avait du vaccin ; pour lui c'était la variole de la vache. Il faut bien remarquer qu'il ne dit pas que ce fût la variole de l'homme transportée à la vache ; non, il dit que la vache a sa petite vérole, sans doute comme l'homme a la sienne ; il ne prétend pas que la variole soit une dans toutes les espèces. Le mémoire dédié au docteur Parry commençait par une introduction sur la médecine comparée (nous n'avons donc pas inventé cette science nouvelle qui attend toujours son enseignement). L'auteur examine les rapports de l'homme avec les animaux, se demande s'il y a dans la domestication quelques inconvénients, si les animaux domestiques ont communiqué des maladies aux hommes. Le cheval, dit-il, a le *grease ;* ce virus engendre une maladie dans le corps humain, et cette maladie est si semblable au *small-pox* (petite vérole), que je serais presque tenté de croire que l'origine de la variole est dans le *grease*. Jenner cite alors 33 cas de transmission du grease à l'homme, dont 18 par inoculation volontaire ; dans l'un de ces cas, on voit l'homme inoculé ainsi résister ensuite à l'inoculation de la variole. Il cite plusieurs personnes, parmi lesquelles son second fils, inoculés avec succès, à l'aide du virus recueilli sur le bras d'une jeune fille qui avait reçu le *grease* ou *horsepox*. Enfin il établissait que le *cowpox* rend l'homme inattaquable par la variole, et que le *grease* produit le *cowpox*. Plus tard Jenner pensa qu'il fallait que le grease passât par le teton de la vache et devînt cowpox pour acquérir les propriétés antivarioliques ; mais depuis il réforma cette opinion, et reconnut qu'on pouvait aussi bien être préservé de la variole par l'inoculation directe du virus des eaux aux jambes. Au mois d'avril 1798, Jenner apporta à Londres un échantillon de ce virus pris sur le bras d'une jeune fille nommée Hannah Excell. Le docteur

Cline s'en servit avec succès pour inoculer un jeune
homme. Il écrivit à Jenner une lettre fort élogieuse,
l'invitant à s'établir à Londres, où il ne pouvait manquer
de faire une grande fortune. Jenner ne se laissa pas
tenter, et s'il quitta plus tard sa campagne qu'il aimait
et sa vie douce, ce fut dans l'intérêt de sa découverte,
et non pas pour faire fortune. Nul pays n'était mieux
préparé que l'Angleterre à cette découverte; l'inoculation fonctionnait comme institution publique, il y
avait à Londres, en 1746 (ce qui n'existe pas encore en
1865 chez nous), un hôpital de la variole afin d'inoculer méthodiquement, et d'isoler les varioleux. En
1765, en Écosse, avaient eu lieu six mille inoculations,
et l'on comptait seulement un cas de mort sur 78 personnes inoculées. L'esprit public était préparé; ce n'est
pas que la vaccine n'ait eu quelques ennemis imbus des
doctrines intolérantes. Le mot de sorcellerie fut prononcé; on insinua que le vaccin établissait entre les
bêtes et l'homme une intimité, une sorte de promiscuité
fâcheuse, on semblait craindre quelque résultat extraordinaire de ce mélange du sang de l'homme et de la
vache; on parlait de minotaures! Ces protestations du
vieux monde furent sans écho. Pour vous montrer
combien cette question de la variole et du vaccin est
vaste, et combien d'objets divers elle embrasse, je vais
vous citer textuellement un passage d'un manuscrit de
Jenner; vous jugerez de l'étendue des vues de cet
homme éminent, peut-être trouverez-vous qu'il a posé
bien des questions qui, aujourd'hui, attendent encore
une solution. « Nos animaux domestiques (dit-il) sont
» sujets à une variété de maladie éruptive; tels sont le
» cheval, la vache, le mouton, le porc, le chien et
» quelques autres animaux; peut-être faut-il citer la
» volaille aussi. Il y a certainement une raison pour
» que le mot de *chicken* (poulet) soit mené à une es-

» pèce d'éruption qui affecte la peau de l'homme. Dans
» la province de Bengale, la volaille est sujette à une
» éruption qui ressemble à la variole, règne parfois
» épidémiquement, et tue ces animaux par centaines.
» Les Européens, pour en arrêter les progrès, ont es-
» sayé les effets de l'inoculation sur les poulets. Les In-
» diens n'ont qu'un seul mot : *Gootry*, pour désigner
» cette maladie et la variole. »

Cette vue d'ensemble sur la question était plutôt le fait d'une intuition que de l'expérience même. Les preuves qui en montraient la justesse abondèrent bientôt : en divers points du globe on découvrit cette sorte d'éruption chez le cheval, le mouton, la chèvre. En Lombardie et en Autriche, on *équina* au lieu de *vacciner*. Une lettre du docteur Heydeck, datée de Madrid en 1804, contient le passage suivant : « Le roi a fait ino-
» culer tous les enfants trouvés, avec le *goatpock*, et cela
» a réussi (variole de chèvre). Nous faisons maintenant la
» contre-épreuve et nous enverrons les pièces du procès
» au docteur Jenner. » De tous les côtés on trouvait le vaccin dans les étables, d'abord en Angleterre, dans le Devon, le Dorset, le Somerset, le Hampshire, etc. En France, on ne trouva le vaccin natif qu'en 1821 à Clairveaux. Jenner n'avait pas tardé à devenir le centre d'une foule de communications scientifiques ; il correspondait avec tous les savants de l'Europe. Il arrivait même quelquefois qu'on lui écrivait, le plus indiscrètement du monde, sur des sujets qu'il n'avait pas étudiés ; il semblait qu'il dût tout savoir. La partie pratique, utile, de la découverte, ne pouvait manquer de prospérer en Angleterre ; on y vit se former une société pour la recherche du précieux liquide et pour la propagation de la méthode ; il se créa des centres de vaccination dans les cadres mêmes de l'Institut d'inoculation ; mais il fallut que la vaccination passât par des épreuves sévères. Les

premiers essais ne furent pas heureux. On avait placé le siége du comité de vaccination dans un lieu, à coup sûr, fort mal choisi, le *Small pox hospital*. On réunissait, dans une même salle, des varioleux, des inoculés et des vaccinés ; peut-être la même lancette servit-elle alternativement à l'une et à l'autre opération. On vit alors se produire des éruptions locales suivies d'éruptions généralisées ; il y eut des cas de contagion ; quelques opérés coururent de grands dangers. Le docteur Woodville signala ces faits comme contraires à la doctrine, et l'ardeur des partisans de la vaccination fut un peu refroidie. Ce fut un véritable chagrin pour Jenner que de voir ce premier essai donner, en apparence, des résultats contraires à sa doctrine. Alors les partisans de l'inoculation vantèrent l'ancienne méthode comme supérieure à la nouvelle. On montra par des faits que l'inoculation variolique ne fournissait quelquefois qu'une seule pustule lorsqu'on savait bien choisir l'éruption à laquelle le virus était emprunté ; sous ce rapport, le docteur Adams avait montré des résultats vraiment extraordinaires acquis à l'aide de l'inoculation de la *pearlike eruption*. C'est alors que la diffusion des idées nouvelles amena sur différents points du monde civilisé des essais fructueux et inattendus. La question du *horsepox* fut reprise et définitivement résolue. Ce fut un Anglais, le docteur Tanner, qui eut le mérite d'inoculer le premier le *grease* à la vache. Il en résulta un beau vaccin. Le docteur Tanner se l'inocula à la main en touchant le pis de la vache ; avec le vaccin du pis, et avec celui de sa propre main, il vaccina plusieurs personnes ; il transmit aussi ce vaccin à des vaches. L'expérience cette fois fut concluante; elle avait été tentée en vain par deux vétérinaires de Londres, Cobman et Simmons. En 1800, Lupton répéta les mêmes expériences avec succès. En 1801 parut l'ouvrage du docteur Loy, avec ce titre : *Quelques observa-*

tions sur l'origine du cowpox. On y trouvait la démonstration des faits suivants : « Le horsepox ou équin est l'équivalent du vaccin, il peut être transmis directement à l'homme et n'a pas besoin, pour le préserver de la variole, d'avoir passé par le pis de la vache. En 1803, Sacco (de Milan) écrivit à Jenner une lettre dans laquelle il racontait ses nombreuses expériences. Il avait réussi, après avoir lu le livre de Loy, à inoculer le *grease* à la vache ; il avait aussi transmis à plusieurs enfants le *grease* qu'un cocher s'était accidentellement inoculé à la main, » et il terminait ainsi : il est donc bien sûr et bien constaté que le *grease* est la cause de la vaccine, et l'on pourra bientôt changer la dénomination de vaccine en celle d'équine. Il semble que ces faits si intéressants aient été oubliés, puisqu'un corps savant a récemment ouvert une discussion retentissante sur cette même question, qui avait reçu, il y a soixante-cinq ans, une solution presque définitive. Cette transmission du virus équin à la vache est un fait acquis ; on en a cherché l'explication ; les chevaux, disait-on, ne sont pas enfermés dans les étables avec les vaches, ces animaux ne vivent pas ensemble : comment donc se transmet la maladie ? Ce ne peut être par l'air, il faut qu'il y ait un transport matériel ; or, les filles de basse-cour, qui trayent les vaches, n'ont point affaire dans l'écurie des chevaux. Toutes ces objections furent facilement combattues ; une anecdote fort simple, rapportée par lord Asaph et citée par Jenner, montra un des modes de la contagion. Lord Asaph eut un cheval atteint de grease ; cet animal était enfermé dans une écurie isolée et fort éloignée des étables ; cependant on vit bientôt toutes les vaches de la ferme atteintes du cowpox. Un fait aussi intéressant éveilla l'attention ; une enquête eut lieu, on fit comparaître tous les domestiques et valets de ferme, et voici ce qu'on reconnut : le palefrenier qui soignait le cheval malade allait aider sa fiancée à traire les vaches, et c'était lui qui avait été le véhicule du virus bienfaisant. Voici, dans toute sa naïveté, le récit du palefrenier anglais : « Why to be sure, Sir, that was not my business : » but I was then courting my wife ; and sometimes, » when I had finished my work, I went to help her in » hers. » Ainsi, lorsqu'on veut prendre la peine de rechercher, pour ainsi dire, la filière par laquelle ont passé les faits, on reconnaît presque toujours que la contagion a eu lieu par les moyens les plus simples et les plus directs.

Nous pouvons déjà nous arrêter et nous demander quels ont été les résultats immédiats de la découverte du vaccin. Ces résultats ont été admirables. La variole tuait jusqu'à un sixième de la population. On vit des pays abandonnés par leurs habitants qui fuyaient l'épidémie ; c'est ainsi que la capitale du Thibet demeura déserte pendant trois ans. En Russie, on compta deux millions d'hommes morts en un an par la variole. Le docteur Lettsom (de Londres) a calculé qu'il mourait annuellement, en Europe, 210 000 personnes par la variole. Bernouilli pensait que la mortalité annuelle, par la variole, pour le monde entier, était de 600 000 personnes. D'après un autre statisticien, la variole tuait 70 habitants sur 1000. Diverses mesures furent prises par les gouvernements pour assurer aux peuples le bienfait de la vaccine ; il y en eut qui employèrent la contrainte : il ne manqua pas de libéraux en quête d'abus qui flétrirent cette tyrannie ; c'était mal choisir son objet. L'Autriche eut le bonheur de rencontrer un vaccinateur zélé et infatigable, le docteur de Carro, dont le nom mérite d'être cité après celui de Jenner. L'Angleterre envoya des vaccinateurs dans toutes ses possessions, principalement dans celles de ses colonies où étaient enfermées de grandes masses d'hommes, par exemple dans les garnisons de Gibraltar et de Malte. L'île de Ceylan fut des mieux partagées ; en 1802, on y vaccina 128 732 personnes ; on continua ainsi dans les années qui suivirent, si bien qu'on n'observa pas un seul cas de variole dans l'île, de février 1808 à octobre 1809, époque où un navire venant du Malabar apporta de nouveau la maladie ; mais cette fois elle fit peu de victimes. Ainsi on peut espérer d'éteindre complétement la variole. En Suède, où la nouvelle méthode fut mise en pratique avec vigueur, on fut trente ans sans être visité par la variole. A Anspach, en Bavière, le district contient 300 000 habitants ; or la vaccination y fut si bien pratiquée, qu'il n'y eut que 4 cas de mort en 1809, et que de cette époque en 1818 on n'en cita pas un seul cas. Tandis qu'en 1797, en 1798, en 1799, il mourait 500 varioleux par an. En Prusse, avant la vaccination, il mourait 40 000 varioleux par an ; en 1817, après la vaccination introduite, il en mourut 3000 seulement. En France, où l'introduction de la vaccine fut plus lente, il mourut encore 12 857 personnes de la variole, de 1818 à 1819. Les grandes guerres ne sont pas favorables aux arts utiles. En France, nous avions, au moment de la découverte de Jenner, une situation isolée, nos relations extérieures étaient fort empêchées ; un peu plus tard, le blocus continental rendait difficile toute communication avec l'Angleterre. Cependant, en 1800, le gouvernement français envoya à Londres des médecins pour étudier cette question, et c'est sur leur rapport que fut fondée l'institution des médecins vaccinateurs cantonaux. Cette institution fonctionne encore aujourd'hui.

Vous parlerai-je des luttes et des désillusions de Jenner ? je serai bref sur ce sujet. Plusieurs adversaires se déclarèrent ; l'un d'eux, le docteur Jugenhous, qui se disait médecin des têtes couronnées et qui avait inoculé la variole à la famille impériale de Vienne et au grand

duc de Toscane, prétendit que le vaccin ne préservait
pas toujours de la variole. Le fait était vrai mais exceptionnel. Jenner répondit énergiquement à cette dangereuse objection, et, le 5 avril 1799, il publia un appendice à ses recherches sur [le *cowpox*. Il résidait alors à
Cheltenham ; il recevait des lettres et des demandes à
l'infini ; il ne pouvait satisfaire tous ses correspondants ;
on s'adressait à lui pour obtenir du *cowpox;* la maladie
vint à faire défaut dans les étables. Un médecin actif et
qui sut tirer un parti fructueux de la vaccine, le docteur
Pearson, d'abord l'élève et l'ami de Jenner, ne tarda pas
à se mettre à sa place, à se faire centre, à correspondre
avec le public, et à faire rechercher pour son compte le
vaccin par toute l'Angleterre. Pearson eut, du moins, le
mérite de démontrer que les enfants vaccinés par Wodwille et qui avaient, à la suite, été atteints de la variole,
avaient été opérés avec une lancette ayant servi précédemment à l'inoculation de la variole. Pearson devenant
le chef de l'idée et du fait, suivant l'expression anglaise,
Jenner fut vivement pressé de venir à Londres. Il quitta
Berkeley et vint s'établir dans la capitale. A ce moment,
Wodwille qui avait pratiqué deux cents vaccinations, publiait son livre sur la vaccine, ou plutôt contre la vaccine.
On y trouve les passages suivants qui sont erronés : « La
» vaccine ne vient pas du cheval... Elle peut engendrer
» une éruption très-dangereuse... S'il est admis qu'une
» personne sur cinq cents mourra du cowpox, je con-
» fesse que je ne suis pas disposé à introduire cette
» maladie (le cowpox) dans l'hôpital d'inoculation,
» puisque sur 5000 cas d'inoculation variolique, le
» nombre des morts n'a pas dépassé 1/600ᵉ. » Jenner
répondit en vaccinant 107 personnes, dont plusieurs
étaient de sa famille. La nouvelle doctrine eut rapidement des adeptes fervents, presque des fanatiques ; les
femmes devinrent apôtres, et la foi nouvelle se répandit

par tout le monde. Parmi les pays qui accueillirent le plus rapidement ce progrès, il faut citer la Suisse; le docteur Odier vaccina à Genève, en 1801, 1500 personnes. En Amérique, le docteur Waterhouse inocula à ses sept enfants le vaccin que Jenner lui avait envoyé, puis il tenta en vain de leur inoculer la variole. En 1802 il publiait un traité de la vaccine rempli de faits intéressants. En France, Dezoteau et Valentin, dans leur Traité de l'inoculation, avaient signalé la découverte de Jenner. Dès 1800, le docteur Colladon, de Gen ève, apportait à Paris du virus vaccin pris à Londres, et l'on faisait à la Salpêtrière, dans le service de Pinel, des essais infructueux. Un comité formé de membres de l'Institut et de l'École de médecine dépêcha à Londres Aubert, qui revint insuffisamment éclairé. Un personnage riche et bienfaisant, M. de la Rochefoucault, qui avait résidé à Londres, fonda à Paris une institution de vaccine; le ministre de l'intérieur, Lucien Bonaparte, souscrivit, et, le 5 avril 1800, la maison du docteur Colon s'ouvrait à la vaccination publique. Vers la même époque paraissait en France le mémoire de Jenner, traduit par le comte de la Roque. A ce même moment, le préfet de la Seine décrétait la fondation d'un hôpital central pour la pratique de la vaccination. Partout la vaccine s'introduisait; les fléaux marchent vite, ainsi doit marcher la science qui les combat. L'Espagne, en décembre 1800, connaissait les bienfaits du vaccin. Le docteur Marshall, parti de Londres, vaccinait les soldats de Gibraltar et de Malte, et s'arrêtait pour vacciner à Naples et à Palerme. Les flottes, les armées étaient soumises à une vaccination générale; on vaccinait dans l'Inde, à Constantinople même, grâce à l'intervention de lord Elgin. On osait tout tenter en fait d'inoculation; le docteur White s'inoculait à cette époque la peste et en mourait. En 1801, la vaccine faisait son apparition en Russie; l'em-

pereur écrivait à Jenner et lui envoyait un cadeau.
L'impératrice avait fait vacciner en sa présence un enfant qu'elle avait dès lors baptisé plaisamment du nom
de *Vaccinof*. En 1802, on fit une pétition à la Chambre
des communes pour qu'une récompense nationale fût
accordée à Jenner ; on calculait qu'à ce moment 2 millions d'hommes déjà avaient été vaccinés. Le Parlement
donna à Jenner 750 000 francs.

Parmi les correspondants de Jenner, nous sommes
heureux de citer le nom d'un médecin français, Valentin de Nancy, dont le zèle fut infatigable et contribua
puissamment à l'établissement définitif de la vaccination
dans nos institutions. Cette correspondance ne se faisait
pas sans quelque difficulté ; les lettres prenaient de
grands détours à cause de la guerre, elles passaient par
Gibraltar et même par la Sicile. En 1804, Napoléon
envoya à Jenner une grande médaille, et Jenner s'empressa d'utiliser le bon vouloir de ce puissant adepte, en
demandant, non une distinction pour lui-même, mais la
liberté de deux de ses concitoyens Wickham et Williams,
qui étaient retenus en France. Corvisart présenta la re-
quête qui fut accordée. En 1808 il fit également rendre
à la liberté le jeune Pavel, sujet anglais fait prisonnier
par les forces espagnoles, au Mexique. Il fut moins heureux vis-à-vis de son propre gouvernement, dont il ne
put obtenir un ordre d'élargissement pour un de nos
compatriotes, le capitaine Husson, retenu prisonnier sur
les pontons anglais. Ne vous semble-t-il pas, messieurs,
qu'il y a quelque chose de grand dans cette attitude du
savant qui intercède auprès des princes pour la liberté
de pauvres prisonniers ? Il y a tant de savants qui ne pos-
tulent que pour eux-mêmes !

L'année 1811 apporta quelques soucis à cette existence honnête et bien remplie. Diverses opinions
inattendues surgissaient à l'occasion du vaccin ; on agi-

tait les questions de l'influence du vaccin sur la marche de la variole, de la durée de l'innocuité acquise par la vaccination, on pensait trouver dans le cowpox un préservatif même contre la peste. Enfin, on se demandait si le cowpox et la variole étaient une seule et même maladie. Le docteur Dunning émettait l'avis qu'il était nécessaire de réserver une pustule vaccinale intacte, pour que le vaccin produisît tout son effet. Quelques événements malheureux, entre autres le fait d'une variole survenue chez le fils du duc de Grosvenor vacciné depuis dix ans, firent un instant hésiter l'opinion. Jenner fatigué quitta Londres. Il y revint pendant quelques jours en 1814, lors de la visite de l'empereur de Russie et de la duchesse d'Oldenbourg ; ces puissants hôtes, pressés de voir tout ce que l'Angleterre renfermait d'illustre et d'intéressant, demandèrent Jenner ; on le leur montra. Il ne tarda pas à retourner dans sa province dont il préférait le calme au tumulte de la grande ville. Il mourut en 1823, à l'âge de 74 ans, dans sa bibliothèque, frappé d'une attaque d'apoplexie. Sa vie avait été douce et honnête, il l'avait accommodée sagement à la nature même de son génie. Il ne fut pas chargé d'honneurs, il se réserva beaucoup de temps pour l'étude, il cultiva quelques amis, et il conserva jusqu'à la fin une grande confiance dans la science. Jenner n'eut jamais de grandes illusions sur sa propre valeur, et il fit une très-grande découverte le plus modestement du monde ; ses biographes énumèrent longuement la liste des brevets que lui avaient envoyés les académies et les universités ; il ne paraît pas qu'il ait jamais reçu aucune décoration. J'ajoute qu'il eut l'avantage de n'être pas un personnage officiel.

Peut-être devrais-je m'arrêter ici, mais l'œuvre commencée par Jenner n'est pas finie. Plus que jamais l'intérêt se porte sur cette grande question des virus et des maladies communiquées par les animaux à l'homme. La variole fait d'ailleurs encore un trop grand nombre de victimes parmi nous... Comment ne pas dire quelques mots de cette grande question d'hygiène publique, où la médecine prend vis-à-vis d'une administration envahissante une place inexpugnable. Nous ne sommes pas assez protégés contre la variole, nos institutions en ce point sont défectueuses. La revaccination est devenue une nécessité, car l'immunité vaccinale ne dure qu'un temps; il faut organiser des services publics pour un but si utile. Il faut que nos hôpitaux surtout cessent de produire et d'entretenir des foyers de variole. Cherchons les moyens de créer des centres de production pour le vaccin, créons-les artificiellement. Déjà quelques médecins, mus par le seul sentiment du progrès à accomplir, ont entrepris cette tâche. Il ne faut plus qu'on dise qu'en plein XIXe siècle, dans un pays qui s'admire et se loue lui-même, on ne peut pas vacciner en temps d'épidémie variolique, faute de vaccin. Permettez donc que nous revenions sur les origines du vaccin et sur les divers moyens de l'obtenir; je ne vous citerai que des faits historiques et d'une authenticité certaine, je les ferai passer rapidement sous vos yeux sans ordre et sans méthode, n'ayant d'autre but que de vous montrer la richesse singulière de cette question inépuisable ou du moins trop peu explorée de nos jours.

Jenner avait déclaré que le vaccin provenait du *grease* des chevaux. Tanner, en 1800, avait fait publiquement cette expérience. En 1801 parut le livre du docteur Loy sur ce sujet; le point de départ de ses expériences fut un maréchal-ferrant, atteint d'une éruption contractée au contact d'un cheval. Un second fait semblable se présenta bientôt, avec transmission du virus par l'homme inoculé à un autre homme. Loy avec ce virus inocula une vache, le neuvième jour une pustule parut, et avec le pus de cette pustule on vaccina un enfant. Puis il inocula directement le grease à une vache, recueillit sur celle-ci le vaccin qu'il transmit à un enfant, et avec le vaccin de cet enfant il en vaccina plusieurs autres. Loy distingua deux espèces de *grease*. Dans la première espèce, il survient un malaise avec fièvre qui cesse quand l'éruption paraît au talon, et quand il se déclare une éruption sur la plus grande partie du corps de l'animal. C'est alors que la maladie se reproduit sur la vache et sur l'homme. Le moment le plus favorable pour cette inoculation est le quatorzième de la maladie, qui est le septième de l'éruption. La seconde espèce n'est qu'une maladie locale qui ne se prête pas à l'inoculation. Sacco écrivait en 1803 à Jenner : « la lecture du petit livre de M. Loy m'a encouragé à tenter des expériences. » Il inocula en effet à neuf enfants et à une vache le virus recueilli sur le bras d'un palefrenier qui soignait un cheval atteint des eaux aux jambes. Trois de ces enfants furent *équinés* et fournirent de *l'équin* qui servit à quatre autres générateurs d'enfants soumis à l'inoculation. Son traité publié en 1809 sous ce titre : « Trattato di vaccinasione con osservazioni sul giavardo e vajolo pecorino, » contient bien d'autres faits. En 1802, Marchelli, à Gênes, annonçait la possibilité de remplacer le vaccin par la variole des moutons. Sacco avait lui-même vacciné soixante-dix moutons ; en 1804, il vaccina des enfants avec ce virus recueilli sur les moutons. Legni fit les mêmes expériences. En 1806, Sacco inocula de nouveau des moutons, et montra qu'ils devenaient impropres à contracter la maladie épidémique et contagieuse à laquelle ils sont sujets, et qu'il appelait variole des moutons. Il transmit également ce virus à la vache, et eut un vaccin qui fut inoculé avec succès à des enfants. Ces faits nous paraissent extraordinaires, ils sont presque ignorés, et pourtant ils sont authentiques ; si l'on en doute, qu'on expérimente de nouveau ! Jenner cite le fait d'un cocher qui trayait une brebis ; il était atteint du *grease*, il le transmit à la brebis, puis de la brebis à la vache, et sur la vache une servante fut inoculée. En Perse, d'après Valentin, l'éruption des moutons est fréquemment communiquée à l'homme. De Carro, qui a été le grand propagateur'de la vaccine en Autriche, faisait parvenir le virus inoculable dans les pays les plus éloignés. Il envoya à Bagdad le virus recueilli sur un enfant inoculé à Vienne avec le *grease*, et telle est l'origine du vaccin moderne en Asie. « On peut donc dire, écrivait-il en 1823 à Valentin, que l'Asie a été équinée, et l'Europe plutôt vaccinée. Ces deux matières qui, de nos mains passèrent dans une infinité d'autres, étaient tellement semblables, que j'en perdis la trace, et qu'il m'est impossible de dire si, dans celle que nous entretenons depuis tant d'années dans la monarchie autrichienne, il y a plus de vaccin que d'équin. »

En 1801 et 1802 à Nancy, Valentin vaccinait avec succès la vache, la chèvre, l'ânesse, le mouton, le chien, et avec tous ces vaccins il inoculait l'homme. Bégin était vacciné avec le virus de l'ânesse, ou *asiné*, son frère avec celui de la chèvre, ou *capriné*. Ces expériences sont attestées par une commission de médecins et par les autorités de la ville de Nancy. Sacco avait vacciné 230 chiens, pour les préserver de la maladie catarrhale. Heydeck de Madrid en 1804 écrivait à Jenner : « Le roi a fait inoculer tous les enfants trouvés avec le goatpock (vaccin de chèvre) et cela a réussi. »

Quant à la possibilité de transmettre le vaccin artificiellement à la vache, c'est un fait démontré, soit qu'on le prenne sur la vache, soit qu'on l'emprunte à l'homme; plus de cinquante expérimentateurs connus ont réussi dans cette entreprise.

Messieurs, il y a une autre question plus grave, c'est celle de l'inoculation de la variole de l'homme aux animaux. Plusieurs essais tentés dans ce sens furent d'abord infructueux. Gassner de Günzboug réussit en 1807 à inoculer la variole de l'homme à la vache. En 1836 et en 1839, le docteur Thiélé de Kasan fit la même expérience avec succès, et transmit à l'homme jusqu'à la soixante-quinzième génération (de vaccinés) le virus recueilli sur la vache. Ceely, en 1839, cita des faits semblables; en 1840, Ritter de Munich reprit l'expérience. Steinbrenner a recueilli tous ces faits épars. En 1833, le gouvernement danois saisit une commission scientifique de cette question. Le professeur Viborg, du collége vétérinaire de Copenhague, dit avoir réussi à communiquer la variole humaine à des chiens, à des singes, à des porcs. A Berlin, il a été prouvé, dans des expériences publiques, que la variole peut être inoculée à la vache.

J'ai trop longtemps arrêté votre attention, j'ai hâte de finir; ces faits sont si intéressants, ils surexcitent à un tel point la curiosité scientifique, qu'on ne s'en détache qu'avec peine. Je ne vous propose aucune solution. J'ignore si la variole est une, ou si elle est multiple comme les espèces animales elles-mêmes. Que devons-nous faire? Il faut nous souvenir de cette parole de Hunter à Jenner : « Ne pensez pas, mais essayez. Il faut essayer si réellement l'*équin* est aussi bien que le vaccin un préservatif contre la variole, et s'il faut chercher le virus-antidote aussi bien dans les écuries que dans les étables. Si les faits que nous avons cités sont vrais, il faut que nous ayons des chevaux, des moutons, des chiens, des chèvres, des animaux domestiques de toute sorte, portant sur eux ce qui doit nous préserver de la variole. Il est inutile de nous mettre en frais, et d'employer la diplomatie pour faire venir de loin ce que nous pouvons créer chez nous. N'oublions pas la syphilis vaccinale, et puisons le vaccin aux sources pures.

Je termine cette trop longue conférence par un vœu: c'est que les personnes qui ont quelque influence sur les destinées de l'hygiène publique fassent auprès de l'administration une démarche pour que cette question soit de nouveau mise à l'étude, et pour finir par trois propositions, je demande :

1° Une école d'expérimentation;

2° Le cowpox en permanence;

3° Une réforme dans le service de vaccination des hôpitaux (1).

(1) Les expériences récemment entreprises par une commission de médecins lyonnais, et publiées par les soins de MM. Chauveau, Viennois et Meynet, ont jeté un jour nouveau sur les origines dn cowpox et du grease, ainsi que sur les rapports de la variole avec l'éruption analogue observée sur la vache et sur les solipèdes. Ces observations présentent le plus vif intérêt, et fournissent une solution inattendue à cette question complexe et litigieuse. L'Académie de médecine a été mise en demeure de se prononcer sur ces faits. D'autre part, M. le docteur Lanoix, suivant l'exemple donné par le docteur Palasciano à Naples, a introduit en France l'institution de la vaccination artificielle de la vache, et poursuit avec un zèle infatigable une réforme de la vaccination, qui ne peut tarder à s'accomplir. Déjà M. Husson, directeur de l'Assistance publique, a institué un service régulier de vaccination par le cowpox dans les hôpitaux de Paris.

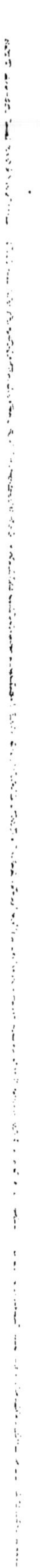

DOUZIÈME CONFÉRENCE

PAR M. AXENFELD.

Jean Wier et les Sorciers.

I.

Choix du sujet. — Intérêt que l'étude de la sorcellerie offre au médecin.

« Pourquoi Wier ? Pourquoi les sorciers ? — Que vient faire ce nom presque ignoré, perdu au milieu de toutes les gloires de la Renaissance ? Et quel rapport peut-on établir entre la médecine et la sorcellerie ? »

Voilà, messieurs, des questions que plusieurs d'entre vous ont dû se faire, en présence du titre hétéroclite qui annonce la conférence de ce soir ; aussi je sens combien j'ai besoin tout d'abord de justifier, sinon d'excuser le choix de mon sujet.

C'est vrai ; Jean Wier n'est pas ce qu'on nomme, un peu prétentieusement à mon avis, « un prince de la science » : c'en est un bourgeois, tout au plus un notable. Mais cet homme, d'un génie médiocre, eut l'esprit singulièrement courageux ; il eut le culte de la raison en un temps où les plus sages extravaguaient, et la passion de la justice quand, autour de lui, les meilleurs étaient injustes et féroces. Bon sens, bon cœur, voilà tout le mérite de Jean Wier, et c'est assez pour mettre comme une auréole à cette figure de second plan. D'ailleurs les figures de second plan ont plus d'importance qu'on ne leur en soupçonne ; quelques-unes personnifient mieux, caractérisent plus intimement une époque que telle illustration de premier ordre.

Autrefois, messieurs, on écrivait l'histoire de France par les rois ; quand on avait raconté la vie de tous les souverains, depuis Dagobert jusqu'à Louis XVI, on se tenait pour satisfait ; à bien plus forte raison si l'on y avait joint quelques récits de batailles ou de conquêtes. Mais un jour on s'aperçut que dans l'histoire ainsi faite on n'avait tenu compte ni du progrès des idées, ni du perfectionnement des institutions, ni du changement des mœurs, en un mot qu'on avait perdu de vue l'objet le plus essentiel de cette étude, savoir : la marche de la civilisation, l'état des esprits dans les générations qui se succèdent ; et alors il a fallu tout recommencer sur nouveaux frais.

Nous risquerions de même de lire bien mal et bien superficiellement les annales de la médecine, si nous y cherchions seulement la biographie de nos systématiques, de nos inventeurs, de nos polémistes. Que de choses il nous resterait à explorer ! Comme nous serions désireux de savoir encore ce que la généralité des médecins pensait, sentait, disait à telle époque donnée, — quelle influence la médecine a subie de la part du milieu social environnant, — quelle action elle a exercée à son tour. A tous ces points de vue, j'espère vous montrer que la vie et l'œuvre de Jean Wier offrent un réel et très-vif intérêt.

Quant à la sorcellerie, son nom fait sourire aujourd'hui. Qu'en reste-t-il en effet ? De la cendre de bûchers, de la poussière de juges ; rien. A peine si dans les campagnes quelque « désempicasseur » se laisse prendre en flagrant délit de médecine ou de vétérinaire mystique ; ou si, dans les salons, se rencontre un médium donnant aux badauds du *high-life* des séances de métaphysique amusante. Voilà à peu près, avec le somnambulisme et les tables parlantes, les derniers vestiges de ce qui fut autrefois une puissance redoutable. Et toutefois, même aujourd'hui, où la sorcellerie ne prétend plus guère à notre croyance, elle appelle encore notre curiosité et mérite notre attention.

Quand ce ne serait d'abord qu'à titre de calamité mémorable ! L'échafaud en permanence pendant plus de trois cents ans ; des êtres humains sacrifiés par dizaines, par centaines de mille, — c'est quelque chose ; cela place la magie sans trop de désavantage à côté des épidémies les plus meurtrières et des guerres les plus glorieuses. La fonction du médecin, partout et toujours, n'est-elle pas de compter les morts et de faire le total des souffrances endurées?

Il y a plus : notre science, comme la plupart des autres, peut gagner quelques données utiles à ces recherches rétrospectives. On trouve des parcelles d'or dans cette gangue impure. Souvenons-nous que la chimie a eu pour débuts les illusions et les duperies du Grand-Œuvre; que l'astrologie des devins a préludé à l'astronomie des savants. Et la pathologie également, la pathologie mentale surtout, feuillette avec profit les vieux grimoires. Un médecin de nos jours, M. Calmeil, a composé un livre excellent qui, sous le titre de *Recherches historiques sur la folie*, ne fait autre chose que résumer la plupart des procès de sorcellerie (livre qui, je ne crains pas de l'avancer, eût eu jadis les honneurs d'un auto-da-fé...). Par exemple, je suis moins convaincu, malgré l'affirmation d'un illustre écrivain, que les sorcières aient eu une grande part dans la fondation de notre thérapeutique, bien qu'on s'accorde à leur attribuer la connaissance de quelques calmants, et spécialement des solanées vireuses.

Puis, quel spectacle, messieurs, quel enseignement dans ces erreurs si fortement enracinées, dans ces vérités si lentes à éclore, dans ces abstractions d'inoffensive apparence qui aboutissent tranquillement à des atrocités, dans ces syllogismes qui se hâtent vers la conclusion suprême : le meurtre légal ! — En vérité, le Moyen-Age et la Renaissance dansent devant nous la danse des ilotes ; ils sont faits pour dégoûter de tous les fanatismes. Époques maudites, où personne n'était dans son rôle ; ni le théologien qui exterminait au nom de l'Infinie Miséricorde ; ni le juge qui appliquait sans trouble un code de sang abrogé depuis plus de mille ans ; ni le médecin..... Ah, l'on souffre (car, à quoi bon l'histoire, si elle ne consacre la solidarité du bien et de l'honnête à travers les siècles, et si les fautes des aïeux ne deviennent pas le regret des arrière-neveux ?), on souffre cruellement de voir la main du médecin (ou du barbier, n'importe !) dans la main du bourreau ; de voir que sa robe noire traîne pêle-mêle, hideusement, avec la robe rouge du tortionnaire ; que son stylet explorateur marque d'avance les victimes pour les poinçons et les tenailles ! Mais aussi on pousse un profond soupir de soulagement quand on aperçoit un médecin, — notre Wier, — au premier rang de ceux qui se révoltent enfin au nom de l'humanité, qui osent nier un crime impossible, qui osent flétrir une justice inique, réfuter une sagesse idiote, démasquer une piété sacrilége. Homme vraiment héroïque ! Ce qu'il a fallu à Wier d'audace pour se lancer dans cette aventure, et de bravoure pour la mener à fin, nous avons une peine infinie à le comprendre, nous, hommes du

xixe siècle. Essayons donc, par la pensée, de nous reporter au xvie.

II.

Dichotomie théo-démoniaque (manichéisme), croyance générale au xvie siècle. —
Conséquences de cette doctrine.

La tâche n'est pas facile ; la Renaissance, dont on vous
a montré les beaux côtés, touche, par d'autres, au Moyen-
Age, et le continue. C'est une période de transition,
de crépuscule, avec des sommets qui rayonnent, mais
encore toute plongée dans les ténèbres. Quand on cherche
à s'orienter dans cette ère disparue, on n'y réussit
qu'après bien des efforts. Il y a tel de ses événements
qu'on dirait arrivé sur une autre planète, tant les faits,
les hommes, le langage nous sont devenus étrangers ;
c'est à se demander si les dates ne nous trompent pas,
tant ce passé paraît lointain, perdu dans l'extrême barbarie. Et pourtant, c'était hier ; les années de quelques
vieillards mises bout à bout atteindraient au xvie siècle.

Entre toutes, l'histoire de la sorcellerie vous cause ce
malaise douloureux, cette sorte de stupeur mêlée de pitié. On se croirait en proie à quelque affreux cauchemar.
Rien n'y manque : la durée, fastidieuse au point de sem-
bler interminable, — le grandissement fantastique des
aspects, — l'impossible devenant un jeu, — l'absurde
cessant de faire objection, — tout s'y retrouve, jusqu'à
l'érotisme ; un érotisme monstrueux et vague, vague
jusqu'à la nausée. Par moments, l'homme s'éveille à
demi, se tâte et se rassure, ayant conscience qu'il rêve.
Ou plutôt, non, ce n'est pas un rêve, c'est un véritable
accès de délire. Les populations comme les individus
semblent condamnés à traverser certaines périodes mor-

bides : elles ont eu la lèpre, heureusement guérie aujour-
d'hui ; la syphilis, en voie de disparition ; au xvie siècle,
la vésanie. Sans cela, sans ce grain de folie que les
superstitions régnantes mêlaient même aux plus nobles
et aux plus claires intelligences, comprendrait-on, je
vous le demande, qu'un Fernel, Fernel, le deuxième ou
troisième Hippocrate, comme l'appelaient ses contemporains, dans son livre *De abditis rerum causis*, ait pu
entasser doctement tant de sornettes ! qu'un Ambroise
Paré raconte les exploits d'un diable domicilié dans le
canal rachidien d'un de ses clients ! qu'un Wier (oui,
notre Wier lui-même !) dise avoir *vu* certain sorcier
disparaître dans les airs, aux yeux du peuple assemblé,
tenant la queue de son cheval, tandis que la femme du
thaumaturge suivait, pendue au pied de son mari, et la
servante aussi, accrochée aux jupons de sa maîtresse !
Notez que, pour comble de prodige, à l'heure même de
cette ascension, d'autres avaient vu le magicien sortir
paisiblement par l'une des portes de la ville.

Ne rions pas, messieurs; calculons plutôt, d'après ces
exemples, combien la croyance au pouvoir de Satan
devait être générale dans les masses. Des deux principes qui, d'après le mythe hindou, gouvernent notre
monde, l'un, Ormuzd, le génie du bien, baissait partout,
l'autre, Ariman, le génie du mal, était triomphant.
C'est le malheur des systèmes dichotomiques que l'un
des plateaux de leur balance, trop chargé, finit à la
longue par tout emporter. N'est-ce pas ce qui est advenu
au Brownisme? D'abord les maladies sthéniques et
asthéniques devaient se partager fraternellement la nosologie ; mais bientôt l'on ne connut plus que faiblesse
directe ou indirecte, et les remèdes stimulants furent
seuls en vogue. Et Broussais aussi admettait, pour la
symétrie, l'irritation et l'ab-irritation; mais, qui se
souvient aujourd'hui de l'ab-irritation ? Dans la pensée

même du réformateur, elle n'eut jamais qu'une existence nominale, et vous savez comment il réduisit la pathologie à la phlegmasie, et la thérapeutique à la saignée.

Au XVIe siècle, régnait un dualisme que personne ne voulait avouer ; *manichéens* en dépit d'eux-mêmes, les savants voyaient le bon et le mauvais principe en lutte, et c'était le mauvais qui était vainqueur. Sans doute, dans le langage officiel, Ariman passait pour n'être que le vassal d'Ormuzd, le vrai maître ; mais en fait, lui seul gouvernait. Il était le Cardinal-Ministre de ce Roi ; il était le « marquis de Buonaparte » qui conquérait l'Europe par autorisation spéciale de Sa Majesté légitime. Le consentement du ciel, « *une* IVSTE *permission de Dieu* », voilà effectivement la seule restriction que cette doctrine blasphématoire apportait à l'omnipotence du diable. « Dieu permet » non-seulement que les hommes les plus austères soient tentés et succombent ; que la femme, naturellement faible et crédule, et, de plus, désespérée par la perte de ceux qu'elle chérissait (*maxime a mœrore*), ne sache pas résister aux obsessions de Satan et finisse par se jeter dans ses bras ; « Dieu permet » encore que le fœtus dans le sein de sa mère soit dédié aux enfers, et que l'homme leur reste acquis ; qu'une vierge vouée aux autels soit, dans le sanctuaire même, séduite et « possédée » par l'Impur..... et cela en expiation de son « peu de foi » ; quelquefois en expiation du « peu de foi » d'une autre ! car la société étant responsable dans chacun de ses membres, la faute de Pierre pouvait être « *ivstement* » punie sur Paul. Ceci me rappelle la sentence de ce juge chinois qui condamne à mort un tailleur pour le vol commis par un cordonnier ; comme excuse, la ville ne possédait qu'un seul cordonnier, et elle avait deux tailleurs.

Pour revenir, comment tous ces grands casuites n'ont-ils pas été choqués de la contradiction qui existe entre ces deux idées : la *permission* de Dieu et la *culpabilité* de Satan? Ariman est pris chassant sur les terres d'Ormuzd, bien; n'a-t-il pas son permis en bonne forme? n'est-il pas parfaitement en règle? de quel droit vient-on le traquer, l'injurier, lui faire subir les verbalisations de l'exorcisme? L'exorciste ne lui ménage pas les gros mots : « *Tu diabole maledicte!* Hors d'ici, esprit immonde! Cesse de ravager mes prés, de t'abreuver aux sources qui m'appartiennent! » — On n'imagine rien de pareil à cette anarchie : un tribunal qui sévit contre l'exécuteur de ses hautes œuvres! la police prenant au collet ses propres gendarmes!

Ces efforts pour prouver l'impuissance de Satan ne font que mieux ressortir l'immense crédit dont il jouit. De plus en plus il s'empare de toutes les imaginations; il les séduit par la féerie, les terrifie par la nécromancie; il sait tout; il fait tout; il amuse tout le monde, filles et garçons, jeunes, vieilles, car il est le galant universel, l'amant de celles qui n'en ont pas. Ce n'est pas sans raison que la légende, héritière du paganisme, lui a prêté les cornes et les pieds de bouc des sylvains. Comme il gagne du terrain de jour en jour! Autrefois, une prière, un nom sacré, un signe, un peu de sel suffisaient pour le mettre en fuite, et maintenant..... Voyez-le entrer, la dague au côté, la toque à plumes sur l'oreille, jusque dans l'église. Il est — que n'est-il pas? — avocat, médecin, prêtre. Quoique Père du Mensonge, on l'admet à déposer en justice, et son témoignage est valable, plus valable que celui de l'évidence. Voici un fait entre mille : une femme possédée du démon avoue avoir déterré un enfant récemment mort, et l'avoir mangé; on la condamne au feu. Le mari réclame; il demande qu'au moins le fait soit vérifié. La fosse est ouverte, et le petit cadavre trouvé parfaitement intact. Mais le juge n'a garde de se rendre à cette preuve; il s'en tient à l'aveu de l'accusée, et déclare le corps de l'enfant une apparence produite par la ruse du démon. La femme fut brûlée.

Voilà, messieurs, où en était la raison humaine; voilà devant quel épouvantail mal fabriqué elle s'envolait effarouchée, prise d'une aveugle peur. Il faut l'avouer, la Terreur du Moyen-Age (et celle du xvie siècle en est la suite directe) ne ressemble pas aux autres : toutes les Terreurs sont inexcusables; celle-ci, de plus, est inintelligible. Elle renferme un élément particulier qu'on ne rencontre pas ailleurs, le comique. Les jeux du cirque, les exterminations en masse, les incendies en bloc, sont féroces, mais jusqu'à un certain point, logiques dans leur férocité; tandis que ici, non-seulement le sentiment intime est indigné, mais encore le sens commun outragé. C'est navrant, et c'est drôle; impossible de garder son sérieux; le supplice du chatouillement s'y mêle à tous les autres supplices.

III.

Puissance du démon. — *Diablerie* active et passive. — *A. Diablerie active* (sorcellerie) : 1° savante ; 2° populaire. — Quinze crimes reprochés aux sorciers : dix crimes contre la Divinité.

Essayons, messieurs, de jeter un coup d'œil synthétique sur la *Diablerie* de ces époques-là. Pour cela, il nous faut d'abord la distinguer en *active* et *passive*.

La première comprend l'ensemble des arts chimériques qui se proposent, en faisant intervenir le démon, d'éluder les lois immuables de la création; de réaliser les rêves de l'humanité-enfant : la richesse sans le travail, le savoir sans l'étude, les voyages sans le déplacement, la domination sans le mérite; en un mot, le résultat sans l'effort, tel est le but de toute sorcellerie. Mais il y a la sorcellerie des savants et celle des ignorants. Comme type de la première, prenez le Faust de Gœthe, le docteur Faustus, philosophe, astronome, chimiste, inventeur, ne demandant à Méphistophélès que la révélation du vrai, dont la recherche a fatigué sa patience sans éteindre son ardeur. Comme type de la sorcellerie ignorante, populaire, prenez les vieilles barbues que Shakspeare, dans son *Macbeth*, fait danser et prophétiser sur la bruyère déserte. Ces deux types, d'ailleurs, se tiennent par une évidente analogie; l'un descend de l'autre en droite ligne : il est visible que la cuisine infernale parodie le laboratoire, et que le chaudron où cuisent, dans du venin de crapaud, le doigt coupé d'une courtisane, les lèvres d'un juif et le foie d'un Turc, simule à sa manière les cornues et les alambics de l'alchimie.

Parmi les représentants de la sorcellerie savante, il y en eut d'illustres : Albert le Grand, Raymond Lulle, Arnaud de Villeneuve, Roger Bacon, Cardan, etc.; et, il faut bien le dire, ces hommes éminents étaient eux-mêmes complices de leur réputation satanique. Leur vanité s'accommodait assez d'une légende ajoutée à leur renommée. Loin de chercher, comme les maîtres de nos jours, à initier le lecteur aux secrets de leurs travaux, de lui faire part, au besoin, de leurs tâtonnements et de leurs indécisions, ils aimaient à se grandir par le mystère afin d'en mieux imposer à la foule qui « veut être trompée ». Autrement, pourquoi Arnaud de Villeneuve appellerait-il l'alcool « de l'eau qui brûle »? pourquoi Raymond Lulle, décrivant la marche de je ne sais plus quelle préparation mercurielle, parlerait-il de lions verts et rouges, de dragons et de serpents, et de sang humain? pourquoi Roger Bacon, entre la mention du soufre et celle du salpêtre, ingrédients de sa poudre explosible, intercalerait-il ces mots qui n'ont de sens dans aucune langue : *Luru Vopo Vir Can Utriet !*

Mais laissons-là les magiciens hommes de science : en petit nombre et protégés par l'amitié des princes, ils étaient rarement inquiétés, plus rarement encore jugés. Le véritable aliment des procès, le pain quotidien de l'inquisition, c'était la sorcellerie populaire. Vous ne vous attendez pas à me voir décrire les pratiques sans nombre de cet art imaginaire; il me suffira de dire que parmi les empiriques qui s'y livraient, il y eut sans doute des gens aussi mal intentionnés que naïfs, sincèrement convaincus de la puissance de leurs maléfices, et des trompeurs exploitant la crédulité des autres. N'en est-il pas ainsi dans toutes les aberrations pseudo-scientifiques?

Mais il y eut surtout la foule de ceux qu'on accusait faussement, ou qui faussement s'accusaient eux-mêmes d'abominables forfaits commis avec l'aide du démon, et c'est à ceux-là que nous devons nous arrêter plus long-temps. Empruntons à un auteur de l'époque l'énuméra-tion des crimes qui leur sont imputés. Il compte quinze chefs d'accusation capitale, quinze, pas moins; et il gémit de voir que ces hommes et ces femmes qui ont mérité quinze morts ne puissent mourir qu'une seule, rien qu'une seule pauvre petite fois.

Premier crime : « Ils renient Dieu. »

Deuxième : « Ils blasphèment Dieu. »

Troisième : « Ils adorent le diable... »

(N'admirez-vous pas comme moi cette méthode de multiplication? Gerdy, disséquant les propriétés vitales, et parvenant à tailler cinq modes de sensibilité dans un seul sens, a-t-il jamais fait preuve d'un plus subtil talent d'analyse?)

Quatrièmement. Ils font un pacte avec le diable. C'était là un point fondamental, la pierre angulaire du réqui-sitoire. Le *pacte* entre le démon et le sorcier pouvait être *tacite* ou *exprès*. Dans le premier cas, il suffisait d'une invocation, même d'une simple formule de consentement, moins que cela, d'un juron. Par exemple : une fille, à la table de ses parents, fait des façons pour goûter d'un plat; on insiste, elle résiste; enfin elle se résigne, disant « qu'elle mangerait donc au nom du diable »; incontinent le diable entre, avec les aliments, dans le corps de la demoiselle, pour n'en plus sortir.

Il fallait un peu plus de cérémonies pour établir la *paction expresse*, vrai contrat, spécifiant les avantages accordés, stipulant le prix convenu, et signé avec du sang que l'on tirait du doigt, du nez ou d'ailleurs, — (et les sorciers avaient l'imprudence de garder chez eux, ou même sur eux, cette pièce qui pouvait si facilement les perdre)! — Quant à Satan, il ne signait pas; il marquait ses affidés avec le bout de l'auriculaire, et la place où sa griffe s'était une fois imprimée devenait *insensible :* on la reconnaissait toujours à ce caractère. Les « marques du diable » se rencontraient en diverses régions du corps, quelquefois aux parties les plus cachées. Mais, soit dédain ou confiance, quelques-uns des adeptes échappaient à la formalité compromettante de l'estampille.

Cinquièmement : « Les sorciers vouent leurs enfants à Satan »; chose horrible..... Ce qui l'est encore davantage, c'est que d'*avoir été voué* à Satan, dès l'enfance, et même avant l'enfance, pendant la gestation, mérite également la mort... Mais n'anticipons pas.

Sixièmement : L'infanticide avant le baptême, à l'aide de grosses épingles enfoncées dans le crâne des nouveau-nés. Sprenger, le farouche et candide Sprenger, l'un des auteurs du *Marteau des sorcières*, un homme à qui le ciel veuille avoir pardonné en faveur de l'ineptie sans bornes dont il l'avait doué ! Jacques Sprenger affirme qu'une seule sorcière avait par ce procédé tué quarante et un

enfants. Elle s'en vantait elle-même. En faut-il davantage
pour affirmer l'authenticité du chiffre ?...

Septième crime : Les enfants étant promis à l'enfer dès
le ventre de leur mère, il s'ensuit que l'influence divine
ne peut gagner de vitesse l'influence diabolique, que
l'eau baptismale arrive trop tard pour laver le signe de
la perdition, et que celui-ci est ineffaçable. D'après cela,
comme je vous l'ai fait pressentir, la sorcière est coupable d'avoir infligé la damnation à un innocent. Et
l'innocent ? Coupable aussi. De quoi ? Du crime commis
par la sorcière !

Huitièmement : Les sorciers font de la propagande ;
racoleurs infâmes, non contents de servir Satan, ils
« attirent encore à sa cordelle » le plus possible de gens
inoffensifs.

Neuvièmement : « Ils invoquent le diable et l'ont constamment à la bouche » ; or, il est défendu de prononcer
en vain même le nom de Jéhovah.

Enfin, *dixième* accusation : l'inceste... Je me demande
s'il y a quelque chose de fondé dans ce qu'on insinue à
cet égard. L'excès de la misère, comme le dit Michelet, expliquerait-il réellement ces unions contre nature
des mères avec les fils, qu'on prétend avoir été fréquentes parmi les sorciers, c'est-à-dire dans la classe la plus
pauvre ? Je ne puis me résoudre à le croire, ayant vainement cherché un fait bien précis, bien détaillé, qui donnât consistance à cette opinion, et n'ayant trouvé le
plus souvent, en guise de preuve, que ces deux vers de
Catulle :

> *Nam magus ex matre cum gnato gignatur opportet*
> *Si vera est.....*

(La restriction vaut la peine d'être notée)

> *Si vera est Persarum* IMPIA RELLIGIO.

La belle autorité, au surplus, qu'un poëte, et un poëte comme Catulle, en un sujet pareil !

IV.

Ici, messieurs, il nous faut faire une halte. A ce dixième numéro finissent les crimes de lèse-divinité imputés aux sorciers, et commencent leurs crimes sociaux. Dictinction de la plus haute importance et qui marque, à proprement dire, la séparation de la justice d'autrefois et de la justice d'à présent ; limite précise et désormais infranchissable que le progrès des temps a heureusement tracée entre les faits de conscience, échappant à toute pénalité humaine, et les actes délictueux ou criminels, seuls punissables au nom de la société. Or, parmi les actes de cette sorte, il en est *cinq* dont la sorcellerie avait à rendre compte aux tribunaux. Je m'empresse de l'ajouter, de ces cinq nouveaux chefs d'accusation les uns sont de pure fantaisie, les autres d'une gravité telle, que d'eux-mêmes ils appellent toute la sévérité des lois... Qu'un homme ait agi à l'instigation d'Astaroth ou de Belzébuth, qu'est-ce que cela peut ajouter à sa criminalité ? J'admettrais plutôt qu'il y a là une circonstance atténuante, puisque dans cette hypothèse l'inculpé descend au rang de complice ou de simple instrument.

Quoi qu'il en puisse être, ces cinq nouveaux chefs d'accusation, examinons-les à leur tour. Les voici :

1° *Meurtre* de jeunes enfants ou d'adultes, que l'on mangeait après les avoir réduits en bouillie et rendus « quasi potables ». Quand le cadavre n'était pas dévoré, on en utilisait la graisse pour fabriquer les pommades

et les « oignements magiques ». Faute de vivants, on
prenait les morts.

2° *Empoisonnements* et *maléfices*. On trouvait fréquemment chez les sorcières des poudres qu'elles avaient
coutume de jeter sur les gens ou de mêler aux aliments
ou de semer sous les portes, et qui agissaient à la manière des toxiques les plus délétères. Étaient-ce donc
des poisons ? Nullement. Où serait, je vous prie, la malice du Malin, s'il avait recours à l'arsenic ou au vitriol?
Non, ces poudres étaient parfaitement inoffensives ; le
juge y reconnaissait les substances les plus neutres et
les plus vulgaires ; toutes leurs vertus, elles les emprun-
taient au *pacte* conclu entre le sorcier et le démon. Et,
par une conséquence admirable, moins la preuve du poison pouvait être faite, plus elle était accablante. Car enfin, l'innocuité absolue de ces poudres entre des mains
pures impliquait l'impureté avérée de mains entre lesquelles elles étaient vénéneuses. Voilà qui s'appelle
raisonner.

Quant aux maléfices, il y en avait de bien des sortes :
maladies étranges, rebelles aux moyens ordinaires de
traitement, délire de possession, stérilité, etc. Mais l'un
des maléfices les plus détestables et dont les hommes
d'alors, et les femmes encore plus, se plaignaient avec
amertume, c'était l'*aiguillette nouée*. Vous savez ou devinez ce que cela veut dire ; médecins, vous avez observé
les caprices, les défaillances auxquels la fonction géné-
sique est sujette, et vous comprenez avec quelle facilité
a dû se répandre la croyance à ce genre de sortilége :
l'imagination cherchait au dehors et au-dessus ce qui
était en elle-même.... Quelqu'un n'a-t-il pas dit que
l'amour (et cela est surtout vrai de l'amour physique)
« naît de tout et meurt de rien »? Le maléfice était chargé
d'expliquer ces disparitions inexplicables. Ajoutez qu'il
pouvait être partiel, agir dans les rapports du mari avec

la femme, non avec la maîtresse, qu'il était tantôt permanent et tantôt temporaire ; bref, excusant tout, l'impuissance aussi bien que l'infidélité, il constituait, en somme, une ressource précieuse.

3° et 4°. Autres griefs : Les sorciers font périr le bétail ; ils causent des famines et des pestes ; ils suscitent des orages... Quand un savant théologien du xvi° siècle osa soutenir que la grêle était œuvre de Dieu, on trouva l'assertion téméraire à l'excès, tant on croyait savoir pertinemment que la grêle était fabriquée par Satan, à la demande expresse des sorciers. On connaissait même le procédé fort simple usité dans cette fabrication : il consiste à frapper avec une baguette, en prononçant certaines paroles, sur une flaque d'eau ou.... d'urine ! — Pour la pluie, il y a une distinction à faire entre celle qui est de Dieu, vivifiante et fécondante, et la pluie qui est du diable, celle-là inondant et détruisant tout. Cette opinion éclectique paraissait parfaitement rationnelle.

Mais faire de la grêle, c'est déjà créer ; que disait-on, que Satan a toute puissance sur terre, « hormis la puissance créatrice »? que l'enfer est une sorte de Belgique contrefaisant les productions du ciel, mais n'inventant pas pour son propre compte ? Il y a là contradiction, ce semble, et combien elle est plus choquante encore quand on voit les sorciers accusés d'avoir *fait,* non plus des météores, mais des chenilles, des punaises, des grenouilles, voire de gros serpents !

5° J'ai réservé pour la fin les accusations relatives au sabbat et aux scènes de débauche qui s'y passaient. On a écrit des volumes là-dessus ; je me bornerai à quelques mots, vous renvoyant aux auteurs et principalement à Michelet. Le Sabbat, d'après la légende du Moyen-Age, était une fête périodique où sorciers et sorcières se rendaient en foule, les uns à dos de monstres variés, les autres à cheval sur le manche d'un balai ; ceux-ci en leur forme naturelle, ceux-là métamorphosés en animaux. Ils arrivaient des points les plus éloignés avec la rapidité de l'éclair, grâce aux propriétés transportatives de leurs «oignements». L'assemblée étant en nombre, le culte du diable déployait toutes ses pompes irreligieuses : hommage à Satan (et quel hommage ! imaginez le plus humiliant de tous !), présentation des nouveaux membres de l'association, banquet, chants, danses, « la face hors le rondeau », et, comme couronnement, promiscuité de tous les convives : les hommes, les femmes et les démons formaient autant de groupes qui se mêlaient dans un dévergondage, comment dirai-je ?..... intrinsèque et extrinsèque. Les sorcières, les vieilles surtout, étaient les favorites des démons; les sorciers avaient également « copulation charnelle » avec eux, — car le diable, suivant les besoins, savait changer de sexe, être mâle ou femelle, Incube ou Succube. — Ce qui résultait de ces débauches d'Ariman n'est pas positivement connu. Les uns disent : rien; qu'elles étaient toujours stériles. D'autres nous apprennent que c'est là l'origine de ces enfants affreusement précoces, qui viennent au monde dentés et chevelus, le corps difforme et tout bossué de tumeurs, et qu'on appelait les « Enfants du diable». On discutait à leur propos des questions de paternité fort délicates. D'après une opinion ingénieuse et généralement reçue, le diable, ne sachant pas créer, commençait, sous la forme de Succube, par dérober la semence d'un sorcier, et s'en servait ensuite sous la forme d'Incube; si bien que le père des Enfants du diable n'était pas le diable lui-même, mais celui dont il avait dérobé le bien !

Rien de plus minutieux que les détails donnés par les sorcières sur le *concubitus dæmonum*, en réponse aux interrogations sans fin dont les inquisiteurs, dans leur insatiable curiosité, accablaient ces malheureuses. On apprenait ainsi que loin de goûter quelque plaisir, elles

avaient beaucoup souffert; que l'organe du diable est
pointu et écailleux, que son sperme est « très-fort froid
et glacé »... (Une particularité qui me frappe, c'est que
les femmes qui, de nos jours, s'accusent d'avoir subi les
embrassements des démons, en parlent tout autrement :
la douleur a fait place à des sensations agréables, et ce
qui, autrefois, était si froid paraît aujourd'hui littéralement brûlant !) — Je ne terminerai pas sans mentionner l'interprétation dépoétisante qui a été donnée du
sabbat par quelques auteurs; selon eux, ces réunions,
si tant est qu'elles aient existé, étaient sans doute des
bals masqués très-licencieux; la sensation de liquide
froid s'expliquerait par des douches vaginales, et ils
vont jusqu'à reconnaître dans le corps pointu, l'extrémité de l'instrument qui servait à administrer ces douches. Permettez-moi de ne pas insister davantage sur
ce sujet scabreux... Aussi bien ai-je fini ce qui concerne
la sorcellerie proprement dite ou diablerie active.

V.

B. Diablerie passive : 1° Possession; 2° Obsession.

Si maintenant nous passons à la diablerie passive, à la
sorcellerie, non plus pratiquée, mais imposée ou subie,
nous y trouvons d'abord toutes les maladies dites de
possession; maladies que vous ne connaissez que de
nom, messieurs, mais sur lesquelles dissertaient encore
longuement les auteurs du XVIIe et même ceux du
XVIIIe siècle. Lisez Willis, lisez Frédéric Hoffmann, lisez
de Haen : non-seulement vous trouverez dans leurs ouvrages les affections démoniaques décrites comme parfaitement réelles, mais vous apprendrez à l'aide de

quels signes on les différencie des affections naturelles qu'elles peuvent simuler...

Les maux attribués aux sortiléges n'étaient autres, pour la plupart, que des atteintes de catalepsie, de syncope, de délire, de coma, de somnambulisme, états morbides qui n'ont pas cessé, même aujourd'hui, de dérouter nos théories médicales ; mais si, nous, nous y voyons des énigmes, les praticiens d'alors y voyaient des mystères ; ils disaient : maladies diaboliques, comme nous disons : maladies nerveuses. La magie comblait sans difficulté toutes les lacunes de l'étiologie classique et avait une excuse toujours prête pour les insuccès de la thérapeutique usuelle. Le diable a bon dos : *maleficium pallium inscitiæ*, disait un satirique du temps.

Parmi les particularités de ces maladies démoniaques, il en est une que je dois vous signaler, en raison de la valeur considérable qu'on y attachait pour le diagnostic de leur origine surnaturelle ; c'est le rejet par la bouche, ou la sortie par d'autres parties, de différents corps étrangers : aiguilles, fragments de verre, cheveux, lambeaux d'étoffe, etc. Les sceptiques les plus déterminés s'arrêtaient stupéfaits devant une semblable perversion des fonctions ingestives et égestives, et il en est bien peu qui y aient soupçonné la part de la fraude et de la simulation, ou qui y aient reconnu cette aberration mentale qui porte certains individus à avaler les objets les moins assimilables ; encore moins songeait-on à étudier le mode très-simple suivant lequel des corps pointus et déliés peuvent parcourir et traverser impunément les tissus vivants.

A côté de la Possession figure l'Obsession, c'est-à-dire l'état des personnes qui, tentées et harcelées sans cesse par le démon, commettent, bien à contre-cœur, les plus grandes infamies, qui vont au sabbat, mais parce qu'on les y traîne... Prenons garde, messieurs ; cette contrainte, cette résistance ne suffiront pas toujours pour faire absoudre le patient. On vous dira bien : « L'obsession ! mais les saints l'ont éprouvée ! Elle diffère autant de la sorcellerie que la captivité de la servitude, autant que l'étreinte du lutteur de l'embrassement d'un ami, autant que «le combat d'une vierge forcée » diffère de la prostitution. » — C'est au mieux ; mais toutes ces métaphores indulgentes s'évanouiront quand on en viendra aux faits. Alors le langage changera ; alors le doute succédera à la pitié, et au doute la haine, ou plutôt la crainte. «Est-on sûr que la victime ait assez résisté? Plus ferme dans sa croyance, elle eût tenu bon jusqu'à la fin, probablement. Pour avoir été brisée, elle était donc bien fragile!:.. En vain allègue-t-elle les hallucinations, les persécutions diaboliques, les masques d'innocence ou même de sainteté que Satan emprunte quelquefois. Le mirage n'excuse pas l'erreur. Éprouver de pareils troubles est déjà digne de mécréance ; car le diable sait choisir, et ne s'attaque guère qu'aux âmes faciles à gagner. » Et c'est ainsi que par degrés, la faiblesse devenant un péché, le malheur une faute, 'la maladie un crime, les accusés voyaient se fermer sur eux la dernière porte qui leur restât ouverte. Plus d'une fois l'obsession démoniaque a été punie à l'égal de la sorcellerie active la mieux avérée.

Au surplus, ne prenons pas trop à la lettre la différence que nous avons établie tout à l'heure entre la diablerie active et passive. Bien souvent il devenait impossible de distinguer l'une de l'autre. Et, tenez, dans le fameux procès de Girard et de la Cadière, en 1730 (j'insiste sur cette date, 1730 !), il est arrivé au public et aux juges de changer plusieurs fois d'opinion : tantôt on disait que l'enchanteur Girard avait ensorcelé la Cadière, et tantôt que la Cadière, par ses maléfices, avait failli damner Girard ; tant i est difficile, partant d'une donnée fausse, de rencontrer même un semblant de certitude !

VI.

Instruction des procès de sorcellerie : 1° les Indices et les Témoignages.

Vous pouvez juger, par ce que je viens de dire, de la lourdeur des charges qui pesaient sur les prévenus, et de la peine qu'ils devaient avoir à soulever cette montagne. Ils ployaient sous les superstitions amoncelées de plusieurs siècles. Aussi était-il rare qu'un procès de ce genre n'eût pas pour conclusion un arrêt de mort. — Permettez-moi d'entrer dans quelques détails pour vous montrer combien cette terminaison était difficile à éviter.

Et d'abord, la sorcellerie étant un crime exceptionnel (*crimen exceptum*), c'est-à-dire : le seul soupçon de ce crime suffisant pour mettre hors la loi celui qui en était l'objet, qu'était-il besoin d'user envers lui, envers ce réprouvé, de la justice ordinaire, si lente, si patiente, si hérissée de formalités ?.. Une information sommaire, un interrogatoire substantiel, et que la question abrégeait encore au besoin, devaient suffire. Ballottée un certain nombre de fois du juge au bourreau et du bourreau au juge, la sorcière finissait par échoir au bourreau et par lui rester. Point d'avocat..., du moins une bulle d'Innocent VIII le recommande en termes exprès : elle exige que tout se passe simplement, gravement, sans bruit (*absque strepitu advocatorum*). Que ferait ici un avocat ? voulant sauver sa cliente, il irait jusqu'à mettre en doute la possibilité des maléfices, des voyages nocturnes, des copulations avec les démons et d'autres points de doctrine également respectables ; et ce faisant, sans gagner son procès, il risquerait de perdre son âme.

Donc, supprimons la défense. Quant au jury, il devait être mi-partie laïque et ecclésiastique; quelquefois ce dernier élément le composait à l'exclusion de l'autre; les inquisiteurs appréciaient la gravité des faits, et ils invoquaient le bras séculier pour punir, CITRA *sanguinis effusionem...* vieille formule pleine de clémence dont on avait fait, par une altération imperceptible, celle-ci : CIRCA *sanguinis effusionem.*

Le bûcher était prêt; la sorcière y montait par plusieurs degrés : par les indices et les témoignages, — par l'interrogatoire et les épreuves, — par l'aveu de son crime. Au bout de cette ascension, rapide ou lente, mais forcée, elle rencontrait la mort, la mort sous trois formes d'une horreur croissante : brûlée après strangulation; — étranglée après avoir « aucunement senti l'ardeur des flammes »; — brûlée vive. Mieux valait escalader d'un bond cette échelle que s'attarder à des protestations d'innocence, car toute tentative pour reculer s'escomptait en souffrances atroces et inutiles. « Ah ! misérable Gaïa (Gaïa, stryge, lamie, sont synonymes de sorcière), « pauvre insensée, s'écrie Frédéric Spee, — et cela encore en 1631, près d'un siècle *après* Wier ! — «quel était donc ton espoir? Que n'as-tu déclaré, aussitôt mise en prison, que tu étais coupable? As-tu donc envie de mourir plusieurs fois, pouvant en être quitte pour une seule mort? Suis mon conseil, dis tout de suite que tu es sorcière, dis-le, et meurs ! » Ce conseil terrible, émané d'une âme si honnête, est ironique dans la forme seulement; au fond il est parfaitement sage, parfaitement pratique, et l'on doit déplorer que les sorcières ne s'y soient pas conformées plus souvent. Suivons, en effet, ces infortunées depuis le moment de leur arrestation jusqu'à celui de l'exécution, et nous verrons ce qu'elles gagnaient à se débattre entre les mains inexorables qui les tenaient. Et d'abord, prenons-les au moment où le tribunal recueille contre elles les indices et les témoignages ; c'est le prologue du drame qui, de péripétie en péripétie, aboutira à son dénouement toujours le même.

Les *indices* propres à établir une « violente présomption de sorcellerie » étaient nombreux. La rumeur publique faisait planer des soupçons sur telle ou telle : elle avait regardé un voisin de travers, et le voisin était tombé malade; elle avait caressé un enfant, et l'enfant avait succombé ; on l'avait vue dans l'étable un soir, et le lendemain la vache perdait son lait; que faisait-elle, seule, à errer dans les champs, le jour où les blés ont été hachés par la grêle?... L'attention des juges étant ainsi éveillée, on examine de plus près cette femme, et l'on note avec soin tout ce qui peut corroborer les soupçons.

D'abord le *nom*. Oui, messieurs, le nom. A la vérité, Del Rio, célèbre inquisiteur et brave homme, à ce qu'il semble, déclare que c'est là un abus. Un nom, dit-il, se donne et ne se choisit pas; l'enfant n'est pas libre de refuser... (l'enfant l'est-il donc davantage quand ses parents le vouent à Satan avant sa naissance? Mais ce rapprochement, Del Rio ne songe même pas à le faire). D'après cela, aux yeux de certains juges, c'était probablement un tort de s'appeler *Payen*, ou *Sarrazin*, ou *Bucher*, ou encore de porter un de ces noms de guerre que le diable prenait dans ses amourettes, comme *Verdelet, Joly-Bois, Saute-Buisson*. Avec des philologues de la force de ces dominicains qui faisaient dériver *fœmina* de *fides minor* (moindre foi, d'où tentation plus facile), vous sentez que les étymologies pouvaient mener loin.... Je ne puis m'empêcher de remarquer à ce propos qu'en fait de noms les inquisiteurs n'étaient pas toujours très-heureux. Et, par exemple, on reconnaît le verbe *torquere*, torturer, dans Torquemada, à moins qu'on ne prononce à la française : Turquemède, auquel cas, et cela ne vaut guère mieux, on y trouve Turc et Mède, c'est-à-dire les deux nations les plus infestées de sorcellerie. Et dans le malencontreux participe *Grillandus*, autre nom d'inquisiteur, n'y a-t-il pas comme le verbe *griller* qui se conjugue ?

En second lieu, la *pâleur*. Bien observé, l'anémie devait, en effet, être fréquente parmi les sorcières.

Viennent ensuite : la *laideur*, attribuée principalement aux fréquentes transformations en bêtes que le diable leur imposait ; — l'extrême *malpropreté ;* — la *pauvreté !* car Satan promettait beaucoup et tenait peu : les écus d'or qu'il jetait, au sabbat, dans le tablier de la sorcière, se changeaient au retour en feuilles sèches. Et combien en voyons-nous journellement de ces pauvresses qui, avec le bégaiement de la paralysie, parlent de leurs trésors, de leurs palais, de leurs millions, tout en végétant dans le dénûment le plus sordide !

Le *sexe :* pour mille sorcières il y avait à peine un sorcier.

Le *costume :* voyez, disaient ces fins cliniciens, habiles à fonder leur diagnostic sur un détail qui échapperait à une sagacité vulgaire, — voyez comme la vieille a l'habitude d'abaisser son voile sur sa figure ; c'est qu'elle cache la marque diabolique imprimée sur son front.

L'*âge :* la plupart des sorcières étaient aussi vieilles que repoussantes ; quelques-unes cependant étaient jeunes et même jolies ; dans le nombre, on trouvait aussi, par exception, des enfants et de grands vieillards.

L'*hérédité :* toute fille de sorcière est elle-même suspecte de sorcellerie.

Ajoutez à cela le goût de la solitude, les bizarreries de conduite, les fréquents changements de résidence, etc.

Les indices avaient pour complément les témoignages.
Contre les sorcières tout le monde pouvait déposer ; les
plus proches parents, les enfants contre leur mère, ceux
qui se disaient complices, ceux qui se prétendaient victimes d'un maléfice et qui notoirement n'en avaient
ressenti aucun effet ; en un mot, tous ceux dont le témoignage eût été récusé en toute autre circonstance.

Une fois en possession de ces premiers éléments, et la
« violente présomption » étant suffisamment établie, on
procédait à l'arrestation et à l'interrogatoire de l'accusée.
Les sbires la saisissaient par derrière, afin d'éviter ses
ongles et ses crachats, et la traînaient au pied du tribunal. La voici en face de ses juges. On l'observe attentivement. Est-elle calme ? C'est l'endurcissement dans le
mal, peut-être la secrète espérance d'être secourue
par son infernal amant. Se trouble-t-elle, se met-elle à
frissonner, à pleurer ? Signes évidents d'une conscience
bourrelée. « Si elle ne se sentait coupable, qu'aurait-elle
à trembler de la sorte ? De quoi la menace-t-on d'abord ?
D'un simple emprisonnement. L'honnêteté n'a jamais
peur de la justice…. » Dérision ! Intolérable hypocrisie !

Messieurs, tout récemment, en France, une femme
a avoué un parricide dont elle était innocente. Comment ?
C'est qu'on l'avait mise au cachot ! Et qu'est-ce qu'un
cachot de France, au XIX⁰ siècle, en comparaison de
ces ténèbres, de ces infections que Sprenger, dans son
beau style cicéronien, appelle *carceris squalores ?* Écoutez
comment en parle un auteur de la Renaissance… Je n'ai
pu le lire sans émotion ; la pesante naïveté de l'écrivain, sa mélancolie où ne se mêle aucune indignation, ajoutent encore à l'impression que font naître ces
lignes :

« D'aucuns sont assis par un grand froid, que les
» pieds leur gèlent et se détachent, et s'ils réchappent,
» ils demeurent estropiés pour la vie ; d'autres, en

» l'obscurité, sans une lueur de soleil, ne savent jamais
» s'il fait jour ou nuit; et, parce qu'ils ne peuvent remuer
» pieds ni mains, ils sont mangés par la vermine et les
» rats. Ils sont mal nourris, joint que le bourreau et ses
» valets, à toute heure, les raillent et les injurient. Ils
» ont des pensées lourdes, de mauvais rêves, des frayeurs
» continuelles. Aussi voit-on pareilles gens, de patients,
» sensés et hardis qu'ils étaient auparavant, devenir
» moroses, impatients, mal courageux et demi-fols; et
» a-t-on bien raison de dire : tout prisonnier malheu-
» reux. »

Ces pourrissoirs-là — ne croyez pas que d'y enfermer
la sorcière fût un acte de sévérité, — c'était la déten-
tion, rien de plus. La rigueur est ajournée; elle aura
son tour (patience !) plus loin, dans la chambre du bourreau... Mais, dès à présent, qu'il soit permis de réclamer
en faveur de la faiblesse humaine; qu'on veuille bien
trouver la peur légitime et la poltronnerie de mise; qui
donc aurait le droit d'imposer à l'innocence l'obligation
exorbitante de l'héroïsme?

VII.

L'interrogatoire commençait. Il fallait se hâter de
l'ébaucher dès la première audience, avant que le diable
(quel manque de respect envers celui qu'on nommait
pourtant le Prince du monde !), avant que le diable ait
eu le temps de communiquer avec l'inculpée, de lui
dicter les réponses, de lui porter secours. Première
question: «Croyez-vous aux sorcières?» La réponse était
souvent négative. « Alors, répliquait l'interrogant, comment se fait-il qu'on en ait brûlé un si grand nombre?»

Je ne sache rien qui marque mieux la dégradation des caractères et l'abêtissement des intelligences que ce captieux dilemme. Vous le retrouverez dans la plupart des démonographes de l'époque, pour qui la sorcellerie est démontrée jusqu'à l'évidence, par « infinis procèz, jugements, condemnations, exécutions». Il faut bien que le châtiment devienne une preuve du crime ; autrement ne serait-il lui-même criminel ? Une fois entré dans une pareille voie, qui donc s'avouera qu'il a fait fausse route, et retournera en arrière ? Non, on avance toujours, il le faut ; on enfonce de plus en plus dans cette vase sanglante !

Cette première question était suivie d'une série d'autres, presque toujours les mêmes, sur les maléfices reprochés à la sorcière, sur ses accointances avec les diables, sur le nom et les attributs du diable particulier qui lui accordait ses faveurs, etc. Quand les réponses laissaient place au doute, on avait la ressource des épreuves.

Épreuve *par la balance*, fondée sur la prétendue légèreté des sorciers ; on dut y renoncer, vu la rareté du fait physique, ou plutôt l'ennui de toujours recourir à un artifice pour en simuler l'apparence ; — Épreuve *par l'eau*, celle-là basée sur les modifications qu'on avait imaginé de faire imprimer par le diable au poids spécifique des stryges. Malheureusement on ne s'était pas entendu d'avance sur les résultats que devait fournir cette docimasie d'un nouveau genre, si bien que dans telle province d'Allemagne toute sorcière devait surnager, et que dans telle autre elle devait toujours aller au fond de l'eau.

J'en passe quelques autres, abandonnées aussi promptement et pour des motifs analogues ; mais je dois dire un mot de l'*épreuve par le stylet*, parce qu'elle reposait sur un fait intéressant de physiologie morbide, bien dé-

chu aujourd'hui de son origine diabolique : je veux parler
de l'*anesthésie*. Ce phénomène, commun dans les névroses, très-marqué dans quelques-unes, où il s'exagère
jusqu'à une impassibilité absolue, explique plusieurs faits
(j'allais dire plusieurs symptômes) reprochés aux sorciers ; c'est encore ce phénomène qui rend compte de
la contenance si particulière qu'ils avaient pendant les
tourments de la question ; c'est enfin la constatation de
l'anesthésie qui fait l'objet de l'épreuve dont il me reste
à vous entretenir. Une tige d'acier pointue étant enfoncée
dans la peau, et cela successivement dans diverses régions du corps et à des profondeurs variables, on reconnaissait le stigmate du démon (*stigma* ou *sigillum diaboli*)
à l'insensibilité des points piqués ; quelques-uns ajoutent
(mais cela était contesté avec raison) : au défaut d'é-
coulement de sang. — Je sais bien que là où cette insensibilité faisait défaut, on était assez habile pour faire
croire qu'elle existait ; que le stylet savait glisser ou appuyer ; qu'on le présentait intelligemment par le côté
mousse ou le côté aigu ; qu'il y avait des stylets réducti-
bles comme des poignards de théâtre.... Mais ces frau-
des ne doivent pas nous empêcher de reconnaître dans
l'anesthésie un fait réel et fréquent chez les sorcières.
Une fois ce fait constaté, toutes les dénégations des inculpés venaient se briser contre une conviction inflexi-
ble ; c'était comme le prélude de la torture, et c'en était
la justification. L'aveu du crime était au bout.

L'aveu ! C'est là ce qu'on guettait avec une avidité mêlée d'inquiétude. Interrogatoire par suggestion, promesses
mensongères de pardon, menace de peines temporelles
et éternelles, question ordinaire et extraordinaire, toutes
ces pressions de la souffrance morale et physique qu'on
entassait sur l'esprit de l'accusé, n'avaient qu'un but, un
seul : faire jaillir de sa bouche l'aveu ! Et cela se comprend ; en des accusations aussi invraisemblables et

suivies de punitions aussi sévères, l'aveu du criminel c'était — l'absolution des juges.

Ceux-ci éprouvaient parfois de grands mécomptes, compensés, il est vrai, par de bien douces satisfactions. S'il y avait parmi les sorcières des femmes stoïques de qui les plus affreux tourments ne pouvaient tirer une syllabe, ou qui se rétractaient d'une séance à l'autre, il y en avait aussi de craintives à qui les seuls préparatifs du tourmenteur « arrachaient la vérité ». Il y en avait d'autres encore qui, de leur propre mouvement, allant au devant de l'interrogatoire, débitaient avec des détails infinis le conte fantastique du sabbat et le reste. C'était là la *confession bénévole*, la meilleure et la plus probante de toutes. Quand elle ne sortait pas spontanément, eh bien, on y aidait un peu. Que de choses il fallait pour faire perdre à la confession de la sorcière la tenace épithète de *bénévole*, et pour faire admettre qu'il y avait eu torture ! Se voir à l'entrée du cachot que vous connaissez, avoir le chevalet devant les yeux, et « le maître » tout prêt à vous y boucler ; prévoir une mort affreuse, et si même on l'évite, se savoir déshonorée pour toujours, placée pour la vie sous la surveillance de la haute police ecclésiastique, tout cela n'est pas de la torture ! Bientôt on s'enhardit plus encore ; à force de prodiguer la douleur, on la méprise — chez les autres ! — à tel point que la privation absolue de sommeil devient une simple mesure de précaution ; que les abominables pratiques de l'hydrothérapie judiciaire figurent tout au plus parmi les moyens d'intimidation ; on en vient même par la suite à y faire rentrer la pendaison par les bras pendant de longues heures ; le martellement de la crête du tibia « que l'homme le plus robuste ne peut supporter sans crier »... Non, tout cela n'est pas encore la torture, la vraie torture, et une confession obtenue à ce prix peut encore être dite «bénévole»! Qu'est-ce donc alors qu'on appelait les *grands tourments?* Je vous laisse à deviner ce que ces mots expriment de mamelles arrachées, de jambes carbonisées, d'articulations disjointes, d'os brisés jusqu'à en faire « *yssir la mouelle* ».

L'usage était de ne pas donner plus de trois fois la question, et de ne pas la faire durer au delà d'une heure chaque fois. Jacques Sprenger est d'avis que si l'on y revientdès le lendemain, les deux séances ne doivent compter que pour une, en raison de l'intervalle trop court. Mais Del Rio soutient, contre lui, que cela n'est pas de jeu ; que reprendre les manipulations du jour au lendemain, ce n'est pas continuer, c'est positivement recommencer. Sachons-lui gré de tant de modération.

Je n'insisterais pas davantage, messieurs, si les procès-verbaux de la torture, véritables archives de la douleur physique, ne fournissaient plusieurs renseignements importants au point de vue du médecin. Ces expériences ignobles ne doivent pas être perdues pour les physiologistes. Elles nous apprennent que plus d'une fois, au grand désappointement des juges, la souffrance qu'on voulait immense, se trouvait nulle, soit que l'énergie du désespoir donnât aux victimes la force de garder le silence, soit que la suractivité des centres rendît indifférentes les impressions reçues à la périphérie nerveuse, soit enfin qu'il existât à cette périphérie même, et à une profondeur exceptionnelle, un état morbide dont je vous ai déjà parlé, l'anesthésie. D'autres fois, au *summum* de la douleur, quand l'accusée poussait le cri le plus aigu, on la voyait soudainement s'endormir d'un sommeil profond, léthargique, et la voilà indifférente à tout ce qu'on fera d'elle, muette, comme morte. Qu'était-ce que tout cela? C'était le *charme de taciturnité*, don spécial fait par le diable à la sorcière. On la fouillait avec soin, et si l'on trouvait sur elle quelque psaume, quelque amulette, quelque anneau, la théorie était tenue pour démontrée ; ne trouvait-on rien, on en était quitte pour dire que le charme de taciturnité avait été conféré... verbalement.

En opposition avec ces accusées qui ne parlaient pas assez au gré des magistrats, il y en avait d'autres parfaitement explicites, et quelques-unes fatigantes par leur loquacité ; celles-là surtout méritent de fixer nos regards, elles forment dans la sorcellerie un groupe à part et singulièrement caractéristique. Tantôt agitées, le visage en feu, le geste pathétique, les vêtements en lambeaux, elles vociféraient à tue-tête; tantôt abattues, désespérées, murmurant des discours à peine intelligibles, elles s'accusaient amèrement, accusaient les voisins et voisines, les prêtres, les princes, s'avouaient indignes de vivre ; elles se savaient rejetées du sein de Dieu, acquises à Satan ; elles voyaient et entendaient le démon, elles le sentaient au dedans d'elles-mêmes; ayant mérité le dernier supplice, elles craignaient seulement de ne pas mourir assez tôt, de vivre longtemps en proie aux mêmes infamies, de rester seules sur la terre alors que la mort aurait tout anéanti.... Plus d'une se suicidait en prison.

Quoi ! lorsque la sorcière s'offrait ainsi en holocauste, qu'elle débitait ce roman à travers mille extravagances, mille obscénités, des puérilités sans nom, avec un rire stupide ou effronté, blasphémant et balbutiant des prières, quoi ! personne ne se trouvait là pour apostropher les juges enfouis dans leurs robes d'hermine et prêtant l'oreille avec de grands airs capables, et pour leur dire : «Mais, malheureux, vous ne voyez donc pas que cette femme est folle » ?

Si, messieurs, il s'est trouvé un homme qui a dit cela, et cet homme, c'est Jean Wier.

Ce n'est pas, certes, que même avant Wier, d'autres ne l'eussent pensé et dit. Il y avait des légistes, comme Alciat ou Ponzinibius, qui contestaient le droit de punir de mort les prétendues chevauchées à travers l'espace ; — des rieurs, comme Rabelais, qui plaisantaient à tout propos « le grand diol d'enfer » et ses suppôts des deux sexes ; — des sceptiques, comme Montaigne, mal édifiés par les exemples dont on avait voulu les rendre témoins, et déclarant que c'était «mettre ses conjectures à bien haut prix que d'en faire cuire un homme tout vif ». Mais toutes ces voix et bien d'autres encore s'étei gnaient sans écho. Ce qu'elles disaient, Wier eut l'audace de le crier tout haut, de toute la force de son indignation, et il ne fallait rien moins pour faire retourner toutes ces têtes ae juges pétrifiées par la routine.

Wier eut le mérite de soulever un épouvantable tumulte on l'appela « l'avocat des sorcières, le médecin athéiste, libertin et naturaliste. » A la bonne heure ; le *charme de taciturnité* était rompu enfin !

Honneur, dirons-nous, à ce médecin que l'humanité inscrit au nombre de ses bienfaiteurs ; à « l'athéiste » qui s'empara d'une cause vaincue, déplaisante aux dieux ! au « libertin » et au «naturaliste » qui, voyant ces femmes horribles, rasées de la tête aux pieds pour l'épreuve du stylet, toutes molles d'épanchements sanguins, râlant, disloquées par la torture, n'eut ni peur ni dégoût quand le bourreau n'osait approcher, et qui s'opiniâtra dans je ne sais quelle passion généreuse pour ces vieilles damnées ; car pour lui elles avaient une beauté : l'innocence ; elles avaient un attrait irrésistible : celui d'une persécution imméritée et de la faiblesse impuissante à se défendre.

VIII.

Esquisse biographique. — Henricus Cornelius Agrippa, de Nettersheim. —
Principaux ouvrages de Wier.

Joannes Wierus ne s'appelait pas Wierus, ni même
Wier ; il s'appelait Weiher, ou Weier, ou Weyer (car au
xvi siècle l'orthographe n'avait pas la fixité qu'elle a aujourd'hui), et suivant la mode du temps, il avait fait
subir à son nom un double changement : il l'avait estro-
pié pour le latiniser, puis il l'avait traduit. C'est ainsi
qu'il en avait fait d'abord *Wierus*, et ensuite *Piscinarius*,
Weiher en allemand voulant dire *vivier*.

Né à Grave sur Meuse, en 1515, l'année même où vint
au monde son grand contemporain Vésale, il est mort
en 1588, à l'âge de soixante-treize ans par conséquent,
et je m'étonne de trouver dans un de ces ouvrages la
date de 1592, qui est celle de l'invasion de la suette
en Allemagne. Il était d'une famille plébéienne et très-
honnête, *honestissimo domo natus*, comme il le dit quel-
part avec fierté à un prince qui étalait devant lui ses
nombreux titres. Son maître était le célèbre Agrippa
(Henri Corneille Agrippa, de Nettersheim), que la plupart d'entre vous, s'ils savent leur Pantagruel, se souvien-
dront d'avoir rencontré sous le pseudonyme transparent de Her Trippa ; c'est au magicien Her Trippa, que
Panurge « se conseille » au sujet de son mariage, et
c'est lui qui le met si fort en colère par ses sinistres
prédictions. Singulier personnage que cet Agrippa, encore plus savant que ridicule. La caricature que Rabelais
nous en a laissée est d'une ressemblance étonnante ;
rien n'y a été négligé, ni l'étalage de fausse science,
ni l'immense érudition historique, ni la surdité aggravée

par la distraction, ni les bésicles, ni même les infortunes conjugales du docteur. La vie d'Agrippa est une suite d'aventures. Il naquit à Cologne, en 1486. Nous le voyons d'abord professeur de cabbale, à Dôle en Bourgogne, commentant devant un auditoire choisi le livre de Reuchlin : *De verbo mirifico*. Chassé de France, il passe en Angleterre, puis en Italie. Soldat, il sert dans les armées de Maximilien ; avocat, il défend à Metz une paysanne accusée de sortilége qu'on allait brûler ; il la sauve, mais est obligé de quitter la ville. Pendant quelques années, il se livre à Fribourg, en Suisse, à la pratique de la médecine. Mais bientôt il retourne en France, et y est attaché en qualité de médecin-astrologue, à la cour de Louise de Savoie, mère de François Ier. Ayant refusé de faire l'horoscope de la reine et réservé les faveurs des constellations pour le connétable de Bourbon, il reçoit son congé. On le perd de vue ; mais il reparaît à Cologne, cette fois historiographe de l'empereur d'Allemagne. De nouvelles peccadilles l'obligent à de nouveaux voyages : il rentre encore une fois en France, mais arrivé à Grenoble, il y tombe malade et meurt (1535).

On a d'Agrippa deux ouvrages, dont l'un est la réfutation de l'autre : *De occulta philosophia*, et *De incertitudine et vanitate scientiarum*.

Dans le premier, il fait preuve d'une crédulité extrême : l'astrologie, l'alchimie et surtout la cabbale lui paraissent les éléments indispensables pour la constitution de la médecine ; on croirait lire Paracelse ; — dans le second, il abjure ses anciennes erreurs ; mais, sans mesure dans sa critique, comme il l'avait été dans son enthousiasme, il rejette la vraie science avec la fausse, et ses déclamations font songer aux boutades de Jean-Jacques Rousseau.

C'est cet homme, très-suspect suivant les idées de son époque, qui avait été le maître de Wier, et l'on reconnaît sans peine son influence directe dans les écrits de l'élève. Celui-ci n'en parle jamais d'ailleurs qu'avec respect et reconnaissance. A vingt ans, privé de ce guide et livré à lui-même, Wier se rendit en France pour y étudier la médecine; il se fixa d'abord à Paris, le quitta pour séjourner quelque temps à Orléans, mais y revint pour terminer ses années scolaires. Après avoir été reçu docteur, il entreprit divers voyages : il visita l'Afrique, où les sorciers tunisiens (les *théraphim*) lui donnèrent à réfléchir; plusieurs contrées d'Orient, l'île de Candie, et revint enfin dans son pays natal. Là il vécut et mourut, archiatre d'un principicule, le duc Guillaume, seigneur de Clèves, Juliers et Berg, qui se trouvait être un des hommes les plus éclairés de son temps. Il vécut et mourut fort tranquille (quoi qu'en aient dit quelques historiens), grâce à l'amitié puissante qui le protégeait contre toute persécution et même contre toute tracasserie de la part de ses ennemis.

Wier a publié deux volumes d'observations qui ne manquent pas de valeur : sur le *scorbut;* — sur la *fièvre quarte,* — sur l'*hydropisie,* — sur l'*occlusion du col utérin,* et à ce propos il donne la description et le dessin d'une sorte de spéculum qu'il appelle *specillum;* — sur la *suette anglaise;* la *grippe* (toux pestilentielle), diverses inflammations épidémiques: pneumonies, pleurésies, angines; —sur une maladie appelée *vareni,* et dont je ne suis pas parvenu à me faire une idée bien nette; — sur la passion iliaque observée chez la duchesse de Tecklembourg, etc. Il a, comme un autre, fait son traité *De morbo gallico.* La *colère* lui a fourni la matière d'un volume (*De iræ morbo*): c'est une de ces machines médico-littéraires fort goûtées des gens du monde, où la faiblesse des notions physiologiques se dissimule sous un grand luxe de citations en vers et en prose.

Mais l'œuvre capitale de Wier, l'œuvre qui a fondé sa célébrité et où il a mis tout ce qu'il avait de lucidité de tête, de bonté de cœur, d'érudition, de verve, et son meilleur latin, c'est le livre : *De præstigiis dæmonum et incantationibus ac veneficiis*, en six parties, dont je vous demande la permission de vous donner au moins les titres :

La première partie traite du diable, de son origine, de sa chute, de sa puissance ;

La seconde, des magiciens infâmes ;

La troisième, des sorcières ;

La quatrième, des maladies de possession, ou plus exactement de ceux qu'on croit atteints par les maléfices des sorcières (*De iis qui lamiarum maleficio affecti putantur*).

Dans la cinquième partie, il passe en revue les moyens mis en usage pour la guérison des possédés.

Dans la sixième, il examine les peines à édicter en matière de sorcellerie, soit contre les magiciens malfaisants, soit contre les stryges impuissantes (*De lamiarum impotentia*).

Un livre à part, intitulé : *De lamiis*, et dont un chapitre est consacré à l'*abstinence simulée* (*De commentitiis jejuniis*), forme le complément du *De præstigiis*, et sert à en résumer les conclusions les plus importantes.

Le tout forme un ouvrage d'un caractère multiple, comme l'auteur l'explique lui-même dans une longue préface en forme d'épître dédicatoire, un ouvrage à la fois théologique, juridique, philosophique et médical. Les passages de l'Écriture et l'exégèse des textes hébreux ; les discussions de droit et les commentaires sur le code pénal ; les considérations sur les facultés de l'âme, notamment sur le pouvoir de l'imagination ; les observations cliniques…, s'y succèdent, s'y côtoient, s'y pressent, s'y mêlent, au hasard d'une plume intarissable. Je n'entreprendrai pas d'analyser devant vous ces sept cent et quelques pages in-quarto. Permettez-moi seule-

ment de vous donner en peu de mots la substance
de ce vaste recueil, et cela me sera facile, si j'ai réussi,
comme je le crois, à bien comprendre le sentiment
général sous l'empire duquel le livre a été composé.

Un premier point à bien noter, c'est que Jean Wier
n'est pas ce que nous nommerions aujourd'hui un libre
penseur, un esprit fort. Dès la première ligne, il rejette
l'opinion des péripatétiques qui nient des démons ; il
croit au diable et aux arts magiques ; il y croit sincèrement, d'une foi solide (je vous en ai donné une preuve
en commençant, j'en produirais au besoin cent autres).
C'est bien à tort que l'historien Curt Sprengel a prétendu le contraire. Quand Wier raconte les stratagèmes
de Satan, ce n'est pas une concession qu'il fait à ses
adversaires pour mieux les battre ensuite, ce n'est pas
une feinte de polémiste ; non, ce qu'il dit, il le pense.
C'est qu'on ne naît pas impunément au XVIᵉ siècle, et
qu'à moins d'une vigueur d'esprit bien rare, on ne rejette pas d'une seule secousse le joug de la superstition
commune. — Wier, n'admettant pas la réalité de la
sorcellerie et écrivant ce qu'il écrit, serait plus grand
comme savant, je l'accorde, mais il serait moins grand
comme homme ; je l'admirerais davantage, je ne l'es-
timerais pas autant. Qu'il eût menti avec tant de per-
sistance et le long d'un si gros volume, eût-il menti
dans l'intérêt de la vérité, cela ferait tache à son caractère ; mais aussi cette imputation ne résiste pas au plus
léger examen.

Non que Wier manquât de perspicacité, qu'il ne fût
même très-habile à démasquer les supercheries de toute
sorte. Dans un cas donné, il saura, en vrai médecin, se
défendre contre l'illusion et fera toucher la fraude du
doigt. Ainsi, chez une femme qui prétend vomir des
bandes d'étoffe, introduites journellement dans son estomac par le diable, Wier commence par remarquer l'ab-

sence de tout contenu gastrique mêlé aux substances ainsi rejetées ; il en conclut qu'on veut le tromper, et bientôt il arrive à démontrer à l'assistance que la prétendue possédée cachait elle-même dans sa bouche les corps étrangers, qu'elle recrachait ensuite avec des efforts simulés. — Ainsi encore il découvre les ruses d'une petite mendiante, Barbara, qui disait vivre depuis des années sans prendre de nourriture et sans vaquer à aucune fonction naturelle. Cette enfant commençait à se faire une assez fructueuse célébrité, le sénat de la ville d'Unna lui ayant délivré un certificat de surnaturel. Wier la loge chez lui, la surveille, ainsi que sa sœur aînée, Élisa, qui l'accompagne, et parvient à prouver à tous que cette merveilleuse abstinence n'est qu'une comédie ; que le jeune prodige volait des aliments ou s'en faisait apporter par Élisa, qu'il appelle son Habacuc, du nom du prophète qui portait à manger à Daniel dans la fosse aux lions.

Ne méconnaissons pas chez Wier ces excellentes tendances d'observateur. Tenons-lui compte également d'autres éclairs de scepticisme qui lui échappent par moments : comme lorsque, à propos d'un morceau de verre enchâssé dans la bague d'un gentilhomme et qu'on disait venu du fond des enfers, il s'étonne que le verre ne se fût pas fondu à la chaleur des flammes éternelles! ou encore, au sujet de la distinction entre l'âme sensitive et l'âme rationnelle, lorsqu'il demande ce que cette dernière âme fait chez l'enfant qui n'en a pas encore, et qu'il répond : elle se promène sans doute (*spaciatur*)..... Le scepticisme commence à poindre, mais la crédulité est encore bien grande, et c'est à peine si Wier est en avance de son siècle. Seulement, il y a une théorie, une théorie à lui, qui lui permet jusqu'à un certain point de concilier, non sans quelques grosses contradictions, vous le pensez bien, son attachement aux idées régnantes avec ses aspirations au progrès, sa tête avec son cœur, la diablerie avec l'humanité. Cette théorie qui donne la clef de la con-. duite et des écrits de Wier, la voici telle qu'elle me paraît se dégager clairement de l'ensemble de son œuvre :

Il existe des magiciens à qui un pacte avec Satan donne le pouvoir surnaturel du maléfice, et ceux-là méritent le plus sévère châtiment ; mais à côté de ces hommes, ou plutôt au-dessous d'eux, il y a une foule de personnes, de femmes surtout, qui, loin d'être les complices du diable, en sont les victimes : malades, malheureuses, délaissées, elles deviennent facilement la proie du *grand prestigiateur*, qui remplit d'hallucinations et de rêves leur esprit mal affermi, et leur fait croire qu'elles ont commis des crimes dont elles sont absolument innocentes.

Cette théorie vous paraît de peu de conséquence ? Détrompez-vous ; sa portée est très-grande. Si elle réserve comme punissable la sorcellerie savante (ou, pour l'appeler par son nom, la jonglerie, l'escroquerie), elle tend à exempter de toute poursuite la fausse sorcellerie, c'est-à-dire l'illusion, l'erreur, la folie. De la sorte, l'idée de la diablerie passive, de la possession, de l'obsession, l'idée d'une souffrance, en un mot, digne de pitié, se substitue à l'idée de la diablerie active, du maléfice, du crime qui appelle la répression. Et le progrès que cette théorie réalise est double : médical et juridique. D'abord, voilà la part faite à la maladie; pas assez large, à notre gré, puisque, dans la pensée de Wier, il y en a une autre encore à faire, la part du diable ; mais n'est-ce pas déjà un grand résultat que cette première revendication de la sorcière par la pathologie, cette première affirmation de son irresponsabilité ? N'est-ce pas surtout une vue juste et féconde, celle qui assimile la prétendue sorcellerie à la prétendue possession, comme deux variétés tout au plus d'un même délire, tandis qu'auparavant un abîme les séparait, l'une devant être punie de mort, l'autre innocentée?

Il est regrettable que Wier ne se soit pas montré moins timide dans les corollaires qu'il déduit de ces données. Quelquefois il réclame l'acquittement pur et simple des accusées; le plus souvent il se contente de demander une commutation de peine : la réprimande publique, la confiscation des biens, l'exil. Mais avant tout, dit-il sans cesse, laissez-leur la vie sauve! ne tuez pas! ne torturez pas! Et il ajoute : « Craignez-vous donc que ces pauvres femmes ne souffrent pas assez, que vous vous ingéniez à les faire souffrir encore? Pensez-vous qu'il y ait au monde une misère pire que la leur? Ah! si elles vous paraissent mériter un châtiment, rassurez-vous : leur maladie suffit... »

Paroles profondément vraies : rien (j'en atteste les souvenirs de tous ceux qui ont observé ces sortes d'aliénés dans nos asiles), rien n'égale l'effroi et la terreur du délire de damnation, de cet enfer imaginaire que les malades portent au dedans d'eux-mêmes, qui ne leur donne de répit ni jour ni nuit, qui à chaque minute engendre quelque nouveau et plus cruel martyre, auquel enfin les malades cherchent à échapper par la mort volontaire, dans la persuasion que la réalité des peines éternelles doit être plus douce que cette horrible angoisse.

C'est dans la pitié que lui inspirent ces pauvresses, ces vieilles, ces folles (*misellæ, aniculæ, mulierculæ, vetulæ, dementatæ delusæ*), qu'il puise l'énergie de son indignation et les invectives dont il accable les tribunaux de sang qui les jugent. Plus il est attendri, plus il se révolte. Tant d'ineptie et de férocité le met hors de lui, et à tout instant il s'interrompt dans ses démonstrations pour lancer quelque apostrophe véhémente ou ironique à ces bouchers (*carnifices*), pour flétrir le sang-froid barbare de ces despotes à la turque (*turcica tyrannis*).

IX.

Effet produit par le livre *De præstigiis dæmonum*. — Partisans et adversaires. —
Jean Bodin.

Grande fut la sensation produite par l'ouvrage de
Wier. Elle est attestée par cinq éditions enlevées en
quatorze ans, — chiffre considérable pour l'époque, —
sans compter une traduction en allemand, de Fuglinus,
et mieux encore par la sympathie et l'improbation également vives qui saluèrent son apparition. Des théologiens, des médecins, parmi les plus estimés de l'époque,
écrivirent à l'auteur pour le féliciter. Quelques-uns, tout
en adoptant la plupart de ses idées, comme Brentzius, per-
sistaient cependant à distinguer entre le maléfice, qu'ils
déclaraient, comme lui, imaginaire, et l'intention de nuire
(*conatus*), qu'ils réservaient et qu'ils voulaient voir punie. (On trouve tout cela dans le recueil de lettres que
Wier a publié sous le nom de *Liber apologeticus*). En
somme, un doute salutaire était entré dans les têtes.
Mais les adversaires ne manquèrent pas non plus,
comme on devait s'y attendre. Ce fut d'abord un
soi-disant prince de la Scala, champion maladroit de la
superstition, dont notre auteur fit prompte justice. Ce
fut Del Rio, qui, le prenant de haut, déclare nettement
que si les médecins sont admis à donner leur avis, on
ne brûlera plus personne. Ce fut Barthélemy à Spina,
inquisiteur comme Del Rio, ne pardonnant pas aux
juges les vains scrupules qui les arrêtent, depuis qu'ils
ont lu le livre damnable *De præstigiis*. « Il s'agit bien de
savoir, dit-il, si les actes reprochés aux sorciers peuvent
être prouvés ! Toute la question n'est-elle pas dans le
pacte avec le diable ?... »

J'en pourrais citer beaucoup d'autres encore dont le

blâme vaut un éloge. Mais j'ai hâte de vous faire connaître l'appréciation de quelqu'un de bien autrement considérable que tous ceux-là, de bien autrement compétent surtout : messer diabolus en personne. Voici ce qui appert de la déclaration d'une sorcière mise à la question, et dont le père à Spina s'est borné à recueillir les paroles : « Tout dernièrement, au sabbat, Satan » vint en la figure d'un grand prince, et se tournant vers » les stryges qui étaient là assemblées, leur dit qu'elles » pouvaient être tranquilles ; qu'avant peu sa domination » serait assurée à jamais ; que les affaires du diable allaient » à souhait : merci à Wier et à ceux de sa bande qui » disent que tout cela n'est qu'imagination et mo- » querie... »

Parmi les antagonistes de Wier, aucun assurément ne s'est montré aussi savant ni aussi acharné dans ses attaques que le célèbre Jean Bodin, l'auteur de la *Démonomanie des sorciers*, c'est-à-dire — car vous pourriez vous y tromper ! — « De la rage que les sorciers ont de courir après les diables. » Il va sans dire que le grand philosophe prend en pitié le « petit médecin » qui se mêle de « parler naturellement de choses surnaturelles... Incon- » gruité notable ! Sophisterie puérile ! » Il faut voir comme il le renvoie à « l'hypostase des urines », l'impertinent qui conteste la culpabilité des sorciers, quand cette culpabilité est affirmée « par la loi des Douze tables, des jurisconsultes, des empereurs et de tous les peuples et législateurs, Perses, Hébreux, Grecs, Latins, Allemands, Français, Italiens, Espagnols, Anglais ! »

Bodin, l'érudit, l'économiste, le procureur du roi Henri III, en Anjou, a passé pour un esprit libéral : soit ; mais c'était au fond un de ces hommes comme il en a existé de tout temps, bien qu'on n'ait songé que tout récemment à leur imposer un nom de famille ; c'était un Joseph Prudhomme : ferré sur les textes, ne transigeant jamais sur le décorum des principes établis, prêt à voir un scélérat en quiconque fait mine de les discuter, et par-dessus tout prenant la morgue pour le sérieux et détestant le rire comme une marque de perversité. Wier, en racontant certains procès, qu'il qualifie très-justement de tragi-comédies, ne s'interdit pas toujours d'en faire voir le côté burlesque : c'est ce qui déconcerte le plus le farouche Bodin. « C'est la façon de Satan, s'écrie-t-il, de faire rire pour adoucir le comble d'impiété. »

Dans sa *Réfutation des opinions de Jean Wier*, il débute par ce dilemme : Le livre *De præstigiis* est l'ouvrage d'un homme très-méchant ou très-ignorant. « Or, ajoute-t-il charitablement, Wier n'est pas ignorant. » Partant de là pour arriver d'emblée à la diffamation, il n'hésite pas à déclarer sorcier lui-même celui qui veut faire absoudre les sorcières « à pur et à plain ». Et il le prouve : Wier est-il, oui ou non, le disciple de ce Cornelius Agrippa qui a écrit la *Philosophie occulte?* (Que, depuis, Agrippa ait fait un second livre : *De la vanité des sciences*, qui dément et rétracte le premier, Bodin feint de ne pas le savoir). Est-il vrai, oui ou non, que ledit Agrippa possédait un chien noir? que ce chien répondait au nom de *Monsieur?* qu'à la mort du savant, cette affreuse bête, après avoir suivi le convoi funèbre, a disparu pour ne plus être retrouvée? Est-il vrai, enfin, que Jean Wier menait souvent *Monsieur* en laisse? Ce sont des faits, cela. Maintenant voici l'interprétation : Agrippa était un des plus insignes sorciers; — le chien, c'était le diable lui-même;— la laisse... Eh bien! la laisse, c'était « la cordelle de Satan. » De cette façon, le commerce de Wier avec Satan, pour avoir été un commerce médiat, n'en est pas moins parfaitement démontré.

Ce qui suffirait pour prouver l'extrême « méchanceté » de Wier, c'est le respect qu'il conserve pour le maître de sa jeunesse; ce sont les noms affectueux qu'il lui prodigue en toute occasion : *Magister, herus meus.* Quelle abjection !

De plus, et « cela fait dresser le poil en la teste » de Bodin, Wier va jusqu'à reproduire, dans une invocation qu'il cite tout au long, les mots mêmes dont « les plus méchants sorciers » se servent pour leurs enchantements…. Êtes-vous curieux, messieurs, de connaître ces mots? je vais commettre l'imprudence énorme de vous satisfaire : IOTH AGLANABAROTH EL ABIEL ÉNA THIEL AMASI SIDOMEL GAYES TOLONIA ELIAS ISCHIROS ATHANATOS YMAS HELI MESSIAS.

Autre abomination. Wier, sous le titre de *Pseudomonurchia diaboli*, donne une série de renseignements (qui rappellent beaucoup nos almanachs de médecine) sur les titres, la demeure, les heures de consultation, les spécialités diverses des démons; il ne mentionne pas moins de 72 princes, ducs, marquis et comtes, et 7 millions 405 928 diables et diablotins « sauf erreur de calcul ».

Et ce n'est pas tout. Wier avoue, le malheureux, qu'un jour, en l'absence d'Agrippa, il a transcrit furtivement la *Stéganographie* de Trithème ; et qui ne sait que ce livre est tout rempli des plus exécrables formules magiques? (D'autres prétendent, il est vrai, que l'auteur, l'abbé de Trittenheim, aurait simplement inventé l'art de correspondre par chiffres…)

Wier falsifie la loi de Dieu ; Wier outrage la Divinité. Oui, puisqu'il dit que le mot *Maksepha* de la Bible doit se traduire par *venefica* et non par *malefica*, dans ce verset : « Tu ne laisseras pas vivre la sorcière (*Maksepha*). »

Qu'attendre d'un homme capable de pareilles noirceurs? Et faut-il s'étonner après cela s'il prend la défense des sorciers, ses collègues en Satan?

Mais aussi comme il se contredit piteusement! Comme

il est tout d'abord embarrassé pour définir ce qu'est une *lamie*, et réduit à dire ce qu'on prétend qu'elle est, et non ce qu'elle est en réalité ; il définit le sens d'un mot et non la chose désignée ! Encore si, comme Pierre d'Apone, il avait le cynisme de déclarer que le diable n'est qu'un mythe. Mais non ; il reconnaît la puissance des démons, il croit aux arts magiques, il raconte des prodiges dont il a été lui-même témoin ! « Voyez, lui fait observer Bodin, quel cerveau léger vous êtes ! » D'une part, vous contestez qu'il y ait des stryges, et de l'autre vous convenez que la Mer-Glace, les Monts-Alpes, et principalement la Savoie (vous ne vous doutiez guère, messieurs, que l'annexion eût incorporé à la France une véritable petite Thessalie !) sont les pays où l'on rencontre le plus de sorcières. Commencez donc par vous mettre d'accord avec vous-même !

Il vous faut, prétendez-vous, en une affaire capitale, des preuves plus claires que la lumière du jour (*luce mediana clariores*, ce sont les expressions de Wier), et avant tout vous exigez que les faits incriminés soient au moins possibles. Qu'entendez-vous par possibles ? Affecteriez-vous d'ignorer que l'impossible, c'est-à-dire le surnaturel, est de l'essence même de l'action diabolique ? Quant aux faits, il suffira, je suppose, qu'ils soient certifiés par... Et Bodin se met en devoir de citer : saint Augustin, et Philippe le Péripatéticien, et Porphyre, et Jamblique, et Platon, et Psellus, et Plotin, et même Gaudentius Merula !

Si Wier veut ranger parmi les hallucinations la lycanthropie, et généralement les métamorphoses d'hommes en bêtes, Bodin lui coupe la parole en s'écriant : « Et Nabuchodonosor qui fut bœuf ! » S'il essaye d'expliquer par l'égarement de l'esprit... et des mains, le *concubitus dæmonum :* « Oubliez-vous, lui dit Bodin, le commerce

des fils de Dieu avec les filles des hommes ? » — Vainement Wier, meilleur anatomiste que théologien, énu-
mère-t-il les organes indispensables à la perpétration de
l'œuvre de chair, et montre-t-il tout ce qui manque au
Principe du mal pour y réussir : — Bodin trouve l'objection indécente et passe outre.

Mais c'est quand Wier plaide la folie, qu'il reçoit
un démenti complet et formel. Vous dites qu'elles sont
folles, ces femmes? mais « on n'en brûle jamais de furieuses ». Et de quelle ruse, de quelle discrétion, de
quelle prudence ne font-elles pas preuve envers le juge
qui les interroge ! Elles sont mélancoliques, suivant
vous? D'abord, — et ici le philosophe ne craint pas de
faire une excursion sur le domaine médical, lui qui tout
à l'heure gourmandait si vertement le médecin de se
mêler de métaphysique, — d'abord sachez que l'humeur
mélancolique est celle qui tempère toutes les autres
et qui donne la sagesse. Ce n'est point par là que les
femmes pèchent communément. Un observateur dont
l'autorité est grande en ces matières, vu le vaste
champ d'expérience sur lequel il opérait, le roi
Salomon, affirme que sur mille hommes il y a un
sage, et que sur mille femmes pas une seule ne
mérite ce nom. Et Hippocrate, que vous devriez
mieux connaître, vous apprend de son côté que les
femmes, tant qu'elles ont *leurs fleurs*, ne sont sujettes à
aucun des maux que la mélancolie ou atrabile engendre :
ni à la folie, ni à l'ulcère du poumon, ni à l'épilepsie...
Vos compatriotes, les Allemandes, ont-elles le tempéra-
ment mélancolique? Vous savez bien que non ; et cependant les sorcières sont en nombre parmi elles. Enfin,
celles que nous menons tous les jours au bûcher sont
« saines et gaillardes » et n'ont, je vous en réponds, nulle
« opilation de la rate ».

Les hypothèses émises par Wier au sujet des fameuses

« graisses magiques » sont ruinées avec la même verve, et souvent avec beaucoup d'à-propos. Wier admettait que des substances très-actives (parmi lesquelles on voit avec intérêt figurer le hachich, sous le nom de *hieran-luc* que lui donnent les Orientaux ; c'est l'*hanebane, cannabis,* des Français...), que de véritables poisons, dis-je, entraient dans la composition de ces onguents ; il pensait que l'absorption d'un narcotique par la peau était peut-être tout le secret du transport à travers les airs et des autres illusions dont les sorcières parlaient comme d'autant d'événements réels : à l'appui, il avait cité l'histoire d'un Italien qui, pour assister au sabbat, prenait le soin de s'administrer lui-même le soir un suppositoire médicamenteux..... Bodin, ici, est très-fort : il fait ressortir la difficulté de se procurer la plupart de ces substances ; il oppose la diversité de leur action connue à l'uniformité presque constante des visions qu'on voudrait leur attribuer ; il insiste sur le choix médiocrement heureux des frictions comme moyen de les faire absorber. De même et avec autant de justesse, à mon avis, lorsque Wier fait intervenir ces effets toxiques pour expliquer l'insensibilité des sorcières pendant les tourments de la question, Bodin lui objecte qu'une anesthésie ainsi obtenue ne permettrait pas de brûler « *tout le cuir* » sans que la femme s'en émeuve, ainsi qu'on en voit fréquemment des exemples.

Et il continue ainsi, longtemps, patiemment, ne se lassant pas, plein de science et plein de fureur, profitant de toutes les contradictions de son adversaire, de toutes les imperfections, de toutes les lacunes de sa doctrine, et montrant qu'elle ne saurait soutenir la comparaison avec la doctrine régnante, simple celle-là, tout d'une venue, harmonique, comme le sont les pures fictions... Puis, quand il a fini de vaincre, quand il a établi avec une égale solidité et les repas d'enfants morts, et la fabrication des tempêtes, il s'épanche dans une péroraison presque éloquente à force de haine ; il se prend à gémir sur l'insolence impunie de ce « méchant » qui défend les êtres les plus exécrables de l'univers ; il s'accuse même, — le pauvre homme ! — il s'accuse « d'avoir escript peut-être trop aigrement ; mais est-il possible à l'homme qui est tant soit peu touché de l'honneur de Dieu, de voir ou lire tant de blasphèmes sans entrer en juste colère ? »

Tel est le combat livré à Wier le méchant, par Bodin le bon, par le même Bodin qui vante la douce habitude où sont les Perses de tuer leurs sorciers par l'écrasement de la tête entre deux pierres « qui est le genre de mort le plus cruel entre tous ».

Honnête, honnête Bodin !

J'ai cru devoir reproduire avec quelques détails cette argumentation, d'abord parce qu'elle nous a permis d'examiner de plus près l'ouvrage même de Wier ; puis aussi parce que l'impartialité l'exigeait : après l'avocat des sorcières, c'était à l'accusateur de parler. Vous avez entendu maître Bodin, faisant fonction de ministère public, en ses conclusions. Vous savez aussi comment la postérité a jugé entre ces deux hommes. Ce qui donne à leur débat un intérêt puissant, supérieur même à l'objet discuté, c'est qu'il y a là comme un écho du choc subit et grandiose qui retentit au xvie siècle, quand l'âpreté des vieilles mœurs se trouva face à face avec la tolérance moderne ; quand la tradition, avec son bagage d'autorités, se heurta à l'esprit d'examen et de contrôle universel ; quand enfin l'ancien monde vint se briser contre le monde nouveau.

X.

Ce qui manquait à l'ouvrage de Wier. — Conclusion.

J'ai dit que le *De præstigiis* avait produit une impression violente ; pour rester dans le vrai, je dois ajouter que l'influence de ce livre a été peu considérable, si l'on en juge par ses résultats immédiats. La brèche par où Wier était si vaillamment entré devait, après lui, engloutir encore Reginald Scot, Cornelius Loos, Dietrich Flade, Frédéric Spee, Balthazar Bekker, Christian Thomasius, et bien d'autres, qui ont expié plus ou moins chèrement l'avance qu'ils avaient prise sur leur époque. Tant d'efforts ont été nécessaires, et, en dépit de leur nombre, nous voyons le fantôme sinistre de la démonolâtrie, avec son cortége de bourreaux et de martyrs, revenir jusqu'en plein xviiie siècle ! Wier avait pu, par son intervention personnelle, par son exemple, par ses écrits, obtenir quelques adoucissements de peine ; il avait réussi à dessiller les yeux de plus d'un homme de bon vouloir ; il avait interrompu la quiétude jusque-là profonde des brûleurs de sorcières ; mais nous sommes obligés de reconnaître que son action n'a été ni aussi durable, ni aussi décisive qu'on aurait pu l'espérer. Pour quoi, messieurs? C'est ce que je vais essayer de dire, et je le dirai en toute franchise, estimant que l'historien,— fût-il historien pour une heure seulement, — a toujours mieux à faire que des panégyriques.

Ce qui a manqué à Wier n'est certainement pas l'amour du progrès ; non, mais c'est la curiosité scientifique. On peut affirmer que moins homme de bien et plus homme du métier, moins philanthrope et plus médecin, il eût été plus utile, eût obtenu davantage. Supposons un moment que tout d'abord et de parti pris, Wier eût renoncé à toute controverse de théologie et de droit,— et il n'était pas difficile de lui prédire un échec complet sur ce terrain où ses adversaires devaient l'ensevelir sous une avalanche de noms et de textes! — supposons-lui assez de sang-froid, d'indifférence s'il le faut, pour se détacher de toute préoccupation, même humanitaire, et se renfermer d'autant plus strictement dans les questions de pure médecine; qu'au lieu de défendre les sorcières en avocat, il les eût observées en pathologiste... quelles lumières inattendues n'eût-il pas tirées de ses recherches! quelle force de persuasion tranquille à convertir les plus réfractaires! Il eût fait comme celui qui prouvait le mouvement par un argument sans réplique : en marchant. C'est alors que les sorcières fussent apparues aux yeux de tous ce qu'elles étaient réellement : des malades ; leurs crimes eussent pris le nom de symptômes, et dans les registres des tribunaux on n'eût vu autre chose que de vastes recueils de faits cliniques...

La maladie ! Elle est là, visible, palpable, barrant le chemin à chaque pas, et bien souvent Wier passe à côté ou à travers, sans même l'apercevoir.

Ainsi, la tradition reproche-t-elle aux sorcières de vouer leurs filles aux enfers dès le berceau, ou même dès avant la naissance. Wier se contente de nier; mais sous ce travestissement fabuleux, il ne sait pas reconnaître l'énoncé du grand fait de l'hérédité morbide, de cette vérité : que la vésanie, comme d'autres maladies nerveuses, se transmet d'une génération à celle qui la suit.

Lorsqu'on répète autour de lui que la fille d'une sorcière, ainsi damnée avant de naître, ne reçoit cependant que vers l'âge de la nubilité son initiation définitive, Wier n'entend pas davantage le sens à peine caché de cette allégorie; il n'y soupçonne pas l'immunité si remarquable de l'enfance à l'endroit de la folie, opposée à l'invasion plus fréquente du mal, une fois la menstruation établie.

Il voit les théologiens s'ingénier à expliquer comment l'âme de la femme, plus faible et moins croyante que celle de l'homme, évite moins aisément les embûches des mauvais esprits; Wier s'empare de cette concession comme d'un motif d'excuse en faveur de l'inculpée; il s'efforce de convaincre Satan de dol; encore un peu, et il réclamerait reconventionnellement des dommages-intérêts pour sa cliente. L'intention est bonne assurément; mais il eût mieux valu encore démontrer en thèse générale que les femmes ont une extrême disposition aux affections nerveuses quelles qu'elles soient; non point seulement à la démonomanie, mais aussi à l'hystérie, mais aussi à la chorée, mais aussi aux douleurs d'estomac et de côté...

Il lui eût été facile de faire voir que les chagrins, les émotions vives, toutes les perturbations morales dont on disait qu'elles détachent la femme de Dieu pour l'affilier au diable, sont précisément les causes communes, journalières, d'un grand nombre de névroses, aussi bien des névroses sensitives et motrices que de névroses intellectuelles ou affectives.

Et ainsi du reste. Si Wier avait inscrit au compte du délire sensoriel *tout* ce qui y appartient, s'il y avait fait entrer *toutes* les illusions, *toutes* les hallucinations de la vue, de l'ouïe, du toucher, de l'odorat, du goût, en un mot toutes les perceptions sans objet dont les confessions des sorcières sont le long exposé, quelle part eût-il réservé encore à l'immixtion matérielle du démon au sein de l'organisme? Aucune; la pathologie eût tout absorbé, et le pathologiste se fût épargné le chagrin de se contredire en tirant de prémisses erronées une conclusion irréprochable.

Wier sait fort bien que les sorcières ont le cerveau dérangé, et nul avant lui n'avait autant et si habilement fait ressortir le décousu de leurs discours, l'inconsistance de leurs allégations, les démentis qu'elles se donnent sans cesse à elles-mêmes. Mais, chose singulière et significative, tandis qu'il profite de tous les indices d'insanité mentale propres à atténuer la culpabilité et à mitiger le châtiment, il n'a nul souci d'approfondir en elle-même et pour elle-même la perturbation morbide dont il est témoin. C'est toujours l'avocat qui prime le médecin : peu lui importe l'histoire de la folie, s'il a de quoi prouver que la raison est absente. Aussi, comme conséquence de ces notions incomplètes, qu'arrive-t-il? C'est que les objections le trouvent désarmé. On lui dira que parmi les femmes déclarées folles par lui on n'en trouve pas («on n'en brûle pas!») de furieuses, mais beaucoup en revanche qui parlent sensément, avec suite, avec aplomb, avec esprit même, et Wier ne saura que répondre! Il ne dira pas que la fureur, c'est-à-dire l'agitation maniaque, est la moins folle des folies, et certainement la plus curable ; que cet entier bouleversement des facultés, où le vulgaire croit voir le maximum de la maladie, en est le minimum, tandis que le délire partiel, calme, convaincu, coordonné, logique à sa manière, dénote une vésanie profonde et souvent inguérissable.

De même pour la marche des accidents. Qu'est-ce que ces périodes alternantes où, suivant la version populaire, Satan saisit ou lâche ses victimes, sinon l'intermittence ordinaire du délire à récidives? Qu'est-ce aussi que ces époques, les unes maudites, les autres bénies, qui se succèdent, et pendant lesquelles la même femme est tantôt en proie aux tourments de l'enfer, tantôt en possession de toutes les joies célestes? qu'est-ce, sinon le passage de certains délires *cycliques* d'un mode à un autre : de la concentration à l'expansion, de la dépres-

sion à l'exaltation, de l'angoisse à la béatitude ? Toutes ces
choses, Wier eût pu en donner une interprétation simple
et physiologique. Et les circonstances accessoires seraient
venues se grouper naturellement autour des faits principaux : la pâleur, cette anémie qui marche de front avec
les grands désordres du système nerveux, et cela si fréquemment qu'on l'accuse volontiers d'en être l'origine ;
— la malpropreté, l'incurie spéciale des aliénés que la
négligence de l'homme lucide n'égale que bien rarement ; — le vagabondage sans motif et sans but ; — même
ce besoin de nuire, d'accuser, de détruire, cette méchanceté toujours inassouvie qui se traduit par des agres-
sions dangereuses du malade contre lui-même et contre
les autres, qui en fait souvent la plus à plaindre et la
moins sympathique des victimes... Puis encore : l'anesthésie (bornée quelquefois, disent les actes, au côté gauche du corps), fournissant la marque du diable à l'é-
preuve du stylet et le charme de taciturnité pendant la
question ordinaire et extraordinaire ; — les attaques hystériques de syncope, de sommeil, de catalepsie, de convulsions qui viennent dérober les malheureuses à la
vue de leur supplice ; — les coups qu'elles se portent
à elles-mêmes par suite des visions qui les accompagnent jusque dans leur cachot et qui les assaillent
principalement pendant la nuit ; — le suicide, enfin, qui
les délivre de persécutions imaginaires en même temps
que de tourments trop réels...

Il n'est pas jusqu'au traitement mis en usage qui n'eût
pu concourir à la démonstration. Car s'il est vrai que
les prières, les jeûnes, les pèlerinages, les exorcismes,
étaient le plus souvent inefficaces ou nuisibles, il faut
convenir qu'ils devenaient utiles quelquefois. N'en est-il
pas ainsi de tout ce qui émeut fortement les malades,
les incite à réfléchir, à peser sur la partie atteinte de
leur intelligence, de tout l'effort de l'intelligence saine

qui leur reste? Il y a eu des succès pour les *terriculamenta*
qu'on employait autrefois dans les maisons de fous; il y
en a eu pour la persuasion, la menace, le persiflage, ressources variées du traitement moral; il y en a eu pour
les opérations simulées, entreprises dans le but d'extraire
du corps des aliénés des insectes et des reptiles qui n'y
ont jamais existé..... Certaines lectures ont opéré des
miracles· : le docteur Macario, par exemple, a réussi à
délivrer un jeune homme des spectres et des larves qui
le harcelaient, en lui donnant à méditer l'article *Démonomanie*, d'Esquirol, inséré dans le *Dictionnaire* en 60 volumes.

C'eût été beaucoup déjà que Wier eût ainsi converti
des chefs d'accusation, aboutissant à un décret d'infamie
ou de mort, en autant d'éléments convergeant vers un
diagnostic médical; que, suivant patiemment l'enchaînement des faits, il fût parvenu à alléger la situation du
poids d'une responsabilité inadmissible. Alors, loin de
faire horreur, la sorcière eût fait pitié; alors plus d'un
magistrat se fût dit sans doute, avec le philosophe, qu'en
un tel désarroi intellectuel et moral, quand même elle
aurait commis un crime, « elle était digne de l'ellébore
et non de la ciguë... »

C'eût été beaucoup, ce n'eût pas été assez.

Il restait encore à Wier à s'élever du fait pathologique
qu'il avait sous les yeux à l'idée plus compréhensive de
la maladie, et de la maladie individuelle à remonter à
la maladie sociale. Permettez-moi de bien expliquer ma
pensée.

Rien de moins accidentel que la folie. Quelques exceptions mises à part, même quand elle éclate avec la soudai-
neté d'un traumatisme, — cherchez bien, et vous recon-
naîtrez qu'elle vient de plus loin qu'il ne semble, qu'elle
se rattache à des conditions pathogéniques anciennes,
congénitales ou acquises, ou évidentes ou inaperçues;

que d'ordinaire la cause occasionnelle y a moins de part
que la prédisposition; que c'est une maladie, en un
mot, plus en racine qu'en tige. Soyons toujours en
garde contre le début absolument inopiné d'une affection mentale : en scrutant le passé, — par delà la chute sur
la tête, ou le choc moral, ou le travail excessif, ou l'accouchement, ou telle autre circonstance fortuite dont le
délire semble être la conséquence directe, — nous décou-
vrirons un ensemble de conditions organiques préexis-
tantes bien autrement importantes. Ces conditions, il
nous les faut chercher à la fois près et loin : dans
l'individu lui-même, — dans ses collatéraux, — dans
ses ascendants, — dans le développement incomplet de
son système nerveux, — dans les atteintes antérieures,
violentes ou légères, quelquefois imperceptibles, de maladie, où la sensibilité, où la motilité auront déliré avant
l'intelligence, — dans les diathèses, immanentes à l'organisme à la manière des tempéraments eux-mêmes, et
comme eux transmissibles par voie de filiation; — peut-
être dans quelqu'une de ces diathèses toxiques, telles que
l'alcoolisme, qui ne le cèdent guère aux autres en ténacité... Voilà dans quel sens on aimerait à voir Wier diriger
ses investigations, et voilà malheureusement ce qu'on
cherche en vain au milieu des anecdotes dont son ouvrage est surchargé. Recomposant en médecin la biographie de ses folles, il ne se fût pas borné à raconter leurs
visions et à les expliquer par un « vice de l'imaginative; »
car dans ce trouble d'une faculté, il eût reconnu un
simple fragment, arbitrairement isolé par lui d'une série
de faits qui se tiennent et se commandent; et même le
désordre actuel, avec tous ses éléments constituants,
n'eût été encore pour lui qu'un épisode qui, pour être
compris, exige la connaissance de ce qui a précédé et
quelquefois de ce qui va suivre...

La première conséquence qui se fût dégagée de semblables études eût été celle-ci : la forme du délire est ce qui importe le moins ; la Théomanie et la Démonomanie, distantes judiciáirement de tout l'intervalle qui sépare l'acquittement de la peine capitale ; théologiquement de tout le gouffre qui sépare l'élu du damné..., en pathologie ont la même signification, une valeur identique. Que l'extatique reçoive la visite des anges, ou que le sorcier subisse les accointances des démons, c'est à peine s'il y a là matière à créer deux espèces du genre.

Mais ce progrès accompli, ayant achevé cette première ascension qui de la constatation du *délire* mène à la connaissance de la *folie*, Wier avait encore à déterminer une autre inconnue. Il lui restait à signaler la cause ou les causes qui tout ensemble multipliaient le nombre des sorcières et imprimaient à leurs divagations une certaine uniformité (moins grande que ne l'ont dit des témoins intéressés, mais encore surprenante). De ce double fait ils ont trouvé la source dans les superstitions qui régnaient ; dans la terreur universelle à laquelle toutes les classes de la société, depuis les plus instruites jusqu'aux moins éclairées, payaient un si large tribut ; dans la funeste contagion de l'exemple. Wier assistait, sans qu'il s'en fût jamais rendu compte, à une véritable *épidémie*, analogue à celles qui ont été vues bien des fois depuis, et comme on en voit encore, qui le croirait ? même de nos jours. (Consultez à cet égard la très-intéressante relation de la maladie de possession de Morzine, observée par le docteur Constans.) Après avoir sévi en France et en Italie, cette épidémie avait gagné l'Allemagne, où elle exerçait des ravages inouïs, enfantant d'autant plus de victimes qu'on lui en immolait davantage, croissant en proportion même des rigueurs qu'on déployait pour y mettre un terme. En ce temps-là, les *monomanes* ou *pseudo-monomanes* mettaient en scène les démons, comme les *persécutés* d'aujourd'hui font in-

tervenir la police secrète, la chimie, l'électricité. C'est
toujours au fonds commun des idées en circulation que les
fous empruntent la substance de leurs conceptions déli-
rantes. Et quand une société tout entière est travaillée
par une sourde fermentation ou que de grands événements éclatent, la Réformation au XVIe siècle, la Révolution au XVIIIe, attendons-nous à voir s'accroître le nombre des insensés, et en même temps à les voir se copier
les uns les autres. La folie est alors comme une lave qui
s'épanche; les moules qu'elle rencontre sur son passage,
elle les remplit, elle s'y fige et en garde la forme.
C'est l'époque qui a façonné les têtes sur un même
modèle; vienne le délire, il se ressemblera à peu
de choses près dans toutes. Ajoutez à cela l'influence
inexpliquée mais incontestable de l'imitation; grâce à
l'imitation, chaque stryge reproduisait les symptômes
observés chez ses compagnes, comme font tous les jours
les hystériques de nos salles, et l'on a vu plus d'une fois
la démonomanie gagner l'exorciste lui-même, s'apprê-
tant à chasser le diable, ou le juge en train de le condamner au feu!

Si Wier avait su apprécier tous ces faits avec justesse,
que par un de ces magnifiques élans du génie qui devan-
cent l'observation des siècles, il eût eu la prescience
des résultats où nous sommes arrivés après un long
labeur, certainement les prosélytes ne lui eussent pas
manqué, — et plus encore que partout ailleurs, il en eût
fait parmi les médecins, ses confrères, gens d'un esprit
rassis pour la plupart, peu enclins aux rêveries, et qui de
tout temps ont préféré les faits simplement et prosaïque-
ment vrais à toutes les poésies du merveilleux. Mais il
n'en fut pas ainsi. Wier n'apportait guère que des
assertions, et ne sut faire partager ses convictions
qu'au plus petit nombre. Ceux-là même qui se joignaient
à lui pour demander indulgence aux juges, refusaient

de le suivre dans les interprétations qu'il donnait de la sorcellerie et des sortiléges. Je ne puis me défendre d'une certaine impatience rétrospective, quand je lis dans Éraste (Éraste était l'ami de Wier) le passage suivant : « L'ouvrage sur les stratagèmes des démons, longtemps attendu, vient enfin de paraître ; je l'ai parcouru avec avidité, et ma déception a été grande ; je n'y ai pas trouvé un seul argument que je n'eusse réfuté par avance, ce qui me fit faire ce raisonnement : Si un homme de cette valeur, et plus versé que nul autre en ces matières, n'a rien pu découvrir, après un travail de plusieurs années, qui infirmât tes opinions ou confirmât les siennes, c'est que, évidemment, la cause que tu soutiens est la bonne. »

Mais prenons garde que le désir du mieux ne nous rende ingrats envers le bien ; n'oublions pas de quels faibles moyens Wier disposait, quels obstacles il avait à vaincre. Quand il aurait conçu dans toute son ampleur le programme de ce qui est devenu par la suite la pathologie et la médecine légale des aliénés, comment s'y serait-il pris pour remplir ce programme, même partiellement ? Souvenons-nous qu'il n'observait guère la folie qu'au pied des échafauds ; pas de clinique ; pas d'asiles pour ces misérables que la charité n'avait pas adoptés encore… S'il n'a pas été donné à Wier de formuler les vérités dont ses successeurs nous ont assuré la paisible possession, au moins ne lui contestons pas la gloire, gloire impérissable, de les avoir pressenties. Respectons, aimons en lui le frère aîné de Pinel qui fit tomber les chaînes des insensés, le précurseur de ces maîtres, élèves de Pinel, qui ont disputé à la guillotine tant de têtes malades et fait inscrire dans le Code le droit de l'aliéné à l'assistance.

Et maintenant, cela suffit-il ? Devons-nous croire que sur la question des délits et des peines, la plus solennelle des questions sociales — et toutes aboutissent aux intimités de la physiologie, et ont droit à notre examen — la science n'ait plus rien à dire désormais? Tant s'en faut; seulement le dernier pas qui reste à faire, le plus décisif, est aussi le plus rude à franchir. Aujourd'hui l'on ne tue plus personne pour un crime fantastique comme la magie, ni même — immense progrès! — pour un crime avéré, s'il a la folie pour excuse; mais on continue à tuer, avec une tranquillité parfaite, le criminel non aliéné, parce que, hors le délire, la liberté morale semble indiscutable, et que nulle insanité n'est admise là où manque le désordre de la pensée. La volonté est libre, tel est le dogme... Or si vous vous trouvez jamais en présence d'une de ces âmes mal venues, nées difformes, de ces consciences frappées de cécité et de surdi-mutité congénitales, vous vous demanderez avec inquiétude si réellement l'axiome peut se passer de preuves; si la conception métaphysique du libre arbitre n'appelle pas, comme les fictions du mysticisme, le contrôle d'une observation sévère et méfiante; si, en définitive, l'une prétend plus justement que l'autre aux sacrifices que nous lui faisons, y compris celui de la vie humaine. Et quand vous entendrez dire de certaines natures scélérates que leurs mauvais instincts se sont révélés dès l'enfance, que le démon de la perversité les poursuit, que ce sont des anomalies, des monstres vomis par l'enfer, il vous semblera reconnaître dans ce langage comme un écho de celui que parlaient le Moyen Age et la Renaissance. L'idée de prédestination, de fatalité, d'asservissement que ces mots expriment (ou plutôt qu'ils trahissent), peut-elle se concilier avec celle de liberté absolue? n'implique-t-elle pas l'enchaînement de la volonté, ou tout ou moins l'absence de cet équilibre idéal, où l'on imagine les résistances proportionnelles aux impulsions, la raison aux

penchants? Que devient la terrible uniformité du jugement en face de l'aptitude infiniment inégale des individus pour le bien et pour le mal? Là, messieurs, là
est la circonstance atténuante universelle, et comme
premier bénéfice, elle devrait rendre la personne humaine sacrée, même sous ses aspects les plus repous-
sants.

Mais ces parias, types dégradés de l'espèce, défor-
mations à peine reconnaissables de l'être normal, qui
se sentira jamais le courage de les regarder de près et en
face? Qui? Le médecin; l'homme qu'aucune laideur ne
fait reculer et qui a désappris tous les dégoûts. Peut-être
parmi les jeunes esprits à qui j'ai l'honneur de m'adresser
en ce moment, s'en trouvera-t-il un qui se laissera gagner
à l'attraction de cet imposant sujet d'étude; peut-être
un médecin nous montrera-t-il un jour à quelles conditions primordiales de l'organisme se lient le vice et le
crime, qui sont comme la diathèse et la maladie morale;
d'après quelles lois ils s'associent aux défectuosités intellectuelles ou physiques ou s'en isolent; pourquoi les
influences éducatrices les mieux dirigées n'en peuvent
toujours préserver, pas plus que l'hygiène ne décide à
elle seule de l'éclosion ou de l'avortement des germes
morbides innés. La vérité qui se dégagera de ces investigations, c'est qu'en définitive l'infirmité la plus haïssa-
ble est aussi la plus digne de pitié...

Ces conclusions peuvent vous paraître téméraires. Elles
ne visent à rien moins qu'à reléguer hors de toute appréciation judiciaire les problèmes délicats, complexes, souvent insolubles de la responsabilité, et à mettre à la place
de la vindicte publique la seule obligation pour la socié-
été de se défendre contre les dangers qui la menacent.
Mais dût cette pensée vous paraître trop hardie, j'ai
voulu vous la dire tout entière. S'il me fallait le patro-

nage d'une autorité du passé pour faire absoudre ma franchise, eh bien, je me réclamerais de notre vieux Jean Wier, qui, à ses risques et périls, attaqua une croyance séculaire, entourée du respect de tous, où il ne voyait, lui, qu'un préjugé à combattre.

TREIZIÈME CONFÉRENCE

M. BROCA, PROFESSEUR.

Celse.

Messieurs,

Je ne viens pas vous parler d'un homme, mais d'un livre, et aussi d'une époque. Celse, l'auteur de ce livre, nous est à peu près inconnu. Son nom ne nous est parvenu qu'altéré par les copistes. On ne sait ni où il est né, ni où il est mort. On suppose qu'il a vécu à Rome ; c'est très-probable, mais ce n'est pas certain. On ne connaît ni sa famille, ni ses amis ; on discute sur l'époque où il florissait, et, pendant que les uns le font vivre sous le second triumvirat, d'autres le font contemporain de Tibère, de Néron, et même de Trajan. Voilà bien des incertitudes, et pourtant il en est une plus grande encore, car on ignore quelle était sa profession. Était-il médecin ou chirurgien, agriculteur, rhéteur ou philosophe ? Vivait-il dans les camps ou exerçait-il, auprès d'un prince du sang, les fonctions de secrétaire ? Toutes ces hypothèses ont été soutenues, et de pareilles divergences ne prouvent qu'une chose : c'est qu'on ne sait rien ou presque rien de positif sur la personne de Celse.

N'attendez pas, dès lors, que je puisse, en vous parlant de lui, vous raconter quelques-uns de ces épisodes intéressants qui donnent tant de charme à la biographie des hommes célèbres, et qui mettent si bien en relief leur caractère et celui de leurs contemporains. Loin que je puisse, sous ce rapport, combler les lacunes de l'histoire, je serai au contraire obligé plus d'une fois de réfuter les assertions des biographes de Celse, et, au lieu d'augmenter la somme des notions que l'on possède sur lui, j'arriverai peut-être à la diminuer.

Le livre de Celse, *De re medica*, est certainement l'un des écrits les plus remarquables de l'antiquité. Le style en est si pur, si correct, que beaucoup d'auteurs ont appelé Celse le *Cicéron des médecins*. Ce livre résume, dans son élégante concision, l'ensemble des connaissances médicales et chirurgicales de l'époque qui a précédé celle de Galien. C'est, sous ce rapport, l'ouvrage le plus complet, le plus méthodique, le plus didactique que l'antiquité nous ait transmis. C'est un manuel, si vous voulez, mais un manuel merveilleusement composé, admirablement rédigé, et qui mériterait déjà, par cela seul, d'avoir sa place dans toutes les bibliothèques, quand même ce ne serait pas la seule source d'informations qui nous soit restée sur un grand nombre de points de l'histoire de notre science. Parmi les soixante-douze auteurs médicaux dont Celse a consulté et cité les ouvrages, il n'en est qu'un seul, Hippocrate, dont les écrits aient survécu au cataclysme du moyen âge. La plupart d'entre eux ne nous sont connus que par le livre de Celse, et il n'y a pas d'exagération à dire que près de la moitié de ce que nous savons sur l'histoire de la médecine et de ses progrès en Grèce, à Alexandrie et à Rome, pendant les quatre siècles qui ont suivi l'époque hippocratique, nous a été conservé par Celse, et par Celse seulement.

Il n'en faudrait pas tant pour expliquer le succès extraordinaire que cet ouvrage a obtenu depuis la Renaissance. Jusqu'alors on en avait fait peu de cas, — je vous dirai pourquoi tout à l'heure ; — mais l'imprimerie naissante lui rendit justice. Il eut l'honneur d'être imprimé dès 1478, cinq ans avant l'*Ars parva* de Galien et les *Aphorismes* d'Hippocrate, et j'ai lieu de croire que les seuls ouvrages de médecine qui aient été imprimés avant celui-là sont le *Canon* d'Avicenne (1476) et un fragment d'Albucasis sur la préparation des médicaments (1471).

Aucun livre de science n'a été édité plus souvent que celui de Celse. Choulant, en 1824, en a cité cinquante-cinq éditions latines, sans compter quinze éditions dont il n'a pu constater l'authenticité, et sans compter un bon nombre de traductions dans la plupart des langues de l'Europe. La version française la plus ancienne est celle de Ninnin, publiée en 1753, et plusieurs fois réimprimée. Depuis 1846 nous possédons une meilleure version, celle de M. Des Etangs. Si l'on s'en fiait aux apparences, on pourrait croire qu'il en a paru une troisième en 1824 ; mais cette prétendue traduction, malgré les signatures qu'elle porte, n'est autre que la traduction de Ninnin avec quelques changements microscopiques, qui ont été faits probablement sans consulter le texte latin, — témoin le petit contre-sens de la première phrase du livre.

Celse a eu un grand nombre de commentateurs et d'historiens qui comptent parmi les savants les plus érudits des deux derniers siècles. Il serait trop long de vous les énumérer ; mais je ne puis me dispenser de nommer au moins Rhodius qui, le premier, essaya d'écrire une vie de Celse (1639) ; — Van der Linden, qui revisa et épura patiemment le texte de notre auteur, en confrontant les manuscrits et les éditions, et qui corrigea

plus de deux mille fautes commises par les copistes;
— Almeloveen, qui mérita d'être surnommé Celse II par
l'Académie des curieux de la nature; — Morgagni, qui
en trente ans, de 1720 à 1750, écrivit, sous forme de
lettres, huit dissertations critiques sur Celse, et qui en
1768, déjà octogénaire, revint encore sur ce sujet, dont
il s'occupait depuis près de cinquante ans; — et enfin
Léonard Targa, qui, plus persévérant encore, consacra
entièrement soixante ans de sa longue vie à l'étude des
manuscrits et des éditions de Celse. Un grand nombre
de fautes qui avaient échappé à ses prédécesseurs furent
corrigées par Targa, dont les deux éditions, publiées en
1769 et en 1806, sont considérées à juste titre comme
les plus pures et les plus correctes.

J'aborde maintenant, messieurs, l'examen critique
des documents à l'aide desquels on a essayé de constituer une biographie de Celse. Et d'abord, quel est son
véritable nom ? Sur le titre de la plupart des éditions et
de quelques manuscrits peu anciens, on lit : *Aurelius
Cornelius Celsus*. Déjà Leclerc avait fait remarquer
qu'Aurelius était un nom de famille et ne pouvait pas
être employé comme prénom. Il est, en effet, sans
exemple dans l'histoire romaine que deux noms de
famille, tels que Aurelius et Cornelius, aient été ainsi
accolés l'un à l'autre. En outre, sur la plupart des manuscrits, le prénom de Celse n'est indiqué que par l'initiale A. — Leclerc avait conclu de là que le mot Aurelius
avait dû être construit sur cette initiale par quelque
copiste maladroit, dont l'erreur, reproduite par l'imprimerie, s'était ensuite perpétuée d'édition en édition. La
prévision de Leclerc a été pleinement confirmée depuis
par la découverte d'un manuscrit du Vatican, plus ancien que tous les autres, et sur lequel est inscrit le véritable prénom de Celse, *Aulus ;* et il résulte d'ailleurs des
recherches de Bianconi que le prénom *Aulus* était très-

commun dans la famille Cornelia, ainsi que le surnom *Celsus*.

Ce surnom était très-usité à Rome. On connaît un grand nombre de personnages qui l'ont porté, et que l'histoire mentionne comme ayant brillé soit dans la médecine, soit dans la philosophie, le droit ou la rhétorique. Or, notre Celse a écrit sur toutes ces choses, de telle sorte que ses biographes, égarés par la similitude des noms, ont pu le confondre avec des personnages très-divers par leur profession, par leur position sociale, et par l'époque où ils ont vécu.

On ne l'a confondu ni avec le philosophe épicurien Celsus, qui se rendit célèbre sous Marc-Aurèle par ses polémiques contre les chrétiens; ni avec le jurisconsulte Juventius Celsus, qui fut condamné à mort pour avoir conspiré contre Domitien, et qui était à la veille d'être exécuté, lorsqu'il eut la bonne fortune d'apprendre dans sa prison la mort tragique de son empereur. Mais, à peu près à la même époque, vivait un autre jurisconsulte du nom de Celse, et quelques personnes, le confondant avec notre auteur, ont fait vivre celui-ci jusque sous Trajan.

Cette erreur est grossière, car je vous montrerai bientôt que le traité *De re medica* est bien antérieur au règne de Trajan. Il était plus excusable de confondre l'auteur de ce traité avec le médecin Apuleius Celsus, qui fut célèbre sous Tibère, et dont le nom pouvait s'écrire par abréviation A. Celsus, comme celui de notre Celse.

Cet Apuleius Celsus ne nous est pas connu par ses propres œuvres; on sait seulement qu'il forma deux élèves qui se distinguèrent dans des genres différents : L'un, Scribonius Largus, écrivit un *Traité de la composition des médicaments* qui nous a été conservé; l'autre, nommé Vectius Valens, se rendit célèbre par ses amours avec l'impératrice Messaline. Pline est même parti de là pour flétrir, comme immorale, la profession de médecin. A ce compte, il en aurait pu flétrir bien d'autres.

Il y a eu à Rome, probablement vers la même époque, un autre médecin du nom de Celsus. Il n'est connu que par une épitaphe très-importante au point de vue de l'histoire de l'enseignement médical à Rome. Voici cette inscription, d'après Gruter :

M. LIVIO CELSO TABVLARIO
SCHOLÆ MEDICORVM
M. LIVIVS EVTYCHVS
ARCHIATROS OLL. D. II.

A M. Livius Celsus, secrétaire de l'École des médecins, l'archiatre M. Livius Eutychus a donné deux urnes.

Cette inscription, qui nous révèle l'existence d'une École de médecine à Rome, ne porte malheureusement aucune date ; mais le mot grec *archiatros* nous reporte à une époque assez reculée. Il est certain, en effet, que ce mot fut promptement latinisé. Sur toutes les autres inscriptions romaines où il est question du même titre, on lit *archiater* et non *archiatros*. Les écrivains latins qui ont parlé des archiâtres se sont servis également de la terminaison latine. Enfin plusieurs auteurs ont fait mention d'un certain Andromachus, archiatre de Néron, *archiater Neronis*. Tout cela nous permet de croire que l'épitaphe de Livius Celsus est probablement antérieure au règne de Néron.

Il ressort de cette inscription importante qu'il y avait quelque part à Rome, non pas une école officielle, comparable à nos facultés de médecine, mais un groupe de médecins associés pour enseigner leur art. Jusqu'alors, cet enseignement avait été purement individuel.

Je dois vous parler enfin d'un dernier personnage qui

à porté le nom de Celsus et qui, suivant le savant Bianconi, serait le véritable auteur du traité *De re medica*. . Bianconi est un des érudits qui ont consacré le plus de temps et de soins à l'étude de Celse. Les douze lettres qu'il a écrites sur ce sujet à Tiraboschi forment tout un volume, et sa dissertation latine sur l'époque où Celse a vécu, *De Celsi ætate*, est une œuvre des plus remarquables. Après avoir démontré, et je pense avec succès, que son héros n'exerçait pas la profession de médecin, et qu'il écrivait dans les premiers temps du règne d'Auguste, il a pensé qu'un homme aussi éminent dans les lettres et dans les sciences avait dû occuper une position élevée, et être en relation avec les grands écrivains de cette époque, qu'on a appelée le siècle d'or de la littérature latine. Il s'est donc efforcé de prouver que notre Celse avait été l'ami d'Horace et d'Ovide, le compagnon et le secrétaire du jeune Tibère.

Il s'est basé principalement sur deux épîtres d'Horace où il est question d'un certain Celsus, qui faisait partie de l'entourage de Tibère. Lorsque celui-ci n'était encore que prince du sang, Auguste, son père adoptif, qui se méfiait de lui, l'envoya guerroyer en Orient, peut-être un peu pour lui faire la main, mais surtout pour le tenir éloigné de Rome. Tibère, alors âgé d'environ vingt-deux ans, avait emmené avec lui, dans son expédition, ce qu'Horace appelle une cohorte littéraire. Dans cette cohorte figuraient Julius Florus, ami d'Horace, et un écrivain du nom de Celsus, qui sans doute, dans l'origine, n'était pas en grande faveur auprès du jeune prince, car Horace, dans son épître à Florus (l. I, épît. III), le malmena rudement en le traitant de plagiaire et en le comparant à la corneille d'Ésope ; mais bientôt, le plagiaire ayant fait son chemin et étant devenu l'ami particulier de Tibère, Horace le jugea digne à son tour de son amitié et lui adressa une de ses épîtres les plus

aimables (l. I, épît. VIII), qui se terminait pourtant par
ce vers :

Ut tu fortunam, sic nos te, Celse, feremus.

Ce qui veut dire à peu près : Tâche de te maintenir en
faveur, si tu veux que je t'estime. C'est dans cette épître
que nous apprenons que Celsus était secrétaire de Tibère : *comes scribaque Neronis ;* car Tibère, messieurs, s'appelait aussi Néron ; il portait deux noms qui devaient
devenir également chers au peuple romain.

C'est à ce Celse-là que Bianconi attribue le traité *De
re medica ;* mais, par malheur pour cette hypothèse,
Horace nous a donné les deux noms de son personnage,
Celsus *Albinovanus,* et non pas Cornelius Celsus ; et Bianconi, ordinairement si ingénieux, n'a pu opposer à cette
objection décisive que des raisons sans aucune valeur.

Avouons donc, messieurs, que notre Celse n'a pas eu
l'honneur d'être secrétaire de Tibère, et ajoutons que
nous ne connaissons pas le premier mot de sa biographie.

Où est-il né ? Cœlius Rhodiginus, écrivain de la Renaissance, rapporte que les habitants de Vérone reven-
diquaient Celse pour leur compatriote ; mais il ne dit
pas sur quoi reposait cette prétention, qui n'a été acceptée, je pense, par aucun critique. D'un autre côté, plusieurs auteurs ont admis que Celse était Romain, mais
toujours sans preuve, ainsi que le montre suffisamment
cette phrase de M. Kunholtz (de Montpellier) : « Quoique
» aucun document authentique n'ait pu nous apprendre
» encore où est né Celse, nous le regarderons, avec
» Rousseus et Fabricius, comme étant Romain. » Après
de pareilles prémisses, il était permis d'attendre une
autre conclusion.

Rhodius, son premier biographe, l'a fait vivre sous
Néron et ses successeurs, jusqu'à Trajan. En trente ans,

de 68 à 98 après Jésus-Christ, il aurait vu neuf empereurs. Il est bien vrai que Pline l'ancien, mort en 79, a commencé son XXIXe livre en disant que personne encore n'avait écrit en latin sur la médecine. Il était naturel d'en conclure qu'à cette époque l'ouvrage de Celse n'était pas encore composé. Mais, par une étrange contradiction, Pline a cité ce livre à trois reprises. En outre, Columelle, qui écrivait sous l'empereur Claude, vers l'an 42, a cité un très-grand nombre de fois le traité d'agriculture de Celse.

Celse est donc antérieur à Claude, et, jusqu'aux recherches de Bianconi, l'opinion la plus répandue était qu'il avait écrit sous le règne de Tibère, parce que Columelle avait parlé de lui comme d'un homme de son temps (*nostrorum temporum vir*) ; mais Columelle était déjà vieux, — il le dit lui-même, — lorsqu'il écrivit son livre, et ses souvenirs pouvaient très-bien remonter jusqu'au siècle d'Auguste : cela nous laisse une grande latitude.

Si maintenant nous considérons l'ouvrage même de Celse, nous reconnaîtrons avec Bianconi qu'il a dû être écrit pendant la première moitié du règne d'Auguste. Le style, d'abord, de l'avis des meilleurs appréciateurs, est bien celui de la plus belle époque de la latinité. Celse, dans l'admirable introduction de son premier livre, arrête son historique à Thémison, dont il parle presque comme de son contemporain. « Thémison, » dit-il, dans sa vieillesse, s'est écarté il y a peu de temps » (*nuper*) de quelques-uns des préceptes d'Asclépiade. » Or Thémison, élève et successeur d'Asclépiade, qui mourut vers l'an 92 avant Jésus-Christ, ne peut guère avoir survécu plus de cinquante ans à son maître, ce qui place l'époque de sa mort au plus tard vers l'an 40 avant Jésus-Christ ; et il est clair, dès lors, que Celse ne peut avoir écrit ni sous Tibère, ni même dans la seconde moitié du règne d'Auguste. Ainsi raisonne Bianconi, et il n'y aurait rien à objecter à cette démonstration, si la date de la mort d'Asclépiade était suffisamment déterminée.

Mais voici un argument plus décisif. Comment se fait-il que Celse, cet écrivain si érudit, qui a cité un si grand nombre d'auteurs et de praticiens, n'ait pas parlé d'Antonius Musa, médecin d'Auguste, de cet *illustre*, de cet *immortel* Musa, qui avait sauvé ou qui passait pour avoir sauvé les jours de l'empereur, et qui, en récompense, reçut les plus grands honneurs qu'on ait jamais accordés à un médecin, puisque le sénat lui octroya l'anneau d'or des chevaliers, et qu'on lui éleva, de son vivant, une statue auprès de celle d'Esculape? Si Musa n'eût été qu'un praticien célèbre et fortuné, on pourrait comprendre à la rigueur que Celse, quoique écrivant après lui, l'eût passé sous silence; mais Musa fut un chef d'école: il réforma la médecine de Thémison ; il institua une méthode que Pline appelle la médecine des contraires (*contraria medicina*), et qui devint bien vite à la mode lorsqu'on sut qu'elle jouissait des faveurs d'Auguste. L'omission de cette méthode et du nom de son auteur, dans un livre aussi complet que celui de Celse, serait tout à fait inexplicable. Il y a plus; la maladie dont Auguste avait été guéri par Musa était une affection du foie ; les remèdes chauds ayant échoué, Musa eut recours avec succès au traitement par l'eau froide. Or, Celse, parlant du traitement des affections du foie (lib. IV, c. VIII), après avoir dit à plusieurs reprises qu'elles doivent être traitées par les remèdes chauds, ajoute que rien n'est plus nuisible au foie que les choses froides, et qu'il faut s'en abstenir entièrement : *Abstinendum utique est ab omnibus frigidis ; neque enim res ulla magis jecur lædit.* Il est bien certain qu'il se serait exprimé autrement s'il eût écrit après la maladie d'Auguste. Le traité *De re medica* est donc antérieur à cette maladie, dont les historiens ont indiqué la date, et qui eut lieu l'an 731 de Rome, c'est-à-dire l'an 22 avant Jésus-Christ.

Celse a pu écrire plusieurs années auparavant. Il est certain toutefois que son *Traité de rhétorique* est postérieur à l'an 29, où parurent les *Géorgiques*, puisque Quintilien (VIII, 3) lui a reproché d'avoir critiqué le vers 357 de ce poëme.

Au surplus, messieurs, il est probable que Celse a écrit pendant longtemps, car il a produit un grand nombre d'ouvrages, ou plutôt de traités formant une sorte d'encyclopédie.

Cette encyclopédie comprenait d'abord un traité d'agriculture, *De re rustica*, en cinq livres; puis le traité *De re medica*, en huit livres ; le traité de rhétorique, probablement en sept livres, venait immédiatement après. On ne sait dans quel ordre se succédaient les autres traités ; on n'en connaît même pas le nombre; on sait seulement qu'il y en avait un sur le droit, un autre sur la philosophie, un troisième sur l'art militaire.

Vous vous demandez peut-être, messieurs, si des ouvrages aussi nombreux et aussi divers sont bien du même auteur, ou s'ils ne seraient pas dus plutôt à plusieurs écrivains portant ce nom de Celsus, qui était si commun à Rome. Mais Columelle, Quintilien, Végèce, et tous ceux qui ont parlé de ces ouvrages, les ont attribués expressément à *Cornelius* Celsus. Columelle et Végèce ont dit l'un et l'autre que le Corn. Celsus dont ils parlaient était en même temps l'auteur d'un traité de médecine. Quintilien a été plus explicite encore, comme je le dirai bientôt. Enfin Celse lui-même, parlant du traitement de la gale de l'homme (l. V, cap. xxviii, § 16), conseille l'emploi d'une préparation de poix et de soufre, et renvoie, pour la manière de s'en servir, à son traité d'agriculture : *sicut in pecoribus proposui.*

Au surplus, la première phrase de l'introduction du traité *De re medica* fait évidemment suite à son ouvrage d'agriculture : *Ut alimenta sanis corporibus agricultura, sic sanitatem ægris medicina promittit.* En voici d'ailleurs la preuve directe : Columelle, dans le premier chapitre de son premier livre, dit que l'agriculture de Cornelius Celsus forme cinq livres. Or, sur le titre du plus ancien manuscrit du Vatican on lit : *Auli Cornelii Celsi liber sextus, idemque medicinæ primus.* Et enfin Greive rapporte que le manuscrit d'Alexandre de Padoue, qui ne comprend que le livre IV, se termine par ces mots : *Artium Cornelii Celsi liber nonus, idem medicinæ liber quartus explicit feliciter.* Cela paraît indiquer que l'encyclopédie de Celse était intitulée : *Artes.* En tous cas, il est parfaitement certain que le livre I du traité de médecine faisait immédiatement suite au livre V et dernier du traité d'agriculture.

Que les autres traités dont je viens de vous donner l'énumération soient du même auteur, c'est ce que prouve bien clairement un passage du dernier chapitre du livre XIII de Quintilien. Quintilien dit que l'orateur doit posséder toutes les connaissances, et, pour montrer que cela est possible, il cite d'abord Caton le censeur, qui fut à la fois orateur, historien, jurisconsulte, agronome, et, qui sur ses vieux jours, cultiva avec succès les lettres grecques. Il passe alors à Varron et à Cicéron, dont les connaissances étaient encore plus étendues, et il termine en ces termes : *Quid plura, quum etiam Cornelius Celsus, mediocri vir ingenio, non solum de his omnibus conscripserit artibus, sed amplius rei militaris et rusticæ etiam, et medicæ præcepta reliquerit?*

Quintilien, vous le voyez, n'a pas flatté Celse (il ne flattait que Domitien). L'hommage qu'il lui rend n'est donc pas suspect lorsqu'il reconnaît que cet « homme d'un génie médiocre » s'est fait connaître par ses écrits

comme un savant universel. Ce passage a paru contradictoire ; on a cru à tort qu'il était altéré, et plus à tort
encore on a essayé de le corriger. Quintilien juge que
Celse est un génie médiocre parce qu'il n'a pas les
mêmes opinions que lui sur la rhétorique, et dans le
fait, lorsqu'il le cite, c'est presque toujours pour le critiquer ; mais tous les témoignages s'accordent pour établir que les autres ouvrages de Celse n'étaient pas plus
médiocres que son traité de médecine.

Je vous citerai d'abord Quintilien lui-même, qui, dans
le premier chapitre du livre X, parlant de ceux qui ont
écrit en latin sur la philosophie, nomme en première
ligne Cicéron, puis Brutus, et en troisième ligne Celse,
dont les nombreux écrits philosophiques, dit-il, ne manquent ni d'élégance ni d'éclat : *Scripsit non parum multa
Cornelius Celsus, scepticos secutus, non sine cultu et nitore.*
Et il range ces écrits philosophiques au nombre des ouvrages où l'orateur doit chercher le complément de son
éducation.

Columelle loue bien plus encore le traité d'agriculture de Celse, qu'il cite continuellement. Il appelle
Celse *celeberrimus auctor* (l. III, c. XVII) ; il dit qu'il n'a pas
moins mérité de louanges que Caton, Varron et Magon
(l. I, c. I), et lorsqu'il lui arrive de le réfuter, c'est encore
pour lui rendre hommage. « Je ne puis assez m'étonner,
» dit-il quelque part (l. II, c. II), que cette erreur ait été
» commise par Cornelius Celsus, cet homme qui connais-
» sait non-seulement l'agronomie, mais encore toute la
» nature. » Il ne l'estime pas moins comme écrivain
que comme savant, témoin le passage suivant sur les
abeilles : (l. IX, c. II) « Il est impossible, dit-il, de sur-
» passer la science d'Hyginus (le maître de Virgile), les
» ornements de Virgile et l'élégance de Celse. Hyginus
» a réuni les préceptes des anciens ; Virgile a orné le
» sujet des fleurs de la poésie ; et nous trouvons dans

» Celse un judicieux mélange de ces deux manières. »

Nous pouvons porter, messieurs, un jugement tout semblable sur son traité de médecine, qui ne se distingue pas moins par la forme que par le fond.

Quant au traité de l'art militaire, *De re militari*, Végèce, qui écrivait au IVᵉ siècle, et qui fait autorité dans ces matières, en fait le plus grand cas. Il cite fréquemment Celse, jusque dans le titre même de son ouvrage ; il le met au premier rang avec Caton, Trajan et Adrien, ce qui n'est pas un médiocre honneur, si l'on songe à l'importance que les Romains attachaient à l'art militaire.

Ainsi, messieurs, ce même auteur qui a écrit sur la médecine un ouvrage si remarquable, et qui en particulier a traité de la chirurgie avec une précision et une solidité sans exemple dans l'antiquité, a produit des écrits tout aussi dignes d'éloges sur l'agriculture, l'art militaire, la rhétorique et la philosophie. Au milieu de toutes ces choses dans lesquelles il a excellé, est-il possible de découvrir la profession qu'il exerçait ? Je ne le pense pas ; et il est fort possible qu'il n'ait exercé aucune profession, car ce n'en était pas une à cette époque d'être un savant et un écrivain. Mais, comme il ne nous reste de lui que son traité de médecine, comme c'est par ce livre seulement que nous le connaissons aujourd'hui, on se figure difficilement qu'il ait pu écrire un pareil chef-d'œuvre sans être voué spécialement à la pratique médicale. De là est venue l'opinion généralement répandue que Celse était médecin — ou chirurgien — ou l'un et l'autre à la fois. Je ne saurais la partager. Je sais que j'ai aujourd'hui contre moi le sentiment de la majorité, mais je puis invoquer des autorités considérables, et entre autres celles de Van der Linden, de Bianconi et de Dezeimeris.

Constatons d'abord, messieurs, que jamais, ni dans

l'antiquité, ni dans le moyen âge, personne n'a rangé
Celse parmi les médecins.

Pline, qui a tant parlé des médecins de Rome, et qui
en a nommé un si grand nombre (toujours pour en dire
du mal), n'a point compris Celse dans cette énumération. Si Celse échappe à la médisance de Pline, c'est
déjà une assez forte présomption pour qu'il ne soit pas
médecin. Un homme comme lui n'aurait pas pu faire
partie du corps médical de Rome sans y tenir un rang
distingué, car il est bien certain que la médecine romaine n'a produit aucun esprit qui lui soit comparable.
Comment veut-on que Pline ait tant écrit sur les médecins de Rome sans faire allusion au plus éminent d'entre
eux? Notez d'ailleurs qu'il connaissait parfaitement
Celse. Il l'a cité bon nombre de fois dans son texte, et
surtout dans les listes d'auteurs annexées aux tables qui
composent le premier livre de l'*Histoire naturelle*. Sur
les trente-six livres du texte, il n'y en a pas moins de
vingt pour lesquels il a consulté les écrits de Celse. Or,
nulle part, ni sur les listes, ni dans le texte, il ne donne
à Celse le titre de *medicus*, ce qu'il fait toujours lorsqu'il parle d'un médecin. Il y a plus : toutes les fois que
le nombre des médecins mentionnés dans une liste est
considérable (ce qui a lieu dans les livres relatifs aux
plantes médicinales et à la médecine proprement dite),
Pline décompose sa liste en deux listes secondaires,
l'une comprenant ceux qu'il appelle simplement *auctores*,
l'autre comprenant les médecins, *medici*. Eh bien, Celse
est toujours placé dans la première catégorie, et *jamais*
dans la seconde. Il est donc évident que Pline, qui
devait savoir à quoi s'en tenir, ne rangeait pas Celse
parmi les médecins.

Voici maintenant un fait tout aussi démonstratif :
tandis que plusieurs auteurs non médicaux ont mentionné
le *Traité de médecine* de Celse, aucun auteur médical de

l'antiquité n'a parlé de ce livre, ni de celui qui l'a écrit. Le Celsus dont le nom revient assez fréquemment dans le traité de Scribonius Largus, *De compositione medicamentorum*, n'a rien de commun avec le nôtre ; c'est le médecin Apuleius Celsus dont je vous ai déjà parlé, et Scribonius Largus, son élève, craignait si peu qu'on le prît pour notre Celse, qu'il ne lui a donné qu'une ou deux fois son premier nom Apuleius ; dans ses autres citations, il l'a nommé simplement Celsus, parce qu'il savait bien que sa qualité de médecin suffisait amplement pour le distinguer de cet autre Celsus, qui avait écrit une encyclopédie, et dont Columelle, à peu près à la même époque (vers l'an 42), proclamait la célébrité.

Je le répète, aucun médecin de l'antiquité n'a parlé du livre de Celse, ni ceux qui écrivaient en grec, ni ceux qui écrivaient en latin, ni les auteurs du IIe siècle, Cælius Aurelianus et Galien, — ni, dans les siècles suivants, les compilateurs Aetius et Oribase, — ni enfin Paul d'Égine, qui écrivit au VIIe siècle un manuel de médecine et de chirurgie comparable sous quelques rapports à celui de Celse. Ce silence, messieurs, serait inexplicable et injustifiable, si le livre de Celse avait été écrit par un médecin, et s'il eût été entre les mains des médecins. Mais il faisait partie d'une encyclopédie destinée aux gens du monde, et vous savez que de tout temps les médecins ont dédaigné ces sortes de productions.

Cela dura pendant tout le temps de la Renaissance. Toutes les œuvres de Celse périrent, à l'exception de son traité de médecine ; et lorsque ce livre eut été imprimé, on le trouva si remarquable de précision et de clarté, si supérieur à tout ce qui avait été écrit en latin sur la médecine, qu'on l'admit aussitôt au nombre des ouvrages classiques, sans s'inquiéter de savoir s'il émanait ou non d'un auteur voué à la profession médicale.

Cette question, d'abord, ne fut pas même posée; bientôt, lorsque les progrès de l'érudition eurent appris à reconnaître un seul et même personnage dans l'auteur du traité de médecine et dans le Celse de Columelle, de Quintilien et de Végèce, tous les savants, appartenant ou non à la médecine, s'accordèrent à admettre, avec toute l'antiquité, que Celse n'était pas médecin.

Mais pendant que cette opinion se maintenait parmi les érudits, la plupart des médecins qui lisaient Celse ne pouvaient s'imaginer que l'ouvrage le plus exact et le plus pratique de leur bibliothèque eût été écrit par un autre que par un homme du métier, — et lorsqu'on leur objectait que cet auteur avait écrit, avec non moins de compétence et de talent, sur un très-grand nombre d'autres sujets, l'admiration qu'ils éprouvaient pour lui accroissait encore leur désir de le revendiquer comme un des leurs, pour l'honneur de la médecine et de la chirurgie. Daniel Leclerc, après lui Schultze et la plupart des historiens de la médecine, se firent les interprètes de ce sentiment louable, — mais la vérité doit passer avant notre amour-propre professionnel; et la vérité est que c'est seulement dix-sept siècles après l'époque de Celse, qu'on a pour la première fois prétendu qu'il était médecin; par conséquent nous devons nous en rapporter à l'opinion publique de l'antiquité, à moins que nous ne trouvions, dans le livre même de Celse, des preuves intrinsèques assez évidentes pour contre-balancer tous les témoignages.

Or, vous allez voir au contraire que Celse s'est exprimé, dans un grand nombre d'endroits, comme n'aurait pu le faire un homme exerçant la profession de médecin.

Mais il est de toute justice de mettre d'abord sous vos yeux les passages sur lesquels on s'est basé pour soutenir que Celse était un praticien.

Après avoir décrit, d'après Héraclide de Tarente, l'opération de l'ankyloblépharon, qui consiste à détruire les adhérences de la paupière avec le globe de l'œil, et qui aujourd'hui encore est considérée comme tout à fait inefficace, Celse s'exprime ainsi : *Ego sic restitutum esse neminem memini.* Voilà bien la preuve que Celse avait vu un certain nombre d'individus opérés sans succès de l'ankyloblépharon, mais il n'en résulte pas qu'il les eût opérés lui-même. Ce langage, il est vrai, paraît être celui d'un praticien ; il est clair, en effet, qu'un homme du métier pouvait seul prendre sur lui de condamner une opération très-simple, et en apparence très-rationnelle ; mais si un autre avait dit la même chose avant Celse, l'argument perdrait toute sa portée. Lisons donc la suite de ce passage. Celse ajoute immédiatement après : *Meges se quoque multa tentasse, neque unquam profuisse, quia semper iterum oculo palpebra inhæserit, memoriæ prodidit* (l. VII, c. VII, § 6). Ce n'est donc pas Celse, c'est Mégès qui a reconnu et annoncé l'inefficacité de l'opération d'Héraclide de Tarente ; Mégès, praticien illustre, qui, peu de temps avant l'époque de Celse, tenait le sceptre de la chirurgie romaine, qui s'était rendu célèbre non-seulement comme opérateur, mais encore comme écrivain, et qui avait mérité d'être appelé par Celse le plus savant des chirurgiens de Rome (lib. VII, introd.). Aussi parle-t-il avec la sûreté d'un homme qui invoque sa propre expérience. « Cette opération, dit-il, je l'ai souvent tentée, et je n'ai jamais réussi, parce que toujours la paupière contractait de nouvelles adhérences avec l'œil. » Celse, au contraire, se borne à dire : « Je ne me souviens pas que personne ait été ainsi guéri. » Cela prouve simplement qu'ayant à choisir entre l'opinion d'Héraclide et le jugement de Mégès, il avait pris des informations, qu'il avait cherché et examiné un certain nombre d'opérés, sans en trouver un seul qui eût été exempt de récidive.

Du reste, messieurs, habituez-vous dès maintenant à cette idée, qu'on n'était pas médecin à Rome, par cela seul qu'on voyait des malades. J'y reviendrai tout à l'heure plus amplement.

On a invoqué encore le passage où Celse, parlant de l'opération de l'ankyloglosse, annonce que la plupart des opérés peuvent parler dès que la plaie faite dans la bouche est guérie, mais ajoute toutefois : « J'ai connu » un opéré qui ne pouvait parler, quoiqu'il pût porter » sa langue bien au delà des dents (l. VII, c. XII, § 4). Mais ici encore Celse ne dit pas que ce cas se soit présenté dans sa pratique, et le tour de phrase qu'il emploie permet même de considérer comme certain que ce n'était pas par lui que l'opération avait été faite.

Un troisième argument est tiré du passage relatif au traitement de la diarrhée, passage où Celse, à ce qu'on prétend, aurait critiqué l'opinion d'Asclépiade et émis sa propre opinion sous une forme personnelle en disant : *Ego existimo* (lib. IV, cap. XIX). Ces mots sont effectivement dans le texte, mais, si nous complétons la citation, nous trouverons au contraire que Celse s'est exprimé comme un homme qui n'avait aucune opinion. Il s'agit de savoir si les malades qui ont la diarrhée doivent boire chaud ou froid. Les anciens prescrivaient les boissons chaudes; Asclépiade, au contraire, voulait que les boissons fussent froides, et même aussi froides que possible; — c'est ici que Celse paraît. « Quant à moi, » dit-il, je pense que chaque malade, d'après son expé- » rience, doit choisir entre les boissons chaudes et les » boissons froides. » *Ego experimentis quemque in se credere debere existimo calida potius an frigida utatur.* Vous voyez que l'auteur ne se compromet guère. Pour ma part, loin de trouver dans ce passage la preuve qu'on y a cherchée, j'y verrais plutôt une preuve contraire, car il me semble qu'un médecin, alors même qu'il aurait considéré le choix des boissons comme indifférent, se serait exprimé d'une autre manière.

Voici enfin, messieurs, un passage bien autrement formel que les précédents; c'est le seul à vrai dire, si le texte n'est pas altéré, où notre auteur ait parlé de sa pratique. Aussi M. Des Étangs s'écrie-t-il que le praticien est enfin surpris ici en flagrant délit. A quel moment de la journée faut-il faire manger les malades atteints de fièvre quotidienne? Ce point, dit Celse, est très-controversé. Les uns donnent la nourriture le matin, les autres le soir. Celse trouve que les deux procédés, surtout le second, ont leurs inconvénients, et ajoute : *Ob hæc ad mediam noctem decurro.* « C'est pourquoi j'attends le milieu de la nuit. » (Lib. III, c. v.) — L'authenticité de ce passage a été contestée (1); mais je l'accepte. Oui, Celse voyait et soignait des malades; mais cela ne prouve pas qu'il fût médecin. L'exercice de la médecine était libre chez les Romains. Il y avait dans quelques grandes villes des médecins de profession, mais en outre chacun donnait ses conseils aux malades qu'il connaissait. C'est comme cela que Celse pouvait et devait pratiquer quelquefois un art dans lequel il était certainement plus instruit que la plupart des médecins de son temps. Qu'il eût une certaine expérience du traitement des fièvres intermittentes, cela ne nous surprendra pas, si nous songeons que cette affection fut de tout temps très-commune dans la campagne de Rome. De là à exercer la profession médicale, il y avait loin, je vous le montrerai bientôt. Mais le moment est venu de vous prouver par les paroles de Celse, que son livre n'a été écrit ni pour des médecins, ni par un médecin.

---

(1) Dans les éditions de Van der Linden et d'Almeloveen, ce passage est remplacé par le suivant : *Ob hæc* ALII *differunt ad mediam* noctem, DECURSO *gravissimo tempore*, etc. De *decurro* à *decurso* la différence est assez légère pour que les copistes aient pu se tromper.

Il paraît déjà assez probable qu'un ouvrage qui faisait partie d'une encyclopédie, devait s'adresser aux gens du monde et non aux médecins, si l'on considère surtout que cet ouvrage a été écrit en latin, à une époque où tous les médecins de l'Italie étaient Grecs, ou avaient étudié dans des livres grecs. La langue latine n'avait pas encore été employée dans les sciences; ç'a été l'un des plus grands mérites de Celse, de l'avoir assujettie le premier à la rigueur et à la précision que jusqu'alors la langue grecque possédait seule, et d'avoir atteint d'emblée, sous ce rapport, un degré de perfection qui n'a pas été surpassé. Il a eu à surmonter des difficultés d'autant plus grandes, que les mots mêmes lui manquaient, la plupart des maladies, des médicaments et des organes n'ayant pas encore reçu de nom en latin. Quelquefois une habile périphrase supplée aux lacunes du vocabulaire, mais le plus souvent il est obligé de se servir du mot grec, qu'il n'essaye pas même de latiniser. Ces mots grecs reviennent par centaines, et sont ordinairement accompagnés de la formule : *quod grœci...* *vocant.* Parfois cependant, pour varier cette formule, il emploie le mot *medici*, comme synonyme de *grœci*. Par exemple : «ce genre de fièvre tierce que les médecins ap-
» pellent hémitritée, *quod medici* ἡμιτριταῖον *appellant* (lib. III, c. VII, et c. VIII). Ou encore, à propos des crachements de sang : « Les médecins distinguent le cas où le sang
» vient de l'érosion de quelque partie, ou de sa rupture,
» ou de l'ouverture d'une veine. Ils appellent le pre-
» mier cas *diabrosis*, le second *rhexis*, le troisième *anasto-*
» *mosis.* » (L. IV, c. IV, §5.) Ces passages prouvent d'une part, que les médecins étaient grecs, ou parlaient grec, et d'autre part que Celse n'écrivait pas pour eux, car il est évident qu'il n'aurait pas employé de pareilles formes de langage, en s'adressant à des médecins.

Il aurait évité aussi de leur dire, en parlant d'Érasis-

trate : « S'il avait possédé suffisamment cette connais-
» sance des choses de la nature, que les médecins re-
» vendiquent témérairement, il aurait su que rien ne
» provient jamais d'une cause unique, etc. *Si contempla-
tionem rerum naturæ, quam temere medici sibi vindicant,
satis comprehendisset, etiam illud scisset nihil omnino ob
unam causam fieri* (lib. I, introd.). Il est clair qu'aucun
médecin ne s'exprimerait ainsi, et que personne ne par-
lerait ainsi des prétentions des médecins dans un livre
qui leur serait destiné. Aussi a-t-on essayé d'échapper
à cette évidence en altérant le texte, en remplaçant
temere par *non temere*, altération violente qui s'est main-
tenue jusque dans l'édition d'Almeloveen, mais que
tous les critiques ont repoussée et qu'il a bien fallu
abandonner.

Il arrive fréquemment que Celse termine le traitement d'une maladie en disant : « Voilà ce que prescrivent
les médecins, mais voici ce que font les gens de la campagne; » et il a bien quelque tendance à donner la préférence à ces remèdes rustiques. Cela revient à propos
de la pleurésie (l. IV, c. VI), des maux de dents (VI, 9),
des rhumes (V, 28, § 7) et de diverses affections des
yeux. La phrase qui termine le long chapitre relatif à
ces dernières maladies mérite d'être citée. « Quiconque,
» dit-il, passe en revue tous les moyens que les médecins
» ont fait connaître, peut facilement s'apercevoir que,
» parmi ces affections oculaires dont nous venons de
» parler, c'est à peine s'il en est une seule qui ne puisse
» être guérie aussi bien par des remèdes simples et
» faciles. » (VI, 6, § 39.) Nous retrouvons ailleurs un
jugement à peu près semblable : « C'est ce que l'on
» voit aussi, dit-il, dans les yeux, qui, après avoir été
» longtemps tourmentés par les médecins, guérissent
» quelquefois sans eux. » *Sicut in oculis quoque depre-
hendi potest, qui a medicis diu vexati, sine his interdum*

sanescunt (VII, introd.). Cette proposition, messieurs, est encore un peu vraie de nos jours, mais un médecin ne l'exprimerait pas sous cette forme.

Voici maintenant, toujours à propos des maladies des yeux, un conseil qui évidemment ne s'adresse pas aux médecins : « Si l'on n'a sous la main ni médecin, ni mé-
» dicament, on adoucit le mal en introduisant dans l'œil,
» avec un pinceau, du blanc d'œuf ou du lait de
» femme » (VI, 6, § 8.) Il serait tout à fait ridicule d'enseigner à un médecin ce que doivent faire les gens qui ne peuvent pas le consulter, tandis que cette indication trouve parfaitement sa place dans un livre écrit pour tout le monde.

Les preuves de ce genre abondent, et je ne puis songer à vous les présenter toutes ; mais je ne puis pourtant pas me dispenser de mentionner la suivante : elle est tirée du chapitre relatif aux maladies des parties génitales, *partes obscœnœ*. Comment traiter en latin d'une pareille matière ? Et quels mots employer pour désigner de pareils organes ? A cette époque-là, messieurs, quoique la corruption des mœurs eût déjà fait de grands progrès, la langue latine, j'entends la langue littéraire, celle de la bonne société, était encore très-pudique. Il y avait des choses que les Romains ne pouvaient dire faute de mots acceptés. Leur éducation ne tarda pas à se faire, témoin le riche vocabulaire de Martial et de Juvénal, mais il paraît qu'elle n'était pas encore faite au temps de Celse, de sorte que les médecins n'auraient pu parler et écrire sur les parties génitales, s'ils n'avaient écrit et parlé en grec. Comme aujourd'hui le latin, le grec alors « dans ses mots bra-
» vait l'honnêteté. » Jugez donc de l'embarras de Celse, lorsque vient le moment d'aborder ce sujet épineux ! Les Grecs, dit-il, sont à leur aise ; ils ont des mots tolérables, acceptés par l'usage, et employés par tous

les médecins; mais en latin ces mots sont honteux; ceux
qui se respectent ne les emploient pas; — et il hésite à
écrire ce chapitre où l'art se trouve aux prises avec la
pudeur. Cette hésitation, messieurs, se comprendrait-
elle de la part d'un médecin écrivant pour des médecins? Mais ce qui est plus significatif encore, c'est le
motif qui a décidé Celse à risquer le scandale d'un chapitre sur les maladies des parties obscènes : « Cette
» raison, dit-il, n'a pas dû me détourner d'écrire, d'a-
» bord, parce que je veux réunir ici tout ce que je tiens
» pour salutaire, ensuite parce que, dans le vulgaire,
» chacun a surtout besoin de connaître le traitement des
» maux qu'il lui répugne le plus de montrer à autrui. »
*Neque tamen ea res à scribendo deterrere me debuit: primum
ut omnia quæ salutaria accepi comprehenderem; dein quia*
IN VULGUS *eorum curatio etiam præcipue cognoscenda est,
quæ invitissimus quisque alteri ostendit* (l. VI, cap. XVIII,
§ 1). Il est impossible de dire plus catégoriquement
qu'on écrit pour le vulgaire et non pour les médecins.

Je n'ai plus rien à ajouter pour prouver que le livre
de Celse était destiné exclusivement aux gens du monde,
comme le reste de l'encyclopédie dont il faisait partie.
Dès lors, il est très-probable que ce livre est une compilation, et Celse d'ailleurs ne le cache pas. Il dit fréquemment : Voilà tout ce que j'ai trouvé dans les auteurs; et
lorsqu'il lui arrive de citer un de ces remèdes populaires
dont les médecins n'ont pas parlé, il s'en excuse en disant par exemple : « Comme ce remède ne peut produire
» aucun effet nuisible, j'ai cru devoir l'insérer dans mon
» ouvrage, quoique je ne l'aie pas lu dans les ouvrages
» des médecins. » (Il s'agit d'un gargarisme au charbon
d'hirondelle, dans le traitement de l'angine, l. IV, c.
IV, § 1.)

L'un des passages où le compilateur se montre le plus
à découvert est celui qui concerne la réduction des luxa-

tions de la cuisse. Ces luxations, vous le savez, sont quelquefois assez difficiles à réduire (elles l'étaient surtout avant le chloroforme); mais, lorsque la réduction est obtenue, le déplacement n'a aucune tendance à se reproduire. Tout médecin sait cela. Celse pourtant, confondant peut-être un souvenir avec un autre, ou peut-être aussi ayant réellement lu un livre où la guérison des luxations de la cuisse était déclarée impossible, raisonne de la manière suivante : « Quelques-uns pré- » tendent que le déplacement se reproduit toujours ; » mais Hippocrate, Dioclès, Philotimus, Niléus, Héra- » clide de Tarente, auteurs très-célèbres, disent avoir » obtenu des guérisons parfaites. D'ailleurs, Hippocrate, » Andréas, Niléus, Nymphodore, Protarchus, Héraclide, » et un certain forgeron, n'auraient pas inventé tant de » machines pour réduire la cuisse, si cette réduction » était vaine. » Et, convaincu par ce raisonnement que les luxations de la cuisse ne sont pas tout à fait incurables , il conclut qu'il faut tenter la réduction : *Tentandum igitur est.* (Lib. VIII, c. XX.) Il est parfaitement évident, d'après cela, que Celse n'avait jamais réduit de luxation de la hanche; qu'il n'en avait jamais vu réduire, et même qu'il n'avait connaissance d'aucun cas où la réduction eût été faite; que, par conséquent, il n'était pas praticien, et qu'il écrivait son livre avec les livres des autres.

Le chapitre des tumeurs de l'ombilic n'est pas moins démonstratif (VII, XIV). Les quatre auteurs que Celse avait sous les yeux ne s'accordaient ni sur le nombre ni sur la nature des espèces d'exomphales. A eux tous, ils en avaient décrit jusqu'à sept espèces; mais Mégès n'en admettait que trois, tandis que Gorgias allait jusqu'à six, et pourtant celui-ci rejetait la tumeur épiploïque, qui figurait dans la classification de celui-là. Ce désaccord embarrasse beaucoup notre auteur. « Il est probable,

» dit-il, que chacun a omis ce qu'il ne connaissait pas,
» et que personne n'a imaginé ce qu'il n'avait pas vu.
» *Verisimile est autem id a quoque prætermissum, quod ipse*
» *non cognoverat ; a nullo id, quod non viderat, fictum.* »
Et là-dessus il prend le parti de décrire toutes les espèces, celles de Mégès comme celles de Gorgias, celles
de Sostrate comme celles de Héron, -- sans s'apercevoir,
par exemple, que la hernie venteuse fait double emploi
avec la hernie intestinale. Un auteur original aurait-il
procédé ainsi? et un praticien, avant de copier la description de maladies dont l'existence ne lui aurait pas
paru suffisamment démontrée, n'aurait-il pas commencé
par examiner des malades, afin de pouvoir dire : Telle
espèce que Sostrate nie, je l'ai vue; telle autre qu'admet
Héron, je ne l'ai trouvée que dans son livre? Il eût été
bien facile de procéder ainsi, car vous savez combien
les hernies ombilicales sont communes. Mais Celse ne
savait même pas cela; il croyait, au contraire, que ces
tumeurs étaient rares, et c'est à cette prétendue rareté
qu'il attribuait le désaccord de ses quatre auteurs :
Propter raritatem inter auctores parum constat, dit-il dès
le début de son chapitre.

Ceci, messieurs, doit sans doute vous surprendre. Les
gens du monde eux-mêmes connaissent aujourd'hui la
fréquence des hernies, — et soyez sûrs que cette fréquence n'était pas moindre chez les anciens. Comment
se fait-il donc que Celse, qui avait tant lu, qui savait tant
de choses, qui, suivant l'expression de Columelle, connaissait toute la nature, ignorât cette notion si vulgaire
maintenant autour de nous? C'est parce que les Romains
étaient très-pudibonds à l'endroit des hernies : c'était
une affection honteuse qu'on cachait avec le plus grand
soin, et dont il était même indécent de prononcer le
nom : *Apud nos indecorum herniæ nomen est*, dit Celse
(lib. VII, c. XVIII), et ce mot de *hernie*, écrit une fois

pour toutes, et non sans effort, il n'ose plus le répéter dans les cinq chapitres qu'il consacre à la description et au traitement des différentes espèces de hernies. Celse n'étant pas médecin de profession, on n'allait pas lui montrer ces maux honteux, et voilà comment il a pu croire que les hernies ombilicales étaient si rares.

Celse est donc un compilateur, mais ce n'est pas un compilateur vulgaire; pour quelques passages semblables à ceux que je viens de vous citer, et où l'auteur laisse voir son inexpérience, il en est un grand nombre, au contraire, où le choix judicieux des matériaux et la sagesse du jugement dénotent un esprit enrichi par l'observation autant que par la lecture. La description des opérations chirurgicales est faite avec une méthode, une clarté, une exactitude qui seraient tout à fait inexplicables si Celse n'avait vu pratiquer ou même pratiqué, je ne dirai pas toutes ces opérations, mais du moins quelques-unes d'entre elles. Comment donc concilier ces données contradictoires? C'est Celse qui va se charger de le faire lui-même, en établissant une distinction bien tranchée entre les praticiens bénévoles, les amateurs de médecine, pour lesquels il écrivait, et les médecins de profession, auxquels il était loin d'être favorable.

Déjà, dans les réflexions générales qui terminent l'admirable introduction du livre Ier, il émet cette proposition, « qu'un ami est un médecin plus utile qu'un étran- » ger : *Utiliorem medicum esse amicum quam extraneum* ». Vous conviendrez que l'auteur ne témoigne pas, par ces paroles, un grand désir d'accroître sa clientèle, et qu'un pareil principe ne devait guère être du goût des médecins proprement dits, de ceux qui vivaient de l'exercice de leur art. Mais que devaient-ils donc penser du passage suivant, bien autrement nuisible à leurs intérêts? « On comprend, d'après cela, qu'un seul médecin » ne peut pas traiter beaucoup de malades, et que celui-là

» doit être préféré qui s'éloigne peu du patient, pourvu
» qu'il connaisse son art ; mais ceux qui n'exercent
» que pour le profit, en trouvant davantage dans la
» médecine du peuple, adoptent de préférence des pré-
» ceptes qui n'exigent pas d'assiduité : *Sed qui quæstui*
» *serviunt, quoniam is major ex populo est, libenter amplec-*
» *tuntur ea præcepta quæ sedulitatem non exigunt.*»(Lib. III,
c. IV.)

C'est là, messieurs, que gît toute la solution du problème qui a tant préoccupé les critiques depuis deux
siècles. Ce passage lève toutes les difficultés que nous
avons pu rencontrer. Il nous explique d'abord pourquoi
le livre de Celse, ce chef-d'œuvre que tous les modernes
admirent, et qu'admirèrent aussi parmi les anciens les
écrivains étrangers à la médecine, a été entièrement
écarté et dédaigné par tous les médecins de l'antiquité.
Il faut bien leur pardonner le silence absolu et évidemment systématique qu'ils ont gardé sur un ouvrage écrit
précisément pour enseigner aux gens du monde à se
passer de leur concours. Vous vous étonnez peut-être
qu'un homme supérieur, qu'un écrivain éminent ait employé son talent à écrire un pareil livre, dont le but
nous semblerait fâcheux aujourd'hui. Mais le milieu où
vivait Celse n'était pas comparable au nôtre. Chez nous,
il existe un corps médical, organisé, gradué, privilégié,
estimé ; les empiriques, les charlatans, qui, sans avoir
étudié et pris leurs grades, se permettent de pratiquer
la médecine, commettent un délit puni par les lois.
Nous méprisons ces industriels, et nous avons raison.
Mais à Rome, où l'exercice de la médecine était libre,
où n'importe qui, étranger ou citoyen, homme libre ou
esclave, pouvait traiter des malades sans que rien aidât
ceux-ci à distinguer le bon grain de l'ivraie, et où enfin
les médecins de profession, Grecs pour la plupart, n'of-
fraient aucune garantie de capacité,—à Rome, dis-je, au

milieu de tout ce désordre, la seule distinction qu'on pût légitimement établir entre les individus qui pratiquaient plus ou moins la médecine était celle que je viens de vous indiquer d'après Celse lui-même : c'est que les uns traitaient les malades moyennant salaire, tandis que les autres donnaient gratuitement leurs soins. Les premiers, vivant de leur profession, étaient les médecins proprement dits ; les autres n'étaient, pour ainsi dire, que des amateurs : c'étaient des hommes qui, ayant acquis, soit par leurs lectures, soit par leur expérience, une certaine connaissance des maladies et des remèdes, cherchaient à se rendre utiles à l'occasion en soignant leurs parents, leurs amis, leurs esclaves ; ils se rencontraient jusque dans les plus hautes classes de la société, — et, dans les campagnes, dans les villes de second ordre, partout où les médecins grecs ne s'étaient pas encore établis, c'était auprès d'eux seuls que les malades pouvaient trouver des avis éclairés.

Celse ne cache pas sa préférence pour ces médecins bénévoles et désintéressés. C'est pour eux qu'il a écrit son livre. Et si nous nous demandons maintenant à quelle catégorie de médecins il appartenait, nous sommes bien obligé de le ranger parmi ceux qu'il loue et non parmi ceux qu'il blâme. Il était médecin au même titre qu'il était agronome, philosophe, rhéteur, jurisconsulte, stratégiste, etc., c'est-à-dire qu'il avait acquis sur toutes les branches du savoir humain des connaissances étendues, qu'il savait les exposer dans des écrits et qu'il savait aussi les utiliser à l'occasion.

Certes, il est permis de s'étonner qu'il ait pu écrire avec tant de compétence sur l'hygiène, sur la médecine interne, sur la matière médicale, sur la chirurgie, sur les accouchements, en un mot sur toutes les parties de la médecine, sans avoir voué toute sa vie à l'étude et à la pratique de cet art ; mais n'oublions pas qu'il a écrit avec non moins de compétence sur un grand nombre d'autres sujets entièrement différents, et qu'il n'a évidemment pas pu exercer à la fois toutes les professions correspondant à chacun des arts et à chacune des sciences dont il a traité avec une supériorité parfaitement démontrée.

Ainsi, messieurs, la précision et l'exactitude du *Traité de médecine* ne prouvent pas que Celse fût médecin, mais seulement qu'il joignait à son instruction universelle un jugement parfait, un bon sens inébranlable et toutes les qualités de l'esprit le plus scientifique.

Maintenant, vous vous demandez sans doute comment un ouvrage aussi spécial pouvait convenir à ceux que nous appelons les gens du monde, comment ils pouvaient le comprendre, et quel usage ils pouvaient faire, par exemple, du livre consacré aux opérations de la chirurgie ? Mais ici encore il ne faut pas confondre notre temps avec celui de Celse. A cette époque, où les lettres grecques venaient de se répandre en Italie, tous les hommes d'une éducation distinguée étudiaient plus ou moins la médecine. Celle-ci, en effet, faisait partie de la philosophie, ce qui n'était certes pas un tort, car il est bon que ceux qui se donnent le nom de philosophes et qui dissertent sur la nature de l'homme prennent la peine d'étudier un peu les organes et les fonctions de l'homme. Cette alliance de la médecine et de la philosophie, mise en pratique par plusieurs sages de la Grèce, réclamée par Galien en faveur de la médecine, puis par Descartes en faveur de la philosophie, est devenue bien difficile aujourd'hui ; car, s'il est vrai que bon nombre de médecins cultivent avec succès les études philosophiques, il est plus vrai encore que la plupart de ceux qui font profession d'écrire sur la philosophie n'ont pas la plus légère teinture des connaissances médicales. Mais chez les anciens, la médecine était bien moins étendue et bien moins compliquée; elle était accessible dès lors à ceux qui n'en faisaient pas leur métier, et elle pouvait faire partie non-seulement des études philosophiques, mais même de ce que nous appellerions aujourd'hui les humanités. C'est ainsi, par exemple, que Virgile se rendit à Naples pour étudier les lettres grecques, les mathématiques et la médecine, sans négliger sans doute l'art vétérinaire, car son historien nous le présente comme très-habile dans l'art de soigner les chevaux malades, et vous savez, d'ailleurs, qu'il a consacré une partie du troisième livre des *Géorgiques* à la description des maladies du bétail.

Tout cela, direz-vous peut-être, ne concerne que la médecine proprement dite; mais la chirurgie est une chose trop spéciale pour être accessible aux gens du monde. Nous qui nous exerçons à répéter les opérations sur le cadavre, et qui, de plus, avant de les pratiquer sur le vivant, nous habituons peu à peu, dans les hôpitaux, à voir couler le sang et palpiter les chairs, nous ne pouvons nous défendre de quelque émotion lorsque, pour la première fois, nous sommes appelés à opérer un de nos semblables. Dès lors, est-il croyable que ces médecins amateurs, pour qui Celse écrivait, aient pu, sans initiation préalable, se livrer à la pratique de la chirurgie? L'objection n'est pas sans portée; mais n'oublions pas, messieurs, que les Romains n'étaient pas sensibles. Les gens les plus nerveux allaient voir combattre les gladiateurs et s'amusaient beaucoup à cet horrible jeu. Claude, le bon Claude, le meilleur des hommes, dont Ausone a dit qu'il laissa faire le mal, mais qu'il ne le fit pas, — *Non faciendo nocens sed patiendo fuit,* — l'empereur Claude, dis-je, restait ordinairement le dernier dans le cirque; il s'approchait des gladiateurs mourants pour voir comment se contractait leur visage : après quoi, lorsqu'il était de belle humeur, il forçait,

sous le moindre prétexte, les employés du cirque à combattre devant lui. Suétone raconte qu'un matin il se
rendit à Tibur tout exprès pour voir un supplice à
l'ancienne mode. Les condamnés étaient déjà ferrés au
poteau lorsqu'on s'aperçut qu'il n'y avait pas de bourreau; il fallut en envoyer chercher un à Rome, et,
plutôt que de manquer son spectacle, l'empereur atten-
dit patiemment jusqu'au soir. Il ne paraît pas que les
affaires de l'État en aient souffert.

Vous comprenez, messieurs, que, pour des hommes
habitués à de pareilles émotions, ce n'était qu'un jeu de
voir pratiquer une opération ou de la pratiquer soi-
même.

Aussi la chirurgie était-elle, comme la médecine, exercée par les personnages les plus divers. Pour que vous
puissiez bien vous en rendre compte, il n'est peut-être
pas inutile de vous dire quelle était à Rome l'organisation ou plutôt la désorganisation de la médecine.

On a écrit longtemps l'histoire de la médecine romaine
avec un chapitre de Pline, que M. Follin a déjà eu l'occasion de vous citer. Pline raconte que le peuple romain
se passa avantageusement de médecins jusqu'à l'an 535
(218 ans avant J. C.), époque où un certain Archagathus,
du Péloponèse, vint s'établir à Rome. Il soignait surtout
les plaies, ce qui lui valut le surnom de *vulnerarius*, et
tout d'abord les succès qu'il obtint lui firent une telle
réputation qu'on lui donna le droit quiritaire, et qu'on
lui acheta, des deniers publics, une boutique dans le
carrefour Acilien. Mais la faveur dont il jouit fut de
courte durée : lorsqu'on vit qu'il osait employer le fer et
le feu, on le surnomma *carnifex*, c'est-à-dire bourreau,
et Pline ajoute que dès lors le peuple prit en haine la
médecine et tous les médecins.

Il paraît que les médecins grecs, découragés par cet
exemple, restèrent longtemps sans reparaître à Rome,

car ils n'y étaient pas encore revenus cinquante ans plus tard, lorsque Caton le Censeur, écrivant à son fils, qui était à Athènes, pour le mettre en garde contre toutes les choses de la civilisation hellénique, ajoutait : « Ce » sera bien pis si les Grecs envoient ici leurs médecins : » ils ont juré entre eux d'exterminer tous les barbares » au moyen de la médecine. » Et il concluait en disant : « Je t'interdis les médecins : *Interdixi tibi de medicis.* »

Tels sont les passages sur lesquels on s'est basé pour prétendre qu'il n'y avait pas eu de médecins à Rome avant Archagathus, c'est-à-dire avant la seconde guerre punique ; car l'arrivée d'Archagathus coïncida exactetement avec l'invasion de l'Italie par Annibal, de telle sorte qu'en cette même année 218, Caton, bien jeune encore, aurait vu fondre sur sa patrie les deux fléaux de la république : la médecine et les Carthaginois.

Mais je vous le demande, messieurs, est-il possible que le peuple romain se soit passé de médecins pendant près de 600 ans? Celse, dans la deuxième phrase de son premier livre, déclare que la médecine existe partout, jusque chez les peuples les plus sauvages ; et Pline, qui prétend que des milliers de peuples vivent sans médecins (l. XXIX, c. v.), ajoute aussitôt que ces peuples ne vivent pourtant pas sans médecine, *millia gentium sine medicis degunt, non tamen sine medicina ;* distinction qui doit vous paraître bien subtile et qui serait tout à fait absurde, si nous ne savions pas que celui-là seul est médecin aux yeux de Pline qui exerce la médecine pour gagner sa vie. Quel nom cependant pouvons-nous donner à celui qui, après avoir étudié et appris la médecine de son pays et de son temps, applique ensuite ses connaissances au traitement des malades, à celui surtout, qui écrit des livres médicaux, pour enseigner aux autres les préceptes de son art? A moins de dénaturer entièrement le sens des mots, nous devons dire que cet homme

qui étudie, qui exerce et qui enseigne la médecine, est
un médecin ; mais ce n'en est pas un pour Pline, ni pour
Caton. Ce qui constitue le médecin pour nous, c'est le
diplôme, ou, si vous voulez, la science que le diplôme
garantit ; pour Pline et Caton au contraire, c'est le
salaire. Toutes les confusions, toutes les discussions
sont venues de là. Oui, il est vrai de dire que la médecine n'est devenue à Rome une profession spéciale régulière, salariée, indépendante et exclusive de toute autre
profession, que dans les deux derniers siècles de la république romaine, et que cette profession a été exercée
surtout par des Grecs, non-seulement jusqu'au temps de
Celse, mais encore jusqu'au temps de Pline et même de
Galien ; mais il est tout aussi certain qu'avant de connaître les Grecs, les Romains avaient une médecine indigène, et qui nous l'apprend ? c'est Caton lui-même.

Je vais peut-être vous surprendre, messieurs, mais je
suis obligé de vous dire que Caton était médecin. Il
avait même de très-grandes prétentions en médecine,
et c'est probablement pour cela qu'il fut si hostile à
l'introduction de la médecine grecque. Il soignait ses
amis, ses parents, de nombreux esclaves, et il avait
écrit un traité de médecine, un recueil complet de
recettes pour le traitement de toutes les maladies. Sa
médecine, il faut en convenir, était assez singulière.
C'était le chou, surtout le chou frisé, qui en faisait la
base. Le chou guérissait toutes les fièvres, tous les
maux de la tête, de la poitrine ou du ventre, et la
goutte, et les maladies articulaires, et les tumeurs, et
les plaies anciennes ou récentes. L'eau de chou, introduite dans l'oreille, guérissait la surdité ; appliquée sur
les ulcères, sur les cancers les plus graves, elle les
faisait cicatriser ; et, quand on voulait guérir une fistule,
il suffisait d'y introduire une côte de chou. Le chou, en
un mot, était la panacée universelle, *uno verbo omnia*

sana facit (*De re rustica*, § 158). Quelquefois pourtant, Caton s'élevait bien au-dessus du chou, jusque sur les hauteurs de la médecine mystique ; et c'était ainsi qu'il guérissait non pas les luxations, comme on l'a long-temps admis, mais les contusions. Les mots *luxum*, *luxatum*, qui se trouvent dans le texte de Caton, ont fait croire qu'il s'agissait de luxations ; mais c'est seulement beaucoup plus tard que ces mots ont reçu leur acception actuelle, et même encore du temps de Celse, ils ne désignaient que la contusion (l. VII, c. i). Vous allez voir, au surplus, que la méthode de Caton n'était pas précisément faite pour remettre en place des os luxés. Elle consistait à fendre en deux un roseau long de quatre à cinq palmes, à le faire tenir par deux aides au niveau des hanches du blessé, puis à chanter sur le mal, *cantare in malo*, ces paroles magiques : *S. F. motas vœta daries dardaries astataries ;* les jours suivants on changeait la formule : *Huat hanat ista pista sista, do-miabo dannaustra et luxato* ; et enfin, s'il le fallait, on finissait par cette autre formule : *Huat haut haut ista sis-tar sis ardannabon dunnaustra.* (Caton, *De re rustica*, § 161.)

C'était, comme vous voyez, une étrange médecine, mais enfin, c'était une médecine. Caton qui, après l'avoir étudiée à fond, l'enseignait aux autres, peut bien être qualifié de médecin, et il l'était si bien à ses propres yeux, qu'il profita de sa préture pour se faire élever une statue dans le temple d'Esculape.

Ce qui a beaucoup contribué à faire prendre au pied de la lettre l'assertion de Pline, c'est qu'il n'est pas question des médecins dans les auteurs qui ont écrit l'histoire des six premiers siècles de Rome. Mais ce silence prouve simplement que les médecins ne faisaient pas alors grande figure. Les anciens historiens parlaient beaucoup des choses de la guerre et de la politique, mais négligeaient généralement les détails de la vie intérieure ; puis les médecins étaient alors de trop minces personnages pour 'qu'on prit la peine de les mentionner. On ne mentionnait pas même les médecins attachés aux armées, et on a pu croire pendant long-temps qu'il n'y en avait pas eu avant le règne de Justinien ; cependant, si vous lisez le mémoire de M. Simpson, traduit et complété par M. Buttura, vous y verrez que des inscriptions votives ou tumulaires, dont l'une remonte au premier siècle de notre ère, établissent l'existence de médecins des cohortes et de médecins des légions. Ce n'est donc pas aux historiens qu'il faut demander des renseignements sur les premiers temps de la médecine romaine ; mais les comédies de Plaute vont nous fournir les preuves que nous cherchons.

Plaute florissait à l'époque de la deuxième guerre punique ; il fut par conséquent contemporain d'Archagathus, mais les scènes où il est question des médecins sont trop nombreuses pour qu'on puisse y voir des allusions à l'arrivée récente du médecin grec. Le médecin fait partie, et depuis longtemps, du milieu social que Plaute décrit ; le spectateur est évidemment familiarisé avec ce personnage ; il a l'habitude de le voir à l'œuvre et de rire de ses travers. Par exemple, un ridicule qui n'a jamais été bien rare chez les médecins, c'est l'habitude de faire sonner bien haut le nombre et l'importance de leurs clients. Ils croient devoir paraître très-occupés, et ils se font volontiers attendre pour avoir l'occasion de raconter la cure qu'ils viennent de faire. Le public de Plaute savait cela . et s'amusait beaucoup, lorsque le beau-père de l'un des Ménechmes disait en s'impatientant du retard de son médecin : « Il prétend qu'il vient » de mettre un bandage sur la cuisse d'Esculape et sur » le bras d'Apollon. »

Ait se obligasse crus fractum Æsculapio
Apollini autem brachium.

(*Menœchmi*, v. 794.)

Quand un médecin se vante de la sorte, ce n'est pas seulement par amour-propre, mais encore par intérêt ; il se fait valoir pour supplanter ses rivaux, et cela permet déjà de penser qu'au temps de Plaute, il devait y avoir à Rome bon nombre de médecins ; nous en trouvons la preuve dans l'*Amphitryon*, où l'infortuné mari cherche partout son beau-frère Naucrate, dont le témoignage lui serait nécessaire. Il parcourt vainement tous les lieux où les hommes peuvent aller passer leur temps, les temples, les places publiques, les gymnases, le marché, enfin les boutiques des médecins et des barbiers, *in medicinis, in tonstrinis* (v. 859). Cette idée se retrouve encore dans une autre pièce où l'esclave Epidicus cherche également un homme par toute la ville, et en particulier *per medicinas et tonstrinas.* (*Epid.*, v. 180.)

Notez ce rapprochement des médecins et des barbiers ; vous voyez qu'il est bien ancien. Les barbiers, au surplus, se permettaient déjà de pratiquer l'art de guérir ; ils traitaient surtout les maladies des yeux, ce qui fit dire plus tard à Horace, à propos d'une discussion qui venait d'avoir lieu entre deux personnages grotesques : Tous les chassieux et tous les barbiers en ont entendu parler :

Opinor
Omnibus et lippis notum et tonsoribus esse.

(*Sat.* VII, l. I, v. 3.)

Les boutiques des médecins, dont Plaute nous parle, étaient en même temps des pharmacies. On y vendait même des poisons le plus aisément du monde, de sorte que dans le *Mercator*, le pauvre Charinus, à qui son père

prend sa maîtresse, s'écrie dans son désespoir : Je vais
aller m'empoisonner chez le médecin !

> Certum'st, ibo ad medicum, atque ibi me toxico morti dabo.
>
> (V. 463.)

Cette industrie du poison devait être assez lucrative,
plus lucrative sans doute que les consultations. Celles-ci
cependant, ne laissaient pas d'être honnêtement rému-
nérées, ainsi que va nous l'apprendre ce malheureux
cuisinier, que l'Avare congédie avec fortes contusions,
après l'avoir payé principalement à coups de bâton.
« On me donne un écu, dit-il piteusement ; c'est moins
qu'il ne m'en faudra pour payer le médecin. »

> Nummo sum conductus ; plus jam medico mercede est opus.
>
> (*Aulularia*, v. 404.)

Ménière s'est demandé quelle était la valeur de cet
écu, et a trouvé dans une autre comédie de Plaute, le *Tru-*
culentus, la preuve que le *nummus* valait deux drachmes,
soit 1 fr. 50 de notre monnaie. Le médecin chez lequel
notre cuisinier allait faire panser ses contusions devait
donc recevoir un peu plus de 1 fr. 50, ce qui semble
peu de chose au premier abord ; mais vous remarquerez
qu'il s'agit d'un client pauvre, et sans doute aussi d'un
humble médecin du peuple.

Au surplus, messieurs, les médecins indigènes de
l'ancienne Rome, dont les boutiques, comme celles des
barbiers, étaient ouvertes aux promeneurs, étaient pour
la plupart des esclaves, tout au plus des affranchis. Ils
se recrutaient parmi les esclaves des grandes maisons.
Chez les riches particuliers qui possédaient un grand
nombre d'esclaves, il y en avait ordinairement quelques-
uns qui étaient chargés de soigner les autres en cas de
maladie. Ces empiriques acquéraient souvent assez
d'habileté pour inspirer confiance à leurs maîtres, qui

leur permettaient en outre quelquefois de soigner des malades hors de la maison, d'ouvrir boutique sur rue, et de se racheter avec leurs bénéfices. Cela dura longtemps. L'arrivée des médecins grecs ne fit pas disparaitre cette classe de médecins esclaves. Il y en avait encore au temps de Celse, et même beaucoup plus tard. Domitius, bisaïeul de Néron, ayant résolu de se suicider, fut sauvé par un de ses esclaves-médecins, qui, au lieu de poison, lui donna un narcotique; il le récompensa en lui donnant la liberté. Auguste, envoyant à l'armée le petit Caius, qui fut depuis Caligula, le fit escorter par un de ses esclaves-médecins. Néron avait dressé les siens à guérir, comme il le disait, en leur coupant les quatre veines, les gens qui avaient eu le malheur de lui déplaire.

Le testament de Lucius Testius, cité par Leclerc. montre le cas que l'on faisait des esclaves-médecins, « Je te recommande mes deux médecins. Il dépendra de » toi de les garder comme bons affranchis et médecins. » Si je leur avais donné leur liberté, j'aurais craint » qu'il ne t'arrivât comme à ma sœur qui, ayant affran- » chi ses esclaves-médecins, en fut abandonnée. »

Je vous disais tout à l'heure que les esclaves enrichis par l'exercice de la médecine pouvaient se racheter. On en trouve la preuve dans une longue inscription que Scaliger a commentée, et dont voici quelques lignes :

MERULA MEDICVS
CLINICVS CHIRVRGVS
OCVLARIVS VI VIR.
HIC PRO LIBERTATE DEDIT. HS. IƆƆƆ.

« Mérula, médecin clinique, chirurgien oculiste, et sextumvir, a payé pour sa liberté 700 sesterces. »

On possède plusieurs autres inscriptions relatives à

des esclaves qualifiés de *medicus ocularius*. L'un d'eux faisait partie de la maison de Tibère.

Ainsi, messieurs, avant comme après l'arrivée des médecins grecs, il y avait à Rome des médecins indigènes, les uns encore esclaves, les autres affranchis ou libérés. Mais ce n'était pas tout. L'exercice de la médecine étant libre, le premier venu soignait les malades à sa guise. Il y avait un usage ancien qui n'était pas spécial à l'Italie, puisqu'il existait à Babylone, suivant Hérodote, et en Ibérie, suivant Strabon, et qui consistait à exposer devant la porte de leurs maisons les malades désespérés, afin d'inviter les passants à donner leur avis. De là était venue une locution proverbiale que plusieurs poëtes ont reproduite : on disait d'un moribond qu'il était déjà exposé, *jam depositus,* comme on dit aujourd'hui qu'il est abandonné par les médecins. C'est qu'en effet tout homme qui passait pouvait être détenteur d'une de ces recettes qui constituaient alors toute la médecine. Ces recettes se transmettaient dans les familles, et Caton n'avait eu qu'à les rassembler pour composer son ouvrage. Les personnages les plus considérables ne dédaignaient pas de s'occuper de ces matières. Loin d'être méprisée, comme Pline le raconte, la médecine était au contraire tenue en si haute estime qu'elle s'asseyait jusque sur le trône. Dans l'Orient, on avait vu Mithridate composer lui-même des remèdes fort compliqués ; ce grand roi avait en outre écrit des ouvrages de médecine dont Pompée s'empara, et qu'il fit traduire en latin par son affranchi Lenæus.

Ce n'était pas seulement en Orient que les souverains daignaient s'occuper de médecine. Je ne vous parlerai pas de Denys le Tyran, qui, au dire d'Élien, avait pratiqué jusqu'aux opérations chirurgicales (il ne passait pas, il est vrai, pour un homme très-sensible), mais je ne puis passer sous silence le remède césarien, qui avait été

composé par l'empereur Auguste pour le traitement des
ophthalmies. C'était un collyre où il entrait du poivre et
du vitriol.

En racontant l'histoire des ouvrages médicaux de Mithridate, conquis par Pompée et traduits en latin, Pline
ajoute que de la sorte la victoire de Pompée ne fut pas
moins utile à la vie humaine qu'à la république (l. XXV,
c. iv). Il est impossible de rendre un plus bel hommage
aux bienfaits de la médecine. D'où venaient donc les
invectives de Pline contre les médecins? Et pourquoi disait-il qu'un art dont plusieurs rois et un empereur même
s'étaient occupés était incompatible « avec la dignité
romaine »? Cette contradiction, messieurs, vient toujours du sens particulier que Pline donnait au mot médecin. Il n'appelait médecins que les gens qui avaient,
à ses yeux, le tort de recevoir un salaire pour prix de
leurs soins. Vous avez vu que notre Celse lui-même
avait bien quelques préjugés contre les médecins sa-
lariés ; mais ce n'était rien auprès des invectives passionnées de Pline. Ce qui l'exaspérait, c'était de voir
certains médecins retirer de leur art presque autant de
profit que les mimes et les courtisanes. Voici quelques-
uns de ses griefs. On avait vu les Cassius, les Calpetanus,
et plusieurs autres médecins des princes, gagner jusqu'à 250 000 sesterces par an (52 500 fr.). Quintus Ster-
tinius et son frère, médecins de l'empereur Claude, gagnaient plus d'argent encore, si bien qu'à leur mort ils
laissèrent 30 millions de sesterces (6 300 000 fr.) Ce
qui était surtout scandaleux, c'est que Crinas, de Marseille, avait gagné à lui seul 20 millions de sesterces, et
s'était permis, comme aurait pu le faire un grand seigneur, de donner de son vivant la moitié de cette somme,
soit environ 2 millions de notre monnaie, aux habitants
de sa ville natale pour relever leurs fortifications. (Voy.
Pline, lib. XXIX, c. v.)

Aujourd'hui, il y a encore des médecins qui peuvent
faire une fortune de 4 millions, et s'ils ne donnent pas
une pareille destination à leurs bénéfices, c'est seule-
lement, j'aime à le croire, parce que leurs villes natales
n'apprécient plus les bienfaits d'une enceinte continue,
ainsi que nous en avons eu la preuve tout récemment.

Tout cela, messieurs, prouve une chose, c'est que
Pline ne pouvait pardonner aux médecins la prétention
qu'ils avaient de vivre de leur profession. Ils recevaient
un salaire, c'était cela qui était contraire à la « dignité
romaine ». Les médecins auraient pu lui répondre, avec
un de nos tribuns modernes, qu'il faut être voleur, men-
diant ou salarié.

Après cela, Pline cite quelques exemples de médecins
empoisonneurs et adultères ; oui, certes, il y en avait
alors comme aujourd'hui. Il n'y a malheureusement aucune profession, aucun rang social, qui mette l'homme
à l'abri des tentations du crime, et l'histoire de ce
temps-là surtout prouve que l'empoisonnement et l'adul-
tère n'étaient pas incompatibles avec « la dignité romaine ».

Maintenant, messieurs, il faut bien reconnaître que
les préjugés et les répugnances de Pline contre les
hommes voués à la pratique médicale n'étaient pas tout
à fait sans fondement. Nous devons lui reprocher de
n'avoir dit que du mal des médecins : il aurait dû leur
faire la part de la louange et du blâme; et en ne leur
distribuant que des injures, il a donné la mesure de sa
partialité ; mais il est certain qu'à cette époque la profession médicale, n'étant protégée par aucune barrière,
se trouvait en continuité avec un grand nombre de professions mercantiles, qui en rabaissaient considérablement la dignité. Galien nous a donné l'interminable liste
des spécialistes de toutes sortes qui s'étaient partagé
l'exploitation des régions du corps humain. Par la vente

des remèdes, les médecins touchaient de près aux parfumeurs et aux coiffeurs ; puis il y avait les faiseurs de frictions, d'onctions, de tractions, de massages, *unctores, fricatores, tractatores*, et tout le personnel des gymnastes, et tout le cortége des baigneurs. Tout cela faisait plus ou moins partie de la médecine, car c'étaient surtout les médecins grecs, les disciples d'Asclépiade, qui avaient introduit à Rome la gymnastique méthodique et la balnéation. Les bains, prescrits d'abord comme moyen thérapeutique, puis comme moyen hygiénique, étaient administrés à toutes les températures, tantôt chauds ou tièdes, tantôt froids ou même glacés, avec des procédés d'alternance subite qui constituaient une hydrothérapie des plus énergiques (1). Mais bientôt les thermes devinrent le rendez-vous de tous les désœuvrés, et surtout de tous les débauchés. Les Romains, autrefois si pudiques, arrivèrent promptement à un degré de dévergondage qui dépassa tout ce qu'on avait vu dans la Grèce. « Les Ro-
» mains, » dit Plutarque, « ayans appris des Grecs à se
» baigner nuds auec les hommes, ils leur ont maintenant
» en recompense enseigné à se despoüiller et baigner
» nuds auec les femmes. » (Vie de Caton l'ancien.)

Au sortir du bain on se faisait frictionner, masser, oindre, parfumer par des praticiens des deux sexes, car les raffinés aimaient à recevoir ces petits soins de la main des femmes.

Vous voyez que la profession médicale, par ses cou-

(1) Dans la neuvième question du huitième livre des *Symposiaques*, Plutarque met ces paroles dans la bouche du médecin Philon : « Il n'y a
» rien qui ait eu plus de pouuoir d'engendrer des nouuelles maladies, que
» tant de façons qu'on donne à la chair de nostre corps es bain, car on
» l'amollit premierement, et la fond-on, comme le fer au feu, et puis on
» lui donne la trempe auec l'eau froide. » (Trad. Amyot.) Pline rapporte que la manie de se précipiter dans les bassins d'eau froide avait gagné jusqu'aux personnages les plus respectables. *Videbamus senes consulares usque in ostentationem rigentes*. (L. XXIX, c. v.)

ches les plus inférieures, descendait jusqu'au niveau de la servilité la plus honteuse, sans qu'il fût possible d'établir une ligne de démarcation bien tranchée entre les véritables médecins et les infimes représentants des industries annexées à la médecine. Ceci vous explique les diatribes de Pline, mais ne les justifie pas ; car la médecine et la chirurgie romaines étaient loin de mériter de semblables dédains.

Pour vous en convaincre, il vous suffira de lire le livre de Celse. Vous serez étonnés de voir tout ce que savaient ces praticiens de Rome tant dédaignés par Pline; de voir surtout à quel degré de splendeur s'était élevée la chirurgie opératoire.

L'arsenal des instruments de chirurgie était alors beaucoup plus riche qu'on ne l'a cru pendant longtemps. Celse, et tous les auteurs qui ont écrit sur la chirurgie jusqu'à Paul d'Égine, ont mentionné un grand nombre d'instruments, mais ne les ont pas décrits, et on ne se faisait aucune idée du matériel chirurgical des anciens, avant la découverte des ruines d'Herculanum et de Pompéi.

Dans une seule maison de Pompéi, voisine du palais de Claude, on a trouvé jusqu'à quarante instruments dont plusieurs sont semblables à ceux que nous employons encore aujourd'hui. En 1847, époque où M. Ben. Vulpes a publié son intéressante monographie, le nombre des instruments conservés dans le Musée spécial de Naples s'élevait à cent quatre-vingt dix-neuf, et depuis lors il s'est considérablement accru. M. Vulpes en a figuré une quarantaine sur de belles planches que je vous engage à étudier. Je vous présente un tableau sur lequel j'ai fait copier en grand quelques-unes de ces figures.

C'est d'abord une sonde terminée en une extrémité aplatie et élargie, qui est fendue pour l'opération du filet, et qui est, comme vous voyez, bien antérieure à

J. L. Petit; puis une longue aiguille droite pour la suture ; une grande lancette en argent, montée sur un manche en bronze, droit, arrondi, et enrichi de ciselures ; un grand étui rempli de sondes et de stylets ; une grande sonde vésicale contournée en S, comme celle de J. L. Petit ; une pince à disséquer, et une grande pince ou tenaille incisive pour couper les esquilles. Cet instrument en rondache est le fameux lithotome de Mégès, tel que Celse l'a décrit dans son merveilleux chapitre de l'opération de la taille (l. VII, c. XXVI, § 2), qui surpasse en clarté et en précision tout ce qui a été écrit en médecine opératoire jusqu'à notre siècle, et qui serait encore sans rival si nous n'avions pas le livre de M. Malgaigne.

De tous ces instruments, le plus remarquable est le spéculum de la matrice, dont les trois branches, mues par un mécanisme ingénieux, s'écartent en restant parallèles. Il y a une cinquantaine d'années, lorsque Récamier inventa son spéculum, pour appliquer des cautérisations sur le col de la matrice, on crut qu'il venait d'ouvrir à la chirurgie une voie nouvelle. Bientôt pourtant on trouva dans le livre de Garengeot, et dans le vieil *Armamentarium* de Scultet, la description et la figure de deux spéculums pour la matrice ; il fallut donc reconnaître que la méthode qu'on venait de réinventer était déjà assez ancienne. Mais elle était bien plus ancienne qu'on ne le supposait alors, car l'instrument figuré et décrit il y a près de cent cinquante ans par Garengeot venait en droite ligne de celui des anciens Romains. Il s'était transmis de génération en génération, et sans subir la moindre modification dans son mécanisme. Vous pouvez vous en assurer en comparant la pl. IV de M. Vulpes avec la pl. XXV de Garengot.

Voici enfin une figure, la seule, de toutes celles que j'ai mises sous vos yeux, qui ne soit pas extraite du livre de M. Vulpes. C'est la célèbre *fibule* ou agrafe, dont on se servait pour certaines sutures.

Une pareille richesse instrumentale vous fait déjà pressentir que les anciens savaient pratiquer d'innombrables opérations. Je ne puis songer à vous exposer, ni même à vous énumérer toutes celles qui sont décrites dans le livre de Celse. Il en est beaucoup qui depuis lors sont toujours restées dans la pratique; je ne crois pas devoir vous en parler. Mais je ne puis me dispenser d'en mentionner sommairement quelques-unes qui n'ont pas survécu à l'époque romaine, et quelques autres qui, après avoir été entièrement oubliées pendant un grand nombre de siècles, ont été péniblement retrouvées par les praticiens modernes.

Je vous parlerai d'abord des opérations qui sont entièrement abandonnées. Une des plus curieuses est celle qu'on pratiquait pour refaire le prépuce. Les Juifs, qui étaient nombreux à Rome, étaient soumis à des impositions spéciales et énormes (*fiscus judaïcus*), et ils cherchaient souvent à s'y soustraire en niant leur nationalité. On les faisait alors comparaître devant le *procurator*, en présence d'un grand nombre de témoins, et on les déshabillait pour constater qu'ils étaient circoncis. Suétone raconte que dans sa jeunesse il vit soumettre un vieillard nonagénaire à cette inspection odieuse (*Vie de Domitien*, § XII). Voilà pourquoi les Juifs venaient souvent prier les chirurgiens de leur refaire un prépuce. Pour cela on attirait au devant du gland la peau lâche et extensible du fourreau; on la fixait dans cette position sur une sonde par un lien circulaire, et l'on faisait alors à la racine de la verge une incision circulaire qui ne comprenait que la peau. Le lien restait en place jusqu'à ce que la plaie fût cicatrisée, et que la peau déplacée eût contracté des adhérences dans sa nouvelle position. C'était, comme vous voyez, une vé-

ritable *autoplastie par glissement*. Je reviendrai tout à
l'heure sur une autre application plus utile de l'autoplastie.

Je vous signale en passant l'opération qui était destinée à faire disparaître les traces des perforations des
oreilles (VII, 8). Il paraît que ces trous, chez les hommes,
étaient un signe d'esclavage, ou au moins d'une basse
extraction.

L'infibulation, qui se pratiquait surtout chez les
jeunes gens, consistait à passer à travers le prépuce une
boucle, ou, si vous préférez, une sorte de cadenas (VII,
xxv, § 3). Celse n'approuvait pas cette opération, «plus
souvent inutile que nécessaire». Elle avait pour but, dit-
il, de conserver aux jeunes gens la voix ou la santé, en
leur imposant une continence forcée. Peut-être de son
temps n'était-elle usitée que dans ce but; mais elle ne
tarda pas à prendre plus d'extension. Les femmes ja-
louses faisaient infibuler leurs amants, et les riches li-
bertins s'assuraient ainsi de la fidélité de leurs gitons.

Une autre opération que Celse n'approuvait pas davantage, parce qu'il ne l'avait pas trouvée dans les
ouvrages des grands chirurgiens, était celle que l'on
pratiquait quelquefois pour guérir l'ozène. Elle consistait à fendre le nez jusqu'aux os, et à ouvrir largement
la fosse nasale, pour la cautériser au fer rouge; après
quoi l'on recousait les narines (l. VII, c. xi). C'était
passablement hardi.

Cette opération du moins avait quelque chose de rationnel. Mais que direz-vous de celle qu'on employait
pour guérir la *lippitudo*, c'est-à-dire la blépharite chronique. On supposait que la chassie était une pituite ap-
portée aux yeux par les veines du cuir chevelu; il s'a-
gissait donc de couper le passage à la pituite. Pour
cela on pratiquait sur les téguments du crâne neuf
grandes incisions, qu'on remplissait de charpie pour les

forcer à suppurer. D'autres faisaient une incision jusqu'à l'os, dont ils cautérisaient la surface avec le fer rouge, afin de faire tomber une esquille. Les plus modérés se bornaient à brûler les veines des tempes et du sommet de la tête. (L. VII, c. VII, § 15.)

Ces dangereuses opérations, pratiquées pour remédier à une affection sans gravité, nous font frémir aujourd'hui; c'est à cause de cette excentricité même que j'ai voulu vous les citer. Il y avait une autre opération infiniment plus barbare, c'était l'*élinguation*, mais celle-là n'était pas du ressort de la chirurgie; Celse du moins n'en parle pas, et il est probable qu'elle entrait dans les attributions du bourreau. On faisait arracher la langue à un esclave, soit pour le punir d'avoir trop parlé, soit pour l'empêcher de trahir un secret.

Maintenant, je dois vous dire quelques mots de certaines opérations, et même de certaines méthodes opératoires qui étaient connues à cette époque, et qui, entièrement oubliées pendant longtemps, ont repris place dans la chirurgie moderne.

Pour extraire par incision les calculs arrêtés dans l'urèthre, on tirait avec force sur le prépuce, qu'on liait au devant du gland. Alors on incisait sur le calcul la peau, puis l'urèthre, et, lorsque le calcul était extrait, il suffisait de délier le prépuce pour voir la peau se retirer en arrière, et recouvrir la plaie de l'urèthre. Ce procédé était défectueux, sans doute, mais il n'en est pas moins fort intéressant, puisqu'il prouve que la méthode sous-cutanée n'est pas tout à fait nouvelle.

Tout à l'heure, à l'occasion de la restauration du prépuce, je vous ai parlé d'un procédé d'autoplastie par glissement. On pratiquait également l'autoplastie à la face pour remédier aux pertes de substance du nez, des lèvres, et même des oreilles. Les chairs qui entouraient la perte de substance étaient disséquées, sous forme de deux lambeaux latéraux qu'on attirait l'un vers l'autre et qu'on unissait par suture. « Ce n'est point, » dit Celse, un organe nouveau qu'on crée ici, mais une » partie voisine qu'on attire, » — *Neque enim creatur ibi corpus, sed ex vicino adducitur* (VII, IX). Cette phrase caractérise très-nettement, non-seulement l'opération décrite par Celse, mais encore tous les autres procédés de la grande méthode autoplastique qui porte le nom de *méthode française*. C'est qu'en effet cette méthode, entièrement perdue pendant tout le moyen âge, a été réinventée il y a environ un siècle, puis perfectionnée et enfin généralisée par des chirurgiens français; c'est alors seulement qu'on en a retrouvé les premiers linéaments dans livre de Celse.

Les anciens connaissaient également la méthode de la ligature en masse, avec les nombreux procédés que nous employons aujourd'hui pour la formation d'un pédicule artificiel. Elle a été décrite par Celse à l'occasion des tumeurs hémorrhoïdales, du staphylôme et de l'exomphale (VII, XXX, § 3; VII, VII, § 11; VII, XIV). On n'opère plus ainsi ces dernières tumeurs; mais ce qu'il importe de constater, c'est que la méthode de l'ablation par ligature n'appartient ni à Mayor, ni à aucun autre moderne, et qu'elle était parfaitement connue des anciens.

J'en dirai presque autant de la méthode du broiement de la cataracte. Après avoir décrit de main de maître l'opération de l'abaissement, Celse ajoute : « Si la cataracte remonte, on la divise aussitôt avec la même aiguille, en plusieurs fragments » (VII, VII, § 14). Mais je me hâte de reconnaître que c'est seulement dans les temps modernes, que l'opération du broiement a été érigée en méthode indépendante. Pour les anciens, ce n'était qu'une manœuvre éventuelle de l'abaissement.

Vous connaissez tout le profit que la chirurgie tire aujourd'hui de l'emploi des gouttières, dans le traitement des maladies articulaires, des fractures compliquées et de plusieurs autres affections. On croit généralement que ces gouttières sont d'invention moderne. C'est ainsi pourtant, que du temps de Celse, on traitait les fractures du membre inférieur. La gouttière, *canalis*, embrassant la plante du pied, remontait, suivant les cas, jusqu'au jarret, jusqu'à la hanche, ou enfin jusqu'au-dessus de la hanche, de manière à enfermer le bassin (VIII, x, § 5). Il n'y a pas loin de là à la gouttière de Bonnet.

Celse revient à plusieurs reprises sur la ligature des vaisseaux. A cette époque, où les disciples d'Érasistrate soutenaient que les artères étaient pleines d'air, on prenait ordinairement pour des veines tous les vaisseaux qui saignaient dans une plaie. Il n'est donc pas étonnant que Celse ait parlé surtout de la ligature des *veines*. Ainsi, lorsqu'il conseille d'arrêter les hémorrhagies traumatiques en liant les veines haut et bas, il est déjà probable qu'il désigne, sous ce nom de veines, nos deux ordres de vaisseaux (V, xxvi, § 21). Mais il dit expressément qu'on doit lier veines et *artères*, après l'opération de la castration : *post id venæ et arteriæ ad inguem lino deligandæ* (VII, xxii). Vous voyez donc que l'opération de la ligature était connue des anciens, et vous jugez quelle a dû être au moyen âge la décadence de la chirurgie pour que cette ressource opératoire, sans laquelle nous ne saurions aujourd'hui pratiquer presque aucune opération, ait été entièrement oubliée, jusqu'au jour où elle fut de nouveau inventée par notre grand Ambroise Paré. Il en a été de cette opération comme de la broncho-tomie, dont Celse ne parle pas, mais qui, au dire de Cælius Aurelianus, était pratiquée par Asclépiade, dans des cas d'esquinancie qui ressemblaient quelque peu à à notre croup. Vous savez quels efforts et quelle persévérance il a fallu dans ce siècle pour la ressusciter.

Avant de quitter le livre de Celse, je veux appeler votre attention sur le xviiie chapitre du livre VI, relatif aux maladies des organes génitaux. Après l'avoir lu, il vous paraîtra difficile de ne pas admettre l'existence de la syphilis chez les Romains. Un passage d'Horace permet de croire que cette affection s'appelait alors le mal de Campanie, *campanus morbus*, c'est-à-dire le mal de Naples, et c'est précisément le nom sous lequel la syphilis, rapportée par les soldats de Charles VIII, se répandit en France à la fin du xve siècle. Vous trouverez sur ce sujet de plus amples détails dans le traité de pathologie externe de M. Follin, et dans un ouvrage spécial de M. Rosenbaum.

Je suis bien loin d'avoir fini, messieurs, et cependant je dois m'arrêter. Si je voulais compléter cette étude sur Celse, je serais obligé de lui consacrer tout un semestre de leçons, comme le fit, il y a vingt ans, M. Kunholtz (de Montpellier). J'ai dû choisir dans son œuvre quelques points plus saillants que les autres, et sur ceux-là même j'ai dû rapidement glisser. Mais je ne pouvais me proposer de vous faire connaître en une seule séance un livre qui résume toutes les connaissances médicales de la grande période comprise entre Hippocrate et Galien. En vous donnant quelques renseignements sur le milieu dans lequel ce livre s'est produit, j'ai voulu surtout vous donner envie de le lire. Puissé-je y avoir réussi !

Vous avez vu combien d'idées, d'inventions, de méthodes opératoires, consignées dans les écrits des anciens, ont été ensuite oubliées. Que d'efforts n'a-t-il pas fallu pour les réintégrer dans la science au bout d'un grand nombre de siècles ! Et quel désappointement pour celui qui, après avoir ainsi retrouvé, en les tirant de son propre fonds, des connaissances depuis longtemps perdues apprend un jour, en récompense de son travail, que son invention ou sa découverte est mentionnée dans un vieux livre couvert de poussière ! Heureux encore si on ne l'accuse pas de plagiat !

Ainsi, messieurs, notre propre intérêt nous commanderait déjà de cultiver les études historiques, quand même l'intérêt de la science et du progrès ne nous en ferait pas un devoir. Il est clair, en effet, que le temps que nous employons à refaire une découverte est perdu sans compensation. Mais l'histoire a une autre utilité d'un ordre plus général et plus élevé. Elle montre la série des transformations que la science a subies depuis son origine, les systèmes qui l'ont tour à tour dominée, les révolutions qui l'ont plusieurs fois renouvelée, et les erreurs multiples que l'esprit humain traverse le plus souvent avant d'arriver à la vérité. Et au milieu de tous ces changements de doctrines, de tous ces débris du passé, elle nous montre une chose qui a toujours survécu : ce sont les faits expérimentaux, constatés par l'observation.

C'est là, messieurs, la plus haute utilité de l'histoire de notre science. En nous dévoilant la cause des erreurs de nos devanciers, elle nous apprend à les éviter; elle nous apprend à distinguer le vrai du faux, ce qui est démontré de ce qui est hypothétique; et c'est ainsi qu'elle nous sert de boussole, au milieu des écueils semés sur notre passage.

L'histoire plaît toujours, a dit un ancien, de quelque manière qu'on la raconte : *Historia, quoquo modo dicta, delectat.* Mais ceux qui n'y voient qu'une satisfaction pour leur curiosité en méconnaissent la portée. Laissez-moi croire, messieurs, que vous y avez vu autre chose. L'assiduité avec laquelle vous avez suivi ces conférences prouve que vous venez y chercher, non une distraction passagère, mais une instruction utile et durable.

Lorsqu'il y a quelques mois, sur l'initiative e mon collègue et ami M. Verneuil, nous avons conçu le projet d'exciter parmi vous le goût des études historiques, nous avons reçu de toutes parts de précieux encouragements. Pourtant quelques-uns nous disaient : Y songez-vous ? Les jeunes gens ont déjà à parcourir un programme bien assez vaste. Ne craignez-vous pas qu'une branche d'études toute nouvelle pour eux, et sur laquelle ils ne doivent pas être interrogés dans leurs examens, les trouve indifférents ?

Si nous l'avions craint, messieurs, nous n'aurions pas commencé. Mais certes, le succès de notre entreprise a dépassé nos espérances. Les conférences se sont succédé pendant près de quatre mois, et le zèle de l'auditoire ne s'est pas refroidi. En mon nom et au nom de mes collègues, je vous en remercie. Par votre approbation, ce qui n'était d'abord qu'un essai deviendra, je l'espère, quelque chose de durable, et vous aurez assuré le maintien d'une nature d'enseignement dont l'absence constituait jusqu'ici, dans l'École de médecine de Paris, une fâcheuse lacune.

Et puisque c'est à moi qu'est échu l'honneur de porter le dernier la parole dans cette session, je crois être l'interprète du sentiment général, en remerciant publiquement, en votre nom comme au mien, les deux hommes à qui ce progrès est dû : M. Verneuil, qui en a conçu le plan, et M. le doyen, qui a libéralement mis à notre disposition les moyens de l'exécuter.

TABLE DES MATIÈRES

LIBRAIRIE GERMER BAILLIÈRE

17, RUE DE L'ÉCOLE-DE-MÉDECINE, 17

PARIS

EXTRAIT DU CATALOGUE

BIBLIOTHÈQUE

DE

PHILOSOPHIE CONTEMPORAINE

Volumes in-18 à 2 fr. 50

—

Ouvrages parus.

H. TAINE. Le Positivisme anglais, étude sur Stuart Mill.

— L'Idéalisme anglais.

— Philosophie de l'art.

PAUL JANET. Le Matérialisme contemporain. Examen du système du docteur Büchner.

— La Crise philosophique : MM. Taine, Renan, Vacherot, Littré.

ODYSSE-BAROT. Lettres sur la philosophie de l'histoire.

ALAUX. La Philosophie de M. Cousin.

AD. FRANCK. Philosophie du droit pénal.

— Philosophie du droit ecclésiastique.

— Philosophie mystique en France à la fin du XVIIIe siècle.

E. SAISSET. L'Ame et la Vie, suivi d'une étude sur l'Esthétique française.

— Critique et histoire de la philosophie (fragments et discours.)

CHARLES LÉVÊQUE. Le Spiritualisme dans l'art.

— La Science de l'invisible. Études de psychologie et de théodicée.

AUGUSTE LAUGEL. Les Problèmes de la nature.

CHALLEMEL LACOUR. La Philosophie individualiste, étude sur Guillaume de Humboldt.

CHARLES DE RÉMUSAT. Philosophie religieuse.

ALBERT LEMOINE. Le Vitalisme et l'Animisme de Stahl.

— De physionomie et de la parole.

MILSAND. L'Esthétique anglaise, étude sur John Ruskin.

A. VÉRA. Essai de philosophie hégélienne.

BEAUSSIRE. Antécédents de l'Hégélianisme dans la philoso·phie française.

BOST. Le Protestantisme libéral.

FRANCISQUE BOUILLIER. Du Plaisir et de la Douleur.

ED. AUBER. Philosophie de la médecine.

LEBLAIS. Matérialisme et Spiritualisme, précédé d'une pré-face par M. E. LITTRÉ (de l'Institut).

AD. GARNIER. De la morale dans l'antiquité, précédé d'une introduction par M. PRÉVOST-PARADOL (de l'Académie française).

SCHŒBEL. Philosophie de la raison pure.

BEAUQUIER. Philosophie de la musique.

TISSANDIER. Du Spiritisme et des Sciences occultes.

J. MOLESCHOTT. La Circulation de la vie. Lettres sur la physiologie en réponse aux Lettres sur la chimie de Liebig. 2 vol., traduit de l'allemand par M. le docteur Cazelles.

L. BUCHNER. Science et Nature. Essais de philosophie et de science naturelle. 2 vol., traduit de l'allemand par Aug. Deloindre.

ATHAN. COQUEREL FILS. Des premières transformations historiques du christianisme.

LIBRAIRIE GERMER BAILLIÈRE

CATALOGUE

DES

LIVRES DE FONDS

ANATOMIE, PHYSIOLOGIE,
SCIENCES PHYSIQUES ET NATURELLES, PATHOLOGIE MÉDICALE,
PATHOLOGIE CHIRURGICALE, THÉRAPEUTIQUE, HYGIÈNE,
PHARMACIE, ART VÉTÉRINAIRE.

HISTOIRE ET PHILOSOPHIE.

1866

PARIS

RUE DE L'ÉCOLE-DE-MÉDECINE, 17

LONDRES | NEW-YORK
H. BAILLIÈRE, 219, REGENT STREET | BAILLIÈRE BROTHERS, 440, BROADWAY

MADRID. — C. BAILLY-BAILLIÈRE, PLAZA DEL PRINCIPE ALFONSO, 16

LEIPZIG. — ED. JUNG-TREUTTEL, QUERSTRASSE. 10.

BIBLIOTHÈQUE DE L'ÉTUDIANT EN MÉDECINE.

COLLECTION DE RÉSUMÉS POUR LA PRÉPARATION AUX EXAMENS DU DOCTORAT, DU GRADE
D'OFFICIER DE SANTÉ, ET AU CONCOURS DE L'EXTERNAT ET DE L'INTERNAT.

PREMIER EXAMEN.

BERTON. — **Guide et questionnaire** de tous les examens de médecine et des concours de l'internat, de l'externat et de l'École pratique, avec les réponses des examinateurs eux-mêmes aux questions les plus difficiles et suivi de grands tableaux synoptiques inédits d'anatomie et de pathologie. 1 vol. in-18, 1865. 2 fr 50 c.

BÉRAUD et ROBIN. — **Manuel de physiologie** de l'homme et des principaux vertébrés, répondant à toutes les questions physiologiques du programme des examens de fin d'année. 2e édit. 2 vol. gr. in-18. 12 fr.

JAMAIN. — **Nouveau Traité élémentaire d'anatomie descriptive** et de **préparations anatomiques**, suivi d'un Précis d'*embryologie*, par M. VERNEUIL, agrégé de la Faculté de médecine de Paris,

chirurgien des hôpitaux, etc. 2e édition. 1 vol. grand in-18 avec 200 figures dans le texte. 1861. 12 fr.

LONGET. — **Mouvement circulaire de la matière dans les trois règnes**, tableaux comprenant un aperçu des fonctions nutritives dans les êtres organisés, avec fig. coloriées. 7 fr.

MARCHESSAUX. — **Manuel d'anatomie générale**, histologie et organogénie de l'homme, ouvrage contenant un résumé de tous les travaux faits en France, en Allemagne et en Angleterre, sur la structure, les propriétés, les analyses chimiques, l'examen microscopique, et le développement des liquides et des solides, 1844. 1 vol. grand in-18 de 420 pag. 3 fr. 50 c.

DEUXIÈME ET CINQUIÈME EXAMEN.

ANDRY. — **Manuel pratique de percussion et d'auscultation.** 1845. 1 vol. grand in-18. 3 fr. 50 c.

BEYRAN. - **Manuel de pathologie générale.** 1863, 1 vol. grand in-18. 4 fr. 50 c.

HOUEL. — **Manuel d'anatomie pathologique générale et appliquée**, contenant la *description* et le *catalogue* du Musée Dupuytren. 2e édition, 1862, 1 vol. gr. in-18. 7 fr.

JAMAIN. — **Manuel de petite chirurgie**, contenant les pansements, les bandages, les appareils de fractures, les pessaires, les bandages herniaires, les ponctions, la vaccination, les incisions, la saignée, les ventouses, le cathétérisme, l'extraction des

dents, les agents anesthésiques, etc. 4e édition refondue. 1864, 1 vol. gr. in-18, avec 350 figures. 7 fr.

JAMAIN. — **Manuel de pathologie et de clinique chirurgicales.** 1865, 2e édit. 2 forts vol. gr. in-18. (*Sous presse.*)

MALGAIGNE. — **Manuel de médecine opératoire.** 1861. 7e édit. 1 vol. gr. in-18. 7 fr.

TARDIEU. — **Manuel de pathologie et de clinique médicales.** 1866, 1 fort vol. grand in-18, 2e édit. 7 fr.

VELPEAU et BÉRAUD. — **Manuel d'anatomie chirurgicale, générale et topographique.** 3e édit. 1862, 1 vol. in-18 de 810 pag. 7 fr.

TROISIÈME EXAMEN.

BOCQUILLON. — **Manuel d'histoire naturelle médicale.** 1 vol. gr. in-18 avec fig. (*Sous presse.*)

BOUCHARDAT. — **Physique**, avec ses principales applications. 1 vol. grand in-18 avec 230 fig. intercalées dans le texte. 3e édit., 1851. 4 fr. 50 c.

BOUCHARDAT. — **Histoire naturelle**, contenant la zoologie, la botanique, la minéralogie et la géologie. 2 vol. grand in-18, avec 308 fig. intercalées dans le texte. 1844 7 fr.

GRÉHANT. — **Manuel de physique médicale.** 1 vol. grand in-18 avec fig. (*Sous presse.*)

QUATRIÈME EXAMEN.

RAYARD. — **Manuel pratique de médecine légale.** 1844. 1 vol. gr. in-18 3 fr. 50 c.

BOUCHARDAT.— **Manuel de matière médicale, de thérapeutique et de pharmacie.** 1864, 1865, 4e édit., 2 vol. gr. in-18. 14 fr.

DESCHAMPS. — **Manuel de pharmacie et Art de formuler**, contenant 1o les

principes élémentaires de pharmacie; 2o des tableaux synoptiques: *a*, des substances médicamenteuses tirées des trois règnes, avec leurs doses et leurs modes d'administration; *b*, des eaux minérales employées en médecine; *c*, des substances incompatibles; 3o les indications pratiques nécessaires pour composer de bonnes formules; suivi d'un

CINQUIÈME EXAMEN.

DICTIONNAIRE

DES

DICTIONNAIRES DE MÉDECINE

FRANÇAIS ET ÉTRANGERS,

OU

TRAITÉ COMPLET DE MÉDECINE
ET DE CHIRURGIE PRATIQUES, DE THÉRAPEUTIQUE, DE MATIÈRE MÉDICALE,
DE TOXICOLOGIE ET DE MÉDECINE LÉGALE, ETC., ETC.,

CONTENANT

L'ANALYSE DES MEILLEURS ARTICLES QUI ONT PARU JUSQU'A CE JOUR DANS LES DIFFÉRENTS DICTIONNAIRES ET LES TRAITÉS SPÉCIAUX LES PLUS IMPORTANTS ;

Ouvrage destiné à remplacer tous les autres Dictionnaires et Traités de médecine et de chirurgie, etc.,

Par une Société de médecins,

SOUS LA DIRECTION DE M. LE DOCTEUR FABRE,

Rédacteur en chef de la GAZETTE DES HÔPITAUX.

1850 - 1851. — 9 forts volumes in-8 imprimés sur deux colonnes, y compris

le VOLUME SUPPLÉMENTAIRE rédigé en 1851. — Prix : 45 fr.

REVUE DES COURS

Reproduisant soit par la sténographie, soit au moyen d'analyses revisées par les professeurs, les principales leçons et conférences littéraires ou scientifiques faites à Paris, en province et à l'étranger.

Directeur : M. **Eug. YUNG** ; chef de la rédaction : M. Em. ALGLAVE.

LA REVUE DES COURS SE PUBLIE EN DEUX PARTIES SÉPARÉES

REVUE DES COURS LITTÉRAIRES

DE LA FRANCE ET DE L'ÉTRANGER

Collége de France, Sorbonne, Faculté de droit, École des chartes, École des beaux-arts, cours de la Bibliothèque impériale, Facultés des départements, Universités allemandes, anglaises, suisses, italiennes, Sociétés savantes, etc.

Soirées littéraires de Paris et de la province. — Conférences libres.

La *Revue des cours littéraires* a publié intégralement le cours de M. Laboulaye, et les leçons et conférences de MM. Franck, Havet, A. Maury, Ch. Lévêque, Paulin Pâris, de Loménie, Philarète Chasles, Patin, Janet, Caro, Egger, Berger, Saint-Réné Taillandier, Mézières, A. Geffroy, l'abbé Freppel, Taine, Heuzey, Beulé, de Valroger, Valette, Jules Barni, Jules Simon, J. J. Weiss, etc.

REVUE DES COURS SCIENTIFIQUES

DE LA FRANCE ET DE L'ÉTRANGER

 Collége de France, Sorbonne, Faculté de médecine, Muséum d'histoire naturelle, École de pharmacie, Facultés des départements, Académie des sciences, Universités étrangères.

Soirées scientifiques de la Sorbonne. — Conférences libres.

La *Revue des cours scientifiques* a publié intégralement les cours de MM. Claude Bernard, Berthelot, Quatrefages, Lacaze-Duthiers, G. Ville, Vulpian, Robin, Becquerel, Coste, et des leçons ou conférences de MM. Milne Edwards, Boutan, Payen, Pasteur, Troost, Bouchardat, Jamin, Bouchut, Matteucci, Moleschott, Palmieri, Remak, de Luca, etc., ete.

Les deux revues paraissent le samedi de chaque semaine par livraisons de 32 à 40 colonnes in-4°.

Prix de chaque revue isolément :

	six mois.	un an.
Paris......................	8 fr.	15 fr.
Départements..	10	18
Étranger..................	12	20

Prix des deux revues réunies :

	six mois.	un an.
Paris......................	15 fr.	26 fr.
Départements	18	30
Étranger..................	20	35

L'abonnement part du 1er décembre et du 1er juin de chaque année.

La publication de ces deux revues a commencé le 1er décembre 1863. Chaque année forme deux forts volumes in-4° de 800 à 900 pages.

Les deux premières années (1864 et 1865) sont en vente, on peut se les procurer brochées ou reliées.

Suite des publications périodiques.

JOURNAL

DE

L'ANATOMIE ET DE LA PHYSIOLOGIE NORMALES ET PATHOLOGIQUES DE L'HOMME ET DES ANIMAUX

Publié par M. le professeur Ch. Robin (2ᵉ année 1865), paraissant tous les deux mois par livraisons de 7 feuilles avec planches.

Prix de l'abonnement par an, pour la France, 20 fr.; pour l'étranger, 24 fr.

ANNALES DE LA SOCIÉTÉ D'HYDROLOGIE MÉDICALE

Paraissant pendant le cours de la session de la Société, de novembre à mai. Les numéros d'une année forment un volume d'environ 40 feuilles.

Prix, à Paris, 6 francs ; départements, 7 francs ; étranger, 8 francs.

La collection complète est composée de 11 volumes (1854-1865).

RÉPERTOIRE DE PHARMACIE

Recueil pratique dirigé par M. le professeur Bouchardat, paraissant tous les mois par numéro de 3 feuilles.

Prix de l'abonnement, 6 fr. pour la France, 8 fr. pour l'étranger.

La collection complète, composée de 21 volumes (1844-1865), coûte 70 fr. Les années prises séparément coûtent 5 fr.

Dictionnaire annuel des progrès des sciences et institutions médicales, par M. Garnier, suite et complément de tous les dictionnaires, précédé d'une introduction par M. le docteur Amédée Latour, 1 vol. in-18 de 500 pages.   5 fr.
Les années 1864 et 1865 ont déjà paru.

La science et les savants en 1864, par M. Victor Meunier, 1 vol. in-18.
Prix.   3 fr. 50

La science et les savants en 1865 (premier semestre), par M. Victor Meunier, 1 vol. in-18.   3 fr. 50

La science et les savants en 1865 (second semestre), par M. Victor Meunier, 1 vol. in-18.   3 fr. 50
Cet ouvrage paraît tous les six mois et contient l'analyse des travaux les plus importants mis au jour pendant cette période.

Annuaire de thérapeutique, de matière médicale, de pharmacie, et de toxicologie, par M. le professeur Bouchardat, 1 vol. in-32.   1 fr. 25
Cet ouvrage paraît depuis l'année 1841. La collection complète, jusqu'en 1865, forme 29 volumes dont 3 de supplément.

Annuaire de médecine et de chirurgie pratique, par MM. Garnier et Wahu, 1 vol. in-32.   1 fr. 25
Cet ouvrage paraît depuis l'année 1846.

BIBLIOTHÈQUE

DE

PHILOSOPHIE CONTEMPORAINE

Volumes in-18 à 2 fr. 50 c.

Ouvrages parus.

H. TAINE.	Le Positivisme anglais, étude sur Stuart Mill.
H. TAINE.	L'Idéalisme anglais, étude sur Carlyle.
H. TAINE.	Philosophie de l'art.
PAUL JANET.	Le Matérialisme contemporain. Examen du système du docteur Büchner.
PAUL JANET	La crise philosophique. MM. Taine, Renan, Vacherot, Littré
ODYSSE-BAROT.	Philosophie de l'histoire.
ALAUX.	La philosophie de M. Cousin.
AD. FRANCK.	Philosophie du droit pénal.
AD. FRANCK.	Philosophie du droit ecclésiastique : des rapports de la religion et de l'État.
ÉMILE SAISSET.	L'Ame et la vie, suivi d'une étude sur l'Esthétique française.
ÉMILE SAISSET	Critique et histoire de la philosophie (fragments et discours).
CHARLES LEVÊQUE.	Le Spiritualisme dans l'art.
CHARLES LEVÊQUE.	La Science de l'invisible. Étude de psychologie et de théodicée.
AUGUSTE LAUGEL.	Les Problèmes de la nature.
CHALLEMEL LACOUR.	La Philosophie individualiste, étude sur Guillaume de Humboldt.
CHARLES DE RÉMUSAT. . . .	Philosophie religieuse.
ALBERT LEMOINE.	Le Vitalisme et l'animisme de Stahl.
ALBERT LEMOINE	De la physionomie et de la parole.
MILSAND	L'Esthétique anglaise, étude sur John Ruskin.
A. VÉRA.	Essais de philosophie hégélienne.
BEAUSSIRE.	Antécédents de l'Hégélianisme dans la philosophie française.
BOST	Le Protestantisme libéral.
FRANCISQUE BOUILLIER . . .	Du plaisir et de la douleur.
ED. AUBER	Philosophie de la médecine.
LEBLAIS. . , ...	Matérialisme et Spiritualisme, précédé d'une préface par M. E. Littré (de l'Institut).
AD. GARNIER.	De la morale dans l'antiquité, précédé d'une introduction par M. Prévost-Paradol.
SCHOEBEL.	Philosophie de la raison pure.
BEAUQUIER	Philosophie de la musique.
TISSANDIER	Des sciences occultes et du Spiritisme.
J. MOLESCHOTT.	Le Cours circulaire de la vie, réponse physiologique aux Lettres sur la chimie de Liebig, 2 vol.

Ouvrages à paraître.

AUGUSTE LAUGEL.	Les Problèmes de la vie.
AUGUSTE LAUGEL.	Les Problèmes de l'âme.
CHALLEMEL LACOUR.	La Philosophie pessimiste.
LOUIS GRANDEAU.	La Science moderne et le spiritualisme.
AD. FRANCK. . . . , ...	Philosophie du droit civil.
BUCHNER.	Science et Nature. 2 vol.
S. DE LUCA	La Philosophie chimique depuis Lavoisier.
JULES BARNI.	De la morale dans la démocratie.
JOLY.	L'Homme fossile.
BAUDRILLART.	Philosophie de l'économie politique.
CHARLES DE RÉMUSAT. . . .	La Philosophie écossaise.
DE SUCKAU.	Étude sur Schopenhauer.
FAIVRE	De la variabilité des espèces.

BIBLIOTHÈQUE

D'HISTOIRE CONTEMPORAINE

Volumes in-18 à 3 fr. 50.

Ouvrages parus.

CARLYLE . . . . Histoire de la Révolution française, traduite de
l'anglais par M. Elias Regnault. Tome Ier : LA
BASTILLE.

VICTOR MEUNIER. . . . . . . Science et Démocratie, 2 vol.

JULES BARNI. . . . . Histoire des idées morales et politiques en France
au XVIIIe siècle. Première partie.

AUGUSTE LAUGEL. . . . . . Les États-Unis pendant la guerre (1861-1865). Souvenirs personnels, 1 vol.

Ouvrages à paraître.

CARYLE . . . . Histoire de la Révolution française. Tome II : LA
CONSTITUTION ; et tome III : LA GUILLOTINE.

JULES BARNI. . . . . Histoire des idées morales et politiques en France
au XVIIIe siècle (seconde partie).

ALFRED ASSOLANT. . . . . Histoire de Napoléon Ier, 1 vol.

CHALLEMEL-LACOUR . . . . Histoire de Louis-Philippe, 1 vol.

DE ROCHAU. . . . . Histoire de la Restauration, traduite de l'allemand
par M. Rosenwald, 1 vol.

DE ROCHAU . . . . Histoire de Louis-Philippe, traduite de l'allemand
par M. Rosenwald, 1 vol.

FRÉDÉRIC MORIN. . . . . . Les Historiens du XIXe siècle, 1 vol.

EUGÈNE DESPOIS . . . . . . Le Vandalisme révolutionnaire, 1 vol.

EUG. YUNG. . . . . La Révolution italienne, 1 vol.

LIVRES DE FONDS ET EN NOMBRE.

On peut se procurer tous les ouvrages qui se trouvent dans ce Catalogue par l'intermédiaire des libraires de France et de l'étranger.

On peut également les recevoir FRANCO, par la poste, sans augmentation des prix désignés, en joignant à la demande, des TIMBRES-POSTE ou un MANDAT SUR PARIS.

ALARD. *Du siége et de la nature des maladies,* ou Nouvelles considérations touchant la véritable action du système absorbant dans les phénomènes de l'économie animale. 1821, 2 vol. in-8. 7 fr.

ALAUX. *La philosophie de M. Cousin.* 1864, 1 vol. in-18 de la *Bibliothèque de philosophie contemporaine.* 2 fr. 50

ALIBERT. *Traité des fièvres pernicieuses.* 1 vol. in-8, 5ᵉ édit. 1820. 4 fr. 50

AMUSSAT. *Leçons sur les rétentions d'urine causées par les rétrécissements de l'urèthre,* et sur les maladies de la glande prostate, publiées par le docteur Petit, de l'île de Ré. 1832, 1 vol. in-8, fig. 4 fr. 50

AMUSSAT. *Recherches sur l'introduction accidentelle de l'air dans les veines.* 1839, in-8. 5 fr.

AMUSSAT. *Mémoire sur l'anatomie pathologique des tumeurs fibreuses de l'utérus* et sur la possibilité d'extirper ces tumeurs, lorsqu'elles sont encore contenues dans les parois de cet organe. 1842, in-8. 3 fr.

AMUSSAT. *Mémoire sur la rétroversion de la matrice dans l'état de grossesse.* 1843, in-8. 3 fr.

AMUSSAT. *Quelques réflexions sur la curabilité du cancer.* 1854, in-8. 1 fr.

AMUSSAT. *Mémoire sur la possibilité d'établir un anus artificiel dans la région lombaire,* sans pénétrer dans le péritoine. 1839, 1 vol. in-8. 5 fr.

— Deuxième mémoire, 1841, in-8. 3 fr.

— Troisième mémoire, 1843, in-8. 3 fr.

AMUSSAT. *Observation sur une opération d'anus artificiel.* 1835, in-8. 1 fr.

AMUSSAT. *Recherches expérimentales sur les blessures des artères et des veines.* 1843, in-8. 1 fr.

AMUSSAT (Alph.). *De l'emploi de l'eau en chirurgie.* 1850, in-4. 2 fr.

AMUSSAT (Alph.). *De la cautérisation circulaire de la base des tumeurs hémorrhoïdales internes.* 1854, in-8. 1 fr. 50

ANCELON. *Mémoire sur les fièvres typhoïdes* périodiquement développées par les émanations de l'étang de Lindre-Basse. 1847, in-8. 1 fr. 50

ANDRAL. *Cours de pathologie interne,* professé à la Faculté de médecine de Paris; recueilli et publié par M. le docteur Amédée Latour, 2ᵉ édition refondue. 1848, 3 vol. in-8 de 2076 pages. 18 fr.

ANDRY (Félix). *Manuel pratique de percussion et d'auscultation.* 1845, 1 vol. gr. in-18 de 536 pages. 3 fr. 50

ANDRY (Félix). *Recherches sur le cœur et sur le foie* considérées au point de vue littéraire, médico-historique, symbolique, etc. 1858, 1 vol. in-8. 4 fr.

ANGLADA. *Traité des eaux minérales* et des établissements thermaux des Pyrénées orientales. 1833, 2 vol. in-8.   6 fr.

ANGER (Benjamin). *Traité iconographique des maladies chirurgicales,* précédé d'une introduction par M. le professeur Velpeau. (Première monographie : Fractures et luxations, formant 12 livraisons composées chacune de huit planches coloriées avec des figures intercalées dans le texte.) 1865, in-4. Prix de chaque livraison.   12 fr.

ANNALES D'OCULISTIQUE. *Tables générales,* dressées par le docteur Warlomont, des tomes I à XXX. 1838 à 1853, 1 vol. in-8.   10 fr.

ANNALES DE LA SOCIÉTÉ D'HYDROLOGIE MÉDICALE DE PARIS. *Comptes rendus des séances,* 1854 à 1865, 11 vol. in-8.   77 fr.

ARCHAMBAULT. *Réflexions sur la trachéotomie* et la période extrême du croup et la dysphagie qui, dans certains cas, lui est consécutive. 1854, in-8.   1 fr. 25

ARCHIAC (D'). *Leçons sur la faune quaternaire* professées au Muséum d'histoire naturelle, 1865, 1 vol. in-8.   3 fr. 50

ARRÉAT. *Éléments de philosophie médicale,* ou théorie fondamentale de la science des faits médico-biologiques. 1858, 1 vol. in-8.   7 fr. 50

ARRÉAT. *De l'homœopathie.* Simples réflexions propres à servir de réponse aux objections contre cette méthode de guérison. 1859, in-8.   1 fr. 50

ARTIGUES. *Amélie-les-Bains, son climat et ses thermes,* comprenant un aperçu historique sur l'ancienneté des thermes, sur l'état actuel de la station et les améliorations qu'elle comporte, la topographie, l'analyse des eaux sulfureuses, et leur mode d'action dans les maladies. 1 vol. in-8, 267 pages.   3 fr. 50

AUBER (Édouard). *Traité de la science médicale* (histoire et dogmes), comprenant : 1° un précis de méthodologie et de médecine préparatoire ; 2° un résumé de l'histoire de la médecine, suivi de notices historiques et critiques sur les écoles de Cos, d'Alexandrie, de Salerne, de Paris, de Montpellier et de Strasbourg ; 3° un exposé des principes généraux de la science médicale, renfermant les éléments de la pathologie générale. 1853, 1 fort vol. in-8.   8 fr.

AUBER (Éd.). *De la fièvre puerpérale devant l'Académie de médecine,* et des principes du vitalisme hippocratique appliqués à la solution de cette question. 1858, in-8.   3 fr. 50

AUBER (Éd.). *Hygiène des femmes nerveuses,* ou Conseils aux femmes pour les époques critiques de leur vie. 1844, 2ᵉ édition, 1 vol. gr. in-18.   3 fr. 50

AUBER (Éd.). *Guide médical du baigneur à la mer.* 1851, 1 vol. in-18. 3 fr. 50

AUBER (Éd.). *Institutions d'Hippocrate,* ou Exposé dogmatique des vrais principes de la médecine, extraits de ses Œuvres ; renfermant : les dogmes de la science et de l'art, l'histoire naturelle des maladies, les règles de l'hygiène et de la thérapeutique, les éléments de la philosophie médicale et les premiers tableaux des maladies ; précédées d'une notice historique et critique sur les livres hippocratiques et suivies d'une dissertation philosophique sur l'hippocratisme. 1864, 1 vol. grand in-8 de luxe.   10 fr.

AUBER (Éd.). *Philosophie de la médecine,* 1 vol. in-18 de la *Bibliothèque de philosophie contemporaine.* 1865.   2 fr. 50

AUDIBRAN. *Traité historique et pratique sur les dents artificielles,* incorruptibles, contenant les procédés de fabrication et d'application. 1821, 1 vol. in-8.   3 fr.

AUDOUARD. *Relation historique et médicale de la fièvre jaune qui a régné à Barcelone en 1821.* Paris, 1822, in-8.   3 fr.

AXENFELD. *Des névroses.* 1863, 1 vol. in-8 de 677 pages extrait de la *Pathologie médicale* du professeur Requin.

AZÉMAR. *Études sur le choléra.* 1856, in-8.   3 fr.

BACHELET (H.). *Nouveau guide du dyspeptique,* recherches sur la dyspepsie iléo-cæcale, 1865, in-12 de 267 pages.   3 fr.

BALLY. *Documents et mélanges, publiés à l'occasion de la maladie asiatique,* introduite dans les États romains et les Alpes dauphinoises. 1855. 1 vol. in-8.   3 fr.

BARBIER. *Traité d'hygiène* appliquée à la thérapeutique. 1811, 2 vol. in-8. 6 fr.

BARBIER. *Précis de nosologie et de thérapeutique.* 1827-1828, 2 vol. in-8.   8 fr.

BARBIER. *Observation d'un cas de fistule vésico-vaginale,* 1843. in-8. 2 fr.

BARNI (Jules). *Histoire des idées morales et politiques en France au XVIIIe siècle,* première partie, 1865. 1 vol. in-18 de la *Bibliothèque d'histoire contemporaine.*   3 fr. 50

BARON. *Recherches, observations et expériences sur le développement naturel et artificiel des maladies tuberculeuses, etc.;* traduit de l'anglais par Me Ve Boivin. Paris, 1825, 1 vol. in-8, avec fig. col.   4 fr. 50

BAROT (Odysse). *Lettres sur la philosophie de l'histoire.* 1864, 1 vol. grand in-18 de la *Bibliothèque de philosophie contemporaine.*   2 fr. 50

BARTHEZ. *Nouveaux éléments de la science de l'homme,* par P. J. Barthez, médecin de S. M. Napoléon Ier. *Troisième édition* augmentée du discours sur le génie d'Hippocrate, de Mémoires sur les fluxions et les coliques iliaques, sur la thérapeutique des maladies, sur l'évanouissement, l'extispice, la fascination, le faune, la femme, la force des animaux; collationnée et revue par M. E. Barthez, méd-cin de S. A. le Prince impérial et de l'hôpital Sainte-Eugénie, etc. 2 vol. in-8 de 1010 pages.   12 fr.

BARTHEZ et **RILLIET.** *Traité clinique et pratique des maladies des enfants.* 1861, 2e édit. refondue, 2e tirage, 3 vol. in-8.   25 fr.

Dans cette seconde édition, MM. Barthez et Rilliet, sans quitter la voie du solidisme, ont fait un pas de plus vers l'humorisme et vers le vitalisme, ou pour mieux dire, ils ont puisé dans chaque doctrine ce qu'elle leur a offert d'essentiellement pratique et de vraiment utile. Ce n'est pas une transformation de leurs idées, c'est une simple évolution. Mais si le temps et la réflexion ont modifié leurs doctrines, ils n'ont rien changé à leur méthode; ils ont, comme par le passé, pris pour règle de leurs travaux l'observation et l'analyse, mais tout en conservant dans l'étude des faits, la rigueur et la précision du procédé scientifique ils ont pu imprimer à leur ouvrage ce caractère d'utilité pratique qu'une longue expérience pouvait seule lui donner.

MM. Barthez et Rilliet ont décrit successivement : les *phlegmasies* les *hydropisies,* les *hémorrhagies,* les *gangrènes,* les *nevroses,* les *maladies générales aiguës spécifiques,* les *tuberculisations,* les *entozoaires.*

BAUD. *Emploi thérapeutique des corps gras phosphorés extraits de la moelle allongée des mammifères herbivores.* 1858, 1 vol. in 4.   1 fr. 25

BAUDELOCQUE. *L'art des accouchements.* 8e édition, 1844, 2 vol. in-8, de 1340 pag., avec 17 pl.   18 fr.

BAUDENS. *Mémoire sur les solutions de continuité de la rotule,* description d'un appareil pour le traitement des fractures transversales, 1853.   1 fr. 25

BAUDENS. *De l'entorse du pied et de son traitement curatif.* 1852. in-8.   75 c.

BAUMÉ. *Éléments de pharmacie* théorique et pratique. 1817. 2 vol. in-8. 10 fr.

BAUMÈS. *Traité de l'ictère,* ou Jaunisse des enfants nouveau-nés; 2e édition. Paris, 1806, in-8.   1 fr. 50

BAUMÈS. *Traité théorique et pratique sur les diathèses.* 1853, 1 vol. in-8.   2 fr.

BAUMÈS. *Précis théorique et pratique sur les maladies vénériennes.* 2 vol. 1840, in-8.   12 fr.

BAYARD. *Manuel de médecine légale.* 1844, 1 vol. grand in-18.   3 fr. 50

BAYLE (G. L.). *Recherches sur la phthisie pulmonaire.* 1810, 1 vol. in-8.   3 fr. 50

BAYLE (G. L.), médecin de l'hôpital de la Charité et de S. M. l'Empereur Napoléon Ier. *Traité des maladies cancéreuses,* revu, augmenté et publié par M. A. L. J. Bayle, agrégé de la Faculté de Paris. 1834-1839, 2 vol. in-8.   5 fr.

BAYLE (A. L. J.). *Éléments de pathologie médicale,* ou Précis de médecine théorique et pratique écrit dans l'esprit du vitalisme hippocratique, par M. A. L. J. Bayle, docteur et professeur agrégé de la Faculté de médecine de Paris, etc., etc. 2 vol. in-8 de 1236 pages.   14 fr.

BAYLE (A. L. J.). *Traité des maladies du cerveau et de ses membranes.* Maladies mentales. 1826, 1 vol. in-8.   6 fr.

BEAUQUIER. *Philosophie de la musique.* 1866, 1 vol. in-18 de la *Bibliothèque de philosophie contemporaine.*   2 fr. 50

BEAUSSIRE. *Antécédents de l'hégélianisme dans la philosophie française.* 1 vol. in-18 de la *Bibliothèque de philosophie contemporaine.*   2 fr. 50

BECQUEREL. *Traité clinique des maladies de l'utérus et de ses annexes,* par M. L. A. Becquerel, médecin de l'hôpital de la Pitié, professeur agrégé à la Faculté de médecine de Paris, etc. 1859. 2 vol. in-8 de 1061 pages, avec un atlas de 18 pl. (dont 5 coloriées) représentant 44 figures.   20 fr.

BECQUEREL. *Traité des applications de l'électricité à la thérapeutique médicale et chirurgicale.* 1860, 2e édition, 1 vol. in-8, fig.   7 fr.

BECQUEREL. *Des engrais inorganiques en général et du sel marin* (chlorure de sodium) *en particulier.* 1848, 1 vol. in-12.   3 fr. 50

BECQUEREL et **RODIER.** *Traité de chimie pathologique appliquée à la médecine pratique,* contenant l'étude et la composition à l'état sain et à l'état malade de tous les liquides du corps humain, tels que le *sang,* les *urines,* la *lymphe,* le *chyle,* la *salive,* la *bile,* le *suc pancréatique,* le *sperme,* le *lait,* les *larmes,* le *mucus,* les *crachats,* les *vomissements,* les *sécrétions,* la *sueur,* le *pus,* le *tubercule,* le *cancer,* etc. 1854, 1 vol. in-8.   7 fr.

BÉGIN. *Application de la doctrine physiologique à la chirurgie.* 1823, 1 vol. in-8.   2 fr. 50

BELHOMME. *Essai sur l'idiotie,* propositions sur l'éducation des idiots mise en rapport avec leur degré d'intelligence. 1824-1843, in-8.   2 fr.

BELHOMME. *Considérations sur l'appréciation de la folie,* sa localisation et son traitement. 1834-1848, 5 Mémoires, in-8.   10 fr.

BÉRARD (A.). *Diagnostic différentiel des tumeurs du sein.* 1842, in-8 (Thèse de concours).   3 fr. 50.

BÉRARD (A.). *Maladies de la glande parotide et de la région parotidienne,* opérations que ces maladies réclament. 1841, 1 vol. in-8 de 320 pages, 4 pl.   4 fr. 50

BÉRARD (A.). *Mémoire sur le rapport qui existe entre la direction des conduits nourriciers des os longs, et l'ordre suivant lequel les épiphyses se soudent avec le corps de l'os.* 1834, in-8.   1 fr. 25

BÉRARD (A.). *Causes qui retardent ou empêchent la consolidation des fractures et moyens de l'obtenir.* 1833, in-4.   2 fr. 50

BÉRARD (A.). *Luxation spontanée de l'occipital sur l'atlas,* et de l'atlas sur l'axis. 1829, in-4.   2 fr. 50

BÉRARD (A.). *Mémoire sur l'emploi de l'eau froide dans les maladies chirurgicales,* 1834, in-8.   1 fr. 50

BÉRARD (A.). *Mémoire sur le traitement des varices par le caustique de Vienne.* In-8.   1 fr.

BÉRAUD (B. J.). *Atlas complet d'anatomie chirurgicale* topographique, pouvant servir de complément à tous les ouvrages d'anatomie chirurgicale, composé de 109 planches représentant plus de 200 figures dessinées d'après nature, par M. Bion, et avec texte explicatif.

    Prix fig. noires,   60 fr.

    — fig. coloriées.   120 fr.

Ce bel ouvrage, auquel on a travaillé pendant sept ans, est le plus complet qui ait été publié sur ce sujet. Toutes les pièces disséquées dans l'amphithéâtre des hôpitaux ont été reproduites d'après nature par M. Bion, et ensuite gravées sur acier par les meilleurs artistes. Après l'explication de chaque planche, l'auteur a ajouté les applications à la pathologie chirurgicale et à la médecine opératoire, se rapportant à la région représentée.

BÉRAUD ET VELPEAU. *Manuel d'anatomie chirurgicale générale et topographique,* par M. Velpeau, membre de l'Institut, professeur à la Faculté de médecine de Paris, et M. Béraud, chirurgien des hôpitaux, 1862, 2e édition, 1 vol. in-8, de 622 pages.   7 fr.

BÉRAUD (B. J.) ET ROBIN. *Manuel de physiologie de l'homme et des principaux vertébrés*, répondant à toutes les questions physiologiques du programme des examens de fin d'année, par M. Béraud, chirurgien des hôpitaux de Paris, revu par M. Ch. Robin, professeur de la Faculté de médecine de Paris. 1856-1857, 2 vol. gr. in-18, 2e édition entièrement refondue.   12 fr.

MM. Béraud et Robin ont placé la physiologie sur son vrai terrain, celui de l'expérimentation directe, et ils ont cherché à embrasser réellement tout ce qui, dans l'étude des corps organisés, se rapporte à la dynamique animale. N'oubliant pas qu'ils s'adressent à des médecins, ils n'ont négligé de signaler rien de ce qui peut servir de base à l'étude de la symptomatologie et de la thérapeutique. Tout en se servant de la physique et de la chimie comme de puissants instruments pour découvrir les actes des corps organisés et en déterminer la nature, ils se sont laissé guider principalement par la méthode à posteriori, c'est-à-dire d'abord par la généralisation et la coordination des faits, par l'expérience, l'analyse et la synthèse.

BÉRAUD (B. J.). *Recherches sur l'orchite et l'ovarite varioleuses.* 1859, in-8.   1 fr. 50

BÉRAUD (B. J.). *Essai sur le cathétérisme du canal nasal,* suivant la méthode de Laforest, procédé nouveau. 1855, in-8 avec 4 fig.   2 fr. 50

BERNARD (Cl.). *Leçons sur les propriétés des tissus vivants* faites à la Sorbonne en 1864, rédigées par M. Émile Alglave, avec 94 fig. dans le texte. 1866, 1 vol. in-8.   8 fr.

BERNARD (Cl.) ET HUETTE. *Précis iconographique de médecine opératoire* et d'anatomie chirurgicale. 1856, 1 vol. grand in-18 anglais de 113 planches dessinées d'après nature et gravées sur acier, avec texte explicatif et descriptif.

    Prix relié en demi-maroquin, figures noires.   24 fr.

    — figures coloriées.   48 fr.

BERTHERAND. *De la suture mixte et en faufil.* 1855, br. in-8.   1 fr. 25

BERTHERAND. *Médecine et hygiène des Arabes.* 1855, 1 vol. in-8.   7 fr. 50

BERTON. *Guide et questionnaire* de tous les examens de médecine et des concours de l'internat, de l'externat et de l'École pratique, avec les réponses des examinateurs eux-mêmes aux questions les plus difficiles, et suivi de grands tableaux synoptiques inédits d'anatomie et de pathologie. 1 vol. in-18, 1863.   2 fr. 50

BERTULUS (Évar.). *Marseille et son intendance militaire* à propos de la peste, de la fièvre jaune, du choléra et des événements de Saint-Nazaire (Loire-Inférieure) en 1861. 1864, 1 vol. gr. in-8 de 500 pages.   12 fr.

BERZELIUS. *Annuaire des sciences chimiques* ou Rapport sur les progrès des sciences naturelles, présenté à l'Académie de Stockholm. 1837, 1 vol. in-8.   2 fr.

BEYRAN. *Éléments de pathologie générale.* 1863, 1 vol. grand in-18.   3 fr. 50

BEYRAN. *La Turquie médicale au point de vue des armées expéditionnaires et des voyageurs,* mémoire suivi d'un vocabulaire scientifique et militaire, 1854, in-8.   1 fr. 50

BEYRAN. *Notice sur la Turquie.* Aperçu topographique, industrie, propriété, instruction publique, armée française, koran, capitulations, hommes d'État, dernières réflexions. Réformes, 2e partie. 1855, in-8.   1 fr. 50

BEYRAN. *Mémoire sur la paralysie syphilitique du nerf moteur externe de l'œil* (6e paire). 1861, 2e édit., in-8.   1 fr. 25

BIDAULT DE VILLIERS. *Propriétés médicinales de la digitale pourprée,* 3e édit. 1812, in-8.   2 fr. 50

BILLARD. *De la membrane muqueuse gastro-intestinale* dans l'état sain et l'état inflammatoire, etc. 1825, 1 vol. in-8.   1 fr. 25

BIOGRAPHIE MÉDICALE par ordre chronologique, d'après Daniel Leclerc, Éloy, Freind, Sprengel, Dezeimeris, etc. 1855. 2 vol. in-8 à 2 colonnes.   6 fr.

BLANDET. *Maladies des professions insalubres.* 1845, gr. in-8.   1 fr.

BLANDIN. *Atlas d'anatomie topographique,* ou d'anatomie des régions du corps humain, considérée dans ses rapports avec la chirurgie et la médecine opératoire. 1834, 20 pl. in-fol.   12 fr.

BLANDIN. *De l'autoplastie,* ou Restauration des parties du corps qui ont été détruites, à la faveur d'un emprunt fait à d'autres parties plus ou moins éloignées. Paris, 1836, 1 vol. in-8.   4 fr. 50

BLATIN (Henry). *Des enveloppes du fœtus et des eaux de l'amnios,* 1840, in-8.   2 fr.

BLATIN et NIVET. *Traité des maladies des femmes,* qui déterminent des flueurs blanches, des leucorrhées ou tout autre écoulement utéro-vaginal. 1 vol. in-8, 1842.   7 fr.

BLAUD. *Nouvelles recherches sur la laryngo-trachéite* connue sous le nom de croup. 1823, 1 vol. in-8.   3 fr.

BLAUD. *Essai sur le vitalisme.* 1854, in-8, br.   1 fr. 25

BLAUD. *L'art médical,* ou les vrais moyens de parvenir en médecine. Poëme. 1843. 1 vol. in-8.   3 fr. 50

BOBIERRE (Adolh.). *Traité de manipulations chimiques,* description raisonnée de toutes les opérations chimiques et des appareils dont elles réclament l'emploi. 1844, 1 vol. in-8 de 493 pages avec 173 fig.   6 fr.

BOCQUILLON. *Manuel d'histoire naturelle médicale,* 1 vol. in-18 *(Sous presse).*

BOCQUILLON. *Revue du groupe des verbénacées,* recherche des types, organogénie, organographie, affinités, classification, description des genres, par M. Bocquillon, docteur ès sciences. 1863, 1 vol. in-4 de 186 pages avec 20 planches gravées sur acier.   15 fr.

BONNET. *Considérations médico-légales sur la monomanie homicide.* 1840, in-8.   1 fr. 50

BONNET. *Traité complet, théorique et pratique des maladies du foie,* 2e édit., 1841, 1 vol. in-8.   3 fr.

BORCHARD. *Hygiène des professions.* Maladies des menuisiers et des ébénistes, d'après le docteur Koblank, de Berlin. 1859, in-8.   1 fr. 25

BOSSU. *Nouveau compendium médical à l'usage des médecins-praticiens,* contenant : 1° La *Pathologie générale ;* 2° un *Dictionnaire de pathologie interne,* avec l'indication des formules les plus usitées dans le traitement des maladies ; 3° un *Memento thérapeutique,* avec la définition de toutes les préparations pharmaceutiques. 1862, 3e édit. 1 vol. gr. in-18.   7 fr.

BOSSU. *Traité des plantes médicinales indigènes,* précédé d'un cours de botanique. 1862, 2 vol. in-8 et atlas de 60 planches représentant 1100 figures.
Prix fig. noires, 13 fr.; fig. coloriées.   22 fr.

BOSSU. *Nouveau Dictionnaire d'histoire naturelle et des phénomènes de la nature.* 1857-1859, 3 vol. in-4, avec 1370 fig.   27 fr.

BOSSU. ***Anthropologie,*** ou Étude des organes, fonctions et maladies de l'homme et de la femme. 2 forts vol. in-8, avec atlas de 20 planches. 5e édition.
Prix avec atlas noir, 15 fr., avec atlas colorié. 21 fr.

BOST. *Le protestantisme libéral.* 1865, 1 vol. in-18 de la *Bibliothèque de philosophie contemporaine.* 2 fr. 50

BOUCHARDAT. ***Annuaire de thérapeutique, de matière médicale, de pharmacie et de toxicologie*** de 1841 à 1866, contenant le résumé des travaux thérapeutiques et toxicologiques publiés de 1840 à 1865, et les formules des médicaments nouveaux, suivi de Mémoires sur le diabète sucré ; sur une maladie nouvelle, *l'hippurie* ; sur les iodures d'iodhydrates d'alcalis végétaux ; sur la digestion ; sur les contre-poisons du sublimé corrosif, du plomb, du cuivre et de l'arsenic ; sur les cas rares de chimie pathologique ; sur l'action des poisons et de substances diverses sur les plantes et les poissons ; sur les principaux contre-poisons et sur la thérapeutique des empoisonnements ; sur les affections syphilitiques ; sur la thérapeutique du choléra ; observations sur l'affaiblissement de la vue coïncidant avec des maladies dans lesquelles la nature de l'urine est modifiée ; sur la pathogénie et la thérapeutique du rhumatisme articulaire aigu ; sur le traitement de la phthisie et du rachitisme par l'huile de foie de morue ; sur l'étiologie et l'hygiène des tumeurs cancéreuses ; sur l'alimentation insuffisante ; sur les amidonneries insalubres ; sur le rôle des matières albumineuses dans la nutrition ; sur l'oligosurie, la polyurie ; sur la fièvre jaune et sur la farine, le pain et le vin ; sur l'infection déterminée dans le corps de l'homme par la fermentation putride des produits morbides ou excrémentitiels, sur l'emploi thérapeutique du sulfate simple d'alumine et du sulfate d'alumine et de zinc ; sur l'usage et l'abus des liqueurs fortes et des boissons fermentées ; sur les eaux potables ; sur la nature et l'origine de la vaccine ; sur l'inoculation et le traitement de la syphilis. 26 vol. grand in-32. Prix de chaque. 1 fr. 25

BOUCHARDAT. *Supplément à l'Annuaire de thérapeutique, etc., pour 1846,* contenant des Mémoires : 1° sur les fermentations ; 2° sur la digestion des substances sucrées et féculentes et sur les fonctions du pancréas, par MM. BOUCHARDAT et SANDRAS ; 3° sur le diabète sucré ou glycosurie ; 4° sur les moyens de déterminer la présence et la quantité de sucre dans les urines ; 5° sur le pain de gluten ; 6° sur la nature et le traitement physiologique de la phthisie. 1 vol. gr. in-32. 1 fr. 25

BOUCHARDAT. *Supplément à l'annuaire de thérapeutique, etc., pour 1856,* contenant : 1° l'Histoire physiologique et thérapeutique de la *cinchonine* ; 2° Rapports sur les *remèdes proposés contre la rage* ; 3° *Recherches sur les alcaloïdes dans les urines* ; 4° *Solution alumineuse benzinée* ; 5° la *Table alphabétique* des matières contenues dans les Annuaires de 1844 à 1855, rédigée par M. Ramon. 1 vol in-32
1 fr. 25

BOUCHARDAT. *Supplément à l'Annuaire de thérapeutique pour 1861,* contenant : 1° un mémoire sur l'étiologie et la prophylaxie de la phthisie pulmonaire ; 2° une étude sur les mucédinées parasites qui nuisent le plus à l'homme ; 3° des documents sur l'entraînement ; 4° une instruction pour l'usage de l'uromètre de M. Bouchardat. 1 vol. in-32. 1 fr. 25

BOUCHARDAT. *Nouveau formulaire magistral,* précédé d'une notice sur les hôpitaux de Paris, de général tes sur l'art de formuler, suivi d'un précis sur les eaux minérales naturelles et artificielles, d'un mémorial thérapeutique, de notions sur l'emploi des contre-poisons, et sur les secours à donner aux empoisonnés et aux asphyxiés. 1865, 13e édition. 1 vol. in-18. 3 fr. 50

BOUCHARDAT. *Physique, avec ses principales applications.* 1851, 1 vol. gr. in-18 de 540 pages, avec 230 fig. dans le texte. 3e édit. 4 fr. 50

BOUCHARDAT. *Histoire naturelle,* contenant la zoologie, la botanique, la minéralogie et la géologie. 1844, 2 vol. gr. in-18, avec 308 figures. 7 fr.

BOUCHARDAT. *Opuscules d'économie rurale,* contenant les engrais, la betterave, les tubercules de dahlia, les vignes et les vins, le lait, le pain, les boissons, l'alucité, la digestion et les maladies des vers à soie, les sucres, l'influence des eaux potables sur le goitre, etc. 1851, 1 vol. in-8. 3 fr. 50

BOUCHARDAT. *Traité des maladies de la vigne.* 1853, 1 vol. in-8.   3 fr. 50

BOUCHARDAT. *Formulaire vétérinaire,* contenant le mode d'action, l'emploi et les doses des médicaments simples et composés, prescrits aux animaux domestiques par les médecins vétérinaires français et étrangers, et suivi d'un mémorial thérapeutique. 1862, 2ᵉ édit., 1 vol. in-18.   4 fr. 50

BOUCHARDAT. *Manuel de matière médicale,* de thérapeutique comparée et de pharmacie. 1864 65, 2 vol. grand in-18, 4ᵉ édit.   14 fr.

BOUCHARDAT. *Le travail,* son influence sur la santé (conférences faites aux ouvriers). 1862, 1 vol. in-18.   2 fr. 50

BOUCHARDAT. *Répertoire de pharmacie,* recueil pratique paraissant tous les mois. Le prix de l'abonnement est de 6 fr.
Ce journal a commencé en juillet 1844. Le prix de la collection jusqu'en juillet 1865, 21 volumes, et l'abonnement à l'année courante est de 75 fr.
Les années séparées, prises après leur publication, coûtent 5 fr.

BOUCHARDAT et H. JUNOD. *L'Eau-de-vie et ses dangers,* conférences populaires. 1 vol. in-8.   1 fr.

BOUCHARDAT et QUEVENNE. *Du lait,* 1ʳᵉ *fascicule,* instruction sur l'essai et l'analyse du lait ; 2ᵉ *fascicule,* des laits de femme, d'ânesse, de chèvre, de brebis, de vache. 1857, 1 vol. in-8.   6 fr.
—On vend séparément l'*instruction* pour l'essai et l'analyse du lait. 1856, in-8, br.   1 fr. 25

BOUCHARDAT et DELONDRE. *Quinologie.* Des quinquinas et des questions qui, dans l'état présent de la science et du commerce, s'y rattachent avec le plus d'actualité. 1854, 1 vol. gr. in-4, avec 23 pl. coloriées et 2 cartes.   40 fr.

BOUCHER (d'Amiens). *Essai sur les principaux points de la physiologie.* 1856, 1 vol. in-8.   4 fr. 50

BOUDARD. *Mémoire sur la reproduction naturelle des sangsues.* 1853, br. in-8.   1 fr. 25

BOUCHUT et DESPRÉS. *Dictionnaire de thérapeutique médicale et chirurgicale,* comprenant le résumé de la médecine et de la chirurgie, les indications thérapeutiques de chaque maladie, la médecine opératoire, la matière médicale, les eaux minérales et un choix de formules thérapeutiques, par E. BOUCHUT et A. DESPRÉS, 1866, 1 vol. grand in-8 de 1600 pages à deux colonnes, avec 900 figures intercalées dans le texte.   20 fr.

BOUCHUT. *Diagnostic des maladies du système nerveux par l'ophthalmoscopie,* 1866, 1 vol. in-8 avec atlas de planches coloriées.   9 fr.

BOUILLIER (Francisque). *Du plaisir et de la douleur.* 1 vol. in-18, de la *Bibliothèque de philosophie contemporaine.*   2 fr. 50.

BOUNEAU et SULPICY. *Recherches sur la contagion de la fièvre jaune,* ou rapprochement des faits et des raisonnements les plus propres à éclairer cette question. 1823, 1 vol. in-8.   4 fr.

BOURDET (Eug.). *Des maladies du caractère* (hygiène morale et philosophie). 1858, 1 vol. gr. in-18.   3 fr. 50

BOURDET (Eug.). *Principes d'éducation positive.* 1863, 1 vol. in-18 de 358 pages.   3 fr. 50

BOURDIN. *Traitement des affections cancéreuses,* indications et contre-indications de l'opération dans le traitement du cancer. 1844, in-8.   1 fr. 50

BOURGUIGNON et SANDRAS. *Traité pratique des maladies nerveuses.* 2ᵉ édition, corrigée et considérablement augmentée. 1860-1863, 2 vol. in-8.   12 fr.

BOURROUSSE DE LAFFORE (DE). *Des taches de la cornée et des moyens de les faire disparaître.* 1860, in-8.   1 fr. 50

BOURROUSSE DE LAFFORE (DE). *Méningite tuberculeuse,* traitement par l'iodure de potassium. 1861, br. in-8.   1 fr. 50

BOUTEILLE. *Traité de la chorée ou danse de Saint-Guy.* 1810, 1 vol. in-8.
3 fr. 50

BOYER (Lucien). *De l'entraînement des parties antérieures du corps vitré,* pendant l'opération de la cataracte par abaissement. 1849, in-8.   1 fr. 25

BOYER (Lucien). *Observations de hernie étranglée.* 1849, in-8.   1 fr. 25

BOYER (Lucien). *Des diathèses au point de vue chirurgical.* 1847, in-8.   2 fr.

BOYER (Lucien). *Recherches sur l'opération du strabisme.* 1842-1844, 1 vol. in-8, avec 12 planches représentant 44 figures noires.   7 fr.
— Figures coloriées.   10 fr.

BRACHET. *Physiologie élémentaire de l'homme.* 1854, 2 vol. in-8.   5 fr.

BRACHET. *Traité complet de l'hypochondrie.* 1844, 1 vol. in-8.   3 fr. 50

BRACHET. *Asthénie.* 1829, 1 vol. in-8.   2 fr.

BRACHET. *Traité pratique des convulsions dans l'enfance ;* 2e édition, 1837, 1 vol. in-8.   3 fr. 50

BRACHET. *De l'emploi de l'opium dans les phlegmasies des membranes muqueuses, séreuses et fibreuses.* 1828, 1 vol. in-8.   3 fr. 50

BRACHET. *Traité pratique de la colique de plomb.* 1850, 1 vol. in-8. 1 fr. 50

BRAUN. *Essai sur l'éclampsie ou les convulsions urémiques des femmes grosses,* en travail et en couches, traduit de l'allemand par Petard. 1858, in-8.   1 fr.

BRESCHET. *Le système lymphatique* considéré dans ses rapports anatomique, physiologique et pathologique. 1836, 1 vol. in-8, avec 4 planches.   3 fr. 50

BRICHETEAU. *Traité sur les maladies chroniques qui ont leur siége dans les organes de l'appareil respiratoire,* la phthisie pulmonaire, les diverses affections des poumons et des plèvres, la phthisie laryngée et trachéale, la bronchite chronique, le rhume, le catarrhe pulmonaire, l'hémoptysie, l'asthme, l'aphonie, les dyspnées nerveuses, etc. 1852, 1 vol. in-8 de 664 pag.   8 fr.

BRICHETEAU. *Traité de l'hydrocéphale aiguë ou fièvre cérébrale des enfants.* 1826, 1 vol. in-8.   2 fr. 50

BRIERRE DE BOISMONT. *Des hallucinations, ou Histoire raisonnée des apparitions,* des visions, des songes, de l'extase, du magnétisme et du somnambulisme. 1862, 3e édition très-augmentée.   7 fr.

BRIERRE DE BOISMONT. *Du suicide et de la folie suicide,* considérés dans leurs rapports avec la statistique, la médecine et la philosophie. 2e édition, 1865, 1 vol. in-8 de 680 pages.   7 fr.

BRIERRE DE BOISMONT. *Études médico-légales sur la perversion des facultés morales et affectives,* dans la période prodromique de la paralysie générale. 1860, in-8.   1 fr.

BROC. *Essai sur les races humaines, considérées sous les rapports anatomique et philosophique.* 1836, 1 vol. in-8, avec 11 fig.   3 fr. 50

BROGNIEZ. *Traité de chirurgie vétérinaire.* 1842-45, 3 vol. grand in-8, et atlas in-folio de 74 planches noires et coloriées représentant 433 fig.   30 fr.

BROUSSAIS. *Recherches sur la fièvre hectique.* Paris, 1803, in-8.   2 fr.

BROUSSAIS. *Examen des doctrines médicales.* 3e édition. 1829-1834. 4 vol. in-8.   5 fr.

BROWN. *Éléments de médecine,* trad. du latin, avec des addit., par M. Fouquier. 1805, 1 vol. in-8   4 fr.

BUCHNER (Louis). *Science et nature,* traduit de l'allemand, par A. Delondre. 1866, 2 vol. in-18 de la *Bibliothèque de philosophie contemporaine.*   5 fr.

BULLETINS DE LA SOCIÉTÉ ANATOMIQUE DE PARIS, rédigés par MM. Axenfeld, Bauchet, Bell, Bérard, Bourdon, Broca, Chassaignac, Demarquay, Denucé, Deville, Forget, Foucher, Giraldès, Gosselin, Lenoir, Leudet, Livois, Maréchal, Mercier, Pigné, Richard, Royer-Collard, Sestier, A. Tardieu, Thibault, Valleix, Vigla ; années 1826 à 1834, 1837, 1838, 1840 à 1855, 27 vol. in-8.
Prix des années 1826 à 1834, chacune   3 fr.
Prix des autres volumes, chacun   5 fr.

BURCQ. *Métallothérapie,* traitement des maladies nerveuses par les applications métalliques. 1853, br. in-8 de 48 pages.   1 fr. 50

BURGGRAEVE. *Anatomie de texture,* ou Histologie appliquée à la physiologie et à la pathologie. 2e édition. Gand, 1845, 1 vol. grand in-8 de 720 pages avec 138 figures.   7 fr.

BURGGRAEVE. *Le génie de la chirurgie* considéré sous le rapport des pansements, des opérations, du diagnostic, du pronostic et du traitement. Gand, 1853, 1 vol. grand in-8 de 436 pages.   7 fr.

BURGGRAEVE. *Précis de l'histoire de l'anatomie,* comprenant l'examen comparatif des ouvrages des principaux anatomistes anciens et modernes. Gand, 1840, 1 vol. grand in-8.   6 fr.

BURNS. *Traité des accouchements* et des maladies des femmes et des enfants. 1855, 1 vol. in-8.   3 fr. 50

CANQUOIN. *Traitement du cancer,* excluant toute opération par l'instrument tranchant, suivi des modifications apportées dans le traitement des ulcères de l'utérus, et d'observations nombreuses. 3e édit. 1838, 1 vol. in-8.   6 fr.

CAPURON. *De l'accouchement* lorsque le bras de l'enfant se présente et sort le premier. 1828, br. in-8.   2 fr.

CARLYLE. *Histoire de la Révolution française,* traduite de l'anglais, 1865. 3 vol. in-18.   10 fr. 50

CARON. *Le Code des jeunes mères.* Traité théorique et pratique pour l'éducation physique des nouveau-nés. 1859, 1 vol. in-8.   3 fr. 50

CARPON. *Voyage à Terre-Neuve.* 1852, 1 vol. in-8.   2 fr. 50

CARRIÈRE. *Recherches sur les eaux minérales sodo-bromurées de Salins.* 1856, in-12.   1 fr. 50

CARRON DU VILLARDS. *Recherches médico-chirurgicales sur l'opération de la cataracte,* les moyens de la rendre plus sûre, et sur l'inutilité des moyens médicaux pour la guérir sans opération. 2e édit. considérablement augmentée. 1837, 1 vol. in-8 de 440 p., avec 53 fig.   7 fr.

CASPER. *Traité pratique de médecine légale,* rédigé d'après des observations personnelles, par Jean-Louis Casper, professeur de médecine légale de la Faculté de médecine de Berlin ; traduit de l'allemand sous les yeux de l'auteur, par M. Gustave Germer Baillière. 1862, 2 vol. in-8.   15 fr.
— Atlas colorié se vendant séparément.   12 fr.
Le PREMIER volume contient la *biologie,* c'est-à-dire toutes les questions que le médecin légiste a à traiter devant l'homme vivant : *l'aptitude à la reproduction, la perte de la virginité, les rapports sexuels contre nature, la grossesse, l'accouchement, l'avortement, les coups et blessures, les maladies simulées et les maladies mentales.*
Le SECOND volume renferme la *thanatologie,* c'est-à-dire toutes les questions que le médecin légiste a à traiter devant le cadavre c'est-à-dire : *les morts par cause mécanique, les hémorrhagies, les empoisonnements, l'asphyxie, la pendaison, la submersion, la congélation, la mort causée par le chloroforme ;* enfin la *bio-thanatologie* des nouveau-nés.

CASTORANI. *De la kératite et de ses suites.* 1856. 1 vol. in-8.   3 fr.

CASTORANI. *Causes de la cataracte lenticulaire.* 1857, in-8.   1 fr. 25

CASTORANI. *Mémoire sur les causes des taches de la cornée.* 1863, in-8 de 10 pages.   75 c.

Catéchisme de médecine physiologique, ou Dialogue entre un savant et un médecin élève de Broussais. 1824, 1 vol. in-8.   5 fr.

CELSE (A. C.). *Traité de la médecine en huit livres,* traduction nouvelle. 1824, 1 vol. in-12.   2 fr.

CERISE. *Exposé et examen critique du système phrénologique.* 1836, 1 vol. in-8.   4 fr. 50

CERISE. *Le médecin des salles d'asile,* ou manuel d'hygiène et d'éducation physique de l'enfance. 1836, 1 vol. in-8.   3 fr. 50

CHAILLY et GODIER. *Précis de la rachidiorthosie,* nouvelle méthode pour le redressement de la taille sans lits mécaniques ni opérations chirurgicales. 1842, in-8.   1 fr. 50

CHALLEMEL-LACOUR. *La Philosophie individualiste.* Étude sur Guillaume de Humboldt, 1864, 1 vol. in-18 de la *Bibliothèque de philosophie contemporaine.*   2 fr. 50.

CHARCOT ET CORNIL. *Contributions à l'étude des altérations anatomiques de la goutte.* et spécialement du rein et des articulations chez les goutteux, 1864, in-8 de 30 pages avec planche.   1 fr. 50.

CHARDON. *Des devoirs du médecin.* 1852, br. in-8.   1 fr. 50

CHARMEIL. *Recherches sur les métastases,* suivies de nouvelles expériences sur la génération des os. 1821, 1 vol. in-8 avec 17 fig.   3 fr.

CHARPIGNON. *Physiologie, médecine et métaphysique du magnétisme.* 1848, 1 vol. in-8 de 480 pages.   5 fr.

CHARPIGNON. *Considérations sur les maladies de la moelle épinière.* 1860, in 8.   1 fr.

CHARPIGNON. *Etudes sur la médecine animique* et vitaliste. 1864, 1 vol. gr. in-8 de 192 pages.   4 fr.

CHASSAIGNAC. *De la circulation veineuse.* 1836, 1 vol. in-8.   3 fr.

CHAUFFARD. *Fragments de critique médicale,* Broussais, Magendie, Chomel, 1864, in-8 de 67 pages.   1 fr. 50.

CHAUSSIER. *Considérations sur les convulsions qui attaquent les femmes enceintes.* 2e édit., 1824, in 8, br.   1 fr. 25

CHERVIN. *Examen des principes de l'administration en matière sanitaire,* 1827, 1 vol. in-8.   2 fr.

CHIPAULT. *Étude sur les mariages consanguins* et sur les croisements dans les règnes animal et végétal. 1863, 1 vol. in-8 de 112 pages.   2 fr. 50

CHOMEL. *Leçons de clinique médicale,* faites à l'Hôtel-Dieu de Paris, recueillies et publiés sous ses yeux par MM. les docteurs Genest, Requin et Sestier. 1834-1840, 3 vol. in-8.   24 fr.

CHORIOL. *Considérations sur la structure, les mouvements et les bruits du cœur.* 1841, br. in-4.   1 fr.

CHRISTOPHE (de Toul). *Traité théorique et pratique des maladies nerveuses* avec leur traitement par la médecine chimique. 1854, in-12.   1 fr. 50

CHRISTOPHE. *Doctrine des impondérables* ou Nouveaux principes de médecine chimique. 1856, 1 vol. in-8.   6 fr.

CLOQUET (H.). *Osphrésiologie,* ou Traité des odeurs, du sens et des organes de l'olfaction, avec l'histoire détaillée des maladies du nez et des fosses nasales. 2e édit. 1821. 1 fort vol. in-8.   5 fr.

CLOQUET (J.). *Mémoire sur la membrane pupillaire* et sur la formation du petit cercle artériel de l'iris. 1818, in-8.   1 fr. 25

CLOQUET (J.). *De l'influence des efforts sur les organes renfermés dans la cavité thoracique.* 1820, in-8.   1 fr. 25

COLLIN. *Du Traitement des affections pulmonaires par les inhalations sulfureuses de Saint-Honoré (Nièvre).* 1864. In-8 de 111 pages.   2 fr. 50.

COMBE (George). *Traité complet de phrénologie;* traduit de l'anglais par le docteur Lebeau. 1844, 2 forts vol. avec fig.   12 fr.

COMMAILLE. *Des aqueducs, des bains et des thermes* dans l'antiquité romaine (construction et personnel). 1863, in-8 de 32 pages.   1 fr. 25

Conférences historiques de la Faculté de médecine faites pendant l'année 1865 (Les chirurgiens érudits, par M. Verneuil. — Gui de Chauliac, par M. Follin. — Celse, par M. Broca. — Wurtzius, par M. Trélat. — Rioland, par M. Lefort. — Levret, par M. Tarnier. — Harvey, par M. Bélard. — Stahl, par M. Laseigne. — Jenner, par M. Lorain.— Jean de Vier et les Sorciers, par M. Axenfeld. — Laennec, par M. Chauffard. — Sylvius, par M. Gubler. — Stohl, par M. Parrot), 1 vol., in-8.   7 fr.

COOPER (Astley). *OEuvres chirurgicales,* traduit de l'anglais avec des notes, par E. Chassaignac et G. Richelot. 1837, 1 vol. in-8.   4 fr. 50

COQUEREL fils (Athanase). *Origines et transformations du christianisme,* 1866, 1 vol. in-18 de la *Bibliothèque de philosophie contemporaine.*   2 fr. 50

CORNAZ. *Des abnormités congénitales des yeux et de leurs annexes.* 1848. in-8.   3 fr. 50

CORNIL. *Anatomie pathologique des diverses espèces de pneumonies aiguës et chroniques,* avec 9 figures dans le texte in-8 de 24 pages.   1 fr.

CORNIL. *Mémoire sur les tumeurs épithéliales du col de l'utérus,* in-8 de 68 pages avec 2 planches lith.   2 fr.

CORNIL. *Contribution à l'histoire du développement histologique des tumeurs épithéliales* (squirrhe, encéphaloïde, etc.), in-8 de 31 pages avec 4 planches.   2 fr.

CORNIL et **HÉRARD.** Voyez Hérard.

CORNIL et **CHARCOT.** Voyez Charcot.

COSTE et **DELPECH.** *Recherches sur la génération des mammifères,* suivies de recherches sur la formation des embryons. 1834. 1 vol. in-4, avec 9 fig.   12 fr.

COSTER. *Manuel de médecine pratique basée sur l'expérience,* suivi de deux tableaux synoptiques des empoisonnements. 1837, 1 vol. in-18.   3 fr. 50

COSTES. *Histoire critique et philosophique* de la *doctrine physiologique.* 1849. 1 vol. in-8.   6 fr.

COSTES. *Réflexions sur le diabète sucré.* 1846, in-8.   2 fr.

COSTES. *Traitement de la fistule lacrymale.* 1856, in-8.   2 fr.

COSTES. *Étude comparative de l'action thérapeutique des diverses préparations du fer.* 1854, in-8.   1 fr. 50

COSTES. *Des tumeurs emphysémateuses du crâne,* 1858, in-8.   1 fr. 50

COTTEREAU. *Note sur les sangsues qui sont livrées au commerce.* 1846, br. in-8.   1 fr. 50

COTTEREAU. *Essais historiques sur les métaux* que l'on rencontre quelquefois dans les corps organisés, avec la collaboration de M. Chevallier. 1849, in-8. 1 fr. 50

COTTEREAU. *Notice sur l'application du chlore gazeux au traitement de la phthisie* et sur un nouvel appareil.   75 c.

COTTEREAU. *Des altérations de l'urine* et des moyens physiques et chimiques pour les reconnaître. 1850, in-8.   1 fr. 50

COUDRET. *Recherches médico-physiologiques sur l'électricité animale,* 1837, 1 vol. in-8.   7 fr.

CRÉBESSAC-VERNET. *Mémoire sur le principe fondamental de la thérapeutique,* déduit de l'observation et de l'expérience. 1859, 1 vol. in-8.   1 fr. 50

CUVIER. *Discours sur les révolutions de la surface du globe* et sur les changements qu'elles ont produits dans le règne animal, 8e édition, 1 vol. in-18, avec 7 figures.   2 fr. 50

DALLY (N.). *Notice sur la cinésie,* ou l'Art du mouvement curatif dans ses rapports avec les mouvements naturels de l'organisme humain. 1862, in-8.   2 fr.

DANCEL. *De l'influence des voyages sur l'homme* et sur ses maladies. 1846, 1 vol. in-8.   2 fr.

DE CANDOLLE. *Organographie végétale,* ou Description raisonnée des organes des plantes, 2 vol. in-8, avec 60 pl. représentant 422 fig.   12 fr.

DECÈS. *Varices artérielles,* et indications de leur traitement. 1857, in-4.   2 fr.

DECÈS. *Nouveau procédé de trachéotomie sous-cricoïdienne.* 1853, in-8.   1 fr. 25

DECOUX. *Mémoires et observations,* contenant des recherches sur le hoquet, sur les phlegmasies aiguës, des considérations sur le croup, etc., etc. 1842. br. in-8.   1 fr. 50

DECROZANT. *De l'asthme.* 1851, in-8, br.   2 fr. 50

DEGUISE, DUPUY ET LEURET. *Recherches et expériences sur l'acétate de morphine.* 1824, in-8.   fr. 50

DELABARRE. *Odontologie* ou observations sur les dents humaines suivies de quelques idées nouvelles sur le mécanisme des dentiers artificiels. 1815, 1 vol. in-8.   2 fr.

DELABARRE fils. *De la gutta-percha et de son application aux dentures artificielles.* 1852, in-8, avec fig.   1 fr. 25

DELACOUX. *Éducation sanitaire des enfants.* 2e édition, 1829, 1 volume in-8.   3 fr.

DELAFOND ET BOURGUIGNON. *Pathologie et entomologie comparées de la psore* des animaux domestiques et de l'homme (ouvrage couronné par l'Institut). 1862, 1 fort vol. in-4 de 700 pages avec 7 planches.   30 fr.

DELARROQUE. *Recherches sur les maladies abdominales* qui simulent, provoquent ou entretiennent des maladies de poitrine. 1838, 1 vol. in-8.   6 fr.

DELEAU. *L'ouïe et la parole rendues à Honoré Trezel,* sourd-muet de naissance, avec un rapport à l'Académie des sciences. 1825, in-8.   1 fr. 50

DELEAU. *Recherches pratiques sur les maladies de l'oreille* et sur le développement de l'ouïe et de la parole chez les sourds-muets. *Maladies de l'oreille moyenne.* 1838, 1 vol. in-8, fig.   8 fr.

DELEUZE. *Instruction pratique sur le magnétisme animal,* précédé d'une notice sur la vie et les ouvrages de l'auteur, et suivi d'une lettre d'un médecin étranger. 1853. 1 vol. in-12.   3 fr. 50

DELMAS (Paul). *Mémoire sur l'anatomie et la pathologie du mamelon* dans leurs rapports avec l'allaitement. 1860, in-8.   1 fr.

DELONDRE ET BOUCHARDAT. *Quinologie.* Des quinquinas et des questions qui, dans l'état présent de la science et du commerce, s'y rattachent avec le plus d'actualité. 1854, 1 vol. gr. in-4, avec 23 pl. color. et 2 cartes.   40 fr.

DELPECH. *Chirurgie clinique de Montpellier,* ou observations et réflexions tirées des travaux de chirurgie clinique de cette école. 1823-1828, 2 vol. in-4, fig.   25 fr.

DELVAILLE (Camille). *Etudes sur l'histoire naturelle.* Première série, contenant : Unité d'origine des races humaines ; de l'alimentation par la viande de cheval ; l'œuvre d'Étienne-Geoffroy Saint-Hilaire ; biographie scientifique du xviiie siècle ; les hommes à queue. 1862; 1 vol. in-18.   3 fr. 50

DELVAILLE (Camille). *De la fièvre de lait,* études critiques et cliniques. 1862, 1 vol. in-8 de 133 pages.   2 fr. 50

DELVAILLE (Camille). *De l'exercice de la médecine,* nécessité de reviser le s lois qui la régissent en France, précédé d'une lettre de M. Jules Simon, 1865, 1 vol in-8 de 144 pages.   2 fr

DENEUX. *Mémoire sur les bouts de sein,* ou mamelons artificiels, et les biberon s 1833, in-8.   1 fr. 5

DENEUX. *Accouchement spontané,* in-8.   1 fr. 25

DENEUX. *Observation sur une tumeur fibreuse de l'utérus,* expulsée dans le vagin, après un avortement au terme de quatre mois, et prise pour l'arrière-faix. 1829, in-4, fig.   1 fr. 25

DENIS. *Recherches d'anatomie et de physiologie pathologiques* sur plu sieurs maladies des enfants nouveau-nés. 1826, 1 vol. in-8.   5 fr.

DE PUISAYE et **LECONTE.** *Eaux d'Enghien,* au point de vue chimique et médical. 1853, 1 vol. in-8.   5 fr.

DESCHAMPS (d'Avallon). *Manuel de pharmacie, et Art de formuler,* contenant : 1° les principes élémentaires de pharmacie ; 2° des tableaux synoptiques : a. des substances médicamenteuses tirées des trois règnes, avec leurs doses et leurs modes d'administration ; b. des eaux minérales employées en médecine ; c. des substances incompatibles : 3° les indications pratiques nécessaires pour composer de bonnes formules ; suivi d'un *Formulaire de toutes les préparations iodées* publiées jusqu'à ce jour, par M. Deschamps (d'Avallon), pharmacien de la maison impériale de Charenton. 1856, 1 vol. gr. in-18 avec 19 figures.   6 fr.

DESCHAMPS (d'Avallon). *Manuel pratique d'analyse chimique,* 1859, 2 vol. in-8 de 1034 pages, contenant, l'un l'*Analyse qualitative,* l'autre l'*Analyse quantitative,* avec 80 fig. intercalées dans le texte.   12 fr.

DESGENETTES. *Histoire médicale de l'armée d'Orient.* 1802, 1 vol. in-8. 5 fr.

DESMARRES. *Traité théorique et pratique des maladies des yeux,* par M. le docteur L. A. Desmarres, professeur de clinique ophthalmologique, etc. 1854-1858, 2e édition, 3 forts volumes in-8 avec 205 figures intercalées dans le texte.   23 fr.

M. Desmarres a classé les maladies des yeux dans l'ordre anatomique, sans négliger cependant les signes que les diathèses impriment à la marche des maladies. Le livre est divisé en deux parties principales :

La *première* comprend les maladies de l'orbite (parties dures et parties molles), celles de l'appareil lacrymal, de la membrane semi-lunaire, de la caroncule lacrymale, enfin celles des paupières.

La *seconde partie* qui occupe les IIe et IIIe volumes en entier, comprend, sous 14 chapitres, les maladies du globe de l'œil.

DESMARRES. *Mémoire sur une méthode d'employer le nitrate d'argent dans quelques ophthalmies.* 1842, in-8.   2 fr.

DESMARRES ET ROBIN. *Description d'une espèce particulière de tumeurs de la chambre antérieure,* qui a pour origine l'hypergenèse de quelques éléments de la cornée. 1855, in-8.   75 c.

DESPINE fils. *Manuel de l'étranger aux eaux d'Aix en Savoie.* 1850, 1 vol.   2 fr.

DESPINE (Marc). *Annuaire de la mortalité genevoise.* 1844-1845, br. in-8. 3 fr.

DESPRÉS. *Des divisions congénitales des lèvres,* de la voûte et du voile du palais. 1842, in-8.   2 fr.

DESPRETZ. *Traité élémentaire de physique* (ouvrage adopté par le Conseil de l'instruction publique). 1836. 4e édit. 1 vol. in-8, et 17 pl. 10 fr.

DEVAY et **GUILLERMOND.** *Recherches nouvelles sur le principe actif de la ciguë* (conicine) et de son mode d'application aux maladies cancéreuses et aux engorgements de la matrice et du sein. 2e édition. 1853, 1 vol. in-8 3 fr.

DEVERGIE (Alphonse). *Médecine légale théorique et pratique* avec le texte et l'interprétation des lois relatives à la médecine légale, revus et annotés par M. Dehaussy de Robécourt, conseiller à la cour de cassation. 1852, 3e édit., 3 vol. in-8. 23 fr.

Le *premier* volume traite : 1o certificats, rapports et consultations médico-légales; 2o responsabilité médicale; 3o mariage; 4o séparation de corps; 5o grossesse; 6o avortement; 7o accouchement; 8o paternité, maternité, naissances précoces et tardives, superfétation; 9o supposition, substitution d'enfant; 10o infanticides; 11o attentats à la pudeur; 12o maladies simulées; 13o aliénation mentale.

Le *second* volume traite : 1o coups et blessures volontaires et involontaires; 2o mort subite; 3o mort apparente; 4o époque de la mort; 5o putréfaction cadavérique; 6o autopsie; 7o exhumations; 8o identité; 9o suicide; 10o asphyxie en général, 11o asphyxie par submersion; 12o pendaison et strangulation; 13o combustion spontanée.

Le *troisième* volume traite les empoisonnements et toutes les questions de chimie légale.

DEVERGIE (aîné). *Recherches historiques et médicales sur l'origine, la nature et le traitement de la syphilis.* In-8. 1 fr.

DEVERGIE (aîné). *Notice sur le traitement simple antiphlogistique et rationnel des maladies vénériennes.* 1835, in-8. 1 fr.

DEVERGIE (aîné). *Incontinence d'urine et son traitement rationnel par la méthode des injections.* 1840, 1 vol. in-8. 2 fr.

DEVERGIE (aîné). *Catarrhe chronique.* Faiblesse et paralysie de la vessie. 1840, 1 vol. in-8. 2 fr.

DEVERGIE (aîné). *Lettres sur la syphilis.* 1840-1844, br. in-8. 1 fr. 50

DEZEIMERIS. *Lettres sur l'histoire de la médecine* et sur la nécessité de l'enseignement de cette science, suivies de fragments sur l'histoire de la chirurgie, *amputation, bronchotomie, anévrysme, fractures en général.* 1838, 1 vol. in-8. 4 fr.

DOISY. *Flore du département de la Meuse.* 1835, 2 vol. in-18. 3 fr. 50

DONDERS. *L'astigmatisme* et les verres cylindriques, par Donders, professeur à l'université d'Utrecht; *traduit du hollandais* par le docteur H. Don, médecin à Vevey. 1862, 1 vol. in-8 de 144 pages. 4 fr. 50

D'OROSZKO. *Recherches sur l'homœopathie.* 1839, 1 vol. in-8. 6 fr.

DOUBOVITSKI. *Reproduction fidèle des discussions* qui ont eu lieu sur la lithotripsie et la taille à l'Académie royale de médecine en 1835. 1838, 1 vol. in-8. 3 fr.

DRAPIEZ. *Dictionnaire classique des sciences naturelles,* contenant un choix des meilleurs articles puisés dans tous les dictionnaires qui ont traité des sciences; augmenté des travaux et découvertes effectués depuis leur publication. Bruxelles, 1837 à 1845, 10 vol. gr. in-8, avec 200 pl. color. 100 fr.

DROUOT. *La vérité sur le traitement médical des cataractes* et sur les résultats des opérations chirurgicales. 1848, in-8. 1 fr. 25

DROUOT. *Des effets pernicieux du mercure* (onguent napolitain, calomel, etc), et de quelques autres agents exclusivement appliqués au traitement des maladies des yeux. 1849, in-8. 1 fr. 25

DROUOT. *Traité médical des cataractes,* des névralgies, amauroses, etc., ou exposé des principes et des moyens de procurer la guérison des maladies qui causent le trouble, l'affaiblissement et la perte de la vue (sans opérations chirurgicales). 4e édit. 1858, 1 vol. in-8. 6 fr.

DUBOIS. *Matière médicale indigène,* ou Histoire des plantes médicinales qui croissent spontanément en France et en Belgique (ouvrage couronné par la Société de médecine de Marseille, en réponse à cette question : *Des ressources que la flore médicale indigène présente aux médecins de campagne*). 1848. 1 vol. in-8. 7 fr.

DUBOIS (d'Amiens). *Traité des études médicales* ou de la manière d'étudier e d'enseigner la médecine. 1840, 1 vol. in-8.   4 fr.

DUBOIS (d'Amiens). *Philosophie médicale ; Examen des doctrines de Cabanis et de Gall. 1845, 1 vol. in-8.   5 fr.

DUBOIS (Amable). *Manuel du malade à Vichy.* 1865, 1 vol. in-12.   2 fr. 50

DUBOUCHET. *Maladies des voies urinaires et des organes de la généra-tion,* contenant la rétention d'urine, les rétrécissements de l'urèthre, les maladies de la glande prostate, de la vessie, des testicules, des vésicules séminales et des con-duits spermatiques, des reins et des uretères ; la stérilité et l'impuissance ; le diabète sacré ou glycosurie ; la gravelle et les calculs de la vessie. 10e édition , 1851, 1 vol. in-8.   5 fr.

DUCHESNE DUPARC. *Nouvelle prosopalgie,* ou Traité pratique des éruptions chro-niques du visage (couperose, mentagre, taches, tumeurs vasculaires), etc., etc. 1 vol. in-8.   3 fr.

DUGÈS. *Traité de physiologie comparée de l'homme et des animaux.* 1838, 3 vol. in-8. fig.   10 fr.

DUPARCQUE. *Traité des maladies de la matrice.* 1839 , 2 vol. in-8 , 2e édi-tion.   12 fr.

DUPIERRIS (Martial). *Mémoire sur les rétrécissements organiques du canal de l'urèthre* et sur l'emploi de nouveaux instruments de scarification et d'incision pour obtenir la cure radicale de cette maladie ; 2e édition. 1847 , 1 vol. in-8, avec 19 figures.   5 fr.

DU POTET. *Traité complet de magnétisme,* cours en douze leçons. 1856, 3e édi-tion, 1 vol. de 634 pages.   7 fr.

DU POTET. *Manuel de l'étudiant magnétiseur,* ou Nouvelle instruction pra-tique sur le magnétisme, fondée sur *trente années* d'expérience et d'observations. 1854, 3e édition, 1 vol. grand in-18, avec 2 figures.   3 fr. 50

DUPRÉ. *De la liberté de l'enseignement médical,* 1865, in-8 de 32 pages. 75 c.

DUPUYTREN. *Leçons orales de clinique chirurgicale* faites à l'Hôtel-Dieu de Paris, par le baron Dupuytren , chirurgien en chef, recueillies et publiées par MM. les docteurs Brierre de Boismont et Marx, 1839, 2e édition entièrement refondue, 6 volumes in-8.   14 fr.

DURAND-FARDEL. *Traité thérapeutique des eaux minérales* de France et de l'étranger, et de leur emploi dans les maladies chroniques. 2e édit., 1862, 1 vol. in-8 de 774 pages, avec carte coloriée.   9 fr.

DURAND-FARDEL. *Traité pratique des maladies des vieillards.* 1854, 1 fort vol. in-8 de 924 pages.   9 fr.

DURINGE. *De l'homœopathie,* ses avantages et ses dangers. 1834, 1 vol. in-8,   4 fr. 50

DUVAL. *Le docteur Rilliet* et ses œuvres. 1861, brochure in-8.   1 fr.

EDWARDS et **VAVASSEUR.** *Nouveau formulaire pratique des hôpitaux.* 4e édit., revue, corrigée et augmentée, par M. Mialhe. 1841, 1 vol. in-32.   3 fr. 50

ÉLIPHAS LÉVI. *Dogme et rituel de la haute magie.* 1861, 2e édit., 2 vol. in-8, avec 24 figures.   18 fr.

ÉLIPHAS LÉVI. *Histoire de la magie,* avec une exposition claire et précise de ses procédés, de ses rites et de ses mystères. 1860, 1 vol. in-8, avec 90 fig.   12 fr.

ÉLIPHAS LÉVI. *La clef des grands mystères* suivant Hénoch, Abraham, Her-mès Trismégiste et Salomon. 1861, 1 vol. in-8, avec 22 planches.   12 fr.

ÉLIPHAS LÉVI. *Philosophie occulte. Fables et symboles,* avec leur explication où sont révélés les grands secrets de la direction du magnétisme universel et des prin-cipes fondamentaux du grand œuvre. 1863, 1 vol. in-8.   7 fr.

ÉLIPHAS LÉVY. *La science des esprit,* révélation du dogme secret des kabbalistes, esprit occulte des évangiles, appréciation des doctrines et des phénomènes spirites, 1865, in-8.   7 fr.

ETOC-DEMAZY. *Recherches statistiques sur le suicide,* appliquées à l'hygiène publique et à la médecine légale. 1844, 1 vol. in-8.   4 fr. 50

FABRE. *Dictionnaire des dictionnaires de médecine français et étrangers,* avec un volume supplémentaire rédigé sous la direction du docteur Ambroise Tardieu. 1851, 9 vol. in-8. (*Voy. page 4.*)   45 fr.

FABRE. *Choléra-morbus.* Guide du médecin praticien dans la connaissance et le traitement de cette maladie, suivi d'un dictionnaire de thérapeutique et d'un formulaire spécial. 1854, 1 vol. in-8.   5 fr.

FABRE D'OLIVET. *Notions sur le sens de l'ouïe en général* et en particulier sur le développement de ce sens opéré chez Rodolphe Grivel, et chez plusieurs autres enfants sourds-muets de naissance. 2ᵉ édition augmentée. 1819, 1 vol. in-8.   2 fr.

FERRAN. *Examen de la physique au point de vue de la biologie,* 1865, 1 vol. in-8, de 234 pages.   2 fr. 50

FERMOND. *Monographie des sangsues médicinales,* contenant la description, la reproduction, l'éducation, la conservation, les maladies, l'emploi, le dégorgement de ces annélides. 1854, 1 vol. in-8 de 520 pages, avec 36 figures.   6 fr.

FERMOND. *Monographie du tabac,* contenant l'historique, les propriétés thérapeutiques, physiologiques et toxicologiques, les diverses espèces, sa culture, sa préparation, son analyse chimique, ses falsifications, etc. 1857, 1 vol. in-8.   5 fr.

FERMOND. *Études sur la symétrie,* considérée dans les trois règnes de la nature. 1856, 1 vol. in-8.   2 fr. 50

FERMOND. *Essai de phytomorphie,* ou Étude des causes qui déterminent les principales formes végétales. T. Iᵉʳ, 1864, 1 vol. gr. in-8 de 644 pages avec 16 planches représentant plus de 250 fig.   15 fr.

FERMOND. *Études comparées des feuilles* dans les trois grands embranchements végétaux comprenant le principe de la trisection et les lois de leur formation et de leur composition, leur classification méthodique, l'explication rationnelle de certaines feuilles exceptionnelles, leur composition organographique et leur phytogénie. (*Extrait du tome II de l'Essai de phytomorphie.*) 1864, 1 vol. in-8 avec 13 pl.   10 fr.

FIGUIER ET **NANCE.** *Nouvelle pharmacopée de Londres,* ou Codex officiel d'Angleterre, traduction par MM. Figuier et Nance. 1844, 1 vol. in-32.   2 fr.

FILHOS. *De la cautérisation du col de l'utérus avec le caustique solidifié de potasse et de chaux.* 1847, in-8.   1 fr. 50

FILHOS. *Considérations pratiques sur les affections du col de l'utérus.* 1847, in-8.   2 fr.

FLORIO. *Description historique, théorique et pratique de l'ophthalmie purulente,* observée de 1835 à 1839 dans l'hôpital militaire de Saint-Pétersbourg. 1844, 1 vol. in-8, avec 22 fig. col.   7 fr.

FORGET. *Traité de l'entérite folliculeuse* (fièvre typhoïde). 1841, 1 vol. in-8.
                                                                              4 fr.

FOSSATI. *Manuel pratique de phrénologie,* ou Physiologie du cerveau, d'après les doctrines de Gall, Spurzheim, etc. 1845, 1 vol. gr. in-18, avec 45 fig.   6 fr.

FOURCADE-PRUNET. *Maladies nerveuses des auteurs,* rapportées à l'irritation de l'encéphale, des nerfs cérébro-rachidiens et splanchniques, avec ou sans inflammation. 1826, 1 vol. in-8.   4 fr.

FOURCAULT. *Causes générales des maladies chroniques,* spécialement de la *phthisie pulmonaire,* avec l'exposé des recherches expérimentales sur les *fonctions de la peau,* suivies de l'hygiène des personnes prédisposées aux maladies chroniques et spécialement à la *phthisie pulmonaire,* ou moyens de prévenir le développement de ces affections. 1844, 1 vol. in-8.   7 fr.
On vend séparément l'*hygiène* des personnes prédisposées aux maladies chroniques et à la *phthisie pulmonaire.* 1844, 1 vol. in-8.   3 fr. 50

FOURCAULT. *Du choléra épidémique.* 1849, in-8, br.   **2 fr.**

FOURNIER. *Études cliniques sur les douches oculaires et la glace appliquées au traitement des phlegmasies de l'œil.* 1857, in-8.   **2 fr.**

FOVILLE. *Déformation du crâne résultant de la méthode la plus générale de couvrir la tête des enfants.* 1834, in-8 de 74 pages, avec 12 fig.
2 fr. 50

FOY. *Traité de matière médicale et de thérapeutique,* appliquée à chaque maladie en particulier, 1843, 2 vol. in-8 de 1456 pages.   **14 fr.**

FOY. *Formulaire des médecins praticiens,* contenant : 1° les formules des hôpitaux civils et militaires, français et étrangers; 2° l'examen et l'interrogation des malades ; 3° un mémorial raisonné de thérapeutique; 4° les secours à donner aux empoisonnés et aux asphyxiés; 5° la classification des médicaments, d'après leurs effets thérapeutiques; 6° un tableau des substances incompatibles; 7° l'art de formuler. 4ᵉ édition, 1844, 1 vol. in-18.   **3 fr. 50**

FOY. *Manuel d'hygiène publique et privée,* ou Histoire des moyens propres à conserver la santé et à perfectionner le physique et le moral de l'homme. 1845, 1 vol. grand in-18.   **4 fr. 50**

FOY. *Mémorial de thérapeutique à l'usage des médecins praticiens,* contenant la médecine, la chirurgie, les accouchements. 1862, 1 vol. in-8 en deux parties, contenant 1250 pages.   **14 fr.**

Cet ouvrage traite les maladies tant internes qu'externes. L'ordre suivi est l'ordre alphabétique, c'est le plus simple et le plus commode. Chaque affection est décrite ainsi qu'il suit : 1° la définition; 2° les symptômes très-brièvement; 3° le traitement avec de nombreux détails et toutes les formules et prescriptions spéciales.

FOY. *Choléra-morbus.* Premiers secours à donner aux cholériques avant l'arrivée du médecin. 1849, 1 vol. in-18.   **1 fr. 25**

FRANC. *Observations sur les rétrécissements de l'urèthre* par cause traumatique et sur leur traitement. 1840, 1 vol. in-12.   **1 fr. 50**

FRANCK (Ad.). *Philosophie du droit pénal.* 1864, 1 vol. in-18 de la *Bibliothèque de philosophie contemporaine.*   **2 fr. 50**

FRANCK (Ad.). *Philosophie du droit ecclésiastique.* Des rapports de la religion et de l'État. 1864, 1 vol. in-18 de la *Bibliothèque de philosophie contemporaine.*   2 fr. 50

FRANCK (Ad). *Philosophie du droit civil,* 1866, 1 vol. in-18 de la *Bibliothèque de Philosophie contemporaine.*   **2 fr. 50**

FRANCK (Ad.). *La philosophie mystique au XVIIIᵉ siècle* (Saint-Martin et don Pascualis), 1866, in-18 de la *Bibliothèque de philosophie contemporaine.* 2 fr. 50

FRANCK (Joseph). *Traité de pathologie interne,* traduit du latin, par Bayle, agrégé de la Faculté de médecine de Paris. 1838-1845, 6 vol. in-8.   **20 fr.**

FRANÇOIS. *Essai sur les gangrènes spontanées.* 1832, 1 vol. in-8.   **6 fr.**

FRANÇOIS. *Réponse à la lettre de M. Didot* sur les gangrènes spontanées. 1853, in-8.   **1 fr. 25**

GAIRAL. *Du strabisme.* 1840, in-8.   **2 fr. 50**

GAIRAL. *Amputation partielle de la main.* 1833, in-8.   **1 fr. 25**

GALEZOWSKI. *Observations cliniques sur les maladies des yeux,* par M. le docteur Galezowski, chef de clinique de M. le docteur Desmarres. 1862, brochure in-8.   **1 fr. 25**

GALEZOWSKI. *De la pupille artificielle* et de ses indications (clinique ophthalmologique de M. Desmarres). 1862, broch. in-8 de 55 pages.   **1 fr. 25**

GALEZOWSKI. *Recherches ophthalmoscopiques sur les maladies de la rétine* et du nerf optique. 1863, in-8 de 40 pages avec planches.   **1 fr. 50**

GALLOT. *Recherches sur la teigne,* suivies des moyens curatifs nouvellement employés pour la guérison de cette maladie. Paris, 1803, in-8 br.   **2 fr.**

GARNIER *Dictionnaire annuel des progrès des sciences et institutions médicales,* suite et complément de tous les dictionnaires, précédé d'une introduction par M. le docteur Amédé Latour, 1 vol. in-12 de 500 pages.   5 fr.
Les années 1864 et 1865 sont en vente.

GARNIER (Adolphe). *De la morale dans l'antiquité,* précédé d'une introducduction par M. Prévost-Paradol (de l'Académie française), 1865, in-8 de la *Bibliotèque de philosophie contemporaine.*   2 fr. 50

GASTÉ. *Abrégé de l'histoire de la médecine,* considérée comme science et comme art, dans ses progrès et son exercice, depuis son origine jusqu'au xixᵉ siècle. 1835, 1 vol. in-8.   4 fr.

GAUDET. *Recherches sur l'usage et les effets hygiéniques et thérapeutiques des bains de mer.* 3ᵉ édit., 1844, 1 vol. in-8.   6 fr.

GAULTIER DE CLAUBRY. *De l'identité du typhus et de la fièvre typhoïde.* 1844, 1 vol, in-8.   3 fr.

GAUSSAIL. *De la fièvre typhoïde,* de sa nature et de son traitement. Paris, 1839, in-8.   3 fr. 50

GAUTHIER. *Recherches historiques sur l'exercice de la médecine dans les temples,* chez les peuples de l'antiquité. 1844, 1 vol. in-12.   3 fr. 50

GAY-LUSSAC. *Recherches sur les maladies vénériennes primitives,* considérées sur l'homme doué d'une saine constitution. 1803, br. in-8.   1 fr.

GAY-LUSSAC. *Cours de chimie professé à la Faculté des sciences.* Histoire des sels, la chimie végétale et animale. 1833, 2 vol. in-8.   7 fr.

GAY-LUSSAC. *Instruction sur l'essai des matières d'argent par la voie humide;* suivie des documents officiels relatifs à la rectification en France du mode d'essai des matières d'or et d'argent généralement suivi en Europe. 1830-1832, 2 vol. in-4 avec 48 fig.   10 fr.

GELEZ. *Histoire générale des membranes séreuses et synoviales,* des bourses muqueuses, des kystes, sous le rapport de leur structure, de leurs fonctions, de leurs affections et de leur traitement. 1845, 1 vol. in-8.   6 fr.

GELY. *Recherches sur l'emploi d'un nouveau procédé de suture contre les divisions de l'intestin,* et sur la possibilité de l'adossement de cet organe avec lui-même dans certaines blessures 1844, in-8, avec 21 fig.   2 fr. 50

GELY. *Études sur le cathétérisme curviligne* et sur l'emploi d'une nouvelle sonde dans le cathétérisme évacuatif. 1 vol. in-4, avec 97 planches, par le docteur J. A. Gely, chirurgien de l'Hôtel-Dieu de Nantes. 1862, 1 vol. in-4 de 175 pages, avec 101 figures.   7 fr.

GENDRIN. *De l'influence des âges sur les maladies.* 1840, in-8.   2 fr.

GENDRIN. *Histoire anatomique des inflammations.* 1826, 2 vol. in-8. 10 fr.

GENDRIN. *Traité philosophique de médecine pratique.* 1838-43. 3 volumes in-8.   21 fr.

GEOFFROY. *Hygiène,* ou Art de conserver la santé; poëme latin traduit en vers français avec des notes, par M. Lequenne-Cousin. 1839, 1 vol. in-8.   6 fr.

GEOFFROY SAINT-HILAIRE. *Histoire naturelle des mammifères,* comprenant quelques vues préliminaires de l'histoire naturelle, et l'histoire des singes, des makis, des chauves-souris et de la taupe. 1834, 1 vol. in-8.   8 fr.

GINTRAC (E.). *De la méningite rhumatismale,* 1865, in-8 de 49 pages. 1 fr. 25

GINTRAC (E.). *Observations et recherches sur la cyanose ou maladie bleue.* Paris, 1824, 1 vol. in-8.   4 fr.

GINTRAC (E.). *Mémoires et observations de médecine clinique et d'anatomie pathologique.* 1830, 1 vol. in-8, fig.   4 fr.

GINTRAC (E.). *Cours théorique et clinique de pathologie interne et de thérapie médicale*, 1853-1859, 5 vol. gr. in-8.   35 fr.

— Les tomes IV et V se vendent séparément.   14 fr

Dans les trois premiers volumes, l'auteur consacre d'abord un chapitre à des *notions prélimi-naires* sur les bases et l'origine de la médecine, puis un autre à un *précis de Bionomie* dans lequel il expose les phénomènes et les lois de l'organisme; enfin, il aborde *la pathologie et la thérapie générales.* Après avoir exposé les généralités de la pathologie et les généralités de la thérapie, l'auteur parle des maladies en général : 1° lésions congénitales, monstruosités; 2° lésions mécaniques, chimiques et toxiques; 3° lésions vitales et organiques.

Dans le IVe et le Ve volume, l'auteur traite les fièvres éruptives et exanthèmes aiguës, et les ma-ladies cutanées chroniques.

GINTRAC (E.). *Recherches sur l'oblitération de la veine porte* et sur les rapports de cette lésion avec le volume du foie et la sécrétion de la bile. 1856, in-8.   1 fr. 50

GINTRAC (E.). *Note sur un monstre exencéphalien (pleurencéphale).* 1856, in-8.   1 fr.

GINTRAC (E.). *Étude anatomo-pathologique sur l'hydroméningocélie.* 1860, in 8.   1 fr.

GINTRAC (E.). *Considérations sur la cyclocéphalie.* 1860, in-8.   1 fr.

GINTRAC (E.). *Revue des maladies* observées dans les salles de clinique interne de l'hôpital Saint-André de Bordeaux, pendant l'année 1823. In-8.   2 fr. 50

GINTRAC (E.). *Fragments de médecine clinique* et d'anatomie pathologique. 1841, 1 vol. in-8.   3 fr. 50

GINTRAC (Henri). *Essai sur les tumeurs solides intra-thoraciques.* 1845, in-4.   1 fr. 50

GINTRAC (Henri). *De la pellagre* dans le département de la Gironde. 1864, in-8 de 43 pages.   1 fr. 50

GIRAUDEAU DE SAINT-GERVAIS. *Guide pratique pour l'étude et le trai-tement des maladies de la peau.* 1842, 1 vol. in-8, avec 30 fig. color.   6 fr.

GODINE. *Éléments d'hygiène vétérinaire,* suivis de recherches sur la morve, le cornage, la pousse et la cautérisation. 1815, 1 vol. in-8.   3 fr. 50

GOFFART. *Des paralysies appelées dynamiques* envisagées au point de vue de leur diagnostic et de leur pathogénie. 1862, in-8 de 140 pages.   4 fr.

GOFFRES. *Précis iconographique de bandages, pansements et appareils.* 1858, 1 vol. grand in-18 anglais, avec 81 planches.

    Prix relié demi-maroquin, figures noires.   18 fr.

     —   figures coloriées.   36 fr.

GOUIER. *Nouvel appareil pour le traitement des fractures du col du fémur.* 1835, in-8, avec 11 fig.   1 fr. 50

GONDRET. *Mémoire sur le traitement de la cataracte.* 1829, br. in-8.   2 fr.

GOYRAND. *Mémoire sur la fracture par contre-coup de l'extrémité infé-rieure du radius.* 1836, in-8, avec 14 fig.   1 fr. 50

GRANDEAU (Louis). *La Science moderne et le spiritualisme*, 1864, 1 vol. in-18 de la *Bibliothèque de Philosophie contemporaine.*   2 fr. 50

GRANDEAU (Louis). *Notice sur la grotte thermale de Monsummano (Tos-cane),* 1864, in-8 de 53 pages.   1 fr. 25

GRÉHANT. *Manuel de physique médicale,* 1 vol. grand in-18 (*Sous presse*).

GRÉHANT. *Tableaux d'analyse chimique* conduisant à la détermination de la base et de l'acide d'un sel inorganique isolé, avec les couleurs caractéristiques des précipités. 1862, in-4, cart.   3 fr. 50

GRÉHANT. *Recherches physiques sur la respiration de l'homme,* 1864, in-8 de 46 pages, avec 1 planche.   1 fr. 50

GRODDECK. *De la maladie démocratique,* nouvelle espèce de folie, traduit de l'allemand. 1850, in-8, de 64 pag.   1 fr. 25

GROS. *Note sur l'œil de la baleine,* présentée au Congrès ophthalmologique de Bruxelles. 1858, in-8, fig.   75 c.

GUÉPIN. *Suppression de la syphilis,* pétition à la Chambre des députés. 1846, in-8.   1 fr. 50

GUÉPIN. *L'œil et la vision ;* étude physiologique. 1856, in-8.   1 fr. 50

GUÉPIN. *Nouvelles études théoriques et cliniques sur les maladies des yeux,* l'œil et la vision. 1er fascicule. 1857, in-8.   2 fr. 50

GUERBOIS. *Des complications des plaies après les opérations,* contenant le tétanos, la commotion, la douleur, la phlébite, l'érysipèle, etc. 1836, in-8.
                                                                              2 fr. 50

GUILLOT (Natalis). *La lésion, la maladie* (thèse de concours pour la chaire de pathologie médicale). 1854, in-8.   2 fr. 50

GUISLAIN (J.). *Traité sur l'aliénation mentale et sur les hospices des aliénés.* Amsterdam, 1826, 2 vol. in-8, avec 12 pl.   10 fr.

HALLER. *Elementa physiologiæ corporis humani.* Lausanne. 1757, 9 vol. in-4, rel.   50 fr.

HALLER. *Auctarium ad elementa physiologiæ corporis humani.* Lausanne. 1782, 4 fascicules in-4.   15 fr.

HAMILTON. *Observations sur les avantages et l'emploi des purgatifs dans plusieurs maladies,* trad. de l'angl. par Lafisse. 1825, 1 vol. in-8.   3 fr. 50

HAMON. *Essai sur les convulsions albuminuriques.* 1860, in-8.   1 fr.

HAMON. *Essai sur l'albuminurie* liée à l'état de gestation. 1861, in-8. 1 fr. 25

HAMON. *Note sur les bons effets de la cautérisation nitrique ponctuée* dans certaines affections articulaires. 1860, in-8.   75 c.

HASENFELD. *Eaux ferrugineuses thermales de Szliacs* (en Hongrie). 1862. in-8 de 29 pages.   1 fr. 25

HATIN (Félix). *De l'opération césarienne* après la mort de la mère. 1861, broch. in-8.   50 c.

HAXO. *Fécondation artificielle et éclosion des œufs de poissons.* 1853, in-8.   2 fr. 50

HÉBERT. *Des substances alimentaires* et des moyens d'en régler le choix et l'usage, pour conserver la santé, pour favoriser la guérison des maladies de longue durée et pour tirer parti de l'influence que l'alimentation peut exercer sur le caractère, l'intelligence et les passions. 1842, 1 vol. in-8 de 313 pages.   5 fr.

HÉMENT. *Les Conférences du quai Malaquais.* — Félix Hément, les *Mouvements de la mer et de l'atmosphère.* — Louis Jourdan, *Blanche de Castille.* — Ernest Morin, le *Cardinal de Retz et M. Vincent.* — Th. Sauvestre, *De l'éducation des femmes.* — Évariste Thévenin, *Histoire du théâtre en France.* — P. Vulpian, le *Budget de la famille et le budget de l'État,* 1re année 1864, 1 vol. in-12 de 172 pages.   1 fr. 50

HENRY (Ossian) père et fils. *Traité pratique d'analyse chimique des eaux minérales* potables et économiques, avec leurs principales applications à l'hygiène et à l'industrie. Considérations générales sur leur formation, leur thermalité, leur aménagement, etc. Fabrication des eaux minérales artificielles, etc. 1859, 1 vol. in-8 de 680 p. avec 134 fig. intercalées dans le texte.   12 fr.

HENRY fils (Ossian). *Essai sur l'emploi médical et hygiénique des bains.* 1855, in-4.   3 fr. 50

HENRY fils (Ossian). *Recherches chimiques et médicales sur les matières organiques des eaux sulfureuses (barégines et sulfuraires).* 1860 , in-8.   1 fr. 50

HENRY fils (Ossian). *Des radicaux composés* (thèse pour l'agrégation). In-8, 1860.   2 fr.

HENRY fils (Ossian) et **CHEVALLIER** fils. *Études chimiques médico-légales sur le phosphore.* 1857, in-8.   1 fr. 50

HÉRARD et **CORNIL.** *De la phthisie pulmonaire,* 1 vol. in-8, avec fig. dans le texte (*Sous presse*).

HERNANDEZ. *Essai sur le typhus,* ou sur les fièvres dites malignes, putrides, bilieuses, muqueuses, jaunes, la peste. 1816, 1 vol. in-8.   3 fr.

HILDENBRAND. *Manuel de clinique médicale,* ou principes de clinique interne, traduit du latin et augmenté d'une préface, de notes historiques, critiques, dogmatiques et pratiques, par Dupré. 1849, 1 vol. in-12.   3 fr. 50

HILLAIRET (J. E.) *Notice sur l'empoisonnement par l'arsenic,* sur l'emploi de l'appareil de Marsh et des autres moyens de doser ce toxique. 1847, br. in-8. 2 fr.

HIPPOCRATE. *Aphorismes latins-français* tirés des documents de la bibliothèque du Roi, par MM. Quenot et Wahu. 1843, 1 vol. in-18.   1 fr. 50

HOUEL. *Manuel d'anatomie pathologique générale et appliquée,* contenant le catalogue et la description des pièces déposées au musée Dupuytren. 2ᵉ édit., 1862, 1 vol. in-18, de 930 pag.   7 fr.

HOUEL. *Des plaies et des ruptures de la vessie.* (Concours pour l'agrégation en chirurgie). 1857, in-8.   2 fr.

HOUEL. *Mémoire sur l'encéphalocèle congénitale.* 1859, in-8.   1 fr. 25

HUFELAND. *Manuel de medecine pratique,* fruit d'une expérience de cinquante ans, suivi de considérations pratiques sur la saignée, l'opium et les vomitifs, traduit de l'allemand par le docteur Jourdan, 2ᵉ édition corrigée et augmentée d'un Mémoire sur les fièvres nerveuses. 1848, 1 vol. in-8 de 750 pages.   8 fr.

HUREAUX. *L'art de se guérir* et de prévenir les maladies avec certitude, enseigné par la nature. *Guide du malade* dans la pratique de la médecine naturelle éliminative. 1862, 1 vol. gr. in-8, de 160 pages.   3 fr. 50

HUTIN. *Étude de la stérilité chez la femme* (clinique de Plombières). 1859, in-8.   2 fr. 50

HUTIN. *Guide des baigneurs aux eaux minérales de Plombières.* 4ᵉ édit. 1856, 1 vol. in-18.   2 fr.

HUTIN. *Examen pratique des maladies de matrice,* 1 vol. in-8.   4 fr.

IMBERT. *Traité pratique des maladies des femmes,* par F. Imbert, ex-chirurgien en chef de la Charité de Lyon. 1840, 1 vol. in-8.   6 fr.

ISAMBERT. *Études chimiques, physiologiques et cliniques sur l'emploi-thérapeutique du chlorate de potasse,* spécialement dans les affections diphthéritiques (croup, angine couenneuse, etc.). 1856, 1 vol. in-8.   2 fr. 50.

JAMAIN. *Nouveau traité élémentaire d'anatomie descriptive et de prépa rations anatomiques,* par M. le docteur Jamain, chirurgien des hôpitaux, suivi d'un *Précis d'embryologie,* par M. Verneuil, agrégé et chirurgien des hôpitaux, 2ᵉ édition. 1861, 1 vol. grand in-18 de 900 pages avec 200 fig. intercalées dans le texte.   12 fr.

JAMAIN. *Manuel de petite chirurgie* contenant les pansements, les médicaments topiques, les bandages, les appareils de fractures et des affections articulaires, l'application des bandages herniaires et des pessaires, les pansements des plaies, des hémorrhagies, de la gangrène, des brûlures, des ulcères, la rubéfaction, la vésication, la cautérisation, les ponctions, la vaccination, les incisions, la saignée, les ventouses, le cathétérisme, l'extraction des dents, les agents anesthésiques, etc. 1860, 3ᵉ édition refondue. 1 vol. gr. in-18 de 710 pages, avec 307 fig.   7 fr.

JAMAIN. *Manuel de pathologie et de clinique chirurgicales.* 2e édit., 2 vol. in-18 (*Sous presse.*).

JAMAIN. *De l'exstrophie ou extroversion de la vessie.* 1845, in-4. 1 fr. 50

JAMAIN. *De l'hématocèle du scrotum.* 1853, in-8.   2 fr. 50

JAMAIN. *Archives d'ophthalmologie,* comprenant les travaux les plus importants sur l'anatomie, la physiologie, la pathologie, la thérapeutique et l'hygiène de l'appareil de la vision. 1853-1856, 6 vol. in-8, fig.   20 fr.

JAMAIN. *Des plaies du cœur* (thèse d'agrégation), 1857, in-8.   2 fr.

JAMAIN et **WAHU.** *Annuaire de médecine et de chirurgie pratiques,* de 1846 à 1864, résumé des travaux pratiques les plus importants publiés en France et à l'étranger de 1845 à 1863. 19 vol. gr. in-32. Chaque.   1 fr. 25

JANET (Paul). *Le matérialisme contemporain,* examen du système du docteur Büchner. 1864, 1 vol. gr. in-18 de la *Bibliothèque de philosophie contemporaine.*   2 fr. 50

JANET (Paul). *La crise philosophique :* MM. Taine, Renan, Littré, Vacherot, 1 vol. in-18 de la *Bibliothèque de philosophie contemporaine.*   2 fr. 50

JARJAVAY. *De l'influence des efforts sur la production des maladies chirurgicales.* 1847, in-8 de 72 pages.   2 fr.

JEANNEL (J.). *Mémoire sur la prostitution publique,* et parallèle complet de la prostitution romaine et de la prostitution contemporaine, suivis d'une étude sur le dispensaire de salubrité de Bordeaux. 2e édit. 1863, 1 vol. in-8.   6 fr.

JEANNEL (J.). *Excursion en Circassie.* 1856, in-12.   1 fr. 50

JEANNEL (J.) *Remarques critiques sur la classification de l'homme* en histoire naturelle et sur la limité de l'espèce humaine. 1859, in-8.   1 fr.

JENNER. *De la non-identité du typhus et de la fièvre typhoïde,* ou recherches sur le typhus, la fièvre typhoïde, la fièvre à rechute (*Relapsing fever*) et la fièvre simple continue (*febricula*), traduit par M. le docteur Verhaeghe, chirurgien de l'hôpital civil d'Ostende, 1852-1853, 2 vol. in 8.   7 fr.

JOBERT (de Lamballe). *Traité théorique et pratique des maladies chirurgicales du canal intestinal.* 1829, 2 vol. in-8.   6 fr.

JOLY. *Conférence publique sur l'hétérogénie ou génération spontanée,* faite à la Faculté de médecine de Paris, le 28 juin 1864. In-8 de 40 pages.   50 c.

JOLY. *La génération spontanée.* Deuxième conférence faite à Paris le 1er mars 1865.   50 c.

JORDAN (Joseph). *Traitement des pseudarthroses par l'autoplastie périostique.* 1860, 1 vol. in-4, avec 3 pl.   3 fr. 50

JOSAT. *De la mort et de ses caractères;* nécessité de reviser la législation des décès pour prévenir les inhumations précipitées; ouvrage entrepris sous les auspices du gouvernement et couronné par l'Institut. 1854, 1 vol. in-8.   7 fr.

JOSAT. *Recherches historiques sur l'épilepsie.* 1856, in-8.   2 fr.

JOUOT (Philibert). *De l'amaurose au point de vue pratique.* 1850, br. in-8.   2 fr.

Journal de l'anatomie et de la physiologie normales et pathologiques, etc., dirigé par M. le professeur Ch. Robin. Voy. page 5.

JULIA DE FONTENELLE. *Recherches médico-légales sur l'incertitude des signes de la mort,* les dangers d'inhumations précipitées, les moyens de constater les décès et de rappeler à la vie ceux qui sont en état de mort apparente. 1834, 1 vol. in-8.   3 fr. 50

KRAMER. *Traité pratique des maladies de l'oreille,* traduit de l'allemand, avec des notes, par M. le docteur Menière, médecin de l'Institution impériale des sourds-muets de Paris. 1848, 1 vol. in-8 de 544 pages avec 5 fig.   7 fr.

KUNTZLI. *État de la médecine,* position des médecins, garanties sanitaires du peuple en France et plan d'organisation médicale. 1846, 1 vol. in-12.   2 fr.

LABAT. *Considérations pratiques sur la chlorose.* 1833, in-8.   1 fr.

LABAT. *De la fissure à l'anus* et de sa cure radicale par le moyen du sphinctérotome, in-8.   1 fr.

LABAT. *De la cyanose* ou des affections diverses dans lesquelles la peau présente une coloration bleue. 1833, in-8.   1 fr.

LA BEAUME. *Du galvanisme appliqué à la médecine,* traduit par Fabré-Palaprat. 1828, 1 vol. in-8.   3 fr. 50

LACHAISE. *Précis physiologique sur les courbures de la colonne vertébrale.* 1827, 1 vol. in-8, avec 6 planches.   3 fr.

LACROIX (E.). *Des érysipèles.* 1847, in-4.   1 fr. 50

LACROIX (E.). *Antéversion et rétroversion de l'utérus.* 1844, in-8. 3 fr. 50

LAFORGUE. *L'art du dentiste* ou Manuel des opérations de chirurgie qui se pratiquent sur les dents, etc. 1802, 1 vol. in-8.   3 fr. 50

LAFONTAINE. *L'art de magnétiser,* ou le magnétisme animal, considéré sous les points de vue théorique, pratique et thérapeutique. 1860, 3e édit., 1 vol. in-8, avec fig.   5 fr.

LALA. *Quelques considérations sur les affections appartenant ou se rattachant à la famille des cancers.* 1861, br. in-8.   1 fr. 50

LANDOUZY. *Mémoire sur l'épidémie de typhus carcéral qui a régné à Reims en 1839 et 1840.* 1842, in-8.   2 fr.

LANDOUZY. *Mémoire sur les procédés acoustiques de l'auscultation* et sur un nouveau mode de stéthoscopie. 1841, in-8.   1 fr. 25

LARTIGUE. *De l'angine de poitrine* (couronné par la Société de médecine de Bordeaux). 1846, 1 vol. in-12.   2 fr. 50

LATERRADE. *Code expliqué des pharmaciens,* ou Commentaires sur les lois et la jurisprudence en matière pharmaceutique. 1834, 1 vol. in-18.   3 fr. 50

LAUGEL (Auguste). *Les problèmes de la nature.* 1864, 1 vol. in-18 de la *Bibliothèque de philosophie contemporaine.*   2 fr. 50

LAUGEL (Auguste). *Les problèmes de la vie.* 1 vol. in-18. (*Sous presse.*)

LAUGEL (Auguste). *Les problèmes de l'âme.* 1 vol. in-18. (*Sous presse.*)

LAUGEL (Auguste). *Les États Unis pendant la guerre* (1861-1865). Souvenirs personnels, 1 vol. in-18 faisant partie de la *Bibliothèque d'histoire contemporaine.*   3 fr. 50

LAUGIER. *Des cals difformes et des opérations qu'ils réclament* (thèse de concours). 1844, in-8, fig.   2 fr. 50

LAVORT. *Précis de pathologie générale,* de nosologie et de méthode d'observation. 1846, 1 vol. in-18.   5 fr.

LAWRENCE. *Traité pratique sur les maladies des yeux,* traduit de l'anglais avec des notes, et suivi d'un précis de l'anatomie pathologique de l'œil, par le docteur Billard (d'Angers). 1830, 1 vol. in-8.   2 fr. 50

LEBLAIS (Alph.). *Matérialisme et spiritualisme,* étude de la philosophie positive précédé d'une préface par M. Littré (de l'Institut), 1865, 1 vol. in-18 de la *Bibliothèque de philosophie contemporaine.*   2 fr. 50

LEBLANC. *Traité des maladies des yeux,* observées sur les principaux animaux domestiques, principalement le cheval; contenant les moyens de les prévenir et de les guérir. 1824, 1 vol. in-8.   7 fr.

LEBLOND. *Quelques matériaux pour servir à l'histoire des filaires et des strongles.* 1836, in-8.   1 fr. 25

LEBRET. *Mémoire sur le scorbut de l'armée d'Orient*, observé et traité à l'hôpital thermal de Balaruc (Hérault). 1857, in-8.   1 fr. 50

LECANU. *Études chimiques sur le sang humain.* 1837, thèse in-4. 2 fr. 50

LECOQ et **BOISDUVAL.** *Taxidermie* ou Art d'empailler les oiseaux, les quadrupèdes, les reptiles et les poissons. 1826, 1 vol. in-12, fig.   3 fr. 50

LEFÊVRE. *De l'asthme,* recherches sur la nature, les causes et le traitement de cette maladie. 1847, in-8.   2 fr. 50

LE GENDRE. *Développement et structure du système glandulaire.* (Concours d'agrégation). 1856, in-8, fig.   2 fr.

LE GENDRE. *De la valeur comparée des différentes méthodes de traitement des fractures.* (Concours d'agrégation.) 1857, in-8.   1 fr. 50

LEGOUAS. *Nouveaux principes de chirurgie,* ou Éléments de zoonomie, d'anatomie et de physiologie, d'hygiène, de pathologie générale, de pathologie chirurgicale, de matière médicale et de médecine opératoire, 6ᵉ édit. 1836, 1 vol. in-8.
     3 fr. 50

LEGRAND. *De l'analogie et des différences entre les tubercules et les scrofules.* 1849, 1 vol. in-8.   5 fr.

LEGRAND. *De l'action des préparations d'or sur notre économie* et plus spécialement sur les organes de la digestion et de la nutrition. 1849, in-8.   2 fr.

LEIDIG. *Traité d'histologie comparée de l'homme et des animaux,* traduit de l'allemand par M. le docteur Lahilonne, 1 fort vol. in-8 avec 200 figures dans le texte. (*Sous presse.*)

LÉLUT. *Induction sur la valeur des altérations de l'encéphale* dans le délire aigu et dans la folie. 1836, in-8.   2 fr. 50

LEMAIRE (Jules). *Du coaltar saponiné,* désinfectant énergique, arrêtant les fermentations. De ses applications à l'hygiène, à la thérapeutique, à l'histoire naturelle. 1860, in-8.   2 fr.

LEMAIRE (Jules). *De l'acide phénique,* de son action sur les végétaux, les animaux, les ferments, les venins, les virus, les miasmes, et de ses applications à l'industrie, à l'hygiène, aux sciences anatomique et thérapeutique, 2ᵉ édition, 1 vol. gr. in-18. (*Sous presse.*)

LEMBERT. *Essai sur la méthode endermique.* 1828, in-8.   2 fr.

LEMOINE (Albert). *Le vitalisme et l'animisme de Stahl.* 1864, 1 vol. in-18 de la *Bibliothèque de philosophie contemporaine.*   2 fr. 50

LEMOINE (Albert). *De la physionomie et de la parole,* 1 vol. in-18 de la *Bibliothèque de philosophie contemporaine.*   2 fr. 50

LEPELLETIER (de la Sarthe). *Traité de l'érysipèle* et des différentes variétés qu'il peut offrir. 1836, 1 vol. in-8.   4 fr. 50

LEPELLETIER (de la Sarthe). *Traité complet sur la maladie scrofuleuse* et les différentes variétés qu'elle peut offrir. 1830, 1 vol. in-8.   7 fr.

LEPELLETIER (de la Sarthe). *De l'emploi du tartre stibié à haute dose* dans le traitement des maladies en général, dans celui de la pneumonie et du rhumatisme en particulier. 1835, 1 vol. in-8, de 224 pages.   3 fr. 50

LEPORT. *Guide pratique pour bien exécuter, bien réussir et mener à bonne fin l'opération de la cataracte par extraction supérieure.* 1 vol. in-12, 1860.   3 fr.

LEREBOURS. *Avis aux mères qui veulent nourrir leurs enfants.* 5ᵉ édition corrigée. An VII, 1 vol. in-18.   1 fr. 50

LERICHE. *De la consanguinité comme cause de la scrofule.* 1858. in-8.   75 c.

LERICHE. *De la surdité* et de quelques nouveaux moyens pour constater et guérir cette maladie. 2e édition, 1864, 1 vol. in-8 de 92 pages.   2 fr.

LEROY (D'ÉTIOLLES). *Histoire de la lithotritie.* 2e édition augmentée d'une lettre sur les effets des eaux alcalines dans la gravelle et les calculs urinaires. 1839. 1 vol. in-8.   3 fr.

LÉVEILLÉ. *Histoire de la folie des ivrognes.* 1830, 1 vol. in-8.   6 fr.

LÉVÊQUE (Charles). *Le spiritualisme dans l'art.* 1864, 1 vol. in-18 de la *Bibliothèque de philosophie contemporaine.*   2 fr. 50

LÉVÉQUE (Charles). *La science de l'invisible*, études de théodicée et de psychologie 1865, 1 vol. in-18 de la *Bibliothèque de philosophie contemporaine.* 2 fr. 50

LEVIEUX. *Études hygiéniques sur l'élève des sangsues* dans le département de la Gironde. 1853, br. in-8.   2 fr.

LHÉRITIER. *Du rhumatisme et de son traitement par les eaux thermo-minérales de Plombières.* 1853, 1 vol. in-8.   5 fr.

LHÉRITIER. *Des paralysies et de leur traitement par les eaux thermo-minérales de Plombières.* 1854, 1 vol. in-8.   5 fr.

LHÉRITIER et **HENRY.** *Hydrologie de Plombières.* 1855, 1 vol. in-8.   3 fr. 50

LIBES. *Dictionnaire de physique.* 1806, 3 vol. in-8 et atlas.   16 fr.

LIEBREICH (Richard). *Atlas d'ophthalmoscopie* représentant l'état normal et les modifications pathologiques du fond de l'œil, visibles à l'ophthalmoscope, composé de 12 planches contenant 57 figures tirées en chromo-lithographie, accompagnées d'un texte explicatif et dessinées d'après nature par le docteur Liebreich (de Berlin). 1 vol. in-folio.   50 fr.
Texte italien de cet atlas.   3 fr. 50

LISFRANC. *Des diverses méthodes et des différents procédés pour l'oblitération des artères dans le traitement des anévrysmes.* 1834, 1 vol. in-8.   3 fr. 50

LISFRANC. *Maladies de l'utérus*, d'après les leçons cliniques faites à l'hôpital de la Pitié, par M. le docteur Pauly. Paris, 1836, 1 vol. in-8.   6 fr.

LISFRANC. *Précis de médecine opératoire.* 1846-1847, 3 vol. in-8.   10 fr.

LONGET. *Mouvement circulaire de la matière dans les trois règnes,* tableaux comprenant un aperçu des fonctions nutritives dans les êtres organisés, avec figures coloriées ; cartonné. 1866.   7 fr.

LORRY. *De melancholia et morbis melancholicis.* 1765, 2 vol. in-8.   6 fr.

LOUYER-VILLERMAY. *Traité des maladies nerveuses* ou vapeurs, et particulièrement de l'hystérie, et de l'hypochondrie. 1816, 2 vol. in-8.   10 fr.

LUBANSKI. *Guide du poitrinaire* et de celui qui ne veut pas le devenir. 1861, 1 vol. in-18.   2 fr.

LUGOL. *Recherches et observations sur les causes des maladies scrofuleuses.* 1844, 1 vol. in-8.   5 fr.

LUSARDI. *Ophthalmie contagieuse.* 1831, in-8.   2 fr. 50

LUSARDI. *Essai physiologique sur l'iris, la rétine et les nerfs de l'œil.* 1831, in-8.   2 fr. 50

MACARIO. *Traitement moral de la folie.* 1843, in-4.   1 fr. 50

MACARIO. *Du sommeil, des rêves et du somnambulisme* dans l'état de santé et de maladie, précédé d'une lettre de M. le docteur Cerise. 1857, 1 vol. in-8. 5 fr.

MACARIO. *Des paralysies dynamiques ou nerveuses.* 1859, in-8.   2 fr. 50

MACARIO. *Leçons sur l'hydrothérapie,* professées à l'École pratique de médecine de Paris. 1860, 2e édit. 1 vol. in-18.   2 fr.

MACARIO. *De l'influence médicatrice du climat de Nice,* ou Guide des malades dans cette ville. 2e édit., 1862, 1 vol. in-18.   2 fr.

MAGENDIE. *Formulaire pour la préparation et l'emploi de plusieurs nouveaux médicaments.* 9e édit., 1836, 1 vol. in-12.   3 fr. 50

MAHEUX. *Traité de la stérilité* chez la femme considérée particulièrement sous le rapport de ses causes et de son traitement. 1864, 1 vol. gr. in-18.   2 fr. 50

MAHON. *Médecine légale et police médicale,* avec des notes par Fautrel. 1811, 3 vol. in-8.   7 fr.

MAISONABE. *Orthopédie clinique sur les difformités dans l'espèce humaine,* accompagnée de mémoires. 1834, 2 vol. in-8, fig.   7 fr.

MALGAIGNE. *Manuel de médecine opératoire.* 7e édit,, 1861, 1 vol. grand in-18.   7 fr.
Cette édition a été enrichie de nombreuses statistiques des résultats des opérations, et a été complétement refondue.

MALGAIGNE. *Mémoire sur un nouveau moyen de prévenir l'inflammation après les grandes lésions traumatiques.* 1841, in-8 br.   1 fr, 50

MALGAIGNE. *Ponction dans l'hydrocéphale chronique.* 1840, in-8, br, 50 c.

MALGAIGNE. *Recherches historiques et pratiques sur les appareils dans le traitement des fractures.* 1841, in-8, br.   3 fr.

MALGAIGNE. *Mémoire sur la détermination des diverses espèces de luxations de la rotule,* leurs signes et leur traitement. 1836, in-8.   2 fr.

MALGAIGNE. *Du traitement des grands emphysèmes traumatiques.* 1842, br. in-8.   1 fr.

MALGAIGNE. *Des tumeurs du cordon spermatique.* (Thèse de concours de clinique chirurgicale). 1848, in-8. .   2 fr. 50

MANDON. *Hisioire critique de la folie instantanée, temporaire, instinctive,* ou Étude philosophique, physiologique et légale des rapports de la volonté avec l'intelligence, pour apprécier la responsabilité des fous instinctifs, des suicides et des criminels. 1862, 1 vol. in-8, de 212 pages.   3 fr. 50

MANDON. *De la fièvre typhoïde,* nouvelles considérations historiques, philosophiques et pratiques sur sa nature, ses causes et son traitement. 1864, 1 vol. in-8 de 412 pages.   6 fr.

MANEC. *Recherches anatomico-pathologiques sur la hernie crurale.* Paris, 1826, in-4, fig.   2 fr. 50

MANUEL. *Essai sur l'organisation du service médical en France.* 1861, 1 vol. in-8.   6 fr.

MARCHESSAUX. *Manuel d'anatomie générale,* histologie et organogénie de l'homme. 1844, 1 vol. gr. in-18.   3 fr. 50

MARROTTE. *Du régime dans les maladies aiguës.* 1859, in-4.   3 fr. 50

MARTIN (Ferdinand). *Mémoire sur une nouvelle méthode de traitement des fractures du col et du corps du fémur* (couronné par la Société centrale de médecine du Nord). 1855, in-8, avec 17 fig.   1 fr. 50

MARTIN (Joseph). *Histoire pratique des sangsues.* 1845, 1 vol. in-8.   3 fr. 50

MARTIN (de Lyon). *Mémoires de médecine et de chirurgie pratiques* sur plusieurs maladies et accidents graves qui peuvent compliquer la grossesse, la parturition et les couches, etc. 1835, 1 vol. in-8.   5 fr.

MARTIN (de Tonneins). *De la fièvre typhoïde* dans ses rapports avec l'état puerpéral. 1860, br. in-8, de 28 pages.   75 c.

MARTIN (V.). *Manuel d'hygiène à l'usage des Européens qui viennent s'établir en Algérie.* 1847, 1 vol. in-8.   3 fr. 50

MARTIN ET **FOLEY.** *Histoire statistique de la colonisation algérienne* au point de vue du peuplement et de l'hygiène. 1851, 1 vol. in-8.   6 fr.

MARTIN SAINT-ANGE. *Circulation du sang chez le fœtus de l'homme.* 2ᵉ éd. augmentée, 1837, in-4 avec 15 fig. col.   2 fr. 50

MARTINET. *Manuel de clinique médicale,* contenant la manière d'observer en médecine. 3ᵉ édition, 1837, 1 vol. in-18.   4 fr. 50

MARX (Edmond). ***Des accidents fébriles à forme intermittente et des phleg-masies à siége spécial qui suivent les opérations pratiquées sur le canal de l'urèthre.*** 1861, br. in-8.   2 fr. 50

MARX (Edmond). ***De la fièvre typhoïde.*** 1864, in-8 de 86 pages.   3 fr.

MASSE. ***Petit atlas complet d'anatomie descriptive du corps humain.*** 5ᵉ édition, contenant 112 planches dessinées d'après nature, gravées sur acier, et augmentée de tableaux synoptiques d'anatomie descriptive. 1863, 1 vol. grand in-18 anglais Prix relié en demi-maroquin, figures noires.   20 fr.
  Figures coloriées.   36 fr.

MAUNOURY ET **SALMON.** ***Manuel de l'art des accouchements,*** précédé d'une description abrégée des fonctions et des organes du corps humain , et suivi d'un exposé sommaire des opérations de petite chirurgie les plus usitées, à l'usage des élèves sages-femmes qui suivent les cours départementaux. 1861, 2ᵉ édition , corrigée et augmentée. 1 vol. in-8, avec 32 fig.   7 fr.

MAURY. ***Traité complet de l'art du dentiste d'après l'état actuel des connaissances,*** 3ᵉ édition, mise au courant de la science, avec des notes, par P. Gresset. 1841, 1 vol. in-8 et atlas in-8, de 42 pl. représentant 407 fig.   12 fr.

MAZIER. ***Hygiène des enfants*** contenant la manière de les gouverner et de les préserver de plusieurs maladies, particulièrement du croup. 1842, 1 vol. in-12.   2 fr.

Mémoire de la Société médicale d'émulation. 1798-1826, 9 vol. in-8.   30 fr.

Mémoires et prix de l'Académie royale de chirurgie. 1819, 12 vol. in-8, fig.   35 fr.

MENIÈRE. ***Traité des maladies de l'oreille.*** (Voy. Kramer.)

MENIÈRE. ***De la guérison de la surdi-mutité et de l'éducation des sourds-muets;*** exposé de la discussion qui a lieu à l'Académie impériale de médecine, avec notes critiques , réflexions, additions, et un résumé général. 1855, 1 volume in-8.   5 fr.

MENIÈRE. ***Études médicales sur les poëtes latins.*** 1858, 1 vol. in-8.   6 fr.

MENIÈRE. ***Cicéron médecin,*** étude médico-littéraire. 1862, 1 vol. in-18.   4 fr. 50

MENIÈRE. ***Les consultations de madame de Sévigné,*** étude médico-littéraire. 1 vol. in-8. (*Sous presse.*)

MENVILLE. ***Conseils aux femmes à l'époque de l'âge de retour.*** 1839, in-8.   2 fr.

MÉRAT. ***Nouvelle flore des environs de Paris,*** suivant la méthode naturelle, avec l'indication des vertus des plantes usitées en médecine. 4ᵉ édition. 1836, 2 vol. in-18.   7 fr.

MESTRE. ***Essai sur l'éléphantiasis des Arabes,*** observé en Algérie, in-8 de 104 pages avec 5 planches lith.   3 fr. 50

MEUNIER (Victor). ***Science et démocratie,*** 1865-1866, 2 vol. in-18 de la *Bibliothèque d'histoire contemporaine.*   3 fr. 50

MEUNIER (Victor) ***La science et les savants en 1864,*** première année, 1 vol. in-18 de 360 pages.   3 fr. 50

MEUNIER (Victor). ***La science et les savants en 1865*** (premier semestre) 2ᵉ année, 1 vol. in-18 de 360 pages.   3 fr. 50
  Cet ouvrage paraît tous les six mois.

MICHON. ***Des tumeurs synoviales de la partie inférieure de l'avant-bras,*** de la face palmaire du poignet et de la main. 1851, 1 vol. in-8, 13 fig.   3 fr. 50

MIGNOT (Paul de). ***Notes et observations pratiques sur la dysenterie*** et la cholérine ; formules; etc. 1847, br. in-8.   1 fr.

MILSAND. *L'Estétique anglaise.* Étude sur John Ruskin, 1 vol. in-18 de la *Bibliothèque de Philosophie contemporaine.*   2 fr. 50

MILSAND. *Le code et la liberté.* Liberté de mariage, liberté des testaments 1865, in-8.   2 fr.

MIRAULT. *Traité pratique de l'œil artificiel.* 1818, 1 vol. in-8, avec 23 fig. 3 fr.

MITSCHERLICH. *Éléments de chimie;* traduit de l'allemand, par L. Valérius. 1840, 3 vol. in-8.   12 fr.

MOLÉON (DE). *Rapport sur les travaux du conseil de salubrité* de la ville de Paris de 1802 à 1840. 2 vol. in-8.   10 fr.

MOLESCHOTT (J.). *La circulation de la vie,* lettres sur la physiologie en réponse aux Lettres sur la chimie de Liebig, traduit de l'allemand par M. le docteur Cazelles, 1 vol. in-18 de la *Bibliothèque de philosophie contemporaine.*   5 fr.

MONTALLEGRY (DE). *Hypochondrie, spleen ou névroses trisplanchniques.* Observations relatives à ces maladies et leur traitement radical. 1841, 1 volume in-8.   2 fr. 50

MORDRET (Ambr.). *État actuel de la vaccine considérée au point de vue pratique et théorique,* et dans ses rapports avec les maladies et la longévité (couronné par l'Académie de médecine de Madrid). 1854, in-8 de 160 pages.   2 fr.

MOREAU. *Atlas de 60 planches sur l'art des accouchements.* Ces planches, exécutées d'après nature, par M. Émile Beau, sur les préparations anatomiques du docteur Jacquemier, ancien interne de la maison d'accouchement de Paris, sont destinées à servir de complément à tous les traités d'accouchements.
 Prix de l'atlas complet et cartonné, fig. noires.   25 fr.
  —   — fig. coloriées.   60 fr.

MOREAU. *Novisimas demostraciones acerca del arte de Los Partos.* Obra que sirve de complemento a todos los tratados de partos, y que contiene 60 hermosas laminas en folio, con un testo explicativo. Traduccion castellana por D. Antonio Sanchez de Bustamante. 1846, figures noires.   25 fr.
— Figures coloriées.   60 fr.

MOREAU (Alexis). *Des grossesses extra-utérines.* 1853, 1 vol. in-8.   2 fr. 50

MOREAU. *Manuel des sages-femmes,* contenant la saignée, l'application des ventouses, la vaccination, la description et l'usage des instruments relatifs aux accouchements avec des notes sur plusieurs parties des accouchements (pour servir de complément aux principes d'accouchements de Baudelocque). 1839, 1 vol. in-12, avec figures.   2 fr.

MOREL. *Traité des champignons* au point de vue botanique, alimentaire et toxicologique, ornée de plus de 100 figures. 1865, 1 vol. in-18 de 300 pages.
Prix : fig. noires.   4 fr.
Prix : fig. coloriées.   8 fr.

MOREL-LAVALLÉE. *De la luxation de l'épaule en haut.* 1858, in-8.   1 fr. 50

MOREL-LAVALLÉE. *Appareil en gutta-percha pour la fracture des mâchoires* et pour leur section et leur réaction. 1862, broch. in-8 de 40 pages, avec figures.   1 fr. 50

MOREL-LAVALLÉE. *Sur la valeur relative des méthodes de traitement du rétrécissement de l'urèthre.* Thèse de concours. 1857, in-4.   3 fr.

MOREL-LAVALLÉE. *Sur l'ostéite* et ses suites. Thèse de concours, 1847, in-8. 2 fr. 50

MOREL-LAVALLÉE. *Des rétractions accidentelles des membres.* 1845, in-8.   2 fr.

MOREL-LAVALLÉE. *Remarques pratiques sur une série d'amauroses guéries par un traitement très-simple.* In-8.   1 fr. 25

MOREL-LAVALLÉE. *Moyen nouveau et très-simple de prévenir la roideur et l'ankylose dans les fractures,* bandage articulé. 1860, in-8. 1 fr. 25

MOREL-LAVALLÉE. *De la coxalgie sur le fœtus* et de son rôle dans la luxation congénitale du fémur. 1861, in-8.   1 fr. 25

MOREL-LAVALLÉE. *Cystite cantharidienne.* 1856, in-8.   2 fr.

MOREL-LAVALLÉE. *Épanchements traumatiques de sérosité.* 1850, in-8. 2 fr.

MOREL-LAVALLÉE. *Sur les corps étrangers articulaires.* Thèse de concours. 1853.   3 fr.

MOREL-LAVALLÉE. *Des luxations compliquées.* Thèse de concours, in-8. 3 fr.

MOREL-LAVALLÉE. *Des décollements traumatiques de la peau* et des couches sous-jacentes. Broch. in-8 de 80 pages.   2 fr.

MORIN. *Du magnétisme et des sciences occultes.* 1860, 1 vol. in-8.   6 fr.

MUNARET. *Le médecin des villes et des campagnes.* 4ᵉ édition, 1862, 1 vol. gr. in-18.   4 fr. 50

MUNARET. *Iconautographie de Jenner.* 1860, 1 vol. in-8.   2 fr. 50

MURPHY (W.). *De la fièvre puerpérale,* traduit de l'anglais, par M. le docteur Gentil. 1858, in-8.   60 c.

NAEGELL. *Manuel d'accouchements à l'usage des élèves sages-femmes,* nouvelle traduction de l'allemand sur la dernière édition , par M. le docteur Schlesinger-Rahier, augmentée et annotée par M. le docteur Jacquemier, ancien interne de la maison d'accouchements de Paris , suivi d'un appendice contenant la saignée, les ventouses, la vaccine et les préparations pharmaceutiques les plus usuelles et les plus simples, et terminé par un *Questionnaire* complet. (Ouvrage placé, par décision ministérielle, au rang des livres classiques des élèves sages-femmes de la Maternité de Paris). 1 volume gr. in-18 avec 87 fig. Nouvelle édition, augmentée. (*Sous presse.*)   6 fr.

NÉLATON. *Éléments de pathologie chirurgicale,* 1844-1859, 5 volumes in-8.   37 fr.
— Les tomes IIIᵉ et IVᵉ se vendent séparément.   12 fr.
— Le tome Vᵉ et dernier se vend séparément.   9 fr.

Cet ouvrage, comme son titre l'indique, a pour but de donner aux élèves un guide pour leurs études, et aux médecins un livre qui puisse leur servir à rappeler leurs souvenirs. C'est un résumé de toutes les connaissances qui ont paru indispensables pour pratiquer la chirurgie : sans négliger les théories, l'auteur s'est surtout occupé des faits.

L'auteur s'est partagé avec M. Requin, le champ de la pathologie, laissant à ce dernier la partie médicale, mais agissant tous deux selon un plan unique et une dépendance mutuelle.

NÉLATON. *De l'influence de la position dans les maladies chirurgicales.* (Concours de clinique chirurg.), 1851, in-8.   2 fr. 50

NETTER. *Des cabinets ténébreux* dans le traitement de l'héméralopie. 1862, broch. in-8 de 60 pages.   2 fr.

NETTER. *Lettres sur la contagion.* Broch. in-8 de 40 pages.   1 fr. 50

NICOD. *Traité sur les polypes et autres carnosités du canal de l'urèthre et de la vessie,* avec les meilleurs moyens de les détruire sans danger. 1835, 1 vol. in-8.   4 fr.

NIEMEYER. *Éléments de pathologie interne et de thérapeutique,* traduits de l'allemand par MM. Culmann et Sengel (de Forbach), annoté par M. Cornil et précédé d'une introduction par M. le professeur Béhier, 1865-1866, 2 vol. grand in-8.   18 fr.

NOUVELLE PHARMACOPÉE DE LONDRES, ou Codex officiel d'Angleterre. Nouvelle traduction, par MM. Figuier et Nance. 1841, 1 vol. in-32.   2 fr.

OLLIVIER (d'Angers). *Traité des maladies de la moelle épinière,* contenant l'histoire anatomique, physiologique de ce centre nerveux chez l'homme. 3ᵉ édition, 1837, 2 vol. in-8 avec 27 fig.   7 fr.

OLLIVIER (Clément). *Histoire physique et morale de la femme.* 1857, 1 vol. in-8. 5 fr.

OLLIVIER (Clément). *Supériorité des émissions sanguines directes dans le traitement des affections utérines.* 1847, in-8. 1 fr. 50

OURGAUD. *Précis sur les eaux thermo-minérales à base de chaux,* de soude et de magnésie d'Ussat-les-Bains (Ariége), et rapport sur la saison thermale de 1859, avec plans et notes historiques, 1859, 1 vol. in-8. 2 fr.

PADIOLEAU. *De la médecine morale* dans le traitement des maladies nerveuses, par M. le docteur Padioleau, médecin à Nantes. *Ouvrage couronné par l'Académie impériale de médecine.* 1864, 1 vol. in-8 de 256 pages. 4 fr. 50

PALLAS (Em.). *De l'influence de l'électricité atmosphérique et terrestre sur l'organisme,* et de l'effet de l'isolement électrique, considéré comme moyen curatif et préservatif d'un grand nombre de maladies. 1847, 1 vol. in-8. 3 fr. 50

PAPILLON. *Introduction à la philosophie chimique,* ouvrage dans lequel les rapports de la chimie et de la biologie sont établis conformément aux principes de la méthode positive, 1865, in-8. 1 fr. 50

PARCHAPPE. *Recherches sur l'encéphale,* sa structure, ses fonctions et ses maladies. *Premier mémoire,* volume de la tête et de l'encéphale chez l'homme. *Deuxième mémoire,* altérations de l'encéphale dans l'aliénation mentale. 1836-38, 2 vol. in-4. 3 fr. 50

PASTA (de Bergame). *Traité des pertes de sang chez les femmes enceintes,* traduit par J. L. ALIBERT. An VIII, 2 vol. in-8, br. 5 fr.

PAULET. *Recherches historiques et physiques sur les maladies épizootiques* avec les moyens d'y remédier dans tous les cas. 1775, 2 vol. in-8. 8 fr.

PAULY. *Maladies de l'utérus,* d'après les leçons cliniques de M. Lisfranc faites à l'hôpital de la Pitié. 1836, 1 vol. in-8. 6 fr.

PAYAN (d'Aix). *Mémoire sur l'ergot de seigle,* son action thérapeutique et son emploi médical. 1841, in-8. 2 fr.

PAYEN ET **CHEVALLIER.** *Traité de la pomme de terre,* sa culture, ses divers emplois, etc. 1826, 1 vol. in-8. 3 fr.

PAYEN ET **CHEVALLIER.** *Traité élémentaire des réactifs,* leurs préparations, leurs emplois spéciaux et leurs applications à l'analyse ; 3* édit., augmentée d'un supplément contenant les nouvelles recherches faites : 1° sur l'arsenic, à l'aide de l'appareil de Marsh ; 2° sur l'antimoine ; 3° sur le plomb ; 4° sur le cuivre ; 5° sur le sang ; 6° sur le sperme. 1841, 3 vol. in-8, fig. 9 fr.

PELLETAN. *Clinique chirurgicale,* ou Mémoires et observations de chirurgie clinique et sur d'autres objets relatifs à l'art de guérir. 1810, 3 vol. in-8, fig. 12 fr.

PELLETAN. *Traité élémentaire de physique générale et médicale,* par P. PELLETAN, professeur de physique à la Faculté de médecine de Paris, 3e édition. 1838, 2 vol. in-8, avec fig. 14 fr.

PERCY. *Manuel du chirurgien d'armée,* ou Instruction de chirurgie militaire sur le traitement des plaies d'armes à feu, avec la méthode d'extraire de ces plaies les corps étrangers. 1830, in-12, fig. 2 fr. 50

PERRIER. *De l'infection palustre en Algérie.* 1844, in-8. 1 fr. 50

PERRIER. *De l'acclimatement en Algérie.* 1845, in-8. 2 fr.

PERSON. *Éléments de physique,* par le docteur PERSON, agrégé de la Faculté de médecine de Paris, agrégé de l'Université, professeur de physique à la Faculté des sciences de Besançon, etc. 1836-1841, 2 vol. in-8 de 1210 pages avec atlas in-4 de 675 fig. 12 fr.

PETIT. *Traité des maladies des os,* dans lequel on a représenté les appareil et les machines qui conviennent à leur guérison. Nouvelle édition revue et augmenté par Louis. 1785, 2 vol. in-12.   fr.

PETIT (M. A.). *Collection d'observations cliniques* (ouvrage posthume). 18 fr. 1 vol. in-8.   3 fr.

PETIT. *Recherches statistiques sur l'étiologie du suicide.* 1850, in-4.   2 fr.

PETIT (de l'île de Ré). *La syphilis connaît-elle pour cause un principe spécifique,* ou n'est-elle que le résultat de l'irritation ? 1830, in-8.   1 fr. 50

PETIT (de Maurienne). *Mémoire sur le traitement de l'aliénation mentale.* 1843, in-8 de 114 pages.   2 fr.

PÉTREQUIN. *Mélanges de chirurgie,* ou Histoire médico-chirurgicale de l'Hôtel-Dieu de Lyon, depuis sa fondation jusqu'à nos jours, avec l'histoire spéciale de la syphilis dans cet hospice. 1845, 1 vol. in-8.   4 fr. 50

PÉTREQUIN. *Clinique chirurgicale de Lyon* (compte rendu). 1850, in-8. 2 fr. 25

PÉTREQUIN. *Action des eaux minérales d'Aix en Savoie dans les maladies des yeux.* 1852, in-8.   .   1 fr. 50

PÉTREQUIN. *De la taille et de la lithotritie ;* recherches sur l'étiologie et le traitement des principaux accidents. 1852, in-8.   2 fr.

PEYRAUD. *Histoire raisonnée des progrès que la médecine pratique doit à l'auscultation.* Ouvrage couronné par la Société de médecine de Bordeaux. 1840, 1 vol. in-8.   2 fr. 50

PHILIPS (J.-P.). *Cours théorique et pratique de braidisme,* ou Hypnotisme nerveux, considéré dans ses rapports avec la psychologie, la physiologie et la pathologie, et dans ses applications à la médecine, à la chirurgie, à la physiologie expérimentale, à la médecine légale et à l'éducation. 1860, 1 vol. in-8.   3 fr. 50

PHILIPS. *Influence réciproque de la pensée, de la sensation* et des mouvements végétatifs (mémoire lu à la Société psychologique), suivi d'un rapport fait à la Société, par M. le docteur Buchez. 1862, in-8.   1 fr.

PHILLIPS. *Amputation dans la contiguïté des membres.* 1838, 1 vol. in-8, avec 14 planches.   7 fr.

PHILLIPS. *La chirurgie de M. Dieffenbach.* 1ʳᵉ partie avec 4 planches. 1840, 1 vol. in-8.   3 fr.

PHILLIPS. *De la ténotomie sous-cutanée,* ou Des opérations qui se pratiquent pour la guérison des pieds bots, du torticolis, de la contracture de la main et des doigts, des fausses ankyloses angulaires du genou, du strabisme, de la myopie, du bégayement, etc. 1841, 1 vol. in-8 avec 12 pl.   3 fr.

PHILLIPS. *Du bégayement et du strabisme,* nouvelles recherches. 1841, in-8.
1 fr. 25

PHILLIPS. *De la goutte militaire et de son traitement.* 1850, in-8.   1 fr.

PHILLIPS. *Des accidents produits par l'introduction des instruments chirurgicaux dans les voies urinaires, et de leur traitement.* 1858, in-8.   1 fr.

PHILLIPS. *Considérations pratiques sur le rétrécissement de l'urèthre* dit infranchissable et sur son traitement. 1853, in-8.   1 fr. 50

PHILLIPS. *Traité des maladies des voies urinaires.* 1860, 1 fort vol. in-8 avec 97 fig. intercalées dans le texte.   10 fr.

PICHARD. *Maladies des femmes.* Des ulcérations et des ulcères du col de la matrice et de leur traitement. 1848, 1 vol. gr. in-8 de 500 pages, avec 27 fig.   8 fr.

PIETRA-SANTA. *Enseignement médical en Toscane et en France.* 1853, in-8.   1 fr. 50

PIETRA-SANTA. *Influence des pays chauds sur la marche de la tuberculisation.* 1857, in-8.   1 fr. 50

PIGNÉ. *Annales de l'anatomie et de la physiologie pathologiques.* 1846, 1 vol. gr. in-8 de 290 pages, avec 55 figures représentant des pièces d'anatomie pathologique du musée Dupuytren.   7 fr.

PINEL. *Traité médico-philosophique sur l'aliénation mentale.* 2e édition entièrement refondue et très-augmentée. 1809, 1 vol. in-8.   7 fr.

PINEL (Scipion). *Traité de pathologie cérébrale* ou des maladies du cerveau. 1844, 1 vol. in-8.   5 fr.

PINETTE (Joseph). *Auguste*, ou l'Éducation physique de l'enfance et de la jeunesse, dans ses rapports avec son éducation morale et intellectuelle, 1re partie. *Manuel des mères.* 1855, 1 vol. in-12.   2 fr.

PIORRY. *Irritation encéphalique des enfants.* 1823, in-8.   1 fr. 50

PIORRY. *Du procédé opératoire à suivre dans l'exploration des organes par la percussion médiate*, accompagné de mémoires sur la circulation, les pertes de sang, le sérum du sang, la respiration, l'asphyxie, la strangulation, la submersion, la langue considérée sous le rapport du diagnostic, l'abstinence, la migraine, etc. 1835, 1 fort vol. in-8.   6 fr.

POINTE. *Hygiène des colléges* (autorisée par le conseil de l'Université). 1846, 1 vol. in-18.   4 fr. 50

POINTE. *Loisirs médicaux et littéraires ;* recueils d'éloges historiques, de relations médicales de voyages, d'annotations diverses, etc., documents pour servir à l'histoire de Lyon. 1844, 1 vol. in-8.   4 fr. 50

PORTAL. *Observations sur la nature et le traitement de l'hydropisie.* 1824, 2 vol. in-8.   6 fr.

PORTAL. *Observations sur la nature et le traitement de l'épilepsie.* 1827, 1 vol. in-8.   5 fr.

PORTAL. *Observations sur la nature et le traitement de la phthisie pulmonaire.* 1809, 2 vol. in-8.   8 fr.

POUGENS. *Dictionnaire de médecine et de chirurgie pratiques,* mis à la portée des gens du monde, ou Moyens les plus simples et les mieux éprouvés de traiter toutes les infirmités humaines, et contenant les conseils pour conserver la santé. 2e édit. 1820, 4 vol. in-8.   12 fr.

POUTEAU. *OEuvres posthumes de chirurgie.* 1783, 3 vol. in-8.   9 fr.

PRAVAZ. *Mémoire sur la réalité de l'art orthopédique.* 1845, br. in-8. 3 fr.

PUJOL. *OEuvres de médecine pratique*, avec une notice sur sa vie et ses travaux, par F.-G. Boisseau. 1823, 4 vol. in-8.   10 fr.

QUETELET. *Propositions de physique*, ou Résumé d'un cours de physique générale. 1834, 3 vol. in-8.   4 fr.

QUÉVENNE et **BOUCHARDAT.** *Du lait.* 1er fascicule : Instruction sur l'essai et l'analyse du lait (chimie légale); 2e fascicule : Du lait en général ; des laits de femme, d'ânesse, de chèvre, de brebis, de vache en particulier. 1856, in-8.   6 fr.
— On vend séparément l'instruction pour l'essai et l'analyse du lait. 1856, in-8. 1 fr. 25

RAINARD. ***Traité de pathologie et de thérapeutique générale vétérinaire.***
1840, 2 vol. in-8.   8 fr.

RÉCAMIER. ***Recherches sur le traitement du cancer*** par la compression méthodique simple et combinée, et sur l'histoire générale de la même maladie ; suivies de notes : 1° sur les forces et la dynamétrie vitales ; 2° sur l'inflammation et l'état fébrile. 1829, 2 vol. in-8, avec 20 fig.   5 fr.

RÉGNAULT. ***Mémoire sur une maladie particulière des genoux.*** 1861, in-8.   1 fr. 25

REMAK. ***Application du courant constant au traitement des névroses,*** leçons faites à l'hôpital de la Charité, in-8 de 41 pages.   1 fr. 50

RÉMUSAT (Charles de). ***Philosophie religieuse.*** De la théologie naturelle en France et en Angleterre, 1864, 1 vol. in-18 de la *Bibliothèque de Philosophie contemporaine.*   2 fr. 50.

REMY. ***Essai d'une nouvelle classification de la famille des Graminées.*** *Première partie,* **les *Genres.*** 1861, 1 vol. in-8.   8 fr.

RENAULT DU MOTEY. ***Mémoire sur les fractures des os du métacarpe.*** 1854, in-4.   2 fr.

Répertoire de pharmacie. Recueil pratique paraissant tous les mois, publié par M. le professeur Bouchardat. Le prix d'abonnement est de 6 francs. Le *Répertoire de pharmacie* a commencé en juillet 1844. Le prix de la collection jusqu'en juillet 1865, 21 volumes, est de 70 francs.

Les années séparées, prises après leur publication, se vendent 5 *francs.*

REQUIN. ***Éléments de pathologie médicale.*** 1843-1863, 4 forts vol. in-8.

Prix de ces 4 vol.   30 fr.

Le tome III se vend séparément.   6 fr.

Le tome IV se vend séparément.   8 fr.

Ce volume est rédigé de la manière suivante : les pyrexies par MM. Requin et Charcot, névroses par M. Axenfeld, et les maladies mentales par M. Brierre de Boismont.

Ces *éléments* forment la partie *médicale* de l'ouvrage de pathologie entrepris par MM. Requin et Nélaton.

L'auteur aborde d'abord la pathologie générale, puis la pathologie spéciale qu'il divise en nosographie organique et nosographie étiologique.

En tête de chaque chapitre, se trouve une bibliographie médicale, contenant le nom et une courte analyse des opinions des auteurs qui ont écrit sur le même sujet. Viennent ensuite la synonymie, l'historique, la symptomatologie, les caractères anatomiques, l'étiologie, le diagnostic et la thérapeutique de chaque maladie.

REQUIN. ***Généralités de la physiologie ;*** plan et méthode à suivre dans l'enseignement de cette science. 1831, in-4.   1 fr. 25

REQUIN. ***Des prodromes dans les maladies.*** 1840, in-8.   1 fr. 50

REQUIN. ***Des purgatifs*** et de leurs principales applications (thèse pour le concours de matière médicale). 1839, in-8.   2 fr.

REQUIN. ***De la spécificité dans les maladies*** (thèse pour la chaire de pathologie médicale). 1851, in-8.   2 fr.

RÉVEILLÉ-PARISE. ***Une saison aux eaux minérales d'Enghien ;*** considérations hygiéniques et médicales sur cet établissement. 1843, 1 vol. in-12.   3 fr.

Revue des cours scientifiques et littéraires de la France et de l'étranger. Voyez page 4.

REY. ***Dégénération de l'espèce humaine*** et sa régénération. 1863, 1 vol. in-8 de 226 pages.   3 fr.

RIBES (de Montpellier). ***De l'anatomie pathologique*** considérée dans ses rapports avec la science des maladies. 1834, 2 vol. in-8.   12 fr.

RICHERAND. *Des erreurs populaires relatives à la médecine.* 2ᵉ édition, 1812, 1 vol. in-8.   3 fr.

RICQUE. *Études sur l'île de la Guadeloupe.* 1857, in-8.   1 fr. 25

RIGAUD. *De l'anaplastie des lèvres,* des joues et des paupières. 1841, 1 vol. in-8.   3 fr. 50

RIVALLIÉ. *Traitement du cancer* et des affections scrofuleuses par l'acide nitrique solidifié; emploi de l'alun dans le pansement des plaies. 1850, 1 vol. in-8, avec 3 fig.   4 fr. 50

RIVIÈRE. *Éléments de géologie pure et appliquée,* ou Résumé d'un cours de géologie industrielle et comparative. 1839, 1 vol. in-8, 230 fig.   7 fr.

ROBERT. *Conférences de clinique chirurgicale* faites à l'Hôtel-Dieu de Paris pendant l'année 1858-1859, par M. A. C. Robert, chirurgien de l'Hôtel-Dieu, membre de l'Académie de médecine, etc., recueillies et publiées sous sa direction par le docteur A. Doumic. 1 vol. in-8 de 550 pages avec 4 planches.   7 fr.

ROBERT (A.). *Des anévrysmes de la région sus-claviculaire.* 1842, in-8. 1 pl.   3 fr.

ROBERT (A.). *Mémoire sur la nature de l'écoulement aqueux* très-abondant qui accompagne certaines fractures de la base du crâne. 1846, in-8.   1 fr. 50

ROBERT (A.). *Des affections granuleuses,* ulcéreuses et carcinomateuses du col de l'utérus. 1848, 1 vol. in-8, avec 6 fig. coloriées.   3 fr. 50

ROBERT (A.). *Des amputations partielles et de la désarticulation du pied* (concours de médecine opératoire). 1850, in-8, 209 pages.   3 fr. 50

ROBERT (A.). *Des vices congénitaux de conformation des articulations* (concours de clinique chirurgicale). 1851, 1 vol. in-8 avec 2 fig.   3 fr. 50

ROBERT (A.). *Considérations pratiques sur les varices artérielles du cuir chevelu.* 1851, in-8.   1 fr. 50

ROBERT. *Notice sur les eaux gazeuzes alcalines et ferrugineuses d'Antogast.* 1856, in-18.   60 c.

ROBERT. *Notice sur Wolfach.* Sa source ferrugineuse, ses bains, etc. 1858, in-13.   60 c.

ROBIN (Ch.) ET BÉRAUD. *Éléments de physiologie de l'homme et des principaux vertébrés.* 1856-57, 2 vol. g. in-18.   12 fr.

ROBIN (Ch). *Journal de l'anatomie et de la physiologie normales et pathologiques.* Voy. page 5.

ROBIN (Ch.). *Observations sur l'ostéogénie.* 1851, in-8.   1 fr. 25

ROBIN (Ch.). *Anatomie pathologique des cataractes en général.* 1856, in-8.   1 fr. 50

ROBIN (Édouard). *Rôle de l'oxygène dans la respiration* et la vie des végétaux et dans la statique des engrais. 1851, in-8.   1 fr. 25

ROBIN (Édouard). *Mode d'action des anesthésiques par inspirations.* 1852, in-8.   1 fr. 25

ROBIN (Édouard). *Loi nouvelle régissant les différentes propriétés chimiques,* et permettant de prévoir sans l'intervention des affinités, l'action des corps simples sur les composés binaires, spécialement par voie sèche, etc. 1853, in-8.   1 fr. 25

ROBIN (Édouard). *L'albuminurie dans ses rapports avec l'hématose.* L'éclampsie des femmes enceintes. 1854, in-8.   1 fr. 25

ROGERS (William). *Dictionnaire des sciences dentaires,* ou Répertoire général de toutes les connaissances nécessaires au dentiste. 2ᵉ édition, 1847, 1 vol. in-8.   10 fr.

ROGNETTA. *Traité philosophique et clinique d'ophthalmologie* basé sur les principes de la thérapeutique dynamique. 1844, 1 vol. in-8.   5 fr.

ROLANDO. *Inductions physiologiques et pathologiques* sur les différentes espèces d'excitabilité et d'excitement sur l'irritation, et sur les puissances excitantes, débilitantes et irritantes, traduites par MM. Jourdan et Boisseau. 1822, 1 vol. in-8.   3 fr.

ROLLET. *Recherches cliniques et expérimentales sur la syphilis,* le chancre simple et la blennorrhagie, et principes nouveaux d'hygiène, de médecine légale et de thérapeutique, appliqués à ces maladies. 1861, 1 vol. in-8, avec atlas de 20 figures dont 10 coloriées.   14 fr.

ROSENBAUM. *Histoire de la syphilis dans l'antiquité,* avec des recherches pour servir aux médecins, aux philologues et aux antiquaires, traduite de l'allemand, par M. Santlu, 1847, 1 vol. in-8.   6 fr.

ROUSSEL (Théophile). *De la pellagre,* de son origine, de ses progrès, de son existence en France, de ses causes et de son traitement. 1845, 1 volume in-8.   6 fr.

ROUSSET. *Compte rendu des faits observés à la clinique d'accouchement de Bordeaux.* 1855, in-8.   2 fr.

ROUX. *Mémoire et observations sur la réunion de la plaie après l'amputation des membres.* 1814, in-8.   1 fr. 25

ROUX. *Discussions sur les tumeurs fibreuses du sein.* 1844, in-8.   1 fr.

ROUX. *Résections.*   2 fr. 50

ROUX. *Faits et remarques sur les tumeurs fongueuses,* sanguines ou anévrysmales des os. 1845, in-8.   1 fr.

ROUX. *Résumé statistique de la clinique chirurgicale de l'Hôtel-Dieu.* 1845, in-8.   3 fr.

ROUX. *Rapport sur des observations relatives à l'opération de la taille.* 1846, in-8.   1 fr.

ROUX. *Mémoire sur les exostoses et sur les opérations qui leur conviennent.* 1847, in-8.   1 fr.

ROUX. *Communication à l'Académie des sciences sur les effets de l'éther et du chloroforme.* 1847, in-4.   1 fr.

ROUX. *Faits et remarques pour servir à l'histoire de l'anévrysme artérioso-veineux.* 1850, in-8.   1 fr.

ROUX. *Quarante années de pratique chirurgicale.* 1854-1855, 2 vol. in-8.   6 fr.

RUFZ. *Quelques recherches sur les symptômes et sur les lésions anatomiques de l'hydrocéphale aiguë,* la fièvre puerpérale, la méningite et la méningo-céphalite chez les enfants, 1835, in-4.   1 fr. 50

RUFZ. *Enquête sur le serpent de la Martinique* (vipère fer-de-lance, Bothrops lancéolé). 1860, 2ᵉ édit. 1 vol. in-8, fig.   5 fr.

RULLIER. *Essai sur le goître.* 1817, in-8.   1 fr. 25

RULLIER. *Essai sur l'empyème et sur l'opération propre aux différents épanchements de poitrine.* 1817, in-8.   1 fr. 50

SAISSET (Émile). *L'âme et la vie,* suivi d'une étude sur l'esthétique française. 1864, 1 vol. in-18 de la *Bibliothèque de philosophie contemporaine.*   2 fr. 50

SAISSET (Émile). *Critique et histoire de la philosophie* (fragments et discours). 1864, 1 vol. in-18 de la *Bibliothèque de Philosophie contemporaine.*   2 fr. 50

SALLENAVE. *Traité des espèces méconnues et curables des maladies chroniques.* 1847, 1 vol. in-8.   3 fr. 50

SANDRAS (feu) et **BOURGUIGNON.** *Traité pratique des maladies nerveuses.* 2ᵉ édition, entièrement refondue, 1860-1861, 2 vol. in-8.   12 fr.

SAPPEY. *Recherches sur l'appareil respiratoire des oiseaux.* 1847, 1 vol. gr. in-4, avec 12 fig.   9 fr.

SAUCEROTTE. *Tableau synoptique des races humaines,* montrant leur origine, leur distribution géographique, leurs caractères distinctifs, les peuples dérivés, feuille gr. in-folio avec fig. col.   3 fr. 50

SCARPA. *Traité des maladies des yeux,* traduit de l'italien, par MM. Bousquet et Bellanger. Paris. 1821, 2 vol. in-8, avec fig.   5 fr.

SCARPA. *Traité de l'opération de la taille,* traduit de l'italien par C.-P. Ollivier (d'Angers), avec des additions et un mémoire sur la taille bilatérale. 1826, 1 vol. in-8.   3 fr.

SCARPA et **LÉVEILLÉ.** *Mémoires de physiologie et de chirurgie pratique.* 1804, 1 vol. in 8.   3 fr.

SCHANGE. *Précis sur le redressement des dents.* 1841, 1 vol. in-8.   2 fr.

SCHOEBEL. *Philosophie de la raison pure* avec un appendice de critique historique, 1865, 1 vol. in-18 de la *Bibliothèque de philosophie contemporaine.*   2 fr. 50

SCHWEIGGER. *Leçons d'ophthalmoscopie,* traduites de l'allemand par M. le docteur Herschell avec 3 planches lith. et des fig. dans le texte, 1865, in-8 de 144 pages.   3 fr. 50

SCHWEIGHÆUSER. *Pratique des accouchements en rapport avec l'expérience.* 1833, in-8.   5 fr.

SEGOND. *Programme de morphologie,* contenant une classification nouvelle des mammifères, in-8 de 96 pages.   2 fr.

SEGOND. *Comparaison morphologique des vertèbres du bassin et du sternum chez les oiseaux,* in-8 de 65 pages.   1 fr. 50

SEMANAS. *Mémoire sur les fonctions du foie pendant la digestion, et sur les usages de la bile pour l'albumine digestive.* 1851, in-8.   1 fr. 25

SERINGE. *Éléments de botanique spécialement destinés aux établissements d'éducation.* 1841, 1 vol. in-8, avec 28 planches gravées.   6 fr.

SERINGE. *Flore des jardins et des grandes cultures,* ou Description des plantes de jardins, d'orangeries et de grandes cultures, leur multiplication, l'époque de leur floraison et de leur fructification, et leur emploi. 1845 à 1849, 3 vol. in-8, de 1896 pages, avec 34 pl. fig. noires et color.   12 fr.

SERINGE. *Flore du pharmacien,* du droguiste et de l'herboriste, ou Description des plantes médicinales cultivées en France. 1852, 1 vol. in-12.   6 fr.

SERRE. *Traité pratique de la réunion immédiate et de son influence sur les progrès récents de la chirurgie.* 1837, 1 vol. in-8, avec 10 fig.   5 fr.

SERRE. *Traité sur l'art de restaurer les difformités de la face selon la méthode par déplacement,* ou Méthode française. 1842, 1 vol. in-8, et atlas in-4.   12 fr.

SERRE (d'Alais). *Recherches sur l'origine et les progrès futurs de la clinique et sur la méthode à suivre dans l'enseignement de la partie chirurgicale de cette science.* 1835, br. in-8.   1 fr. 50

SERRE (d'Alais). *Mémoire sur l'inflammation de la peau,* du tissu cellulaire, des veines et des vaisseaux; un nouveau traitement spécial. 1837, in-8.   2 fr. 50

SHRIMPTON. *La guerre d'Orient,* l'armée anglaise et miss Nightingale. 1864, in-8.   2 fr.

SICHEL. *Leçons cliniques sur les lunettes* et les états pathologiques consécutifs à leur usage irrationnel. 1848, 1 vol. in 8 de 148 pages.   3 fr. 50

SNELLEN. *Échelle typographique* pour mesurer l'acuité de la vision, par le docteur Snellen, médecin de l'hôpital néerlandais pour les maladies des yeux à Utrecht. 1862, br. in-8.   4 fr.

SOEMMERING. *Traité des maladies de la vessie et de l'urèthre,* considérées particulièrement chez les vieillards, trad. de l'allemand, avec des notes, par M. Hollard. 1824, 1 vol. in-8.   3 fr. 50

SOLAYRÈS. *Dissertation sur l'accouchement terminé par les seules forces de la mère,* traduite du latin par le docteur Andrieux. 1842, in-8.   1 fr. 50

SOUS. *Manuel d'ophthalmoscopie,* 1 vol. in-8 de 136 pages avec 2 planches lithographiées.   4 fr.

SPURZHEIM. *Observations sur la folie* ou sur les dérangements des fonctions morales et intellectuelles de l'homme, avec 2 pl. Paris, 1818, in-8.   6 fr.

SPURZHEIM. *Essai philosophique sur la nature morale et intellectuelle de l'homme.* 1820, 1 vol. in-8.   4 fr. 50

SPURZHEIM. *Observations sur la phrénologie,* ou la Connaissance de l'homme moral et intellectuel, fondée sur les fonctions du système nerveux. 1818, 1 vol. in-8.   6 fr.

SPURZHEIM. *Essai sur les principes élémentaires de l'éducation.* Paris, 1822, 1 vol. in 8.   3 fr. 50

STANSKI. *Recherches sur les corps étrangers de la région sublinguale,* 1846, in-8.   1 fr. 25

STOLL. *Médecine pratique, avec les aphorismes de Stoll et de Boerhaave,* trad. par Mahon, avec des notes par Pinel, Baudelocque, etc. Nouvelle édit. 1855, 1 vol. in-8.   3 fr. 50

SURUN. *Coup d'œil sur l'état actuel de la médecine.* 1826, in-8.   1 fr. 25

SZERLECKI. *Tractatus de fracturá colli ossis femoris, cui annexa est observatio rarissima de ossium mollitie.* 1834, in-4, avec 3 pl.   2 fr.

SZERLECKI. *Dictionnaire de thérapeutique* contenant les moyens curatifs employés dans toutes les maladies par les médecins praticiens les plus distingués. 1837, 2 vol. in-8.   8 fr.

TAINE. *Le positivisme anglais,* étude sur Stuart Mill. 1864, 1 vol. gr. in-18 de la *Bibliothèque de philosophie contemporaine.*   2 fr. 50

TAINE. *L'idéalisme anglais,* étude sur Th. Carlyle. 1864, 1 vol. in-18 de la *Bibliothèque de philosophie contemporaine.*   2 fr. 50

TAINE. *Philosophie de l'art,* 1865, 1 vol. in-18 de la *Bibliothèque de philosophie contemporaine.*   2 fr. 50

TAMIN-DESPALLES. *De la phthisie pulmonaire* (pneumo-phymie). 1864, 1 vol. in-8 de 303 pages.   3 fr. 50

TAMIN-DESPALLES. *Mémoire sur le traitement de la phthisie pulmonaire.* 1864, in-8 de 18 pages.   1 fr. 25

TANCHOU. *Recherches sur le traitement médical des tumeurs cancéreuses du sein,* ouvrage pratique basé sur 300 observations, avec des planches et une statistique sur la fréquence de ces maladies. 1844, 1 vol. in-8.   3 fr.

TANCHOU. *Enquête sur l'authenticité des phénomènes électriques d'Angélique Cottin.* 1846, in-8.   1 fr. 50

TARDIEU. *Supplément au Dictionnaire des dictionnaires de médecine français et étrangers,* publié sous la direction de Fabre. 1851, 1 vol. in-8. 9 fr.

TARDIEU. *Manuel de pathologie et de clinique médicales.* 3ᵉ édition, corrigée et augmentée, 1866, 1 vol. grand in-18. **7 fr.**

TAVEAU. *Nouvelle hygiène de la bouche,* 5ᵉ édition complétement refondue, et considérablement augmentée. 1843, 1 vol. in-8. **3 fr.**

TAVERNIER. *Notice sur le traitement des difformités de la taille*, au moyen de la ceinture à inclinaison, sans lits à extension ni béquille, etc. 1844, gr. in-8. 2 fr.

TAVIGNOT. *Recherches sur les affections glaucomateuses.* 1856, br. in-8. **1 fr. 25**

TERME ET **MONTFALCON.** *Nouvelles considérations sur les enfants trouvés,* suivies des rapports sur l'histoire des enfants trouvés, par MM. Benoiston de Chateauneuf et Villemain. Lyon, 1838, in-8. **1 fr. 50**

THERY (de Langon). *Traité de l'asthme.* 1859. 1 vol. in-8. **5 fr.**

THÉVENIN. *Hygiène publique,* analyse du rapport général des travaux du conseil de salubrité de la Seine de 1849 à 1858. 1863, 1 vol. in-18. **2 fr. 50**

THIAUDIÈRE. *Observations sur deux cas remarquables d'accouchements laborieux.* 1830, in-8. **1 fr. 25**

THIAUDIÈRE. *De l'exercice de la médecine en province et à la campagne,* considéré dans ses rapports avec la pratique. 1839, in-8. **2 fr.**

TISSANDIÉR. *Des sciences occultes et du spiritisme,* 1866, 1 vol. in-18 de la *Bibliothèque de philosophie contemporaine.* **2 fr. 50**

TISSOT. *L'onanisme.* Dissertation sur les maladies produites par la masturbation; nouvelle édition, revue, corrigée, entièrement refondue, augmentée des travaux des médecins modernes, et suivie du poëme intitulé : Onan, ou Le tombeau du Mont-Cindre, par Marc-Antoine Petit (de Lyon). 1856, 1 vol. grand in-18 de 288 pages. **2 fr. 50**

TREHAN. *Nouveau traitement des hémorrhagies utérines* qui suivent l'accouchement par la compression de l'aorte ventrale. 1829, in-8. **1 fr.**

TRIQUET. *Nouvelles recherches d'anatomie de pathologie sur la région parotidienne.* 1852, in-8. **1 fr.**

TURCK. *Traité de la goutte* et des maladies goutteuses. 1837, 1 vol. in-8. **5 fr.**

TURCK. *Mémoire sur la nature de la fièvre typhoïde et sur le traitement à lui opposer.* 1843, in-8. **1 fr.**

UNDERWOOD. *Traité sur les ulcères des jambes,* traduit de l'anglais. 1744, in-12. **1 fr. 50**

VACQUEZ. *Chirurgie conservatrice.* Mémoire sur l'amputation sous-astragalienne; extirpation du calcanéum. 1859, in-4, fig. **3 fr. 50**

VALCOURT (de). *Climatologie des stations hivernales du midi de la France* (Pau, Amélie-les-Bains, Hyères, Cannes, Nice, Menton), 1865, 1 vol. in-8. **3 fr.**

VANIER (du Havre). *Clinique des hôpitaux des enfants,* et Revue rétrospective médico-chirurgicale, thérapeutique et hygiénique des maladies de l'enfance. 1841, 1843, 3 vol. in-8. **7 fr.**

VAUCHER. *Histoire des conferves d'eau douce,* suivie de l'histoire des *Tremelles* et des *Ulves.* 1803, 1 vol. in-4, avec 92 figures. **6 fr.**

VAUQUELIN. *De l'application de la suture enchevillée,* à l'opération de l'entropion spasmodique au moyen d'une nouvelle cheville. 1857, br. in-8. **1 fr. 50**

VELPEAU. *Leçons orales de clinique chirurgicale* faites à l'hôpital de la Charité, par M. le professeur Velpeau, recueillies et publiées par MM. les docteurs Jeanselme et P. Pavillon. 1840-1841, 3 vol. in-8.   21 fr.

VELPEAU. *Mémoire sur les anus contre nature dépourvus d'éperon*, et sur une nouvelle manière de les traiter. 1836, in-8.   1 fr. 50

VELPEAU ET BÉRAUD. *Manuel d'anatomie chirurgicale, générale et topographique*, par M. Velpeau, membre de l'Institut, professeur à la Faculté de médecine de Paris, et M. Béraud, chirurgien des hôpitaux.   1862, 1 vol. in-18 de 622 pages.   7 fr.

VENOT. *Emploi thérapeutique de l'oléo-stéarate de mercure.* 1857, in-8.   1 fr.

VÉNOT. *Loisirs poétiques d'un spécialiste,* 1865, in-8 de 200 pages. 2 fr. 50

VÉRA (A). *Essais de philosophie hégélienne,* 1 vol. in-18 de la *Bibliothèque de Philosophie contemporaine.*   2 fr. 50

VÉRA. *Introduction à la Philosophie de Hégel,* 1 vol. in-8, 1864, 2e édition.   6 fr. 50

VÉRA. *Logique de Hégel,* traduite pour la première fois et accompagnée d'une introduction et d'un commentaire perpétuel, 2 vol. in-8.   12 fr.

VÉRA. *Philosophie de la nature,* traduite pour la première fois et accompagné d'une introduction et d'un commentaire perpétuel, 3 vol. in-8.   25 fr.
Les tomes II et III se vendent séparément, chaque.   8 fr. 50

VÉRA. *L'hélégianisme et la philosophie,* 1 vol. in-12, 1861.   3 fr. 50

VÉRA. *Mélanges philosophiques,* 1 vol. in-8, 1862.   5 fr.

VÉRA. *Problème de la certitude,* 1 vol. in-8, 1845.   3 fr. 50

VÉRA. *Platonis, Aristotelis et Hegelii,* de medio termino doctrina, 1 vol. in-8, 1845.   1 fr. 50

VERNEUIL. *Précis d'embryologie* (voy. Jamain, *Anatomie*).

VERNEUIL. *Le système veineux* (anatomie et physiologie), *concours d'agrégation.* 1853, 1 vol. in-8.   3 fr. 50

VERNEUIL. *Mémoire sur quelques points de l'anatomie du pancréas.* 1851, in-8.   1 fr. 25

VIGAROUX. *Cours élémentaire des maladies des femmes,* ou Essai sur une nouvelle méthode pour étudier et classer ces maladies. 1801, 2 vol. in-8.   3 fr.

VIGNAL. *Essai sur la brûlure et son nouveau traitement* par l'usage du poil du typha. 1833, br. in-8.   1 fr.

VILETTE DE TERZÉ. *La vaccine,* ses conséquences funestes démontrées par les faits, l'observation, l'anatomie pathologique et l'arithmétique (réponse au Questionnaire anglais relatif à la vaccine). 1857, in-8.   3 fr.

VILLENEUVE. *Mémoire historique sur l'emploi du seigle ergoté,* pour accélérer ou déterminer l'accouchement ou la délivrance dans le cas d'inertie de la matrice. 1827, 1 vol. in-8.   3 fr.

VILLENEUVE. *De l'opération césarienne* après la mort de la mère. *Réponse à* M. le docteur Depaul. br. in-8 de 160 pages.   2 fr. 50

VINGTRINIER. *Des épidémies qui ont régné dans l'arrondissement de Rouen, de* 1814 à 1850, in-8.   1 fr. 25

VIRCHOW, *Traité des tumeurs,* traduit de l'allemand par le docteur Aronsohn, agrégé à la Faculté de médecine de Strasbourg, 2 vol. in-8 avec fig. (*Sous presse.*)

VIRCHOW. *Des trichines, à l'usage des médecins et des gens du monde,* traduit de l'allemand avec l'autorisation de l'auteur, par E. Onimus, élève des hôpitaux de Paris, in-8 de 55 pages et planche coloriée.   2 fr.

VIREY. *L'art de perfectionner l'homme* ou de la médecine spirituelle et morale. 1808, 2 vol. in-8.   8 fr.

VIREY. *Traité complet de pharmacie théorique et pratique,* 4e édit. 1840, 2 vol. in-8.   6 fr.

VOISIN (Félix). *De l'homme animal.* 1839, 1 vol. in-8.   7 fr. 50

VULPIAN. *Leçons de physiologie générale et comparée du système nerveux* faites au Muséum d'histoire naturelle, recueillies et rédigées par M. Ernest Brémond, 1 fort vol. in-8. (*Sous presse.*)

WILLEMIN. *Mémoire sur le bouton d'Alep.* 1854, in-8, avec 4 fig. col.   3 fr.

WILLEMIN. *De l'emploi des eaux de Vichy dans les affections chroniques de l'utérus.* 1857, 1 vol. in-8.   4 fr.

WILLEMIN. *Clinique médicale de Vichy* pendant la saison 1862. Broch. in-8 de 42 pages.   1 fr. 25

WILLEMIN. *Des coliques hépatiques* et de leur traitement par les eaux de Vichy. 1862, 1 vol. in-8, de 48 pages.   3 fr.

WOILLEZ (Madame). *Les médecins moralistes,* code philosophique et religieux extrait des écrits des médecins anciens et modernes, notamment des docteurs français contemporains, avec un discours préliminaire de feu le professeur Brachet (de Lyon) et une notice par le docteur Descuret. 1862, in-8.   6 fr.

ZAGIELL. *Des maladies des yeux régnantes* en Afrique, en Égypte et en Nubie. In-8 de 59 pages.   2 fr.

ZIMMERMANN. *De la solitude,* des causes qui en font naître le goût, de ses inconvénients, de ses avantages et de son influence sur les passions, l'imagination, l'esprit et le cœur ; traduit de l'allemand par M. Jourdan. Nouvelle édition. 1840, in-8.   3 fr. 50

TABLE DES MATIÈRES.

Paris. — Imprimerie de E. MARTINET, rue Mignon, 2.